（第2版）

骨科运动康复

Exercise rehabilitation
in Department of orthopedics

主　编　戴　闽　帅　浪

副主编　范红先　戴江华　张　斌　姚浩群　于国华

编　者（按姓氏拼音排序）：

　　　　陈宣银　段平国　高　松　郭润生　李　虎
　　　　李晓峰　刘虎诚　聂　涛　鄢　茵　于小龙
　　　　曾　金　曾昭勋　詹　平　周　松　周通华
　　　　邹　帆

秘　书　曾　金　高　松　段平国

绘　图　戴江华

人民卫生出版社

图书在版编目（CIP）数据

骨科运动康复 / 戴闽，帅浪主编 . —2 版 . —北京：人民卫生
出版社，2016

ISBN 978-7-117-22973-9

Ⅰ . ①骨… Ⅱ . ①戴…②帅… Ⅲ . ①骨疾病－康复医学－
运动疗法 Ⅳ . ①R681.09

中国版本图书馆 CIP 数据核字（2016）第 169030 号

| 人卫智网 | www.ipmph.com | 医学教育、学术、考试、健康，购书智慧智能综合服务平台 |
| 人卫官网 | www.pmph.com | 人卫官方资讯发布平台 |

骨科运动康复
第 2 版

主　　编：戴　闽　帅　浪
出版发行：人民卫生出版社（中继线 010-59780011）
地　　址：北京市朝阳区潘家园南里 19 号
邮　　编：100021
E - mail：pmph @ pmph.com
购书热线：010-59787592　010-59787584　010-65264830
印　　刷：北京盛通印刷股份有限公司
经　　销：新华书店
开　　本：787 × 1092　1/16　印张：31
字　　数：754 千字
版　　次：2008 年 11 月第 1 版　　2016 年 8 月第 2 版
　　　　　2019 年 6 月第 2 版第 2 次印刷（总第 3 次印刷）
标准书号：ISBN 978-7-117-22973-9/R · 22974
定　　价：158.00 元
打击盗版举报电话：010-59787491　E-mail：WQ @ pmph.com
（凡属印装质量问题请与本社市场营销中心联系退换）

序 一

正常运动功能的保持，是人类从事劳动、改造自然、实现自身与社会交往的根本保证因素之一。正常运动功能的保持和重建，至少涉及骨骼、韧带系统的机械性能、关节的活动范围、肌肉与神经系统的协调性和对运动的控制能力。运动能力的全面重建，绝不是单独依靠切除病变、修复创伤、纠正畸形或控制炎症所能解决的，这就催生了运动康复的理念与技术的形成。同时，临床骨科学、工程学和力学生物学等医、工、理领域的相互交融，康复对象的迅速扩大和对康复效果期望值的不断提高，也促进了骨科运动康复的发展。

21世纪伊始，戴闽教授与部分学者感受到运动系统疾病的治疗与功能康复一体化应该是骨科医生追求的根本方向之一。他们从2002年开始进行相关研究，并逐步将运动康复的理念与技术应用于骨科疾病的治疗，先后于2007年和2008年出版了骨科康复方面的两部专著，其中就包括本书的第一版——2008年由人民卫生出版社出版发行的《骨科运动康复》。这两部专著的出版为广大的骨科医生、康复医生以及患者和家属提供了一个比较规范化、合理化、系统化的骨科康复治疗理念和实施体系。比如，围绕骨折的稳定性、固定的可靠性和软组织的完整性这三个需求，提出"骨折早期运动康复安全性评定量表"。随着该量表在创伤骨科实践中的应用和逐渐完善，以及在其他运动系统疾病中的推广应用，将为改变重手术轻康复、千篇一律做康复等弊端作出贡献。

涓涓细流聚成河，滔滔江水汇成海，在日趋扩大的康复科学海洋中，需要这种滴水成河、杯水成海的贡献。

中国工程院院士

戴尅戎

2016年7月

3

序　二

　　近年来，骨科学的进步和发展有目共睹，在骨科理念、理论、技术及方法等领域取得了诸多里程碑式的飞跃发展。这些进步与发展运用到骨科的临床工作中后，为骨科医生增加了更多的与疾病抗争的利器！但我们要时刻记得，骨科学是以人体的运动系统疾病为对象，我们医生治疗的最终目标或者说骨科疾病的治愈标准，应该是最大程度的恢复病人的运动系统功能。这好比一名普外科医生为病人做了小肠破裂修补术后，他关注的不仅是吻合口的愈合情况，更重要的是病人胃肠道功能的恢复情况。骨科运动医学是多学科的临床应用平台，也希望逐渐加入运动康复的概念，需要有专业的骨科医生、康复医师、康复治疗师，包括物理治疗师、职业治疗师和矫形师，视三个主体融合在病人的功能康复为目标。

　　我们的老祖宗对疾病的治疗有过一句精辟的总结——"三分治七分养"，应用到骨科学中，可以改为"三分治疗七分康复"。本人在参与2008年汶川地震的医疗救援过程中，深深地感受到康复在骨科疾病治疗中无可替代的重要作用，因此开展了"站起来"计划。这一计划率先倡导早期康复的概念，为截肢伤员和其他伤员制订早期功能康复计划，配以适当的假肢和辅助器，大大提高了他们的士气和功能康复效果。由于这一项目的推动作用，骨科运动康复受到广泛注意。这个计划的关键在于骨科学与康复医学的结合，目前已取得了相当惊人的临床效果。当然，这两个学科互相之间的交叉、渗透也还有大量的问题亟待解决。在这样的背景下，本书的主编戴闽教授结合自己多年从事骨科医疗、教学以及科研的丰富经验，连同康复医生一起，在骨科疾病治疗与康复一体化、个体化方面做了大量工作并得到骨科学界和康复界的认同和推广。《骨科运动康复》第一版于2008年下旬由人民卫生出版社出版发行，得到业界同道的广泛好评，经过8年的时间，随着两个学科的进步与发展，第二版呼之欲出！

　　以往三甲医院的骨科对于骨科康复不够重视，但近年来，骨科医生的观念逐渐发生改变，康复的重要性逐渐为大家所接受。如果能将骨科康复作为骨科专科之一，不难看见契机。利用骨科康复的原理，配合以现代技术和专业人士，骨科运动康复便可以为骨科各个专科提供更好的治疗平台，包括非手术疗法和手术后的康复疗法，其服务范围可涵盖创伤、脊柱、关节、手外科、足踝及骨肿瘤等。但是，何时康复、如何康复，不同疾病的康复有什么区别和联系，同一疾病不同患者之间的康复如何做到个体化等问题仍然时刻困扰着康复科医生和骨科医生。本书针对目前骨科康复遇到的问题，通过"骨折早期运动康复安全性评定量表"，围绕骨折的稳定性、固定的可靠性和软组织的完整性，为骨折患者制订个体化、一体化的治疗方案。基于对骨骼、软组织和人工植入物对康复影响的全面考虑，通过在创伤骨科领域的尝试，这一理论已逐步推广到几乎所有的骨科疾病中。为了便于大家的理解，本书几乎对于每种疾病的康复都附有实例。

　　本书推出第二版，时机非常之合适。戴闽教授眼光独到，带出如此崭新的理念，为专业人士提供了极具价值的参考。通过本书，骨科医生、康复科医生、护士、患者及家属有了一种沟通的语言，相信这对萌芽中的中国骨科康复是一场及时的春雨！

香港中文大学医学院矫形外科及创伤学系荣休教授

陈敏明

2016 年 7 月

第二版前言

随着骨科与康复医学的快速发展与融合，骨科康复已成为康复医学领域重要的亚专业。快速康复、无痛康复、一体化康复等理念实施于骨科运动康复的核心问题是如何"因人、因时、因病"而精准采取恰当的运动康复措施，提高功能康复程度。

第一版针对骨科疾病的预防治疗和康复是一个不宜分割的整体情况，全新地提出骨科疾患治疗是临床骨科与康复有机结合的系统工程。特别是强调运动康复疗法在骨科疾患临床治疗中的重要性，围绕骨科治疗的运动疗法，图文并茂，观点鲜明、中肯地为广大骨科医师介绍了为何及如何在临床工作中兼顾运动康复治疗的理念、方法与具体措施。书籍自 2008 年11 月出版以来，市场销售良好，患者、临床一线及基层工作者反馈良好。

第二版在第一版的基础上，新增骨科快速康复与运动康复、常用骨科运动康复技术、骨科常用康复评定、脊柱微创术后运动康复、肿瘤假体术后运动康复等内容，同时增加运动康复核心问题"骨科运动康复安全性评定表"相关理论及说明。针对各部位及常见疾病运动康复特点，在相关章节增加运动处方示例，并具体以常见病例图片、进行"骨科运动康复安全性评定表"不同时期相关评分等方式，直观、明了加以说明，指导运动康复。

骨科康复的发展是在前人成就的基础上，不断总结、探索、创新而形成的，运动康复的实质问题是科学发展对待"动""静"结合的辩证统一。笔者通过长期临床及基础研究，抛砖引玉提出一体化的现代骨科康复观，"骨科运动康复安全性评定表"是核心总结，运动处方示例是临床具体表现形式，希望引起读者共鸣，继续改进、探索骨科运动康复。

在此感谢参加第一版编写的各位同仁，感谢临床第一线中青年医师在百忙之中参加第二版的编写工作，特别感谢上海交通大学医学院附属第九人民医院戴尅戎院士、香港中文大学陈启明教授、中国康复研究中心李建军教授、上海交通大学医学院附属第九人民医院蔡斌博士、南昌大学第一附属医院冯珍教授在本书编写过程中给予的关心及指导。

本书若有不足之处，欢迎广大读者批评指正，谢谢！

戴　闽

2016 年 7 月

第一版 序

　　疾病的预防、治疗、保健和康复是现代医学的四大支柱，康复医学是其中之一，康复治疗是贯穿疾病治疗的全过程，康复治疗的质量关系到治疗的最终结果。骨科疾病的治疗有很大发展，从切除（Resect）、修复（Repair）、置换（Replacement）到再生医学（Regeneration）的出现，每一阶段的发展，都离不开康复医学（Rehabilitation）的参与和支持。5个"R"代表了骨科发展的全过程。

　　骨科疾病的治疗以安全、有效、恢复其最佳功能为最终目标，其治疗范围涉及骨骼、关节、韧带、肌肉等多种组织，来自软组织、血管和神经的营养及支配，使骨骼肌肉系统具有完整的运动功能。骨骼起到支撑作用，关节相互活动实现运动功能，血管提供其新陈代谢所需的营养物质，神经支配运动及相互间的协同作用，是一项十分严密的系统工程。

　　康复医学的重要性已逐渐为骨科医生所认识，但缺乏全面的理解。其一，骨科康复不仅是治疗后的措施，而应该是从病人入院开始，术前、围术期以及出院后的康复贯穿疾病治疗的全过程；其二，康复治疗应从病人入院即同时启动，列入治疗计划中。因此临床医生必须学会掌握康复医学的理论和基本知识，直接参加并指导治疗的全过程。不少发达国家的骨科医生同时也是康复科医生，具有双学历。

　　本书作者戴闽医师在学习骨科日益发展的先进技术和理论的同时，在多年从事骨科医疗、教学和科研的临床实践中，积累了丰富的经验，深刻认识到康复医学的重要性，多年来实践骨科和康复融为一体的理念，做了大量工作并获得骨科界的认同和推广。骨科医学的发展，为康复医学的发展提供了广阔的空间，而康复医学的发展及其与骨科学的融合，提升了骨科治疗的最终效果，使病人受益。《骨科运动康复》一书的出版，就是建立在上述基础上，倡导积极而安全的运动康复。本书内容丰富，观点新颖；图文并茂，既有相关理论，又介绍了实际操作方法，简明实用，适合医患双方阅读。相信本书的出版将为推动骨科与康复科的融合做出巨大贡献。

罗先正

2008年9月25日

第一版前言

骨科学以人体运动系统为研究对象,涉及骨科理论、骨科治疗及骨科康复,三者互为补充,它们的共同目标是恢复人体运动系统的运动功能。理论是基础,各种治疗包括手术只是为了达到恢复运动功能的目标在理论指导下的一些手段,由于骨科疾病本身的病理变化,加之手术本身的创伤,如何恢复骨骼的支撑、关节的稳定以及运动器官的运动功能,这就需要运动康复。另一方面,运动康复又需要具体分析骨骼的情况、固定的可靠程度以及软组织情况等,因人、因时、因病制定运动康复处方。值得注意的是运动康复的主体是患者,发挥患者的主观能动性直接关系到最终的功能疗效,而积极的运动康复又不能超越疾病本身的恢复进度(如骨折愈合程度)、骨骼重建的可靠性等。为此,我们在编写出版《实用骨科治疗与康复》一书的基础上重新组织编写此书,旨在深入浅出地介绍常用骨科运动康复方法、相关运动解剖以及如何因人、因病、因时地综合评价运动康复的安全性。

全书分三篇编写。第一篇介绍骨科运动康复的相关基础,包括总论、运动康复评定、运动医学与运动康复等,同时介绍了镇痛药物与技术以及心理治疗在运动康复中的运用等内容。由于相当一部分骨科疾病与生活起居、不当运动有关,加之人口的老龄化,关节不稳、骨质疏松以及脊柱退变等发病率不断上升,本篇编写了全民健身与运动康复一章,旨在防病健身,指导亚临床状态的运动系统疾病等对象如何运动康复。第二篇为各部位运动康复,为全书的中心内容。既介绍了生理运动的解剖基础,又归纳了解剖特点与生理运动的关系,同时介绍了各种常用运动康复方法,分别编写了如何增加关节的稳定性和如何改善关节的活动度,最后介绍如何因病、因人、因时地选择运动康复方法,即运动康复的安全性。第三篇介绍骨科常见疾病的运动康复方法,包括各种常见骨折、骨质疏松、截肢术后、截瘫以及人工关节置换术后患者如何运动康复等内容。

本书始终针对患者与医者双方编写,突出了医患合作在运动康复中的重要性,适合临床骨科医生、康复医学工作者、骨科疾病患者及其家属阅读参考。希望本书的出版对提高骨科疾病的功能疗效有所裨益。由于时间仓促,水平有限,书中不足之处在所难免,恳请读者不吝批评指正!

戴　闽

2008 年 8 月于南昌

目　　录

第二篇 常见部位的运动康复

第三篇 骨科常见疾病的运动康复

绪 论

创伤骨科是骨科最古老的亚专业学科，同时也是骨科的基础，骨折治疗是创伤骨科的核心内容之一。骨折治疗的理念、理论一直影响脊柱、关节、运动医学等其他骨科亚专业学科的发展，引领骨科前进的潮流；一直在思考中发展前进，先后产生了 AO、BO 理论体系及治疗体系。

一、骨折治疗的第一次思考：内固定物的产生

内固定物的产生对骨折治疗的发展有着深远的影响。19 世纪末期，随着原材料工业、加工工业和医学生物技术的发展，骨折的内固定物逐渐产生。研究者在初期过度关注了内固定物的强度，但由于当时设计和加工工艺落后、无菌观念不完善等原因，感染及组织排斥反应凸显。因此，大家意识到内固定物除必须要有一定的强度外，还要兼备良好的组织相容性。纯粹的金属元素材料组织相容性良好，但强度不够；合金材料的强度满足要求，而组织相容性较差。在两者的权衡博弈中，由于冶炼铬镍钼不锈钢和钴基合金的成功，最终合金材料获得了大家的认可，才有了现在广泛应用的内固定术。

二、骨折治疗的第二次思考：AO 理论的产生

骨折内固定物的出现，开创了骨折治疗的新篇章。20 世纪初，Lane 和 Sherman 接骨板相继问世，成为第一代接骨板。这一时期的骨折治疗主要是兼顾内固定物的稳定性和利于骨折愈合，但由于接骨板无法消除术后骨折端骨坏死留下的间隙，所以对骨折愈合不利。随后由 Gilfillan（1943）、Eggers（1948）及 Collison 等设计了第二代带槽接骨板，可对骨折断端产生挤压力以利于骨折愈合，并在一定程度上提高了稳定性。但由于这种接骨板还不够稳定，未能进行推广使用。在接下来的思考中，受到 Charnley 的膝关节加压融合技术的启发，研究者们设计出了第三代接骨板，也就是加压接骨板。瑞士骨折内固定学会［Arbeitsge meinschaft fuir osteosynthese fragen，AO（德文）；Association of Study for Internal Fixation，ASIF（英文）］设计的动力加压接骨板（dynamic compression plate，DCP）是其中代表。DCP 可对骨折端进行轴向加压而利于骨折愈合，同时也增强了内固定的稳定性。在随后几十年的发展中，AO 逐渐形成了理论体系，其四项基本原则为：①解剖复位；②坚强固定；③保护血运；④功能康复。AO 理论与技术是骨折治疗里程碑式的进步，显著地提高了骨折疗效。

三、骨折治疗的第三次思考：BO 理论的产生

AO 理论形成后风靡全球，引领了创伤骨科医生的思维。其核心内容是骨折解剖复位后，通过加压接骨板对骨块进行加压而达到坚强固定，并获得骨折的一期愈合。在长期的使用过程中，AO 的弊端也逐渐被大家发现：①接骨板与骨之间的紧密接触影响血运导致骨萎缩、骨坏死；②接骨板的弹性模量

远大于骨，产生的应力遮挡效应导致钢板下骨质疏松；③为了追求骨折的解剖复位，大量剥离局部骨膜及软组织而严重影响骨折端血运。基于以上三点，远期发生骨不连、再骨折等并发症逐渐增多。创伤骨科医生思考后发现，在骨折内固定治疗的过程中忽视了或者说没有足够重视骨的生物学特性。因此从 20 世纪 90 年代开始，骨折的生物学固定（biological osteosynthesis，BO）被提出并被广泛关注，BO 理论的核心是充分保护骨折的血运，绝不允许以牺牲局部血运为代价来达到骨折的解剖复位。概况来说，骨折治疗须在骨折稳固和局部软组织完整之间平衡。在 BO 理论的指导下，骨折固定物的材料、复位及固定方法等均有较大的改进，可吸收钢板、部分接触钢板（LC-DCP）、点状接触钢板（PC-Fix）、不接触钢板（NCP）等相继出现。与此同时，骨折治疗的微创化也逐步运用于临床，比如 LISS（less invasive surgical system）、MIP（minimally invasive procedure）、MIPO（minimally invasive plate osteosynthesis）等。

四、骨折治疗的第四次思考：CO 理论的产生

BO 理论的产生是对 AO 理论的继承和发展，而不是否定和颠覆，两者的有机结合和灵活运用可以促进骨折愈合。但骨折治疗的最终目的是骨折愈合吗？答案是否定的，现代骨科奠基人之一 Robert Jones 在 20 世纪就提出："功能是矫形外科医师的目标，其专业是了解并运用最好的方法去获得功能，手法或手术只是治疗的开端，最卓越的功绩只能从它功能上的成功来衡量"。因此，我们现在的骨折治疗更像木匠师傅修板凳腿，过于重视局部结构的重建，而很少考虑整体功能的康复。现代骨科的治疗应兼顾骨折愈合和运动系统功能的恢复。21 世纪伊始，部分学者感受到骨折治疗与功能康复一体化应是追求的根本。从 2002 年起，笔者开始进行骨折治疗与功能康复一体化的研究，并应用于骨科疾病的治疗，逐渐形成了现代骨科康复观。现代骨科康复观是现代康复医学兴起后的必然产物。现代康复医学是指通过合理地整合医学、治疗学、生物学、工程学、社会学等的理论和方法，将医疗对象看做是一个整体的人，对其进行全面的治疗，不但解决其躯体的问题，而且关注其心理、社会、职业和教育等问题，最大限度地使他们恢复功能，重返社会。这也符合生物医学模式向社会医学模式转变的医学模式大变革。近几年，现代康复医学逐渐渗透至骨科治疗中而催生出现代骨科学（current orthopedics，CO）。这里我们所提出的 CO 与传统意义上的 CO（Chinese orthopedics，中国骨伤学）是紧密联系而又有所发展的。传统意义上的 CO 提倡"动静结合，筋骨并重"，动静结合要求骨折治疗需要功能锻炼，而筋骨并重告诉我们骨折愈合和整个运动系统功能恢复同等重要，这与我们提出的 CO 不谋而合。我们所提出的 CO 的核心内容是：在现代康复观的指导下，运用 AO、BO 理论的原则、方法、设备和器材以促进骨折的愈合，并最大限度地恢复运动系统的功能。

BO 理论是对 AO 理论的继承和发展，单纯的 AO 理论和单纯的 BO 理论都无法解决所有的骨折愈合问题，只有掌握两者的原理后灵活地运用这两种理论，才能在骨折复位、固定中得心应手。在此基础上加入现代骨科康复观，就是未来骨折治疗的新方向，我们称之为现代骨科学（CO）。CO 时代的到来是继 AO、BO 理论以后，骨折治疗发展的必然趋势。

戴　闽

1

第一篇

总　论

第 一 章

骨科运动康复概述

第一节 基本概念

运动康复又称运动疗法、医疗体育等，是利用人体的各种功能练习、体育锻炼和自然因素中的日光、空气、水等来防治疾病与创伤的一种有效方法。它是康复医学的核心部分。骨科学是研究人体运动系统疾病的发生、发展规律，诊断、预防及治疗的知识与技能的科学。骨科疾病治疗总的原则是治愈疾病，恢复运动系统原有的功能。也就是说，在尽最大可能治愈疾病的同时要考虑并恢复运动系统的功能，治愈疾病是前提，恢复运动系统功能是目标。因此，运动康复在临床骨科中有着极其重要的地位和作用。

一、肌肉与运动

运动单位是指一个神经细胞（细胞体及其突起）和它支配的肌纤维所构成的基本单位。运动单位的大小取决于运动神经元轴突末梢分支所支配的肌纤维数目少则几条，多至数千条。

（一）肌肉作用的命名

肢体的每一个动作都需要多组肌肉通力协作才能完成，为了阐明肌肉在不同运动时所起的作用，将之分别命名如下。

1. 原动肌（agonist） 直接完成动作的肌群称为原动肌。其中起主要作用的原动肌称为主动肌，如屈肘时的肱肌、肱二头肌；帮助完成动作或在动作某个阶段起次要作用的原动肌称为副动肌或次动肌，如屈肘的肱桡肌、旋前圆肌。

2. 拮抗肌（antagonist） 对抗原动肌作用的肌群称为拮抗肌。如屈肘时肱三头肌是肱肌和肱二头肌的拮抗肌。

3. 固定肌（stabilizer） 固定原动肌一端附着点所在骨的肌肉称为固定肌。它为原动肌提供一个稳定的基础，支持原动肌的收缩。有两种情况，其一是作用相反的两群肌肉共同作用，使关节保持固定不变，如屈大腿时，腹肌和腰背肌收缩，从不同方向共同固定躯干和骨盆，使屈大腿肌肉的起点固定；其二是肌力不够或患者肌肉软弱时，一群肌肉或某些外力的共同作用，使原动肌的起点固定。

4. 中和肌（neutralizer） 抵消原动肌收缩时产生的一部分不需要的动作的肌群称为中和肌。如做扩胸运动时，斜方肌和菱形肌是原动肌。斜方肌收缩使肩胛下角外旋，菱形肌收缩则使肩胛骨下角内旋，两者互相抵消，互为中和肌。

（二）确定原动肌的方法

1. 方法简介 要找出完成某个动作的原动肌，比较精确的方法是利用肌电图，它记录肌肉收缩时产生的生物电流变化，从而确定完成某个动作时是哪些肌群在收缩发力及收缩的时间、强度等。另一种方法是通过观察患有某些肌肉疾病的患者动作，看他们有哪些动作不好做，从而反证这些病变的肌肉在正常时的功能。第三种方法是利用现有解剖学中关于肌肉功能的知识来确定。在运动实践中情况常较复杂，需要分析环节的受力情况来确定动作的原动肌。

2. 关节受力分析法 第一步是指出完成

动作时的关节运动，如马步站桩时髋关节屈、膝关节屈、踝关节背屈等。考察关节运动，临床一般靠观察分析，科研时可用电影机、录像机等仪器及某些专门方法，如关节运动光电摄影法等。第二步是分析关节运动的受力矛盾。肌力与外力的关系有以下几种情况（以重力为例）。

（1）方向与外力作用方向相反：两个或两个以上的力作用在一个物体上时，物体运动取决于合力的作用。关节运动与外力作用方向相反，表明肌力大于外力，而且肌力方向与关节运动方向一致。因此，完成动作的原动肌是位于关节运动方向的同侧肌群。

（2）与外力作用方向相同：有两种情况。第一种情况是关节的运动速度快，原动肌是位于关节运动方向同侧的肌群，此时的速度要超出外力使它下落的速度。第二种情况是关节的运动速度慢，此时速度要小于外力使它下落的速度，原动肌是位于关节运动方向反侧的肌群。

（三）肌肉的物理特性

1. 兴奋性 肌肉的兴奋性是指肌肉对刺激通过收缩的形式作反应的能力。刺激可来自于运动神经或外部刺激。

2. 收缩性 肌肉的收缩性是肌肉的一个重要特性，它表现为长度的缩短和张力的变化。此外，肌肉尚有两种状态，即静止状态和运动状态。静止状态并不是完全放松了，而是少数运动单位在工作，这对维持人体姿势极为重要。肌肉能够缩短到它静止长度的一半，能够伸长到缩短时长度的3倍。

3. 伸展性和灵活性（或弹性） 肌肉与有弹性的橡皮筋相似，在受外力作用时可被拉长，这种特性称伸展性。当外力解除后，原来被拉长的肌肉可缩短，这种特性称为弹性（灵活性）。

4. 黏滞性 肌肉收缩时，由于肌肉内胶体物质分子间的相互摩擦和肌纤维之间的摩擦产生阻力，使肌肉活动迟缓的特性称为肌肉的黏滞性。体温升高，黏滞性阻力减少，加

快肌肉收缩和放松，因此运动前应做准备活动，这样可使肌肉收缩更有效，并避免损伤。

（四）影响肌力的因素

1. 解剖学因素 决定肌肉力量大小的解剖学因素是肌肉的发达程度。衡量肌肉发达程度的指标是肌肉的生理横断面。横切所有肌纤维的断面即为肌肉的生理横断面（肌肉的生理横断面等于肌肉体积或肌纤维的平均长度），它与肌肉的解剖横断面（与肌肉纵轴相垂直的断面）不同，反映肌肉中肌纤维的数量和肌纤维的粗细，并根据肌肉绝对力与生理横断面成正比的关系，表明肌肉越发达，其力量越大。

2. 生理学因素 影响肌肉力量大小的生理学因素很多，主要有以下几点：

（1）肌肉的初长度：指肌肉收缩前的长度。在一定的生理范围内，肌肉初长度越长，收缩时发挥的力量就越大。这是因为，它一方面加大肌肉的作用幅度，增加对肌梭的牵张刺激，反射性地增加肌肉收缩力量；另一方面预先拉长肌肉可增加肌肉反抗变形的内聚力，从而间接地增加肌肉收缩力量。

（2）大脑皮层运动中枢兴奋过程的强度：如果运动中枢兴奋过程的强度适当，能增加肌肉的收缩力，其原理是动员了肌肉中更多的运动单位参加工作，也可以加强肌肉的收缩强度。

（3）中枢神经系统调节功能的协调性：协调性好，能够使参加工作的运动单位尽可能多地做到同步收缩，调节更多的原动肌参加工作，使拮抗肌适当地放松，从而使肌肉收缩力加大。

（五）运动中的杠杆作用

1. 杠杆原理 在人体中，骨可以在肌肉拉力的作用下围绕关节轴转动。它的作用和杠杆相同，能把力的作用传递到一定距离，克服阻力，获得机械效益，所以又称为骨杠杆。一根杠杆有三个点：力点、支点和阻力点。在骨杠杆中，关节中心是支点，肌肉拉力的作用点是力点，阻力的作用点是阻力点。支点到

肌肉拉力线的垂直距离称为力臂,支点到阻力作用线的垂直距离称为阻力臂,肌肉的拉力与力臂的乘积称为力矩,阻力与阻力臂的乘积称为阻力矩。

2. 杠杆的种类　根据杠杆上三个点的不同位置关系,分成三类杠杆。

(1)第一类杠杆(平衡杠杆):第一类杠杆支点在力点与阻力点之间。通常用跷跷板来描绘。在人体内仅有一些肌肉作用是第一类杠杆,如头颅与脊柱的连结,支点位于寰枕关节的额状轴上,力点(如斜方肌、肩胛提肌、头夹肌、头半棘肌、头最长肌等的作用点)在支点的后方,阻力点(头的重心)位于支点的前方(图1-1-1)。此类杠杆的主要作用是传递动力和保持平衡,支点靠近力点时有增大速度和幅度的作用,支点靠近阻力点时有省力的作用。

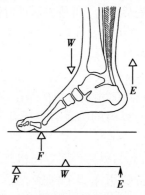

图 1-1-2　省力杠杆
W:重量,阻力点;E:力,力点;F:支点

(3)第三类杠杆(速度杠杆):第三类杠杆力点位于阻力点和支点之间。这类杠杆在人体中普遍存在。如肱二头肌屈起前臂的动作,支点在肘关节,力点(肱二头肌在桡骨粗隆上的支点)在支点和阻力点(手及所持重物的重心)的中间(图1-1-3)。此类杠杆因为力臂始终小于阻力臂,力必须大于阻力才能引起运动,故不能省力,但可使阻力点获得较大的运动速度和幅度,故又称速度杠杆。

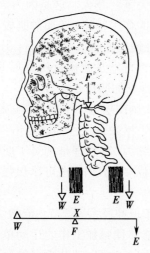

图 1-1-1　平衡杠杆
W:重量,阻力点;E:力,力点;F:支点

(2)第二类杠杆(省力杠杆):第二类杠杆阻力点位于力点和支点之间。如站立位提踵时,以跖趾关节为支点,小腿三头肌以粗大的跟腱附着于跟骨上的止点为力点,人体重力通过距骨体形成阻力点,在跗骨与距骨构成的杠杆中位于支点和力点之间。这类杠杆力臂始终大于阻力臂,可用较小的力来克服较大的阻力,故称省力杠杆(图1-1-2)。

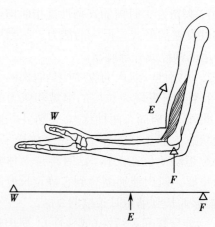

图 1-1-3　速度杠杆
W:重量,阻力点;E:力,力点;F:支点

二、关节与运动

(一)关节的基本运动

1. 关节的生理运动　关节的生理运动是指关节在生理范围内完成的运动。如关节的屈、伸、收、展、旋转等运动,可以主动完成,

也可以被动完成。

2. 关节的附属运动　关节的附属运动是指关节在自身及其周围组织允许的范围内完成的运动。一般不能主动完成，需要其他人或对侧肢体的帮助才能完成。

事实上任何一个关节都存在附属运动。当关节因疼痛、僵硬而限制了活动时，其生理运动和附属运动均可受到影响。当生理运动恢复后，如果关节仍有疼痛或僵硬，则可能是由于附属运动尚未完全恢复正常。通常在改善生理运动之前，须先改善附属运动，而附属运动的改善又可以促进生理运动的改善。

（二）关节运动的基本形式

1. 屈、伸（flexion and extension）是肢体在矢状面内围绕冠状轴做的运动。

2. 外展、内收（abduction and adduction）是指肢体在冠状面内围绕矢状轴做的运动。远离正中面者称为外展，靠近正中面者称为内收。

3. 旋转（rotation）是指肢体在水平面内围绕其本身的垂直轴所做的运动。如前臂由前向内的旋转称为内旋（旋前）（internal rotation or pronation），由前向外的旋转则称为外旋（旋后）（external rotation or supination）。

4. 环转（circumduction）是指肢体围绕冠状轴、矢状轴和垂直轴及它们之间的中间轴所做的连续运动。运动肢体的一端在原位活动，另一端则做圆周运动，运动的轨迹是圆锥体，实际为屈、展、伸、收的依次连续运动。

（三）影响关节活动范围的因素

1. 关节面的面积差　构成关节的两个面的面积差越大，关节的活动范围就越大。如肩关节与髋关节，尽管两者均为三轴关节，但因肩关节的头大、盂小，面积差大，髋关节的髋臼深，面积差小，因而肩关节的活动范围较髋关节大。

2. 关节囊的厚薄和松紧度　关节囊薄而松弛，则关节的活动范围大，反之则小。如肘关节关节囊的前、后壁薄而松弛，因而肘关节伸屈活动范围大。

3. 关节韧带的强弱和多少　关节韧带少而弱，则关节活动范围大，反之则小。如髋关节周围有髂股韧带、耻股韧带、坐股韧带、轮匝韧带，关节囊内有股骨头圆韧带，这些都大大地限制了髋关节的活动范围。

4. 关节盘的介入　关节盘的介入使关节腔一分为二，两个关节腔可产生不同的运动，增加了关节运动的形式和范围。如膝关节的半月板使膝关节除屈伸运动外，还可以做旋转运动。

5. 关节周围的肌肉和其他软组织的多少及弹性　一般来说，肌肉弹性越好，关节活动范围就越大，但当肌肉体积过大和周围脂肪组织过多时，也会限制关节的活动范围。

6. 年龄、性别和训练水平　一般儿童和少年的关节活动范围比成年人大，女性比男性大，训练水平高者比低者大。

7. 生理状态人的生理状态　对关节活动范围有着明显的影响。当人在麻醉或昏迷状态时，由于肌肉松弛，使关节呈软弱而不稳定状态，关节的活动范围较通常情况大。

三、运动康复的基本类型

（一）主动运动

主动运动是由患者主动进行的、以一定肌群收缩来完成的运动。肌肉在收缩做功时的形式主要有两种：一种是肌肉在收缩时，肌纤维长度发生变化，引起关节活动，而肌肉的张力不变，称为等张收缩；另一种是在肌肉收缩时，张力明显增高，使肌纤维长度基本不变，不引起关节活动，称为等长收缩。等张收缩又分为等张缩短和等张延长两种形式，在日常生活中最为常见。

1. 等张缩短　等张缩短又称向心性收缩。当肌肉收缩时，其肌肉附着区的两端肌腱缩短接近。如当肩外展时，肩外展肌群收缩，就是等张缩短。

2. 等张延长　等张延长又称离心性收缩。肌肉收缩时，肌肉止点的两端逐渐延伸变远，此时肌肉收缩主要在于控制其速度。如当外展臂落下时，肩外展肌收缩以使臂落下变慢，就是等张延长。

（二）被动运动

被动运动是指患肢肌肉不做主动收缩，全靠外力帮助来完成的运动。如医务人员或患者的健肢带动患肢进行的运动，常用以牵伸挛缩粘连的组织，改善关节的活动度及用于牵伸及放松紧张痉挛的肌肉。进行被动运动时应注意以下几点基本要求：

1. 应确定被动运动的顺序是从远端到近端，还是从近端到远端。前者常用于改善肢体的血液及淋巴循环，而后者则主要用于治疗神经瘫痪。

2. 活动肢体应充分放松，置于舒适或自然的体位。活动的关节部位要充分支持，其近端关节要固定。

3. 治疗人员的手应越接近关节越好，在活动中可稍加牵引，活动最后应对关节稍加挤压。

4. 被动运动动作应慢而柔和，要有节律性，避免冲击性，并逐渐增大被动活动的范围。

5. 用力的大小应以患者能忍受为度，禁止使用暴力，以免引起新的损伤。

（三）助力运动

助力运动又称辅助主动运动，是主动运动与被动运动的结合，兼有两者的作用。可由医务人员协助进行，或通过棍棒、滑轮等辅助器具由患者的健手带动患肢进行。一般在用于增强肌力训练时被动力量应尽量小，主动力量尽量大；用于改善关节活动度时，助力的大小也应以引起关节适度的紧张或轻微疼痛感觉为度。

（四）抗阻运动

抗阻运动是指肌肉在收缩时，人为地给予一定的外加阻力，使运动时肌肉张力达到较高的程度，起到增强肌力的作用。当肌肉收缩限定在较小的重复次数（如 10 次），或等长练习限定在较短的持续时间（如 10 秒），而不断地增加阻力时，称为渐进抗阻练习，是发展肌力较快的一种方法；当采用限定的较小阻力（如为最大肌力的 60%）进行运动，而逐渐增加运动的重复次数，或延长等长练习的持续时间，则是发展肌力耐力的一种较好方法。

（五）放松运动

放松运动是指躯体在舒适稳定的体位下，通过意念、暗示或某些特殊动作，使肌肉达到完全放松状态的一种练习方法。常用于痉挛性瘫痪患者。

（六）有氧运动

有氧运动又称耐力训练。在功能恢复到一定强度时，为了能适应生活与工作的需要，常用有氧训练来增强心肺和代谢的功能。为了提高肌肉耐久力，还必须专门进行耐力练习，以适应一定强度的劳动和体育运动。耐力练习的运动量由运动强度、运动时间和运动频度决定。

有氧运动是一种旨在增强有氧代谢能力的健身治病方法。它对发展心肺功能和改善糖及脂肪代谢具有较好的作用。主要方法有步行、健身跑、游泳、骑自行车等。

四、运动康复的基本方法

（一）运动康复的基本体位

运动康复的体位是按照四肢、躯干的支持机制和平衡机制的恢复程度和所进行的运动康复种类来选择的。对于患者来说，所选的体位既要安全又要减少疲劳；对于治疗者来说，必须确保操作正确有效，确保固定性、稳定性、支持性和方向性。以下是常见的几种运动康复体位（图 1-1-4）：

1. 仰卧位

（1）膝立仰卧位[图 1-1-4（1）]：用于上、下肢的各种训练，应用范围较广。又有双膝竖立位[图 1-1-4（2）]和单膝竖立位[图 1-1-4（3）]。

（2）逆 T 形仰卧位：将上肢向上摊开，形状为倒 T，因为固定性良好，所以有利于防止下肢训练时的躯干摇晃[图 1-1-4（4）]。

（3）倒 Y 形仰卧位：因下肢叉开的形状而得名。在上肢康复训练时同样具有防止躯干摇晃的作用[图 1-1-4（5）]。

2．俯卧位　同仰卧位一样，有逆 T 形和倒 Y 形两种。采用俯卧位时颜面应转向一侧，将毛巾铺在腹部，足部要超过治疗台的端缘[图 1-1-4（6）]。

3．侧卧位　侧卧位由于稳定性和固定性不易掌握，最好让患者手握床挡，同时屈髋关节及膝关节为好[图 1-1-4（7）]。

4．坐位

（1）直腿坐位：又称伸腿坐位，是从仰卧位开始，经半卧位后最初达到的体位。开始由于平衡机制不完全，可以依靠背靠架、活动背靠架及其他支撑物，逐渐恢复到握着床挡，再进一步恢复到以上肢支撑治疗台的坐位，最后成为不用上肢支撑的坐位[图 1-1-4（8）]。

（2）立膝坐位：同直腿坐位一样，有支撑与无支撑两大类[图 1-1-4（9）]。

（3）椅子坐位：椅子坐位又称端坐位，应用范围较广。为了安全固定，最好采用有靠背的椅子。一般可分为有上肢支撑和无上肢支撑两类[图 1-1-4（10）]。

（4）盘腿坐位：取盘腿坐位时，躯干的稳定性较好，有利于上肢训练[图 1-1-4（11）]。

（5）跪坐位[图 1-1-4（12）]。

（6）侧坐位[图 1-1-4（13）]。

5．蹲位[图 1-1-4（14）]。

6．四肢爬行位[图 1-1-4（15）]。

7．立位　立位因重心偏高，在运动康复时要考虑稳定性与固定性，根据运动的方式和要求

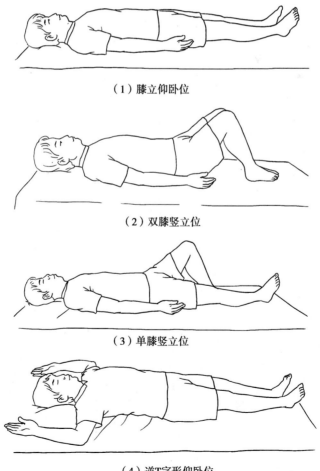

（1）膝立仰卧位

（2）双膝竖立位

（3）单膝竖立位

（4）逆T字形仰卧位

图 1-1-4　运动康复的体位

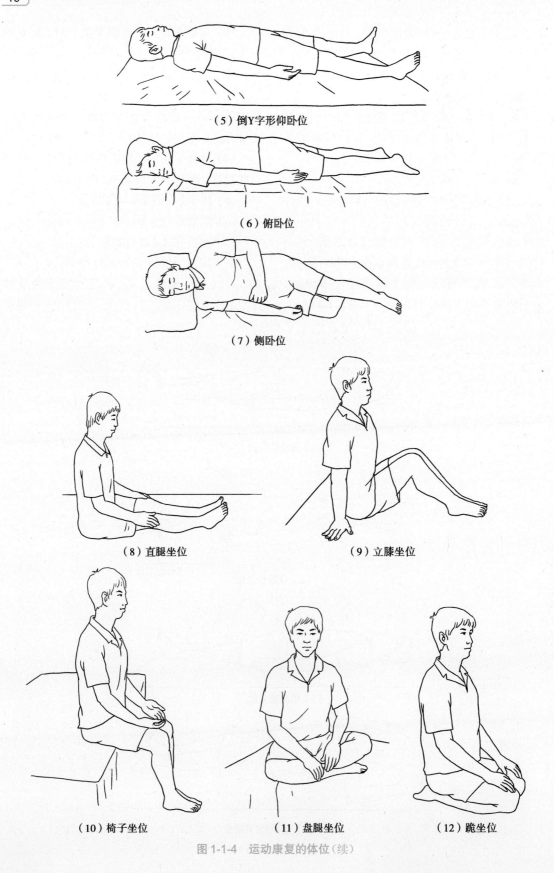

（5）倒Y字形仰卧位

（6）俯卧位

（7）侧卧位

（8）直腿坐位　　　　　　　　　　（9）立膝坐位

（10）椅子坐位　　　　　（11）盘腿坐位　　　　　（12）跪坐位

图 1-1-4　运动康复的体位（续）

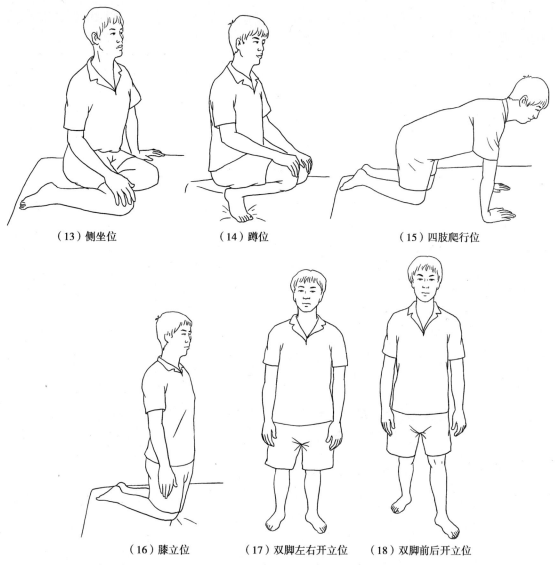

（13）侧坐位　　　　　　　（14）蹲位　　　　　　　（15）四肢爬行位

（16）膝立位　　　　（17）双脚左右开立位　　　　（18）双脚前后开立位

图 1-1-4　运动康复的体位（续）

确保患者平衡。立位有膝立位[图 1-1-4（16）]、双足左右开立位[图 1-1-4（17）]和双脚前后开立位[图 1-1-4（18）]。

（二）增加肌力的方法

肌力练习：采用主动、助力、抗阻练习等形式来增强全身或局部肌力。渐进抗阻练习是发展肌力较快的一种方法。

（三）肌力练习基本方法的选择

肌力练习时，必须先行肌肉功能评定，根据原有肌力水平来选择肌力练习的方式。

1. 肌力为 0 级时　可进行电刺激以延缓肌肉萎缩，也可进行传递神经冲动的练习，即做主观努力，试图引起瘫痪肌肉的主动收缩。此时大脑皮层运动中枢发放神经冲动，通过脊髓前角细胞向四周传递，直至神经轴突再生到达瘫痪肌群。这种主观努力可以活跃神经轴突流，增强神经营养作用，促进神经本身的再生。传递冲动的练习可以和被动运动结合进行。

2. 肌力为 1～2 级时　此时也可采用肌肉电刺激疗法。由于此时肌肉已有随意的肌电活动，因此既可以进行肌电反馈训练，也可使用肌电反馈电刺激法训练。后者用表面电极拾取肌电信号，经过放大后，再用以启动一组脉冲电刺激，以引起或加强肌肉收缩。此法将肌电反馈和肌肉电刺激相结合，有一定疗效。

此外，还可行助力运动，即在肌肉主动收缩的同时施加外力帮助，以便完成大幅度的关节运动。但应强调主观用力，仅给予最低限度的助力，应避免以被动运动代替助力运动。助力可来自于治疗师、患者的健肢，也可由患者的健肢通过棍棒、滑轮等提供。

肌力达到 2 级时还可进行免负荷运动，即减除重力负荷的主动运动。常见的形式有：用带子悬挂肢体；将肢体放在敷有滑石粉的光滑平板上，在水平面上运动；在温水浴中运动等。

3. 肌力达 3~4 级时　此时可由主动运动进展到抗阻运动。对抗较大阻力收缩，可增加运动单位募集率，从而提高训练效果。使肌肉对抗它所能承受的最大阻力而竭尽全力进行的收缩练习，称为最大收缩练习，简称最大练习。以低于最大阻力进行的练习称为次大收缩练习，简称次大练习。最大收缩或近于最大收缩的练习，只能重复较少的次数或持续很短的时间即引起肌肉疲劳，但这种练习对增强肌力有较强的作用，称为肌力练习；相反，较低强度次大练习可以重复较多次或持续较长时间亦不易疲劳，对增强肌肉耐力效果较好，又称为肌耐力练习。

对于 3 级以上肌力的肌肉抗阻练习是增强其肌力的唯一有效方法，因而应用较广。

（四）增大关节活动度的方法

1. 徒手体操和下垂摆动练习　徒手体操有助于保持和获得增进关节活动范围。下垂摆动是使被动活动的患肢部位处于下垂体位，在可以达到消除肌肉紧张的状态下，进行自己摆动，并逐步增大摆动的幅度，常可取得较好效果。

2. 重力摆动练习　在专门设计的关节活动摆动器上练习，将被摆动的患肢固定在摆动器上，在无痛的情况下进行有节律的摆动。

3. 悬挂练习　将三角巾固定在被悬挂的肢体近侧端，三角巾上方由绳索带滑轮固定在上方位置，再将远端关节用布带固定并与绳索连接，这样可使外周肢体获得最大活动范围。

4. 器械练习　常采用体操棒、肋木、各种关节活动器、固定自行车、划船器等练习。

此外，还有持续牵引、被动活动等均可施行。

五、运动康复的运动量

运动康复中的运动量是用运动强度乘以持续时间来表示的，也就是说，运动强度或者持续时间的改变可以调节运动量。但在确定运动康复的运动量时应注意以下原则：

1. 初次运动的量要限制在最小的限度，谨慎试行。观察运动以后和次日的反应（全身症状、疲劳程度、疼痛等）后，再决定运动量的增减。

2. 增加运动量时应逐渐进行。

3. 计算运动量时，除考虑运动治疗室内的量外，还应考虑自我训练（维持性训练、预防性训练）的运动量。

4. 每日短时间运动与隔日长时间运动相比，前者更有效。

5. 相同运动康复时间下，短时间间隔休息的负担较小，即间歇性运动康复的负担较小。

第二节　局部运动康复的骨科考量

肢体的运动往往以关节的活动为主要表现形式。要实现关节的活动，显然，首先要有骨骼的良好支撑，否则只能像蠕虫那样"动"；其次，有了良好的支撑，还要有可活动的"部位"，即关节。然而关节的活动度又必须是有限的，否则就会"散架"。人体使关节有限活动的装置就是关节内和（或）外的各种韧带、关节囊及关节周围肌肉、肌腱等；最后这种运动的动力则主要来自肌肉。骨折、关节脱位、骨关节及其周围软组织的病损，无疑因破坏了这一系统的一部分或几部分，而使得这种运动受限。由此可见，只有以上各个因素都恢复后肢体的运动功能才能完全康复。

另外，生活中我们都有这样的经验：衣服穿久了，扣子可能会掉；独木桥日久可能会断等。临床骨科的各种内外固定、组织缝合等也一样，缝合材料、固定物都不是"永不磨损型"，日久同样会断。但人体的各种组织都是活的，有着自身的新陈代谢和修复、再生功能。缝合材料、固定物的强度在不断下降，但被修复的组织强度却在不断增加。因此，运动康复的度必须以这两方面因素为依据。例如，骨折经复位固定后，固定物提供了一定程度的、暂时的稳定性，如果骨折不愈合，长期由固定物承受应力负荷，再坚固的固定物也会疲劳断裂。因此，随着骨折的愈合，在固定物上承受的应力负荷将逐渐减少，直到骨折完全愈合，骨骼完全恢复负荷能力，固定物即可取出；同样，肌腱吻合后的运动康复，则须综合吻合材料强度的下降程度和肌腱本身的愈合强度；而关节脱位后的运动康复则须考虑关节稳定装置的愈合程度、有否修复材料及其强度下降程度等。

另外，肌肉等软组织不仅对骨关节具有保护功能，更重要的是为骨骼提供了必需的血液供应，而这是骨组织等修复、愈合的重要前提，使之成为判断组织（包括骨组织）修复速度的重要依据。

由此可见，肢体运动功能的康复必须考虑骨骼、固定物（包括修复材料）和软组织情况这三方面因素。

一、骨骼因素的骨科考量

此部分以骨折为例，各种骨病参照考量。

（一）骨折愈合过程

一般人为地将骨折的愈合过程分为血肿机化演进期、原始骨痂形成期和骨痂改造塑形期三个时期。进入原始骨痂形成期后，随着原始骨痂不断增多、增强至能抵抗由肌肉收缩引起的各种应力时，骨折即达临床愈合，此时 X 线片上可见骨痂阴影，但仍隐约可见骨折线。此时可以拆除外固定，逐渐恢复日常活动。

（二）骨折后的修复方式

骨折后修复骨折的新生骨组织的来源有软骨内化骨和膜内化骨两种途径。其中前者的成骨速度慢于后者，但骨折愈合过程中两种来源常同时存在。

骨折出血形成的血肿经机化后形成肉芽组织，再经过由肉芽组织到纤维组织、软骨组织的一系列转化过程，最后软骨组织经增生、钙化而骨化成为骨组织，这一过程或骨折愈合途径称为软骨内化骨。

骨折后由骨折断端附近的骨膜（包括内骨膜和外骨膜）深层的成骨细胞形成的骨样组织经钙化后成为新生骨，这一成骨途径称为膜内化骨。

（三）骨折愈合的形式

骨折的愈合可分为一期愈合与二期愈合两种形式。如果固定牢固，消除了骨折断端间的应力，并且骨折断端间有良好的血运，则骨折能达到一期愈合。一期愈合发生在骨折绝对稳定的情况下，在骨折内表面上直接发生哈佛系统的重塑形。表现在 X 线片上的特征为见不到骨痂的形成。一期愈合并不意味着愈合更快，应理解为坏死骨皮质加速的哈佛系统重塑形，而不是愈合。

二期愈合则表现为骨折断端周围首先形成肉芽组织，继而在骨折断端之间形成肉芽组织，然后通过一系列由肉芽组织到骨质的不同转化步骤完成成骨过程。在 X 线片上以有骨痂的出现为其特征。新生骨通过哈佛系统的再塑形而获得更为精确和致密的结构。

（四）骨折临床愈合的标准

1. 局部无压痛和纵向叩击痛。

2. 局部无反常活动。

3. X 线片显示骨折线模糊，有连续性骨痂通过骨折线。

4. 外固定解除后伤肢能满足以下要求上

肢能向前平举 1kg 重量达 1 分钟；下肢能不扶拐在平地连续步行 3 分钟，并不少于 30 步。

5. 连续观察 2 周，骨折处不变形　从观察之日起计算到最后 1 次复位的日期，其所历时间为临床愈合所需时间。第 2、4 两项的测定必须慎重，以防再骨折。

（五）影响骨折愈合的因素

影响骨折愈合的因素很多，包括患者本身的因素和治疗的因素。患者本身的因素又包括：

1. 全身因素

（1）年龄。

（2）活动水平：①一般制动；②空中飞行。

（3）营养状态。

（4）内分泌因素：①生长激素；②肾上腺皮质激素；③其他（甲状腺素、雌激素、雄激素、降钙素、甲状旁腺素、前列腺素）。

（5）疾病：糖尿病、贫血、神经疾病、机体衰弱等。

（6）维生素缺乏：缺乏维生素 A、维生素 C、维生素 D、维生素 K。

（7）药物：非甾体抗炎药、抗凝剂、第八因子、钙通道阻滞剂（维拉帕米、细胞毒素、二膦酸盐、苯妥英钠、氟化钠、四环素）。

（8）其他物质：尼古丁、乙醇。

（9）高氧症。

（10）全身性生长因子。

（11）环境温度。

（12）中枢神经系统损伤。

2. 局部因素

（1）与损伤、治疗或并发症无关的因素：①骨的类型；②异常骨：辐射坏死、感染、肿瘤和其他病理情况；③失神经支配。

（2）与损伤有关的因素：①局部损坏程度：复合骨折、骨折粉碎程度、损伤时的速度、维生素 K_1 局部低循环水平；②骨、骨折段或软组织的血液供应破坏程度；损伤的严重程度；③骨折类型及部位（一骨或两骨骨折，如胫、腓骨或单独胫骨）；④骨缺损；⑤软组织嵌入；⑥局部生长因子等。

3. 与治疗有关的因素　①手术创伤的程度（血液供应、术中电灼伤、摩擦热等）；②植入物引起的血流改变；③内或外固定器刚度和种类，治疗时机；④由负荷引起的骨和软组织变形的程度、持续时间和方向；⑤骨端接触情况：间隙大小、错位、过度牵引；⑥刺激骨生成的因素：植骨、骨形态发生蛋白（bone morphogenetic protein，BMP）、电刺激、外科技术、间歇性静脉淤血。

4. 与并发症有关的因素　①感染；②静脉淤血；③金属过敏反应等。

（六）骨折固定方式的合理性

骨折固定物多种多样。近年来随着生物力学、材料科学、机械加工工艺等的迅猛发展，新的固定物形式与种类层出不穷，不同固定物的适应证各不相同，固定原理各异，其可靠性亦不同，这就给康复医师提出了新的课题，即如何判断固定的可靠性。充分估计到固定的可靠性，并据此制订出最合理的运动处方是提高运动康复疗效的关键。

骨折固定物根据其与体表的关系可分为内固定物与外固定物及介于两者之间的外固定支架、石膏包针等；根据固定的可靠性可分为坚强固定与弹性固定；此外尚有生物固定，如骨栓、骨钉等。从固定后即刻的可靠性来说，坚强固定最可靠，一般不需辅助外固定，有利于患肢早期运动康复。但坚强固定由于近段骨应力通过固定物传导至远段骨，固定物相应节段的骨骼由于缺乏应力刺激，逐渐出现骨矿丢失，骨质疏松，即应力遮挡，因此发生此情况后在骨折端反复出现剪力，可导致后期固定物的疲劳断裂。金属加压接骨板大多属于坚强固定。弹性固定的即刻稳定性稍弱于坚强固定，但可有部分应力刺激作用于骨折端，因而较少发生应力遮挡现象，有利于骨折愈合。属于弹性固定的固定物有各种髓内钉、外固定支架及锁定接骨板等。生物固定的即刻稳定性最差，但后期可完全为骨组织所替代。无论坚强固定抑或弹性固定，当骨折愈合后，由于固定物与骨组织的弹性模量不同,均可影响骨折的塑性改造,而生物固定则无此弊端。

各种固定物各有其固定原理,各有优缺点,详细内容见本书相应章节,以下简要介绍部分有代表的固定形式及其原理:

1. 偏心位固定与中轴固定 偏心位固定的固定物位于长管骨的一侧,固定物一般要求上于骨折的张力侧,而其对侧为应力侧(运动时骨折端有发生折角张开的一侧为张力侧),固定物上于张力侧后,运动时产生的骨折端张开的力为固定物所中和,转化为骨折端的应力,这种转化的前提是对侧骨折端有良好的骨端接触与支撑,因此当对侧有骨缺损时,应力侧不能提供支撑,张力侧的张力就不能转化为应力,固定物反复承受载荷后易发生疲劳断裂;从固定物承受的力的大小来说,若固定物位于骨的一侧,其力臂为应力侧至固定物,显然力臂大于中轴固定,由此可见偏心固定物在骨折端承受的力明显大于中轴固定物,因此中轴固定(如髓内钉)明显优于偏心固定。属于偏心固定的除各种接骨板外,尚有单臂外固定支架,由于应力侧至支架的距离远大于至接骨板的距离,因此外固定支架承受的载荷远大于接骨板,更容易发生疲劳断裂。

2. 传统髓内钉与交锁髓内钉 传统的髓内钉如股骨髓内钉(梅花钉),扩髓置入后能控制骨折端的侧方移位、成角移位及短缩移位,控制分离移位作用较弱,通过良好扩髓(扩髓后髓内钉在骨折处接触面大于2cm)可部分控制旋转移位,但对旋转移位的固定仍显不足,针对此不足,近年来出现了交锁髓内钉,上下骨折段均用螺钉锁定,能很好地控制旋转移位,并可允许不扩髓的情况下置入,有一定骨痂生长后去除距骨折线较远一侧的交锁钉,称为交锁髓内钉的动力化,可增加骨折端的应力刺激,有利于骨折的愈合。

3. 传统接骨板与锁定接骨板 传统接骨板的固定原理是以螺钉将接骨板与骨紧密贴合在一起,通过接骨板与骨之间的摩擦力来固定骨折;而锁定接骨板由于螺钉的钉尾与接骨板的钉孔之间有螺纹拧为一体,应力从骨折一端通过螺钉传导至接骨板,再通过骨折另一端的螺钉传导至该段骨,接骨板与骨之间可不紧密贴合,其固定原理相当于"内支架",即安装在体内的"外固定支架"。基于此固定原理,一般要求使用较长的接骨板,较少的固定螺钉,因而又属于弹性固定的范畴,骨折端有较好的应力刺激,有利于骨折愈合。临床多采用经皮插入接骨板的手术方式,对骨折周围的软组织损伤较小,可使用两块锁定接骨板来固定骨折,此时能较好地克服偏心位固定的缺憾。

4. 各种外固定支架 外固定支架可分为单臂外固定支架、框式外固定支架、半环式外固定支架与环抱式外固定支架等。根据固定针穿过肢体的情况又可分为半针和全针两类,一般单臂式外固定支架多为半针式,框式外固定支架多为全针式。单臂式外固定支架属于典型的偏心位固定,由于其力臂较大,一般固定使用较粗的固定针,但亦属于弹性固定,骨折端有一定的应力刺激,从这点上来讲,这种固定方式有有利于骨折愈合的一面。框式外固定支架由于固定针穿透肢体的两侧,并在两侧均有外支架连接,因而克服了偏心固定的不足,所用固定针较细。半环式、环抱式外固定支架的固定通过多平面固定,中和骨折端各平面上的剪力,因此其固定相对更可靠,所用固定针最细。

正确认识内固定的性能,充分发挥内固定的作用,有助于合理制订运动康复的处方。

（七）正确理解骨折固定的利与弊

骨折发生后,一方面由于肢体运动所必需的有效支撑作用全部或部分丧失,任其自然,骨折移位,畸形愈合,肢体无法恢复原有的力学特性,肢体功能将受影响,因而须将骨折复位后固定在需要的位置上,直至骨折愈合。另一方面,骨折移位后,移位的骨端可损伤周围的软组织,可能带来严重后果,如损伤重要血管造成肢体坏死,损伤脊髓造成截瘫,甚至危及生命。基于此方面考虑，骨折也需要适当的固定。然而肢体制动后又可引起骨量大量丢失、钙负平衡、骨形成持续抑制、关节僵硬、肢体萎缩等严重后果，此即骨折治疗中"动"与"静"的矛盾。各种内固定治疗骨折为骨折局部提供了较好的即刻稳定性，有利于肢体早期的运动康复，但内固定手术本身对骨骼及其周围软组织都是一种创伤。

理想的骨折固定方式应满足：①可靠固定骨折；②最少的副损伤；③有利于骨折愈合。只有骨折愈合才是"最可靠的固定"。"非常可靠的固定"往往伴有较多的副损伤和不利于骨折愈合的因素，因此在选择骨折的治疗方式时，应遵循"简单、有效"的原则，严格掌握切开复位、内固定的指征，权衡固定的可靠性与固定可能带来的"额外损伤"；而较少的副损伤和有利于骨折愈合的生物环境（如骨折端的应力刺激等）早期可能"固定欠可靠"，但只要有利于骨折愈合，也是可以接受的，因为骨折愈合程度的增长也意味着骨折固定可靠程度的增长。

二、关节因素的骨科考量

关节存在的根本作用是活动，即关节功能。考量关节功能包括关节的稳定性和关节的活动度两大因素。

维持关节稳定性的因素，根据力学性质的不同，可将其稳定机制划分为静力性和动力性两大类。

（一）关节的稳定性

1. 静力性稳定机制

（1）骨性结构——关节面几何形态的匹配性（congruence）：构成关节各骨端的匹配度是决定关节稳定性的先决因素。人体稳定性要求更高的关节如髋关节，其髋臼和股骨头的匹配包容度就更高；活动度需求更高的关节如肩关节，其肩胛盂和肱骨头的匹配包容度就更小。盂肱关节在骨性结构上具有不稳定的特点，肩胛骨关节盂和肱骨头的关节面，只有25%～30%的区域发生接触，但其关节面在几何学形态上具有高度的匹配性。

Soslowsky等研究发现肱骨头凸面与关节盂凹面的曲率半径相似，保证了肩关节旋转中心与肱骨头的曲面中心相重叠。如果关节面的适合性被破坏，尤其是关节脱位时合并肩盂前下方骨折时（即Bony Bankart损伤），关节旋转中心与肱骨头的曲面中心发生偏离，肩外展时轻度的旋转就可能造成脱位。

（2）软组织结构——关节囊韧带盂唇复合体：为增加关节的稳定性，多数关节囊周围有较多韧带纤维融入，增加了关节的稳定性。在关节盂的周边还有盂唇，盂唇的出现增加了关节凹与关节头的匹配包容度，这些软组织构成了关节囊韧带盂唇复合体，共同增加了关节的稳定性。

（3）特殊力学机制

1）关节腔内负压（negative intra-articular pressure）：正常情况下，关节腔内呈负压状态，这有助于关节在各种运动状态下保持关节面之间的衔和。以肩关节为例，其腔内压力为 −4mmHg，产生真空机制，将关节囊牵向关节腔压迫肱骨头，起稳定作用。在中等程度的活动范围内，尤其在肩处于外展中立位，关节囊韧带松弛状态时，腔内负压机制在对抗肱骨头下方移位中起重要作用。

2）凹面 - 压缩（concavity-compression）机制：以肩关节为例，肩胛骨关节盂的边缘附着纤维软骨结构的盂唇，使关节盂窝的深度增大了50%，同时增大了关节盂的面积，却并不改变关节面的曲率变化。由于盂唇具有吸盘（suction cup）样作用，加上肌肉收缩产生的压力，肱骨头被压入关节盂和盂唇构成的臼窝内，这种凹凸配合的凹面 - 压缩机制明显提高了关节的稳定性。

2. 动力性稳定机制　关节周围的肌肉在关节的稳定性中起着重要的作用。关节周围的肌肉往往成对出现，在关节不同的运动过程中分别称为原动肌（群）和拮抗肌（群）。肌力过小（或肌肉瘫痪）可直接导致关节囊及关节周围和（或）关节内韧带的松弛，导致关节的稳定性受损；一侧肌力过高则可导致对侧的关节囊及关节周围和（或）关节内韧带的松弛，也可导致关节的稳定性受损。

（二）关节的活动度

人体长期进化过程中，由于各关节的功能要求不同，关节的形态各有不同，关节的活动范围也各不一样。一般而言，稳定性越高的关节，其活动范围就越小，反之亦然。

关节活动度可分为被动关节活动度和主动关节活动度。正常情况下主动关节活动度不可能大于被动关节活动度。同时也应注意很多关节疾病的患者由于疼痛而导致测量的关节活动度小于实际情况，有时须麻醉后进一步考量。出现主动关节活动度小于被动关节活动度的情况时，要考量关节周围肌肉的肌力及其支配神经的功能。必要时需行肌电图等辅助检查。

三、软组织因素的骨科考量

骨折周围软组织既起着保护功能，又通过骨折周围的软组织夹板起着稳定骨折的作用。骨折后，骨折端的血运遭到破坏，再加之骨组织的血运本身就较其周围软组织差，因此，骨折后其周围的软组织还起着提供血运的重要作用。骨折周围软组织若合并损伤、感染或缺损，即部分或完全丧失以上作用，甚至加重骨的损伤，如骨折周围软组织感染可侵及骨质，造成骨髓炎；大面积软组织缺损可造成骨外露，骨长时间暴露于空气中可造成骨的干燥坏死，当然还可因血运障碍造成骨的缺血坏死等。软组织损伤、感染可加重肢体肿胀，过早、剧烈的运动康复可加重肢体肿胀，不利于炎症控制。另外，软组织损伤、感染后期可形成大量瘢痕，瘢痕挛缩后将严重影响关节活动，及时、适度的运动康复显得极其重要。

对于合并有肌腱、周围神经、血管损伤者，修复后的运动康复必须考虑到其相应的特点。肌腱损伤吻合后，缺乏早期活动将造成肌腱粘连，影响其运动功能的康复，但加

重该肌腱张力的活动应避免。周围神经损伤后，即使及时得到修复，但由于周围神经再生能力弱，恢复慢，其支配的肌肉失去神经支配而发生萎缩，所以早期予以电刺激，诱导收缩，可取得较好的疗效。对于神经损伤有缺损者，采用屈曲关节修复的病例应严格限制反方向活动关节，以免牵拉神经，加重损伤。周围血管损伤修复后，最常见的并发症是血管痉挛、血栓形成。肢体保暖很必要，但不可忽视及时恢复肌泵作用的重要性，运动康复可增加肌泵的作用，促进血液循环。

手术本身也是一种创伤。正确选择手术入路、提高手术操作与修复技术可减轻创伤程度，便于术后康复或提高术后功能康复程度。

此外，在行运动康复治疗时，还应充分考虑到全身其他疾病的影响。如下肢深静脉血栓形成的患者，行下肢康复运动时要防止血栓脱落，造成严重后果；心功能不全的患者应避免过度劳累；对于肺功能不全的患者，必要时应监测血氧饱和度等。至于肌力较弱、共济失调或智障的患者还应充分做好安全防护，避免意外发生。

四、运动康复安全性评定

以上介绍了各种影响运动康复的骨科因素，对于具体的病例来说，尚须综合考虑各种因素，制订最适度的运动康复处方，方能取得最满意的疗效。但各种因素对运动康复的影响孰轻孰重、如何根据实际病例选择更有利于运动康复的骨科治疗方法、康复时如何正确理解骨科治疗方式的原理和目的、全面而正确地评价每一患者即刻运动康复的安全性等问题，或被忽视，或考虑不全，但又是进一步提高骨科疾病患者的功能疗效所必须回答的问题。笔者通过多年的骨科临床与康复的实践，对此进行了一些探索，初步摸索出一些规律，抛砖引玉，希望广大骨科与康复工作者逐步重视此问题，共同探讨，推陈出新，逐步完善骨科疾病的运动康复理论，提高骨科疾病治疗的功能疗效。

以骨折治疗为例（表 1-2-1）。骨折复位、固定后，即刻的稳定性首先取决于骨折本身的稳定性，如肱骨外科颈裂缝骨折、幼儿锁骨青枝骨折等不全性骨折可不做严格固定或仅做简单固定（如三角巾悬吊上肢）；又如长管骨的横形骨折复位后若限制侧方移位后即能限制短索移位，而对于长斜形骨折者则较难做到。其次，骨折治疗后的稳定性才是固定的可靠性。当骨折未完全愈合前，若所采取的固定方式能完全弥补骨骼连续性（或完整性）中断所带来的机械支撑能力的缺失，则此时骨 - 固定物复合体即能胜任该骨骼骨折前的运动功能，根据固定物或固定形式对骨骼机械支撑能力缺失的弥补程度，将固定分为可靠、部分可靠或不可靠固定。但人体骨骼是"活"的，有新陈代谢的过程，而固定物却无此能力，作为骨折处机械支撑能力的补充，反复承受负荷后可发生疲劳断裂，固定终归于失败。若骨骼机械支撑能力缺失越多，则固定物理论上承受的负荷就越多，当然这还与固定形式的原理等因素有关。由此看见，应将骨与固定物作为一整体，即骨 - 固定物复合体来评价其所能承受的应力负荷（包括各方向上所能承受的应力负荷）。值得注意

的是，骨 - 固定物复合体强度并不是一成不变的，可因固定物的疲劳断裂或骨折端的骨质吸收等而减弱，也可因骨折端的新骨形成而加强，直至骨折完全愈合，固定物完成工作使命。这一过程受很多因素的影响，既与骨骼损伤程度有关，又与软组织的完整性有关。骨折周围软组织既是骨骼的保护屏障，更是骨折处的重要血供来源，其完整性直接影响着骨折的愈合速度。软组织的损伤程度除与原始创伤机制和致伤能量有关外，还与骨折治疗本身有关，这一点尤其值得注意。因此，应从两个方面来看待骨折固定的可靠性，即固定物对骨折处骨骼力学功能的弥补程度和对骨折愈合有无增加不利因素。一般而言，这两者往往是一对矛盾，骨折治疗方式的选择必须考虑如何增加固定的可靠性而减少对骨折愈合的影响。评价骨折后运动康复的安全性，应将以上三方面视为相互影响的一个整体，动态地看待。不同的患者或同一患者骨折的不同时期，这三个因素对骨折后运动康复安全性影响的大小都不同，在使用过程中应定期反复评定，动态把握，方能最大限度提高运动康复的疗效。

表 1-2-1　骨科运动康复安全性评定表

分值	骨折的稳定性（30 分）	固定的可靠性（40 分）	软组织的完整性（30 分）
31～40	—	坚强固定，可立即负重	—
21～30	稳定性骨折（相当于 AO 的 A 型）	术后能达到借助支具功能主动运动	合理手术入路（创伤小）韧带解剖对合修复牢固
11～20	较稳定骨折（相当于 AO 的 B 型）	术中即能被动运动	关节韧带缝合，术中部分对抗张力
1～10	不稳定骨折（相当于 AO 的 C 型）	能对抗肢体重力但不宜对抗阻力	关节韧带缝合，术中不能对抗张力
0	波及关节内的极不稳定骨折或有骨缺损	维持对位，需辅助外固定、牵引等	软组织损伤严重或有缺损或有感染或行血管、神经修复

* 骨科其他疾病参照此表评定
* 本表为体内承重长骨手术后的评定参考值，脊柱骨盆等参照评定
71～100 分：运动康复较安全
31～70 分：运动康复应慎重
0～30 分：以肌肉等长收缩为主，不宜等张收缩

第三节　局部运动康复与全身运动康复

一、局部运动康复的作用

骨折后的运动康复在早、中期主要有减轻疼痛、消淤退肿，加速骨折愈合，预防和减少并发症及后遗症的作用。具体表现为：

1. 运动康复可活跃局部血液和淋巴循环，促进淤血吸收、肿胀消退，维持正常的组织代谢，防止骨质疏松脱钙，促进骨折愈合。

2. 运动康复可维持一定的肌肉收缩活动，防止肢体失用性萎缩。

3. 运动康复可以改善关节的血液循环，促进关节内的滑液分泌和吸收，从而预防和减轻失用性关节内粘连和关节挛缩。

4. 运动康复可活跃心肺等系统功能，促进新陈代谢，维持全身健康，防止坠积性肺炎、压疮、泌尿系感染、结石、心脑血管意外和静脉血栓形成等并发症的发生。

骨折基本愈合后，外固定已去除，即骨折后期，此时运动康复的作用有：①可最大限度地恢复关节的活动范围；②可尽快地使肌力和肌肉的运动功能最充分、最迅速地恢复正常；③加强四肢骨关节的运动康复可使骨骼接受各种应力刺激，恢复骨骼的抗弯、拉、压及剪切的能力，还可纠正骨折后的失用性脱钙，加速骨折处原始骨痂的塑形改造。

二、局部运动康复对全身的影响

运动康复中所进行的各种功能训练对人体的各个系统和器官可产生相应的影响和变化，可使原来失调的功能状态重新获得平衡。

（一）运动对骨关节和肌肉功能的影响

1. 运动对骨骼的影响　运动时的应力负荷是维持骨骼正常代谢的必要因素，它能促进骨皮质增厚，骨密度增加，使骨小梁结构趋于"受力型"。缺乏运动者的骨皮质变薄，骨质疏松，骨钙代谢紊乱，易骨折。

2. 运动对软骨的影响　软骨的营养主要来自软骨下骨组织的血液和关节液。运动对软骨起挤压效应，保持关节液的营养成分。关节停止活动后，关节液中长链的透明质酸和硫酸软骨素分子裂解，降低了软骨营养，再加上缺乏"挤压"效应，导致软骨变薄，关节面损伤，关节功能障碍。

3. 运动对骨骼肌功能的影响　肌肉约占人体组织的 40%。人体肌肉由上万个不同长度的圆锥形肌纤维构成，直径 $50\sim70\mu m$，长度从数毫米到数十厘米。肌肉收缩时，主要产生两种不同的生理特性，即力量和耐力。力量是指神经兴奋后其所支配的肌肉收缩时产生的力或张力。尽管调节肌肉收缩产生能量的因素极为复杂，但肌肉的最大力（或最高张力）常和收缩物质的横断面相关。耐力是指在一定收缩的情况下所能维持的时间或重复收缩的能力。一般来说，耐力的大小与维持肌肉收缩过程能源的多少有关。这两类特性是在大多数活动中所表现出的活动功能，因此在运动康复中必须考虑到这两种基本特性。

运动是维持肌肉正常功能和形态的必要条件。伤病后由于制动常导致失用性肌肉萎缩，而运动是预防和治疗肌萎缩的有效方法。在系统锻炼后，可使肌纤维增粗，肌肉蛋白、能源物质含量增加，线粒体增大，酶活性增强，肌力增强。不同运动形式对骨骼肌可表现为不同的影响（表 1-3-1）。

（二）运动对心血管功能的影响

当持续运动数秒钟后，人的心血管系统就会出现复杂的功能调节。例如，在运动状态下，由于自主神经的主导作用，血管中的平滑肌张力减弱，引起血管舒张，机体可从血液中摄取较多的氧来满足运动的需要；运动中心率加快、心输出量增加，保证了肌肉、呼吸和全身脏器的需要；在无氧、等长收缩的运动及仅有小肌群参与（如用手进行运动）的大强度运动时，心排出量也明显增加；另外，运动可使交感神经对容量血管起作用，使静脉系统中的血流量减少，从而保证心脏的回心血量。

表 1-3-1   不同运动形式对骨骼肌的影响

运动	主要刺激	主要作用	对肌肉功能的影响
耐力运动	在相对低强度下反复收缩	1. 增加线粒体量 2. 无氧代谢途径改变小 3. 肌纤维稍有增粗	1. 增加肌耐力 2. 运动中节省糖原利用 3. 做功中乳酸形成较少
力量训练 （重阻力）	每一肌横断面积范围内间断增大力的负荷	1. 肌的横断面积增大 2. 可能使线粒体相对减少 3. 对肌纤维型无改变	1. 增强肌力 2. 可能耐力下降
代偿性过负荷* （代偿性肥大）	每一肌横断面积范围内缓慢增大力的负荷	1. 肌纤维增粗 2. 快肌纤维向慢肌纤维转变 3. 保持氧化能力	1. 增加机械功能 2. 增强维持肌张力的能力 3. 不易疲劳
固定肢体	每一肌横断面积范围内减小力的负荷，减少收缩频率	1. 肌萎缩 2. 氧化酶减少 3. 可能慢收缩纤维向快收缩纤维转变	力量和耐力下降

*代偿性过负荷是指肌肉或肌群受到损伤后，相邻肌肉或肌群产生功能代偿，出现过负荷现象

（三）运动对呼吸功能的影响

影响呼吸功能的因素很多，既有意识性的，又有无意识性的，并受体力、化学和神经因素的作用，如人的最大吸氧能力就受性别、年龄、运动习惯和健康状态的影响。一般来说，男性高于女性，20 岁左右达最高，25 岁以后随年龄的增长而逐渐下降，运动可提高吸氧能力 10%～20%。当运动在一定的负荷量下进行时，则运动开始时吸氧量逐渐增高，到达稳定状态时，吸氧量就维持在一个相当的水平，运动停止后，吸氧量缓慢下降并恢复到安静水平。呼吸的"稳定状态"是指当人体进行轻或中等强度运动时，只要运动强度不变，能量消耗基本恒定，摄氧量也保持不变。若逐渐增大运动量时，随着需氧量的增加而使通气量增高。在安静时，每摄取 1L 氧需通气 20～25L。当超过无氧阈时，无氧代谢产物（酸性物质）经血液的缓释系统作用产生 CO_2，为排除过多的 CO_2，通气量即增加，每分通气量与吸氧量的比值增大。在运动刚开始的短暂时间内，因呼吸、循环调节较慢，氧在体内的运输滞后，摄氧水平不能立即到位，相差部分称为"氧亏"。当运动结束进入恢复期时，摄氧量通过快慢两个下降过程逐渐恢复安静水平。

运动时消耗的氧气和能量随着强度的增大而增加。经常进行呼吸锻炼能保持肺组织的弹性，阻止肺硬化的过程，增强呼吸肌的力量，增大肺活量，提高肺功能。有学者观察到，呼吸时膈肌活动度增加 1cm，肺活量增加 250ml，后肋移动 1cm，肺活量可增加 500ml。

（四）运动对代谢的影响

运动时除能量代谢发生变化外，物质代谢也发生变化。肌糖原是运动中的主要能源，随着运动方式、运动强度、时间、饮食条件、训练水平和周围环境不同而变化，在一定强度的运动中，运动开始时肌糖的降解较快，以后随着时间的延长呈曲线相关，在任何时间内，运动强度越大，肌糖利用越多。应用放射免疫法测定标记研究表明，肌肉做功时脂肪酸是最重要的脂质原料，并且是安静和轻至中等度运动时有氧 ATP 形成的主要能源。在最大吸氧量为 40% 的强度下运动时，脂肪酸的氧化约占肌肉能量来源的 60%，同时，运动可提高脂肪组织的脂蛋白脂酶的活性，加速了富含甘油三酯的乳糜和极低密度脂蛋白的分解，因此，运动可降低血脂。生理学家过去认为，运动中蛋白质提供的能量可不予计算。但最近的研究表明，剧烈运动中蛋白质也分解提供能量。蛋白质可通过其分解产物

丙氨酸、谷氨酸、天门冬氨酸在肝中脱氨基分别形成丙酮酸、α-酮戊二酸、草酰乙酸参与三羧酸循环，提供 ATP，也可以通过糖的异生作用形成葡萄糖供应能量。

（五）运动对内分泌功能的影响

内分泌系统与神经系统协同控制和调节全身的运动和物质代谢，完成运动和维持身体内环境的稳定。应急运动时，下丘脑生长激素释放因子分泌增多，促使生长激素分泌增多，对非长期训练者较长期训练者增加明显。大多数报道认为急性运动后血中甲状腺素浓度也升高。轻微和中等强度运动时肾上腺素无明显变化，但剧烈运动时，血中肾上腺素可明显增加，极量运动时去甲肾上腺素可以升高 2～6 倍。经过一段时间运动锻炼后，运动时肾上腺素、去甲肾上腺素反应逐渐减弱，它们的血浓度也逐渐降低。研究发现，短时间的运动，血浆胰岛素浓度下降，血浆胰岛素浓度与运动强度和持续时间呈负相关。当运动强度和持续时间增加时，血糖和血中胰岛素水平往往进行性下降，但胰岛素大幅度下降常见于持续 2～3 小时极量运动，运动后经 1～2 小时或更多时间可恢复到运动前水平。

（六）运动对消化功能的影响

大量研究证实，低强度运动对胃酸分泌或胃排空仅有轻微的影响，随着运动强度的增加，胃酸分泌明显减少，中等至大强度运动时可延缓胃的排空，特别在过饱、高渗性饮食和高脂饮食时尤为明显，但进行间歇、长时间的脚蹬运动可加速胃的排空。运动时肝血流量可下降 80% 以上，因此，长距离运动可使丙氨酸氨基转移酶、胆红素和碱性磷酸酶水平升高。运动可促进脂肪代谢及胆汁的合成和排出，并减少胆石症的发生。

（七）运动对泌尿功能的影响

运动可使肾血流量减少，剧烈运动时肾血流量可下降到安静时的 50%，在剧烈运动开始时，水分从血液中移至活动肌细胞中，导致组织高渗性。当脱水进一步加重时，细胞内成为主要丧失水分的场所。在低强度运动时，尿排钾量稍增；短暂大强度运动时，尿排钾量减少。剧烈运动后尿排钠也减少。与钾、钠相反，血浆镁离子浓度在长期运动中可减少 0.2mmol/L，大部分从汗中流失。血钙在剧烈运动后无变化。

（八）运动对心理的影响

通过对长期运动与心理关系的研究，人们已经普遍认识到，不论是有氧运动还是无氧运动，都是提高和维持良好心态的手段。运动可以预防压抑症状，其效果与有时限的心理治疗作用相同。研究还证明，有氧运动能降低焦虑状态，停止运动 5～10 分钟后所获得的效果具有统计学和临床意义，并能维持 2 小时。长期运动对焦虑性格影响的研究结果不一致，有人认为要降低焦虑程度，运动至少要坚持 10 周以上。长期运动训练能提高运动者的自尊，其效果至少能维持 6～20 周。

运动可提高人们的情绪。对患者来说，由于对疾病的不正确理解和对治疗丧失信心，极易产生精神抑郁或悲观失望。这些负性情绪常可进一步削弱人体功能。患者主动积极运动，可以扭转上述的消沉影响，这是由于运动可反射性引起大脑皮层和丘脑包括下丘脑的兴奋性提高。而下丘脑是控制人体多种功能的中枢，是调节心搏活动、内分泌活动的较高级中枢，同时还是体温、饮食和情绪等的调节中枢。下丘脑兴奋性提高可使"愉快中枢"活跃，因此表现为良好、愉快的情绪，并通过交感神经产生营养性效应，促进机体物质代谢过程。特别当患者通过一段时间锻炼，并从中获益时，常能对治疗充满信心，对疾病的康复极为有利。

（九）运动可促进机体的代偿功能

运动系统某部分受到损坏不能恢复时，可使其他部分加强或改变其功能来加以代偿，使失去的运动功能得到一定的恢复。有指导的运动康复可促进代偿功能恢复，以最大限度地发展代偿能力。如利用背腹肌带动瘫痪的下肢或假肢步行；臂丛神经损伤可利用膈神经嫁接替代臂丛神经；在部分瘫痪的肌肉中，尚有功能的肌纤维经运动康复后增粗，能使肌力有所恢复等。由此可见，运动康复是促进机体代偿功能的重要条件。

第四节 运动处方的考量

一、概述

现代运动处方是 20 世纪 50 年代，以健康为目的开始研究和应用的。1953 年西德的黑廷格和拉缪发表了不同运动强度、持续时间和频率对人体产生不同影响的论文，对现代运动处方的研究起了积极作用。随后，德国的肖立赫及英国里兹大学的摩根（R.E.Morgan）与亚当（G.T.Adamson）等人，创造了一种巡回锻炼法——最初的运动处方模式，该方法既可以发展速度，又可以发展耐力和力量，全面锻炼身体，并首次提出了人体运动产生适应反应后，怎样调整运动量和负荷量的问题，对运动处方研究的进展起着非常重要的作用。20 世纪 50 年代初，美国生理学家卡波维奇最先提出运动处方这个概念。1960 年日本猪饲道夫教授首先使用运动处方这一术语。1969 年世界卫生组织（WHO）采用了运动处方（prescribe exercise）这一术语，从而在国际上得到确认。瑞典的 Peter.H.Ling 使运动处方治疗系统化，在采用抗阻练习以发展肌力中，对运动负荷、重复次数等进行定量。在随后的几年中，美国的库珀、西德的霍尔曼和阿肯等学者对运动处方都进行了大量的基础理论研究和应用研究，使运动处方在治疗的基础上发展成为门类繁多的保健运动处方、健美运动处方、治疗运动处方等。

二、运动处方种类

1. 按照构成体质的要素，运动处方分为 5 类。①改善身体形态的运动处方：身体形态主要有身高、体重、坐高、胸、腰和臀等部位相关围度及皮褶厚度等；②增强身体功能的运动处方；③增强身体素质的运动处方；④调节心理状态的运动处方；⑤提高适应能力的运动处方。

2. 按照体质测定人群的年龄段，运动处方分为 4 类：①幼儿类运动处方；②青少年运动处方；③成年类运动处方；④老年人运动处方。

3. 按应用的目的和对象，运动处方可分为 5 类。①竞技训练运动处方：提高运动能力的运动处方；②体育教学中的运动处方；③预防保健运动处方：针对健康人和中老年人的运动处方，如健康运动处方，是根据大众不同年龄段的生理特点和心理特点而制订的，通过运动处方的锻炼可增强体质和提高健康水平；④健身健美运动处方：主要是针对 18～59 岁的青年、中年，根据这一阶段人的年龄、性别、工作种类制订，通过运动处方的锻炼，加强身体各部位肌肉、韧带的力量，使肌肉富有弹性，保持健美的体形；⑤长寿和延缓衰老运动处方：适用于中老年人群；⑥临床治疗运动处方：又称康复运动处方，主要针对患者和残疾人，可治疗疾病，提高康复医疗效果。其中，针对骨关节系统疾病的患者而采用的运动处方统称为骨科康复运动处方。

骨科康复运动处方的制订原则有 3 个。①实事求是原则：制订运动处方要根据个人的情况来确定，以体力作为制订运动处方的依据，合理安排运动强度和运动量；②循序渐进原则：制订运动处方时，应根据不同人的情况，采用长期目标和短期目标相结合，逐步地使机体得到适应，保证在安全有效的范围内进行活动；③区别对待原则：制订运动处方时，应考虑骨科相关疾病的不同特点，"因人、因病、因时"安全性评定后制订。

骨科康复运动处方在制订之前，首先应该明确训练目的。

（1）耐力运动处方：主要目标是可以提高心肺功能、调节血脂、防治动脉粥样硬化、控制和降低血压、降低血糖或减缓胰岛素抵抗等。

（2）力量和柔韧性运动处方：目标是可以增强某块肌肉或某一肌群的力量，增加某一部位的肌肉体积，增加某些关节的活动范围，防治骨质疏松和关节疾病等。

（3）具体部位骨科康复运动处方：如上肢的主要功能是手的运用。上肢各关节的结构、各关节连接方式的多样化及整个上肢的长度都是为了使上肢终端的手得以充分发挥其功能，完成各种复杂的劳动及生活活动。因此制订上肢运动康复目标，除损伤部位局部功能关节功能障碍恢复外，其他未受伤的部位均应进行运动康复功能锻炼，以预防功能障碍的发生。而针对下肢，除进行损伤的局部关节活动度、肌力训练外，还须考虑达到可使用辅助器具行走、恢复正常步态、恢复正常生活能力和劳动能力、恢复参加训练和比赛的能力等。

三、运动治疗量

运动治疗量是指运动治疗中的总负荷量，其大小取决于运动治疗时的运动强度、运动频度（密度）和运动时间。其中，运动治疗的强度是运动处方中定量的核心。

（一）运动强度

运动强度是确定运动治疗量的重要因素，直接影响运动治疗的效果和治疗中的安全性，是运动处方的核心及设计运动处方中最困难的部分，需要有适当的监测来确定运动强度是否适宜。运动强度是指单位时间内的运动量，即运动强度＝运动量/运动时间。而运动量是运动强度和运动时间的乘积，即运动量＝运动强度×运动时间。

1. 耐力性（有氧）运动的运动强度 针对骨科疾病脊柱患者、长期卧床等患者进行耐力训练制订运动处方时，可根据最大吸氧量的百分数、代谢当量、心率、自觉疲劳程度等来确定。

（1）最大心率的百分数：在运动处方中常用最大心率的百分数来表示运动强度，通常提高有氧适能的运动强度宜采用70%～85%

HRmax，这一运动强度的范围通常是55%～70%最大摄氧量（VO_2max）。

（2）代谢当量（MET）：代谢当量是指运动时代谢率对安静时代谢率的倍数。每千克体重从事1分钟活动消耗3.5ml的氧，这样的活动强度称为1MET［MET＝3.5ml/（kg·min）］。1MET的活动强度相当于健康成人坐位安静代谢的水平。任何人从事任何强度的活动时，都可测出其吸氧量，从而计算出METs数，用于表示其运动强度。在制订运动处方时，若已测出某人的适宜运动强度相当于多少MET，即可找出相同MET的活动项目，写入运动处方。

（3）心率：除去环境、心理刺激、疾病等因素，心率与运动强度之间存在线性关系。在运动处方实践中，一般来说达最大运动强度时的心率称为最大心率，达最大功能的60%～70%时的心率称为"靶心率"或称为"运动中的适宜心率"，日本称为"目标心率"，是指能获得最佳效果并能确保安全的运动心率。为精确地确定各个患者的适宜心率，须做运动负荷试验，测定运动中可以达到的最大心率或做症状限制性运动试验以确定最大心率，该心率的70%～85%为运动的适宜心率。用靶心率控制运动强度是简便容易的方法，具体推算的方法有：

1）公式推算法：以最大心率的65%～85%为靶心率，即靶心率＝（220－年龄）×65%（或85%）。年龄在50岁以上，有慢性病史的，可用靶心率＝170－年龄。经常参加体育锻炼的人可用靶心率＝180－年龄。

例如：年龄为40岁的健康人，其最大运动心率为：220－40＝180次/分，适宜运动心率为：下限为180×65%＝117次/分，上限为180×85%＝153次/分，即锻炼时心率在117～153次/分之间，表明运动强度适宜。

2）耗氧量推算法：人体运动时的耗氧量、运动强度及心率有密切的关系，可用耗氧量推算靶心率，以控制运动强度。大强度运动时相当于最大吸氧量的70%～80%（即

70%～80% VO$_2$max），运动时的心率为 125～165 次 / 分；中等强度运动相当于最大吸氧量的 50%～60%（即 50%～60% VO$_2$max），运动时的心率为 110～135 次 / 分；小强度运动相当于最大吸氧量的 40% 以下（即小于 40% VO$_2$max），运动时的心率为 100～110 次 / 分。在实践中可采用按年龄预计的适宜心率，结合锻炼者的实践情况来规定适宜的运动强度。

（4）自感用力度：自感用力度是 Borg 根据运动者自我感觉疲劳程度来衡量相对运动强度的指标，是持续强度运动中体力水平可靠的指标，可用来评定运动强度；在修订运动处方时，可用来调节运动强度。自感用力度分级运动反应与心肺代谢的指标密切相关，如吸氧量、心率、通气量、血乳酸等。

2. 力量性运动的运动强度和运动量　主要针对骨科疾病四肢慢性劳损及骨折等患者进行关节活动度、肌力训练、步态训练等制订运动处方，

（1）决定力量练习的运动量的因素：①参加运动肌群的大小：大肌肉群运动的运动量大，小肌肉群运动的运动量小。如：肢体远端小关节、单个关节运动的运动量较小，肢体近端大关节、多关节联合运动、躯干运动的运动量较大；②运动的用力程度：负重、抗阻力运动的运动量较大，不负重运动的运动量较小；③运动节奏：自然轻松的运动节奏其运动量较小，过快或过慢的运动节奏其运动量较大；④运动的重复次类：重复次数多的运动量大；⑤运动的姿势、位置：不同的运动姿势，位置对维持姿势和克服重力的要求不同，运动量也不同。

（2）力量练习的运动强度运动量：力量练习的运动强度以局部肌肉反应为准，而不是以心率等指标为准。

在等张练习或等动练习中，运动量由所抗阻力的大小和运动次数来决定。在等长练习中，运动量由所抗阻力和持续时间来决定。

在增强肌肉力量时，宜逐步增加阻力而不是增加重复次数或持续时间（即大负荷、少重复次数的练习）；在增强肌肉耐力时，宜逐步增加运动次数或持续时间（即中等负荷、多次重复的练习）。

（二）运动频度（密度）

1. 耐力性（有氧）运动的运动频率　在运动处方中，运动频率常用每周的锻炼次数来表示。运动频率取决于运动强度和每次运动持续的时间。一般认为，每周锻炼 3～4 次，即隔一天锻炼一次，这种锻炼的效率最高。最低的运动频率为每周锻炼 2 次。运动频率更高时，锻炼的效率增加并不多，而有增加运动损伤的倾向。小运动量的耐力运动可每天进行。

2. 力量性运动的运动频率　力量练习的频率一般为每日或隔日练习 1 次。

（三）运动时间

1. 耐力性（有氧）运动的运动时间　运动处方中的运动时间是指每次持续运动的时间。每次运动的持续时间为 15～60 分钟，一般应持续 20～40 分钟，其中达到适宜心率的时间须在 15 分钟以上。在计算间歇性运动的持续时间时，应扣除间歇时间。间歇运动的运动密度应视体力而定，体力差者运动密度应低；体力好者运动密度可较高。

运动量由运动强度和运动时间共同决定（运动量 = 运动强度 × 运动时间）。在总运动量确定时，运动强度较小则运动时间较长。年轻及体力较好者可由较高的运动强度开始锻炼，老年及体力较弱者由低的运动强度开始锻炼。运动量由小到大，增加运动量时，先延长运动时间，再提高运动强度。

2. 力量性运动的运动时间　力量性运动的运动时间主要是指每个练习动作的持续时间。如等长练习中肌肉收缩的维持时间一般认为 6 秒以上较好。促最大练习是负重伸膝后再维持 5～10 秒。在动力性练习中，完成一次练习所用时间实际上代表动作的速度。

（四）基本类型

骨科康复运动处方的制订及实施应根据不同部分的生理解剖特点"因人、因病、因时"

选择不同的治疗技术。

1. 力学和运动学原理　肌力训练、耐力训练、呼吸训练、平衡训练、协调性训练、牵张训练、牵引训练、关节活动训练、手法治疗、医疗体操、步态训练、转移训练。

2. 神经肌肉促进技术　常用的有 Bobath 技术、Rood 技术、Brunnstrom 技术、本体感觉促进技术（PNF）和运动再学习技术。

3. 代偿和替代原理　假肢、矫形器、辅助器具应用、能量节约技术。

四、运动治疗常用设备

运动治疗离不开器械。根据使用的目的可以分为增加关节活动范围的器械，增加肌肉力量的器械，增加平衡与协调能力的器械，增加全身综合素质的器械。根据应用的部位可以分为上肢运动器械、下肢运动器械、全身运动器械。有单一功能的简单器械，也有多功能的综合性器械，有的器械既可以改善关节活动，又可以增加肌肉力量；既可以用于上肢治疗，又可以用于下肢治疗。近年来随着计算机技术的应用，许多多功能的计算机控制的运动治疗设备在骨科康复医学领域得以应用。

（一）上肢运动治疗器械

包括肩关节练习器、肩梯、滑轮吊环、肋木、墙壁拉力器、前臂旋转屈伸练习器、上肢悬吊牵引架、腕屈伸练习器、磨砂板、分指板、重锤手指练习器等。

（二）下肢运动治疗器械

包括电动站立床、站立架、悬吊牵引架、股四头肌练习器、平衡杠、坐式踏步器、踝关节屈伸练习器、步行训练器械（如各种杖、助行器）、步行训练用阶梯等。

（三）综合训练运动器械

包括各种功率车（上肢、下肢）、平衡功能训练检测系统、带电脑跑台的减重步态训练器、多功能运动训练组合系统等。

使用器械训练时有主动运动和被动活动，主动活动是锻炼的根本，被动活动是前者的准备和补充，被动活动既不应该也不可能代替主动运动，使用器械训练时应充分发挥患者的主动参与，充分调动其锻炼的积极性，科学地参与运动康复，以达到事半功倍的效果。

五、运动处方的注意事项

1. 因人而异　按照各个患者功能障碍的特点、疾病情况、康复需求等制订康复治疗目标和方案，并根据治疗进度和功能及时调整方案。

2. 循序渐进　应激适应性要逐步建立，训练效应符合量变到质变的积累过程，参加康复训练是技能学习过程，神经 - 肌肉功能重建也是系统再学习的过程，因此运动强度应该由小到大，运动时间由短到长，动作复杂性由易到难，休息次数和时间由多到少、由长到短，训练的重复次数由少到多，运作组合由简到繁。

3. 持之以恒　训练需要持续一定的时间才能获得显著效应，停止训练后训练效应将逐步消退。因此康复训练需要长期持续，甚至维持终生。

4. 主动参与　强调患者主动参与康复训练。只有主动参与，才能获得最佳的治疗效果。运动功能不可能通过被动治疗而得到最大限度的恢复。

5. 全面锻炼　人体的功能障碍是多器官、多组织、多系统功能障碍的综合，康复的目标应包括心理、职业、教育、娱乐等多方面，最终目标是重返社会。因此康复治疗应该全面审视，全面锻炼。

六、一体化骨科运动处方的考量

骨科康复运动处方在制订前必须明确疾病性质，根据不同的骨科疾病制订不同的治疗方案。制订骨科康复运动处方之前，首先必须对运动系统进行功能检查，包括关节活动度（ROM）检查、肌力检查、步态检查、神经肌肉电生理检查等，以协助制订相应的运动疗法方案。关节活动度检查是检查肢体功能中最常用的项目，使用各种量角器测量关节的运动幅度，间接判断关节及周围肌肉肌腱功能。肌力检查用以评价神经肌肉功能损害范围及程度。步态分析是残疾的评定及治疗的有效手段之一，通过患者自然的姿态及速度步行，观察步行时姿势的协调性。神经肌肉电生理检查在骨科康复中用来确定神经的损伤部位、范围，协助判断神经再生和估计预后。运动疗法主要包括肌力练习、关节活动度练习、持续被动运动（CPM）等。肌力练习是用来维持和发展肌肉功能的专门性练习。肌力小于3级则主要以肌肉电刺激为主，当肌力大于3级时可进行抗阻运动，使肌肉在运动中承受较大的阻力以增加肌纤维募集度，促进肌力较快地增加。在进行等张、等长及等速练习等抗阻肌力练习中需掌握运动量与练习节奏，过大的运动量或过于频繁的练习易导致肌肉劳损。注意无痛锻炼，并在练习期间监测包括心血管反应等全身一般情况。关节活动度练习适合于关节韧带、关节囊和关节周围的肌腱挛缩或组织粘连。主要方法包括主动、被动、助力运动及关节功能牵引。要根据关节挛缩粘连的牢固程度选择关节活动度练习方法。如非手术练习无明显疗效，可在行关节及周围粘连松解术48小时后继续开始关节活动度练习，主要关键在于逐渐、反复牵伸挛缩粘连组织。持续被动运动（CPM）利用专门的器械使关节进行持续较长时间的缓慢被动运动。目前证实CPM可加速关节液更新，改善软骨营养，促进透明软骨修复，减轻关节韧带萎缩并减轻疼痛。适用于四肢骨折、关节成形术、创伤性关节炎、关节挛缩、粘连松解术、关节软骨损伤等多种骨科病症。

骨科对于运动系统疾病治疗的特殊性决定了骨科康复运动的重要性。以制动为例，其为骨科临床和康复医疗的保护性措施，包括局部固定（石膏、夹板）、卧床休息等，通过降低组织和器官能量消耗，相对减少代谢需求，保护受损或功能障碍的组织器官功能，减轻损伤局部的疼痛肿胀，保证损伤组织的自然修复过程，并减少在病情不稳定的情况下发生进一步损伤的危险。然而，临床实践中使用制动以损害关节的活动度为代价，并可促使骨质吸收，降低肌肉韧带强度，使关节软骨变薄退变。上述情况的发生虽然与骨科诊疗手法的特殊性有关，但主要问题还是没有正确把握好"动"与"静"的关系。骨科康复运动处方是个新生事物，但只要通过骨科和康复科等医务人员的实践努力，认真领会骨折术后安全运动康复的几点体会并真正应用于临床，不断地调整完善，必将更好地指导临床骨科，为广大病患服务。

第二章

运动医学、骨科快速康复与运动康复

运动医学是一门多学科综合性基础和应用医学学科，研究运动、训练、体育和缺乏运动对健康人和患者身体功能的生理、病理影响，其成果用于伤病预防、治疗和康复。这是国际运动医学学会制订的定义；在《中国医学百科全书·运动医学》卷的定义是：运动医学是医学与体育相结合的一门边缘学科。它研究与体育运动有关的医学问题。运动医学的知识对运动训练进行监督和指导，防治运动伤病，并研究医疗性和预防性体育运动，以达到增强人民体质、保障运动员身体健康和提高运动成绩的目的。

第一节 概 述

一、运动医学的目的与任务

运动医学的目的与任务是：①研究如何通过体育锻炼来增强人民体质和防老治病的问题，并提供科学的理论基础；②利用现在各种医学科学方法，评定运动员训练程度，保证运动员进行合理的训练，促使疲劳迅速消除，防止出现过度疲劳，从而发挥最大的运动效能，以提高运动水平；③防治运动创伤和运动性疾病；④运动员选材；⑤运动员兴奋剂使用的监测。

二、运动医学的服务对象

运动医学的服务对象是：①普通群众的体育锻炼方面；②运动队和各种体育团体的运动员；③患者的体育锻炼方面。

三、运动医学的主要学科及其分工

运动医学的主要学科及其分工是：①医务监督（包括运动实践中出现的生理和病理问题；运动员身体功能的评定；运动性疾病的防治；病后运动训练安排；运动卫生学；运动员选材；消除疲劳的方法；运动医疗保健工作的组织方法）；②运动创伤（即运动外伤的防治和伤后的训练安排）；③运动员的营养卫生；④医疗体育（以组织病残人员的体育治疗为主）；⑤兴奋剂检测。

四、运动康复在运动医学中的地位

运动医学作为医学科学的分支，一方面致力于应用医学手段为体育运动服务，另一方面是将各种运动作为医学的组成部分，即运动疗法或运动康复或医疗体育。这两个方面相互交织和支持，构成运动医学精深的内涵。现在医学正在由传统的生物学模式转化为生物-心理-社会模式。现代社会的发展改变了人们的生活方式，也改变了生活质量和疾病的概念。运动康复是指以运动学、生物力学和神经发育学为基础，以针对性改善躯体、生理、心理和精神的功能障碍为主要目标，以作用力和反作用力为主要因子的治疗方法，包括各种主动的躯体活动训练及被动的治疗性躯体活动。运动康复由于其内涵符合新的医学模式，正在成为现代社会最受欢迎的临床和康复医疗的手段之一。其在运动医学中有极其重要的地位和作用。

1. 保持良好的训练状态 专业运动员是

27

根据项目的不同比赛时间的要求安排训练计划的,出成绩的时候,也是良好训练状态的时候,这时心肺等各个系统的功能良好。一旦因伤病停止训练,欲再恢复则需较长时间。因此,上肢受伤,下肢仍应跑跳训练,以保存已获得的良好训练结果。

2.预防停训综合征 停训综合征是一种长期大运动量训练时,突然因伤病停止训练,全身各个系统因不适而出现的功能失调。典型例子是某一跳高运动员,破世界纪录后突然停训,产生失眠、夜间尿频、遗精等症状,从此未能再出成绩。

3.预防因缺乏运动而产生的肌肉萎缩及挛缩 上、下肢骨与关节受伤时常常需要夹板或石膏固定,由于缺乏运动产生肌肉萎缩与挛缩是熟知的事实。新的研究发现,固定时肌肉可产生自由基损伤,可能是挛缩的成因。

4.消除因重复受伤动作而引起的再损伤 运动技术伤和运动技术动作密切相关,多属于过劳伤,因此在治疗时应暂时减少或停止受伤动作的练习。有些动作本身就是错误的,应予纠正。如运动员的跟腱周围炎,大都是踝背伸角度过小跑跳过多引起的过劳损伤,只有改为前足跑跳并减少运动量才能治愈,否则还可常常继发跟腱断裂。

5.防胖 女体操运动员一般都是在严格控制体重的情况下进行训练的。需要治疗者,必须安排一定强度非伤肢体及躯干的运动,并控制饮食入量。

6.改善组织代谢,促进组织化生与再生 关节软骨和肌腱的营养主要是依靠挤压与牵拉产生的弥散机制而获得的。缺乏运动都会产生退行病变。运动可以改善其代谢。另外骨软骨骨折或软骨病灶清除深达骨髓时新生的肉芽组织,必须有对应关节面的滑动刺激,才能化生成新的关节面。用骨-髌腱-骨重建的膝交叉韧带,只有通过康复训练才能重塑新的腱止点并完成移植腱的改建过程。这些都是因运动的需要而产生的组织结构性适应。

7.直接作为治疗手段 如脊柱侧凸、肩周炎与足的复杂骨折等康复运动可使之矫正、改进功能和使足恢复正常功能。

第二节 骨科快速康复的特点

一、快速康复

1.概念 快速康复外科(fast track surgery,FTS)是由丹麦外科医生 Kehlet 等人于 2001年提出的外科治疗新理念,是指采用有现代循证医学证据的一系列围术期优化手段,以降低患者的病理生理及心理创伤应激,进而减少并发症并加速患者术后的康复。FTS 的内容贯穿整个围术期,需要外科、麻醉、护理、康复等多学科协作诊治并建立模式平台。经过近十余年的发展,FTS 在普外科、骨科、泌尿外科、妇科、心胸外科等领域的很多疾病中均有一些应用。

2.主要内容 FTS 理念的核心环节是减轻患者围术期身体应激反应,尽量降低患者围术期的并发症,促使患者快速康复。其主要内容包括:

(1)对患者良好的术前教育:从患者入院开始就应重视心理干预,根据患者心理状态及病情的不同,以不同的方式作出细致的解释和耐心的安慰,使其树立正确的期望。医务人员应及时告知患者及其家属疾病的起因、发展和预后,并将疾病的诊断和治疗全过程、手术治疗的必要性、围术期可能出现的并发症及术后促进康复的方法等较详细地介绍给患者及家属。

(2)围术期管理:利用优化的麻醉、镇痛、外科方法和技术,合理的液体和营养支持、导管管理等以减少手术应激反应、疼痛及不适反应。将通过荟萃分析及大样本多中心临床对照研究得出的优化方法应用于患者围术期管理中,以减少应激反应并降低并发症。

(3)强化术后康复治疗:包括早期进行肠内营养、早期下床活动及多模式镇痛等。

3. 方法和措施　FTS 所采取的大部分方法和措施有循证医学验证的证据，并且很多与传统的外科观念大相径庭。

（1）不需要严格术前肠道准备：传统的术前肠道准备包括口服抗生素、口服泻药及机械性灌肠等可导致水电解质失衡、肠管水肿、肠道菌群失调并加重患者的应激反应。因此，FTS 不建议行术前严格的肠道准备。

（2）缩短术前禁食水时间：传统的术前准备需要禁食过夜，能够避免患者在术中发生胃反流引起的吸入性肺炎。研究证明，过早禁食水容易导致术前口渴、饥饿及焦虑，诱发低血糖及术后胰岛素抵抗，而通过增加术中和术后补液量又加重应激。因此 FTS 建议术前 6 小时禁食、术前 2 小时禁水，并口服 250ml 碳水化合物以降低胰岛素抵抗。

（3）合理放置鼻胃管：放置鼻胃管减压是腹部大手术围术期的传统处理，认为可减轻术后胃潴留、恶心呕吐及肠麻痹。但大量研究表明，胃管的放置并不能缩短术后肠麻痹的时间，反而会引起患者的极度不适，包括恶心、呕吐及咽部不适，并且影响患者的术后早期活动。因此，FTS 不推荐术前常规使用胃管，若术中需要也强调术后尽早拔管。

（4）不常规放置引流管及导尿管：放置引流管的目的有两个，一是引流出体腔内的积液积血，二是通过引流液监测术后的一些并发症。FTS 则认为，放置腹腔引流管不仅没有降低吻合口漏的发生率，反而可增加患者疼痛，不利于患者早期下床活动，同时引流管的留置会增加感染的概率，甚至促使腹腔积液或脓肿形成。而导尿管带给患者的不适更明显，大部分患者在麻醉清醒后感觉最强烈的疼痛不是手术切口疼痛，而是导尿管带来的疼痛；而且导尿管除会增加泌尿系感染的概率外，也会影响患者的早期下床活动。因此必要时才放置并早期拔除。

（5）术中液体量管理：在传统的手术观念中，往往通过大量补液维持正常血压、心率，避免因血容量不足引起的肾功能不全、心肌缺血等器官功能损伤。而 FTS 则控制术中液体的输入，研究表明，盐溶液的过多输入会加重肠壁水肿，使胃肠功能的恢复延迟；增加肺负担、肺组织水肿进而引起肺部并发症并延长患者的住院时间。

（6）控制手术应激：随着内镜技术介入外科手术，极大地促进微创外科的发展。与传统的开腹手术相比，内镜手术可显著降低手术应激引起的炎症反应及免疫功能障碍，利于术后心、肺、肾、肠道等多器官功能的恢复；明显加快了患者恢复，缩短了住院时间，但住院费用比开放手术昂贵。

（7）术中保温：这是一个平时容易被忽视的问题。手术过程中，周围环境温度过低、输注低温液体、药物造成血管扩张、器官或伤口暴露等原因均会造成患者体温过低。FTS 强调手术期间采取积极主动的保温措施以利于患者的康复。

（8）优化麻醉方法和术后镇痛：手术后患者最重要的主诉是疼痛，同时也是影响患者康复的重要因素。手术中良好的麻醉管理和持续有效的术后镇痛对 FTS 的实施起着至关重要的作用。术中麻醉方式强调使用气管内全麻联合硬膜外麻醉，持续硬膜外阻滞维持使用至术后 48 小时，同时避免使用阿片类及非甾体类抗炎药物，可减少此类药物引起的恶心、呕吐等消化道症状。持续硬膜外阻滞既可以达到缓解疼痛的目的，又可以通过阻滞神经传导降低手术创伤引起的应激反应，减少术后肠麻痹的发生，有利于患者的早期进食和早期活动。

（9）术后早期下床活动：术后长时间卧床容易导致肺部感染、肺不张、尿潴留、深静脉血栓形成等并发症。FTS 提倡术后早期下床活动，可增强患者本身的护理能力，并最大限度地减少陪护人员、节省人力物力，使患者在术后能保持心情舒畅，有利于病情的恢复。

（10）术后早期肠内营养：在传统的外科观念中，将肛门排气排便认为是肠道功能恢复的标准，让患者在此之后进食。实际上，研究发现很多患者在胃肠功能完全恢复之前就能够进食。FTS 理念的各种措施可以减轻手术后肠麻痹，促进肠道功能加快恢复，为术后早期进食提供条件。术后早期进食为患者提供能量支持和营养支持，还可以使吻合口漏、切口感染、腹腔残余感染、腹腔脓肿的发生率降低。

4. 意义和本质　从概念、内容及方法中不难发现，FTS 强调患者快速地从创伤、手术等所造成的机体应激状态中恢复过来，而再次达到内环境的稳态。

二、骨科快速康复的特点

1. 骨科快速康复的目标是恢复人体运动系统的正常形态与功能　FTS 理念强调机体病理生理和内环境的恢复，这是由开创者 Kehlet 教授的工作背景和普通外科疾病、手术对机体的影响特点决定的。而与普通外科不同，骨科的疾病及手术（如四肢骨折切开复位内固定）对内环境的干扰较小；并且部分疾病及手术（如局麻下肌腱断裂修复术）几乎对内环境没有影响。因此，骨科快速康复除须考虑病理生理和内环境因素外，运动系统功能的恢复应予以足够重视。以骨折为例，其对机体内环境的破坏微乎其微，却严重影响着人体的运动系统的功能。此时，就不能完全照搬 FTS 理念，需要对其有所补充及发展。骨科快速康复应在围术期充分考虑骨折稳定性、固定可靠性和软组织损伤与修复完整性，在此基础上依据《骨折患者运动康复安全性评定量表》（表 1-2-1），制订因人、因病、因时的康复治疗方案，最终达到运动系统功能的最大限度康复。

2. 注重治疗中的"no pain, more gain"　虽然康复逐渐被骨科医生所重视，但骨科专科康复在国内寥寥无几。由于围术期得不到及时和正确的康复指导和治疗，往往遗留骨折部位邻近关节的功能障碍，导致关节粘连、僵硬，带来终身的功能缺失和痛苦。对这些已经形成的关节粘连、僵硬的患者，传统治疗观念中，医生往往嘱咐患者进行简单的、粗暴的压、掰已经僵直的关节，这样的方法往往造成关节功能的雪上加霜，可导致新的损伤和并发症如异位骨化，甚至造成骨折等严重的后果。同时，患者在这种所谓的"康复训练"中疼痛得苦不堪言，而医生又常常告诉患者不痛是不会好的。近些年来，无痛康复治疗指导下的关节粘连、僵硬"人性化"康复治疗理念正在受到人们的重视。关节粘连、僵硬就是医学专业中所说的关节挛缩，其成因包括关节内和关节外等诸多复杂因素，不同原因、不同阶段的关节挛缩其治疗策略和治疗技术有所不同。现代康复理念中，可通过软组织松解术、关节松动术、关节牵引、持续进展性牵伸等技术方法改善关节的生理运动和附属运动进而治疗关节挛缩。这些治疗技术方法不但不会引起患者的疼痛，而且其挛缩的关节经过每一次治疗总能获得明显的活动度增加，实现骨科康复治疗的"no pain, more gain"。

第三节　运动医学中运动康复的特点

一、主要内容

1. 主动运动　主动运动是指由患者主动参与或肌肉积极主动收缩的运动锻炼。这是运动疗法的主导方法，是康复治疗的基础内容。主动运动的类型主要包括：

（1）力量训练：以增强肌肉绝对收缩力量为主要目标的运动锻炼方法，适用于各种肌力减退者改善肌肉功能，也应用于各种因为制动所导致的肌肉失健的防治。力量训练可以采用开链运动或闭链运动。前者指运动轴的近端固定、远端活动的运动方式，有利于进行特定肌肉的力量训练，例如手握哑铃进行肱二头肌训练。后者指运动轴的远端固定、近端活动的运动方式，有利于运动轴各肌肉的协同性力量训练，例如下蹲运动训练可对股四头肌、腘绳肌、胫前肌、小腿三头肌、臀大肌、髂腰肌等进行综合力量训练。力量训练可以采用动态的动作，即动力性运动；也可以采用静态的动作，即静力性运动。在肌肉力量不足以产生显著运动时，也可以采用施加辅助力量的方式进行助力运动，或采用电刺激诱导或加强的肌肉收缩运动。

（2）肌肉耐力训练：肌肉耐力指肌肉重复收缩（重复次数）或持续收缩（持续时间）的总运动负荷。肌肉耐力训练指以小重量、多次重复为主要特征，以提高肌肉持续运动能力为目标的肌肉锻炼方法。

（3）全身耐力训练：全身耐力指全身运动的总负荷。全身耐力与心肺功能密切相关。由于此类锻炼时的能量来源以有氧代谢提供为主，同时锻炼的目的是提高有氧运动能力，因此又称为有氧训练。有氧训练的特征是大肌群节律性和动力性运动、采用中等或较小强度、持续较长时间（15～40分钟）。广泛运用于心肺疾病患者、慢性疾病患者、老年人及缺乏体力活动的文职工作者。

（4）平衡运动训练：指促进身体平衡功能的运动锻炼，包括薄弱肌肉的专项训练、薄弱肢体的闭链运动训练、躯干控制力训练、平衡器官训练、步行训练等。用于中枢或外周神经瘫痪、骨关节疾病、老年人及其他运动控制障碍疾病等。

（5）协调运动训练：指促进身体协调能力的运动锻炼，包括上下肢协调、左右侧协调、位相协调等，如手精细功能训练、肢体协调性活动训练、步态训练等。用于中枢神经系统疾病、老年人及运动控制障碍性疾病等。

2．被动运动 被动运动是指由他人或器械对患者的肢体施加动力，引起关节活动、肌肉和肌腱牵张、韧带和关节囊牵张等；在广义上也包括各种手法治疗。被动运动用于患者不能主动活动时保持关节活动，维持肢体活动范围；牵伸肌肉、肌腱和韧带，以防治挛缩；保持或改善肢体血液循环，促进静脉回流等。

（1）关节活动训练：指针对关节活动范围的维持或恢复的运动训练，用于各种关节功能障碍的防治。

（2）手法治疗：泛指各种治疗者给患者施加外力的治疗，如推拿、按摩、关节松动手法等。用于肌肉和软组织非特异性炎症或代谢障碍、骨关节疾病等。

（3）牵引：指通过外力或重力，对患者的躯体施加两个相反方向力，以造成关节间隙增大，组织放松的结果。如颈椎牵引、腰椎牵引和关节功能牵引等。

（4）牵张：指对肌肉和韧带进行的牵伸性活动。一方面可用于提高肌肉收缩效率，另一方面可用于防治肌肉和肌腱的挛缩。

（5）压力：指对躯体施加压力的治疗方法。压力治疗有两个相反的方向。一方面可以对肢体施加正压，缓慢的深压力用于缓解痉挛；浅或快速的压力引起神经肌肉兴奋，重力或牵拉力促进骨质代谢以防治骨质疏松，肢体压力也用于治疗静脉曲张、防治皮肤瘢痕等。另一方面可以施加负压，以造成肢体血管扩张、改善组织代谢等。

3．神经-肌肉促进技术 指以姿势反射、神经反射、各种感受器、中枢神经重塑等生理活动为基础，促进瘫痪肌肉功能恢复的锻炼方法。

4．综合运动 指全身多部位、多肌群的活动，如闭链运动、上下肢联合运动、划船器运动等。

（1）医疗体操：指有针对性的体操活动。包括中国传统形式的打拳、练功等，对骨关节、韧带、肌肉、心肺功能等均有积极作用。

（2）水中运动：指利用水的浮力，使患者可以在身体负重降低的情况下，进行在陆地无法完成的肢体活动训练和平衡训练，如水中步行、医疗体操，也可用水的阻力进行肌力训练等。水温较高时有利于缓解肌肉痉挛。用于各种瘫痪患者、严重骨关节疾病患者、老年人等。

（3）放松运动：包括两种基本类别。一

是采用静默、生物反馈等方式，逐步使靶肌肉放松。二是先使靶肌肉进行过强的收缩，然后通过负反馈机制，形成放松。用于情绪紧张、肌肉兴奋性过高或痉挛等患者。

（4）娱乐运动：指有医疗针对性的球类运动等各种娱乐性活动。最常见的包括乒乓球、羽毛球、门球等，不包括激烈对抗的运动。

（5）特定运动：包括转移、步态、起居活动等。

二、理论基础

运动训练的基础是运动训练适应理论，即通过反复进行的躯体活动，逐步产生身体适应性改变，包括生理适应、代谢适应和精神心理适应。这些适应性改变的根本价值是增加生理功能储备，从而使患者可以改善躯体和心理功能，达到功能康复的目的。训练适应的基本理论包括：

1. 超量恢复理论　超量恢复理论指反复进行超过平常活动强度和量的训练性运动，产生一定程度的肌肉能源耗竭，从而激发肌肉的适应改变，包括肌肉的蛋白合成增加，氧化代谢酶活性增强，血管口径及数量增加等。因此在反复训练后肌肉的收缩功能提高。但在患者不能进行高强度运动的情况下，超量恢复理论的实践受到挑战。

2. 条件反射理论　条件反射指较长时间特定条件的训练后，形成在该条件下不需要思维过程参与，机体对特定的外界刺激直接产生的运动反应。由于条件反射的高速、高效，所以可以提高动作效率和质量，相对节约能量。

3. 外周适应机制　外周适应是运动训练的远隔作用机制，即通过对靶器官之外的组织进行运动训练，并形成训练组织的适应性改变，继而促进或改善靶器官功能的作用途径。如冠心病患者进行有氧训练，所产生的训练效应是外周肌肉组织的适应性改变，即肌肉线粒体数量和氧化酶活性增加，毛细血管数量和质量增加肌肉纤维的收缩效率提高，因此

在定量运动时肌肉的氧需求相对减少，血液循环的效率提高，从而降低心脏负担，达到康复目的。这样即使患者的冠状动脉病变不发生任何改变，训练效应使不可逆转的器质性功能障碍也可以通过其他代偿途径得到一定程度的功能康复。外周适应机制是内科疾病运动训练的主要作用途径。

4. 中心适应机制　中心适应机制指运动训练的靶器官所直接发生的适应性改变。对于肌肉和骨关节病变、肢体活动训练可以改善肌肉组织代谢、提高肌腱和韧带的延伸性和柔韧性、增强骨的合成代谢等，从而改善肌肉和骨关节的功能。中心适应机制是运动系统疾病康复训练的主要机制。

5. 功能重塑机制　运动训练可以促进组织和器官的功能重塑，从而促进疾病的康复。最典型的例证是中枢神经功能重塑理论，即中枢神经损伤后，运动训练可以使大脑的运动皮质支配区产生周围代偿、远隔代偿、区域性功能重组、神经突触再生和再联系等，从而改善中枢神经功能。骨骼系统通过训练可以发生形态重塑，包括骨皮质增厚、骨密度增高等。

6. 组织再生机制　一些人体组织在损伤后，可以通过运动训练产生或促进组织再生，从而恢复功能。外周神经损伤后，损伤支配区的运动和活动可以促进神经鞘分泌神经生长因子，促进神经轴突的再生，并逐步恢复原先的神经连接。稳定性骨折可通过肌肉等长收缩而促进骨痂生长。皮肤损伤后的皮肤再生或新生已经得到公认。

三、治疗对象

1. 残疾者　据 WHO 统计，全世界目前约有占总人口 10% 的各种残疾者，每年以新增加 1500 万人的速度递增。我国 1987 年的抽样调查表明，言语、智力、视力、肢体和精神残疾者占总人口的 4.9%，分布在 18% 的家庭中，但这一调查未包括慢性病、内脏病、老年退行性病而致严重功能障碍者。运动疗法

是改善残疾者躯体、内脏、心理和精神状态的重要手段，也是预防残疾发生、发展的重要手段之一。

2. 老年人 老年人有不同程度退变和功能障碍，这些功能障碍往往都和缺乏运动有关。中国正在进入老龄化社会，因此老年人的运动锻炼是防治老年性疾病，保持身体健康的重要环节。

3. 慢性病患者 慢性病患者主要指各种内脏疾病、神经疾病和运动系统疾病患者。这些患者往往由于疾病而减少身体活动，并由此产生继发性功能衰退。如慢性支气管炎导致的肺气肿和全身有氧运动能力降低，类风湿关节炎患者的骨关节畸形导致功能障碍等。这些问题除临床医疗外，进行积极的运动锻炼，常有助于改善患者的躯体和心理功能，减轻残疾程度，提高生活独立性。

4. 疾病或损伤急性期及恢复早期的患者 许多疾病和损伤需要早期开展运动或活动，以促进原发性功能障碍的恢复，并防治继发性功能障碍。如骨折后在石膏固定期进行肌肉的等长收缩运动，有利于骨折的愈合，预防肌肉萎缩，减少关节功能障碍；心肌梗死后的早期运动治疗，有助于减少并发症，维护心功能。

5. 运动伤病患者 运动训练对于运动性伤病有预防和治疗双重作用。合理的运动锻炼有利于提高组织对运动应激的适应性，减少运动损伤的发生。运动性伤病发生后，适当的运动锻炼可以促进损伤组织的修复或代偿。如腰椎滑脱的患者，可以通过腰背肌锻炼，加强腰部稳定性，有可能阻止进一步滑脱，改善症状。

四、基本原则

1. 运动训练程序

（1）训练节奏：训练节奏是指训练过程的节律，可以分为持续性和间断性节奏。持续性训练的优点是训练过程容易计划和操作，患者比较容易适应。间断性训练的优点是，

对于体力较好者可以进行更大强度的"冲击性"训练，而对于体力很差或病情严重者则可以通过间断期间，使患者得到休息，避免乳酸积累和过负荷。两种训练节奏可以结合，在持续性训练中穿插间断的高强度活动。

（2）训练强度：训练强度是指训练过程中单位时间的运动负荷，是训练水平的标志。运动训练强度基本分为4类。①极量运动：指训练时采用训练者可承受的最大负荷，见于体格较强健者进行最大力量的训练，如用于提高绝对肌力的最大等长收缩训练；②渐进抗阻运动：指在训练时逐渐增加运动负荷，或逐渐降低运动负荷的肌力训练；③靶强度运动：指按照患者的体力活动能力和器官/系统功能，确定特定的训练目标强度（靶强度），一般为中等强度，以保证训练效果和安全性；④家庭运动：指患者在家、社区或工作环境可以进行的非监护性运动，一般为小强度，以保证安全性。

（3）基本程序：①准备活动（热身活动），采用小强度活动，以使身体充分预热；②训练活动，达到预定的目标强度，是保证训练效应最重要的部分；③结束活动（放松活动），采用小强度，以使身体逐渐冷却。

2. 运动训练原则

（1）因人而异：运动疗法和处方必须根据训练对象情况具体制订，不可千篇一律，简单复制。这是运动疗法最重要的原则。①病情和目标差异：病情严重者运动强度要低，运动中监护要加强，可以采用间断性训练。病情较轻者运动强度可以较大，可以采用一般监护，或采用家庭训练。患者如果需要达到较高程度的功能恢复（参加较剧烈运动、恢复工作等），需要较大的运动强度和运动总量。只期待恢复家庭活动者，可以采用较小强度活动及娱乐和放松运动。②年龄和性别差异：儿童和老年人的运动强度一般较小，训练时间一般较短。女性训练时要考虑月经周期的影响。儿童、老年人和女性都有一些特定的运动方式，如儿童喜欢游戏、女性喜欢舞蹈、

老年人喜欢门球等。③兴趣和文化差异：不同的个人兴趣是确定运动训练方式的基本前提。锻炼的合理方式应该是引起患者兴趣的方式。就有氧训练而言，有的人喜欢长距离行走，有的人喜欢采用有氧舞蹈。同样，选择放松性运动，有高等教育背景者往往喜欢音乐或静默诱导，而低文化层次者往往喜欢采用仪器辅助的放松训练。④经济和环境差异：经济条件是选择运动器械和监护运动类型的重要因素。而运动疗法实施的环境条件也是具体方法、强度、节奏选择的重要依据。

(2) 循序渐进：运动疗法的难易程度、运动强度和总量都应该逐渐增加，避免突然改变，以保证身体对运动负荷的逐步适应。①训练效应积累：运动训练的效应表达需要逐步积累，因此在短期内不一定能见到生理适应性改变，因而不能过快地增加运动负荷。②训练方法学习：运动锻炼的方法一般具有一定的技术要求，因此患者训练时需要有一个学习过程，其间运动负荷的强度和量需要较小，以逐步产生心理和生理性适应，避免额外负荷。③安全性建立：循序渐进是建立安全性的重要措施之一。突然变化的运动负荷可以造成身体的过分应激，从而威胁患者的生理功能。

(3) 持之以恒：①训练效应的维持与消退：一次足够强度的运动效应可维持 2～3 天，运动训练的效应明确显现一般需要 2 周训练的积累。而运动训练积累的效应在停止训练后将逐渐消退。维持训练效应的唯一方式是持续进行运动训练。②行为模式价值：运动疗法是改变个人不良行为的重要方面，因此保持良好的运动锻炼习惯，是改变行为模式的重要基础。③康复预防价值：运动锻炼是预

防疾病的基本途径之一，如有氧训练不仅用于冠心病的治疗，而且有助于预防冠心病再度发作。

(4) 主动参与：运动时患者的主观能动性或主动参与是运动疗法效果的关键。①运动中枢调控：大脑运动皮质在长期运动训练后，会发生功能性重塑或神经联络增强。如长期进行特定的动作可以促进运动条件反射的形成，从而提高运动控制的效率，相对降低定量运动的能量消耗。②神经元募集：由于运动单元的募集是中枢神经功能的表现，患者的主动参与是保证高运动单元募集的前提。③心理参与：主动参与本身是心理状态的反映，也是改善心理功能的主要措施。

(5) 全面锻炼：由于运动疗法的特性，不可能用一种方式涵盖所有的锻炼目标，因此需要强调全面锻炼的原则。①功能障碍的多维性：功能障碍多数是综合性、联合性的。如心力衰竭患者不仅有心功能减退，还有肌肉、骨关节和心理等方面的异常。运动锻炼的目标不仅要考虑心功能，也要兼顾其他系统功能。②功能恢复的多渠性：康复治疗的基本途径包括改善、代偿、替代，因此运动疗法也表现为同样的特征。③锻炼手段的多样性：运动疗法有多种方式，在训练时综合应用有利于提高训练效果，也有利于提高训练兴趣。

(6) 应用时机：运动疗法可以应用于疾病的各个阶段。①早期：疾病早期的运动主要是被动运动和适量的主动运动，对于强度、时间和总量均没有特殊的要求。②恢复期：运动训练强度可以逐步增加，并可以制订整体训练计划。③后期和维持期：患者的病情完全稳定，需要根据患者功能恢复的目标，制订完整的运动锻炼方案。

第三章

常用骨科运动康复技术

骨科治疗的最终目的是恢复其功能。每次骨科治疗相关技术的快速发展为康复的治疗提供便利，同时提出更高的要求。现代骨科运动康复技术始于 AO 理论体系，恢复解剖复位，达到坚强固定，从而进行功能康复；进而发展到 BO 理论体系的核心是充分保护骨折的血运，绝不允许以牺牲局部血运的代价来达到骨折的解剖复位，因此骨科运动康复技术也重在阐释骨折稳固和局部软组织完整之间的平衡；在此基础上 CO 理论出现，是指在现代康复观的指导下，运用 AO、BO 理论的原则、方法、设备和器材以促进骨折的愈合并最大限度地恢复运动系统的功能，真正意义上达到骨科治疗与康复一体化的现代骨科康复观。

第一节　运 动 疗 法

运动疗法（kinesiotherapy 或 movement therapy 或 physical therapy，PT）是在物理治疗中利用力学的因素（躯体运动、牵引、按摩或借助器械的运动等）缓解症状或改善功能的一种治疗方法，又称治疗性训练（therapeutic exercise）。运动疗法是康复治疗五大支柱中最重要且应用最多的方法，其对象主要是骨关节疾病、肌肉疾患、中枢和周围神经损伤引起的运动功能障碍及心、肺疾病等。

一、运动疗法的运动学基础

（一）作用于人体的力
人体受内力和外力两种力的影响。

1. 内力　是指人体内部组织器官相互作用的力。其中最重要的是肌肉收缩产生的主动拉力，是维持人体姿势和产生运动的动力；其次是各种组织器官的被动阻力，包括肌肉、骨、软骨、关节囊、韧带、筋膜等受压力或拉力作用时对抗变形的阻力，躯体的惯性力和脏器间的摩擦力及其固定装置的阻力等。

2. 外力　是指外界环境作用于人体的力，主要的外力有：

（1）重力：由人体或运动器官各节段及运动器械受地心引力的作用产生的力，是保持人体直立姿势及运动时必须克服的力量，其大小与人体及重物重量相等。

（2）机械的其他阻力：进行器械训练时，除要克服器械重力外，还要克服器械的惯性力、摩擦力或弹力产生的阻力。其大小与肢体的推力相等，方向相反。

（3）支撑反作用力：指在静止状态下，地面或器械通过支撑点作用于人体对重力的反作用力。大小与重力相同，方向相反。人体加速度运动时所受的支撑反作用力，还要加上与加速度运动力大小相同和方向相反的反作用力，称为动力支撑反作用力。

（4）摩擦力：是指人体或肢体在地面上或器械上滑动时受到的摩擦阻力。其大小因人体或肢体重量及地面或器械表面粗糙程度而异，方向与运动方向相反。

（5）流体作用力：指人体在流体中运动时所承受的流体阻力。其大小与运动速度、流体密度成正比。故在水中运动受到阻力较空气中大。但流体的浮力抵消了大部分重力，因此人体在水中进行朝向水面方向的运动时较省力。

各种外力经常被利用来作为运动训练的负荷,这种负荷要求肢体运动的方向和力量与之相适应。

(二)人体的力学杠杆

人的躯体运动遵循杠杆原理,各种复杂动作都可分解为一系列的杠杆运动(见第一章第一节)。

(三)骨组织的力学特性

骨主要由细胞、胶原纤维与羟基磷灰石构成。有骨密质和骨松质之分,两者的强度和刚度不同。骨密质应变 2% 时即断裂,骨松质则应变超过 7% 时才断裂。

1. 影响骨骼强度与刚度的因素

(1)应力:肌肉收缩时产生的压应力可防止拉伸骨折。

(2)载荷速度:骨的能量储存随着载荷速度增加而增加。骨折时则释放所储存的能量。

(3)骨的大小、形状和特性:骨的横截面积(大小)及骨组织在中轴周围的分布(形状)均影响骨的强度。

2. 影响骨骼力学性能改变的因素

(1)骨折愈合:骨痂的形成增加了骨强度。

(2)骨的手术处理:即使骨中打入螺钉,术后骨缺损也会大大降低骨强度。

(3)骨重建:是骨对应力的适应,按 Wolff 定律进行。骨在需要的地方生长,不需要的地方吸收。活动减少或制动时可降低骨强度和刚度。

(4)老年性骨退行性变:正常老龄化时,其骨松质中骨小梁渐薄,甚至有许多骨小梁被吸收,骨密质直径和厚度减少,使骨的强度降低。

(5)骨疲劳:低载荷较高重复次数和高载荷较低重复次数的应力负荷均可引起骨组织微细骨折,此时骨有自我修复能力。

(四)关节的生物力学特性

所有的关节运动都可以分解为环绕三个相互垂直的轴心,沿三个相互垂直的平面上进行运动。

1. 关节的分型 可根据其运动轴心或自由度多少分成单轴关节、双轴关节、三轴关节。

(1)单轴关节:关节只有一个运动轴,关节仅能围绕此轴做与之垂直的运动(即一个平面的运动),分屈戌关节(又称滑车关节)和车轴关节。前者关节面呈滑车状,可沿冠状轴进行屈伸运动,如指关节。后者关节面呈圆柱形,常有一骨纤维环围绕圆柱形关节面,使此关节沿垂直轴做旋转运动,如桡尺近侧关节。

(2)双轴关节:关节有两个互为垂直的运动轴。能对此两轴做相互垂直的两个平面的运动。双轴关节包括椭圆关节(如桡腕关节)和鞍状关节(如拇腕掌关节)。双轴关节可做屈曲、伸展和外展、内收运动,还可做环转运动。

(3)多轴关节:关节面常是球面的一部分,具有三个相互垂直的运动轴,故允许各方位的运动(即三个平面的运动)。多轴关节有球窝关节(如肩关节)、杵臼关节(如髋关节)和平面关节(如腕骨间关节)三种形式。

此外,两个骨构成的关节称为单关节;两个以上的骨构成的关节称为复合关节。复合关节具有一个统一的关节腔,构成关节的骨可以同时活动,也可分别活动(如肘关节)。

2. 关节的活动度和稳定性

(1)关节的功能取决于其活动度和稳定性:一般情况下,稳定性大的关节活动度较小。

(2)影响关节活动度和稳定性的因素:其因素包括构成关节两个关节面的弧度之差、关节囊的厚薄与松紧度、关节韧带的强弱与多少、关节周围肌群的强弱与伸展性。骨骼和韧带对关节的静态稳定起主要作用,肌肉拉力对动态稳定起重要作用。

3. 关节的润滑

(1)界面润滑:透明质酸蛋白复合物吸附于关节表面的润滑。

(2)液膜润滑:关节软骨内基质液受压渗出形成润滑层。

（五）肌肉的生物力学特性

每块肌肉由许多肌纤维（肌细胞）组成，外包肌膜（即细胞膜），内有肌浆（即细胞质）。在骨骼肌的肌浆中含有丰富纵行排列着的肌原纤维，每条肌原纤维上都有明暗相间的带，呈现出明暗相间的横纹，故骨骼肌又称横纹肌。

1. 运动单位 一个运动神经元的轴突末梢分支支配数量不等的肌纤维，少至数条，多至数千条。一个运动神经元连同所支配的肌纤维，称为一个运动单位。虽然骨骼肌纤维有Ⅰ型（或称慢肌、红肌）和Ⅱ型（或称快肌、白肌）之分，但每一个运动单位所含的肌纤维都属于同一类型。给予运动神经元的有效刺激，使肌肉产生最大动作电位，使所有肌纤维同步收缩。

2. 肌肉收缩形式 包括等长收缩、等张收缩（见第一章第一节）。

3. 肌肉的协同 包括原动肌、拮抗肌、固定肌、中和肌等（见第一章第一节）。

4. 影响骨骼肌收缩的因素

（1）前负荷（preload）：前负荷是指肌肉收缩前已存在的负荷。它与肌肉的初长度密切相关。初长度是指肌肉收缩前在前负荷作用下的长度。在一定范围内，肌肉的初长度与张力成正比，但超出一定的限度则成反比。也就是说，在初长度增加的开始阶段，增加初长度能使肌张力相应增加，但超过某一点时，再增加初长度，肌张力不但不会增加，反而会减少，称为最适初长度。肌肉处于最适初长度时收缩产生的张力最大，收缩速度最快，做功的效率也最高。骨科临床通过人工髋关节的偏心距（offset）来稳定关节假体，就是利用了此原理，增大偏心距可增加梨状肌等髋外展肌的初长度，从而增加肌张力，起到稳定髋关节假体的作用。

（2）后负荷（afterload）：后负荷是指肌肉开始收缩时承受的负荷。肌肉在有后负荷的情况下收缩总是肌张力增加在前，肌长度缩短在后。在一定范围内，肌肉的收缩速度与后负荷呈反变关系，即张力 - 速度曲线。当后负荷增长率加到某一数值时，肌肉产生的张力达最大限度，此时肌肉将不出现缩短，初速度为零，其收缩形式为等长收缩。后负荷为零时，肌肉收缩不需克服阻力，速度达到最大值。在肌肉初速度为零和速度最大之间，肌肉收缩既产生张力，又出现缩短，而且每次收缩一出现，张力都不再增加，此时的收缩形式为等张收缩。

（3）肌肉收缩力（contractility）：肌肉收缩所产生的力量称为肌肉收缩力。影响其大小的因素有很多，主要有：

1）肌肉的生理横断面：每条肌纤维横断面之和为肌肉的生理横断面，单位生理横断面所能产生的最大肌力称为绝对肌力。

2）肌肉的初长度：即收缩前的长度。因肌肉是弹性物质，故在生理限度内肌肉在收缩前被牵拉至适宜长度，则收缩时肌力较大。

3）肌肉的募集：同时投入收缩的运动单位数量越大，肌力也越大，称为肌肉的募集。肌肉募集受中枢神经系统功能状态的影响，当运动神经发出的冲动强度越大时，动员的运动单位越多；当运动神经冲动的频率高时，激活的运动单位也多。

4）肌纤维走向与肌腱长轴的关系：一般肌纤维走向与肌腱长轴相一致，但也有不一致的。如在一些较大的肌肉中，部分肌纤维与肌腱形成一定的角度而呈羽状连接。这种羽状连接的肌纤维较多，成角也较大，肌肉较粗，能产生较多的力。

5）杠杆效率：肌肉收缩产生的实际力矩输出，受运动节段杠杆效率的影响。

（六）肢体功能位

功能位是指完成日常生活各种活动的最佳体位，也是各肌群间相对平衡的体位。

1. 上肢功能位

（1）肩关节：屈曲45°，外展60°，无内、外旋。

（2）肘关节：屈曲90°，前臂呈中间位，即掌心向内、手位于垂直位。

（3）腕关节：应处于相当于各手指肌，尤其是指屈肌的最大效能位，即腕背伸 40°～45°，轻度尺侧屈（内收）15°。

（4）手：在腕轻度伸展和内收时，手指在其各关节处稍屈曲（屈肌较伸肌力强），从示指至小指屈曲度递增。拇指处于对掌的中间位，掌指关节半屈曲，指间关节轻微屈曲。

2. 下肢功能位

（1）髋关节：伸直位，无内、外旋。

（2）膝关节：伸直位或允许 20°～30°的屈曲。

（3）踝关节：足底和小腿纵轴呈垂直位，即中间位。

二、运动疗法的生理学基础

（一）运动对肌肉和关节的影响

1. 对肌肉的影响　人类骨骼肌存在三种不同功能的肌纤维：Ⅰ型慢缩纤维，又称红肌，即缓慢 - 氧化型肌纤维；Ⅱa 型和Ⅱb 型快缩纤维，又称白肌，即快速 - 糖原分解型肌纤维。肌肉的运动是保持其功能的主要因素，在相对低强度下的反复收缩，可增加线粒体量和质，能量释放酶（三羧酸循环酶和长链脂肪酸氧化酶）增多和电子传送能力提高，肌纤维稍有增粗，以红肌纤维改变为主，肌肉的耐力增加。力量运动时，每一肌纤维横断面范围内增加力的负荷即募集增多和频率增加，肌纤维横断面增大，以白肌纤维为主，蛋白合成能力增强，分解降低，线粒体数量相对减少，无氧代谢能力增强，肌肉单位时间内的爆发力增大。

2. 对关节的影响　关节骨的代谢主要依赖于日常活动时的加压和牵伸，站立位的重力使关节骨受压，肌腱的作用在于牵伸，以上两力直接影响关节骨的形态和密度。关节附近的骨折、关节置换术后，应及时正确地应用运动疗法，以刺激软骨细胞，增加胶原和氨基己糖的合成，防止滑膜粘连和血管翳的形成，从而增加关节活动度，恢复关节功能。运动提供的应力使胶原纤维按功能需要有规律的排列，促进关节骨折的愈合。运动是关节软骨获得营养的主要途径，长时间的制动会导致关节软骨萎缩、退变。

（二）运动对骨代谢的影响

1. 运动对骨密度的影响　骨骼的密度与形态取决于施加在骨上的力，运动可增加力，对骨形成有明显影响，骨受力增加可刺激其生长、骨量增加；反之，骨受力降低可抑制其生长，骨量减少。

冲击性运动（如踏步、跳跃）对髋部是良好的骨源性刺激。承重训练有利于腰椎骨密度的增加。中等强度的承重训练（如慢跑、爬楼梯）能维持骨量和保持骨的弹性。等长抗阻训练在训练时不产生骨关节活动，可实现疼痛最小化和靶骨骼受力的最大化，对合并有骨性关节病的骨质疏松症患者的训练较为适合。

2. 应力与骨重建　骨组织对机械性的骨重建表现出两种应力范围，机械性的骨重建需要很高强度的水平应力刺激，当应力高于某一值时，才可引起皮质骨钙的沉积，使骨量增加。相反，水平应力过低或过高，则抑制骨重建。一般认为，机械应力对骨组织是有效的刺激。负重对维持骨小梁的连续性、增大交叉区面积有重要的作用，施加于骨组织上的机械应力可引起骨骼的变形，这种变形导致成骨细胞活性增加，破骨细胞活性抑制。

3. 运动对雌激素的影响　雌激素是稳定骨钙的重要因素，女性在绝经后，由于雌激素水平的下降，骨量丢失速度加快。运动使绝经后女性雌激素水平轻度增加，从而增加骨钙含量。

三、肌力和肌肉耐力训练

（一）肌力训练

1. 肌力训练的目的　肌力训练的目的主要是增强肌肉力量；改善肢体的运动功能；预防各种骨关节疾病及术后肌肉萎缩；促进肌肉功能恢复等。

2. 适应证　①失用性肌萎缩：由制动、活动减少或其他原因引起的肌肉失用性改变而导致的肌萎缩；②肌源性肌萎缩：肌肉病变引起的肌萎缩；③神经源性肌萎缩：由神经病变引起的肌肉萎缩；④关节源性肌无力：由关节疾病或损伤引起的肌力减弱，肌肉功能障碍；⑤其他原因引起的肌肉功能障碍。

3. 禁忌证 ①各种原因所致关节不稳；②骨折未愈合且未行内固定处理；③全身情况差，病情不稳定或严重的心肺功能不全等。

4. 肌力训练的原则

(1) 阻力原则：阻力的施加是增强肌力的重要原则。无阻力状态下的训练，则不能达到增强肌力的目的。阻力可来自肌肉自身的重量及肌肉在移动过程中所受到障碍的大小或纯粹的外加阻力等。

(2) 超量负荷原则：又称过量负荷原则。即训练时运动必须超过一定的负荷量和超过一定的时间。Hettinger、Muller 等人的实验证明，训练者需要满足一定的训练强度、训练的持续时间、运动的频率、一定的训练间期和根据肌肉的收缩方式选择相对应的训练方法等条件，才能达到增强肌力的目的。

(3) 适度疲劳的原则：是控制超常负荷不至于过度的一个主观限制指标。如果训练时间足够，而患者又自愿，训练应持续到感到疲劳为止，在训练中间最好不休息，这样训练效果更好。训练中一定要注意不要出现过度疲劳，一旦出现应停止训练。过度疲劳表现为：运动速度减慢，运动幅度下降，肢体出现明显的不协调动作或主诉疲乏劳累。训练时要特别注意掌握适宜的训练频度，尽量使后一次训练在前一次训练后的超量恢复阶段内进行。训练间隔太短，肌肉疲劳尚未恢复，继续训练将加重疲劳；间隔太长时，超量恢复已消退，就无从积累而达到使肌肉收缩力量增强。

(4) 循序渐进与个体化原则：训练过程中根据肌力的大小逐渐增加负荷，让肌肉有一定的适应过程。训练时还应根据患者的性别、年龄和肌群分布特点，实施个体化训练方案。

5. 肌力训练方法选择的原则 具体训练

方法的选择应根据患者现有肌力水平选择合适的肌力训练方式。

(1) 肌力为 0 级时，宜选择电刺激疗法，被动运动训练和传递神经冲动训练（即患者主观用力，试图引起瘫痪肌肉的主动收缩活动）。传递神经冲动的训练与被动运动结合进行，效果较好。

(2) 肌力为 1 级或 2 级时，宜进行电刺激疗法或肌电生物反馈疗法。同时配合助力主动运动训练效果较好。

(3) 肌力为 3 级或 4 级时，宜进行徒手抗阻训练和各种器械的抗阻训练。

6. 肌力训练的注意事项

(1) 正确掌握运动量与训练节奏：根据疲劳和超量恢复的规律，每次肌力练习应引起一定的肌肉疲劳，无明显的疲劳不会出现明显的超量恢复，而过大的运动量可引起肌肉的急性劳损。

(2) 注意无痛锻炼：运动中发生的疼痛应被视为引起或加重损伤的信号，必须避免。

(3) 充分动员：应向患者说明训练的目的与方法，消除其可能存在的疑虑，经常对其给予鼓励，提高其自信心和积极性。

(4) 注意心血管反应：肌肉做等长收缩可引起心率加快及血压明显升高，其幅度与收缩肌肉的大小无关，而与收缩的强度占最大收缩的比值有关。因此，有心血管系统异常的患者应避免等长收缩练习及闭气使劲，有严重心血管疾病的患者不宜进行较大强度的肌力练习。

(二) 肌肉耐力训练

1. 肌肉耐力 肌肉耐力是指有关肌肉持续进行某项特定任务的能力，其大小可用从开始收缩直至出现疲劳时收缩的总次数或所经历的时间来衡量。

2. 影响肌肉耐力的因素 ①肌纤维的类型；②肌红蛋白的储备；③酶的作用；④肌力的大小；⑤运动强度。

3. 肌肉耐力训练 一般在发展耐力的同时必然发展肌力，即耐力是肌力所能维持的时间，但在训练的方法上并不相同，肌力训练原则是重负荷量少重复，而耐力训练原则是轻负荷量多重复。在肌力训练中，如重复次数过多或持续时间过久，必然导致速度和肌力下降；而在耐力训练中如不增强负荷，则不能较快地产生肌耐力，对肌力增长也不利。因此，临床上肌力和耐力训练常结合起来进行，使肌肉做功更合理。

四、关节活动度训练

（一）基本原则

1. 循序渐进原则　为避免产生组织结构损伤，训练过程中应循序渐进地逐步开展，避免使用暴力。

2. 个体化原则　训练时应根据不同患者的病情和训练目的，选用适当的训练方法及强度，并及时调整训练方案。

3. 持续性原则　由于短暂的牵张只能产生弹性展长，而反复多次、持续较久的牵张才能产生较多的塑性展长，因此训练时须采用反复多次、持续一定时间的牵张方式牵伸挛缩的组织。

4. 综合治疗原则　关节活动度训练前配合物理因子治疗，如热疗、超声、音频及按摩等，可有助于提高治疗效果。

5. 早期治疗原则　患者肢体制动或瘫痪后，在短时间内就可能产生关节的挛缩和变形，因此关节活动度训练应在不影响原发病病情发展的情况下尽早进行，力求维持或尽快恢复正常的关节活动度。

（二）适应证

1. 用于能引起关节挛缩僵硬的伤病如骨折固定术后、关节脱位复位术后、关节炎患者。

2. 肢体瘫痪如四肢瘫、截瘫、偏瘫及脑瘫等。

3. 周围神经损伤引起的关节活动受限。

4. 昏迷患者。

（三）禁忌证

1. 骨折未愈合且未行内固定处理。

2. 肌肉、肌腱韧带损伤急性期。

3. 深静脉血栓。

4. 心血管病患者不稳定期，如心肌缺血、心肌梗死。

5. 关节旁的异位骨化。

6. 肌肉、肌腱、韧带、关节囊或皮肤手术后初期。

（四）治疗方法

对暂时不能活动的关节要尽早在不引起病情加剧和不引起不能耐受的疼痛的情况下进行被动的、活动范围尽可能地接近正常的关节运动，关节运动速度要缓慢、动作要轻柔；每个关节每天应进行两次被动运动、每次运动 3～5 次；病情好转后由被动运动训练改为主动辅助训练至主动运动训练。

1. 主动运动　动作宜平稳缓慢，尽可能达到最大幅度，然后稍加维持。多轴关节的各方向运动依次进行，每一动作重复 20～30 次，每日 2～4 次。进行主动运动时，由患者根据疼痛感觉控制用力程度，以免引起损伤，适合早期进行。对早期或轻度关节挛缩效果较好，但对后期较牢固的关节挛缩粘连其强度不够。

2. 被动运动　由治疗师或患者自己用健肢协助患肢按需要的方向进行关节被动活动，以牵伸挛缩或粘连的组织。治疗过程中必须小心地根据疼痛感觉控制力度，以免引起新的损伤。

3. 助力运动　由患者健肢徒手或通过棍棒、滑轮和绳索等简单器械帮助患肢运动，兼有主动运动和被动运动的优点，应用广泛。

4. 关节功能牵引　关节功能牵引是利用持续性的重力牵引，以促进关节功能的恢复。其方法是将挛缩关节的近端肢体用支架或特制的牵引器稳定固定于适当姿势，然后在其远端肢体上按需要方向用沙袋作重力牵引。重量以引起一定的紧张或轻度的可以忍受的疼痛感觉，但不引起反射性肌痉挛为度。一次牵引持续 10～20 分钟。不同关节和不同方向的牵引可依次进行，每日进行 1～2 次。

5. 持续被动运动（continuous passive motion,

CPM）　CPM 是利用专用器械使关节进行持续较长时间的缓慢的被动活动。主要用于防治制动引起的关节挛缩，促进关节软骨、韧带和肌腱的修复，改善局部血液、淋巴循环，消除肿胀、疼痛等症状，促进肢体功能的恢复。

（1）CPM 的作用机制：CPM 的作用现已证明有下述几个方面：①刺激具有双重分化能力的细胞向关节软骨转化；②缓解滑膜关节损伤后的自身免疫性损害；③缓解关节损伤或手术后的疼痛；④促进局部血液循环，改善关节软骨的营养和代谢。

（2）CPM 的适应证有：①四肢骨折，尤其是关节内或干骺端骨折切开复位固定术后；②关节成形术后，人工关节置换术后，韧带重建术后；③创伤性关节炎，退行性关节炎，肩周炎，类风湿关节炎，滑膜切除术后，化脓性关节炎引流术后；④关节挛缩、粘连松解术后；⑤关节软骨损伤，自体骨膜或软骨膜移植修复术后。

（3）CPM 的实施方法：CPM 须选用适用于具体关节的专用器械进行关节活动，其运动的幅度、速度和持续时间可酌情选择。活动幅度一般从无痛可动范围开始，以后酌情增加；运动速度一般选择每分钟 1 个周期；运动持续时间原为 24 小时持续进行，后来多缩短为每日进行 12 小时、8 小时、4 小时，也有每日 2 次，每次 1～2 小时。一般认为，在关节手术后第 1 周为防止关节内粘连或为促进软骨修复时宜 24 小时持续进行至少 1 周，以后间断进行。人工关节术后一般间歇应用 2～3 周。

五、步行训练

许多残疾都影响步行功能，因此，恢复步行功能的训练也是一大类型的运动疗法。步行不仅需要下肢有足够的肌力和关节活动度，而且还需要有良好的平衡和协调能力。另外，部分患者行走时还涉及拐杖等助行器的使用期等。

（一）适应证

适应于神经系统、骨骼运动系统的病变或损伤（如截肢后安装假肢、下肢关节置换术后等）影响行走功能的患者。

（二）禁忌证

①站立平衡功能障碍；②下肢骨折未愈合且未行内固定处理；③各种原因所致的关节不稳。

（三）训练方法

1. 步行前的训练

（1）肌力训练（见本节肌力和肌肉耐力训练）。

（2）起立床训练：对于长期卧床或脊髓损伤者，为防治直立性低血压（主要症状有头晕、恶心、血压下降、面色苍白、出冷汗、心动过速等），可使患者自平卧位逐步过渡坐位，然后再逐步过渡至直立位。开始起立时间宜短，也可由他人帮助逐步过渡到站立位（或利用上肢力量自己站起）。

（3）平行杠内训练：平行杠结构稳定，可根据患者情况调节扶手高度和平行杠的宽度，在平行杠的另一端放置一面姿势矫正镜，使患者能及时矫正自己的姿势与步态。平行杠内训练的基本程度应为：站立训练→平衡训练→负重训练。

1）站立训练：训练时间应根据患者体能状况循序渐进。

2）平衡训练：在平行杠内两足分开站立，逐步过渡到身体重心在双下肢转移训练，通过此训练使患者重新找回身体保持稳定的重心位置。当患者的下肢骨关节足以承受身体重量时，即可准备负重训练。

3）负重训练：负重是肢体承受身体的重量而受力的状态。负重程度分为：①零负重：患肢不承受任何身体的重量，呈完全不受力状态；②部分负重：患肢仅承受部分身体的重量，呈部分受力状态；③全负重：肢体能完全承受身体全部的力量，此为行走训练的必备条件。

站立训练、平衡训练和负重训练过程中

医护人员必须随时评定患者的功能状态，严加保护，避免意外。

2. 步行训练　步行训练应先在平行杠内进行以确保安全，其后在平行杠外借助拐杖行走，最后才是独立行走。其持拐步行训练如下：

（1）持双腋杖的步行方式：持双腋杖步行多经历摆至步（swing to gait）、摆过步（swing through gait）、四点步（four point gait）等步骤。

1）摆至步：是开始步行时最常用的方法。步行稳定，但速度较慢。方法：先双腋杖同时向前伸出，然后支撑并向前摆动身体使双足迈至双拐落地点的附近，故称为摆至步。

2）摆过步：在摆至步成功后常开始应用。它速度快且姿势较美观。方法：先将双拐伸出，然后支撑并向前摆动身体使双足越过双拐落地点的前方并着地，再将双拐向前迈以取得平衡，故称为摆过步。

3）四点步：该步态方式接近于自然步态，稳定性较好，但速度稍慢。方法：依次为伸左拐、迈右腿、伸右拐、迈左腿，故称为四点步。

（2）持手杖的步行方式：一般在持双拐步行后向独立步行过渡时应用。主要有以下两种方式：

1）三点步：一般先伸出手杖，后迈出患肢，最后迈出健肢。

2）两点步：一般手杖与患足同时迈出，然后迈出健足。

（3）使用助行器的步行训练：助行器是一种四脚、框架式的行走自助具。助行器可移动、携带，适合在医院和家中使用。助行器适用于辅助患者初期的行走训练，为患者使用腋杖或手杖作准备；也适用于下肢无力但无双下肢瘫痪者、一侧偏瘫或截肢患者；同时还适用于行动迟缓的老年人或有平衡问题的患者。助行器的缺点是仅适合于平地行走。

操作方法：患者双手分别握住助行器两侧的扶手，提起助行器使之向前移动20～30cm后，迈出一侧下肢，再移动另一侧下肢跟进，如此反复前进。

（4）注意事项：①手杖长度应合适。将上臂自然下垂，屈肘45°，掌心距地面的垂直距离即为所需手杖的长度。当患侧下肢的支撑力大于90%时，不宜使用手杖。②使用腋杖时，要使患者认识到是通过把手负重而不是靠腋垫，否则有损伤臂丛神经的危险。当患侧下肢支撑力小于50%时，不宜使用单腋杖。③使用助行器时，要确保患者迈步腿迈步时不能太靠近助行器，以免有向后倾跌的危险；也不能把助行器放得离患者太远，否则会扰乱平衡。当双下肢支撑力总和大于100%时，不宜使用助行器。

六、神经肌肉本体感觉促进疗法

神经肌肉本体感觉促进疗法（proprioceptive neuromuscular facilitation，PNF）是由美国神经生理学家和内科医师 Herman Kabat 博士于 20 世纪 40 年代创立的。1943～1946 年，Kabat 根据 Sherrington 在神经生理学方面的工作，依靠连续诱导、神经交互支配和扩散过程的原理创立了一系列治疗技术，即 PNF 技术。该技术开始在脊髓灰质炎患者的康复治疗中使用，半个世纪以来，PNF 技术不断发展、完善，已成为多种神经肌肉系统疾病的有效康复治疗手段。

Kabat 博士把与功能有关的运动组合起来，以最大阻力和牵张技术通过近端较强肌肉力量的扩散作用促进远端较弱的肌肉力量，并发现了以螺旋和对角线为特征的总体运动模式。通过对患者所有可能的运动成分进行不同的组合，明确了具体的螺旋和对角线模式，并列有 9 种技术：节律性启动、节律性稳定、反复收缩、维持 - 放松、收缩 - 放松、维持 - 放松 - 主动运动、缓慢反转、慢反转 - 维持、缓慢反转 - 维持 - 放松。治疗时，康复医师和治疗师根据患者的病情进行选择。

（一）PNF 技术的理论依据

PNF 是通过"刺激本体感受器促进神经肌肉系统反应的方法"，强调对本体感受器的刺激。PNF 技术以发育和神经生理学原理为理论基础,强调整体运动而不是单一肌肉的活动,其特征是躯干和肢体的螺旋和对角线助动、主动和抗阻运动,类似于日常生活中的功能活动,并主张通过言语和视觉刺激及一些特殊的治疗技术来引导运动模式,促进神经肌肉的反应。

(二)PNF技术的原则

1. PNF技术总的原则

(1)积极主动的精神自始至终贯穿于治疗过程中,要求通过患者自己能做的方法在生理和心理水平上支持自身。

(2)所有治疗的首要目标是帮助患者取得最高水平的功能。

(3)PNF是一种综合的方法,它要求每个治疗都是对人体整体功能的指导,而不是仅仅针对某个具体的问题或身体的某一部分。

2. PNF治疗时遵循的原则

(1)每个人都有发育和再发育的潜力。

(2)正常的运动是由头向足或由近端向远端发展。

(3)早期的运动是由反射活动所控制的,而成熟的运动可由姿势反射增强或维持。

(4)运动功能的发育具有周期性倾向,屈肌优势和伸肌优势可以变换,并且两者之间可以互相影响。

(5)功能活动是由一些方向相反的运动组成,如果缺乏反向运动,其功能将会受到限制。

(6)运动取决于主动肌和拮抗肌之间的协同作用。

(7)正常运动功能的发展有一定顺序。

(8)在整体运动模式发育过程中,四肢同头、颈、躯干相互影响,并包括了肢体的"联合运动",上肢或下肢的运动是以规则的顺序发展的,先是双侧对称性的功能,然后是双侧非对称性功能、双侧交叉性功能,最后是单侧运动模式的发育。

(9)运动功能的改善取决于运动的学习。

(10)不断的刺激和重复活动可促进运动的学习和巩固所学的技能。

(11)通过有目的的活动促进自理活动和行走功能的学习。

(三)促进技术的基本程序

1. 体位和身体力学(body position and body mechanics) 通过治疗师身体和手的力线引导和控制运动或稳定。作用是提供治疗师手接触的最佳力学位置。应注意避免体位放置的微小偏差而改变手接触和阻力的预定效果;方法是将患者处于"对角"或适宜治疗的平面,并面向运动的方向。

2. 手法接触(manual contact) 使用抓握和压力以增加肌力及引导运动。作用是帮助保持接触和引导方向。应注意个体解剖结构和神经肌肉控制的差异,以正确方向在促进最大反应的位置确定为接触点,并在治疗中根据需要调整,同时应保证患者的安全感。

3. 阻力(resistance) 帮助肌肉收缩和运动控制,增加肌力,帮助运动学习。大多数PNF技术都是从阻力的疗效中发展起来的,虽然Kabat、Knott和Voss都主张用"最大阻力"一词来描述阻力,但目前大多数PNF指导者均倾向于使用"适宜阻力"或"恰当阻力"。也就是说,阻力的施加要与患者的状况、动作的目标相吻合。阻力应是患者能接受的、可平稳移动或维持等长收缩的最大阻力,而不是治疗师的最大力量,对某些患者来说,阻力可能仅仅是一轻微的接触。通过对较强肌群施加适当阻力,可使兴奋向较弱肌群扩散。等张收缩时,最大阻力不能大于允许发生全关节活动度(range of motion,ROM)的阻力;等长收缩时,最大阻力不应使患者保持肌肉收缩中断或失败。其作用是增强肌力和耐力,改善强弱肌群间的失衡。操作时应根据患者是否存在痉挛等选择是做功还是增强耐力。操作时间不宜过长。

4. 扩散和强化(irradiation and reinforcement) 使用反应的扩散来刺激。扩散是指四肢反应的传播,这种反应可以从协同肌和运动模式中的肌肉收缩或放松效应得到进一步增强的现象中观察到。当刺激的强度或时间增加时，反应也相应增加。强化是指"通过添加阻力，使之变得更强"，一般可通过应用阻力刺激达到扩散的目的，其作用是刺激和促进弱肌群或弱成分，建立良好的协调性，应注意先治疗健侧，操作时间不宜过长。

5.言语（指令）（verbal/commands）　使用词语和适当的音量指导患者。治疗师通过言语告诉患者做什么、怎么做及何时开始做。准备和提示部分要清楚、精确，没有不必要的内容。口令的节律对于牵张手法的使用相当重要。起动口令在牵张反射出现前的一瞬间发出，可将患者的意识与反射反应协调起来。重复的口令可以激发更大的力量或再一次引导运动。口令的音量还可影响肌肉的收缩力量。口令的内容概括起来有三部分：

（1）准备部分：目的是要做好活动的准备。

（2）活动部分：告诉开始活动及如何活动。

（3）校正部分：告诉患者如何纠正自己的动作。

6.视觉（vision）　使用视觉引导运动和增加力量。眼的转动既可以影响头，又可以影响身体其他部位的运动。因此，治疗时应利用视觉刺激来帮助患者控制、校正体位和运动。

7.牵引（traction）　肢体和躯干的拉长以促进运动和稳定。牵引是使躯干或四肢拉长，通过牵拉关节邻近肌肉以分离关节面，产生牵张刺激和增强运动，与Ⅰ级、Ⅱ级关节松动术相似。牵引适用于疼痛所致的关节活动受限。牵引的力量应逐渐增加，直到获得满意的结果，在整个运动过程中应予以维持，并要与适当的阻力相结合。牵引不适用于新近的骨折，手术后近期也不可使用。

8.挤压（approximation）　肢体和躯干的加压以促进运动和稳定。挤压是指对躯干或四肢关节的推、挤，使得关节面接近、关节间隙变窄。通过刺激承重关节的感受器以促进关节周围肌肉的共同收缩和稳定。可采用形成承重的姿势或在重力的基础上附加徒手外力来达此效果。操作时应注意压缩的力量

要得当，新近的骨折、手术后近期均不可采用。

9.牵张（stretch）　应用肌肉拉长和牵拉反射以促进收缩和降低肌肉疲劳。当肌肉被拉长时会自动产生牵张刺激，该刺激又反过来促进被拉长的肌肉、同一关节的协同肌和其他有关的肌肉收缩。

牵张反射既可以从被拉长的肌肉中引出，也可以出自正在收缩的肌肉，它由两部分组成。第一部分是潜伏期短的脊髓反射，仅产生很小的力量，可能不具有功能性意义；第二部分被称为功能性牵张反射，潜伏期较长，产生有力的功能性收缩。因此，为提高疗效，使用牵张手法之后对肌肉必须立即予以抗阻。

牵张的主要作用是启动骨骼肌，提高力弱肌群的应答速度和增强肌力，对拮抗肌产生抑制。治疗过程中，因肌梭对微小的运动变化敏感，故应注意保持牵张刺激处于恰当的幅度和力量；肌群在静息时也应保持张力，不要松弛；新近的骨折、手术后近期及疼痛等状况不可采用。

10.节律（timing）　促进正常运动顺序及通过"强调顺序"增加肌肉收缩。节律是指任何运动中肌肉收缩的顺序。正常节律的运动顺序要求由远端至近端（或近端至远端）的肌群间适当的协调和比例构成。强调节律是在适当考虑正常顺序的条件下，重点在运动模式中较强的部分（常为远端或近端）施加最大阻力，以使兴奋向较弱部分扩散。主要用于增强运动的协调性，但必须注意以正常顺序为基础。

11.运动模式（motion patterns）　协同粗大运动，构成功能性正常运动。

（四）特殊技术

1.节律性启动　在要求的范围内做节律性运动，开始被动运动逐渐过渡到主动抗阻运动，从而改善启动运动的能力。

作用：①帮助运动的启动；②改善协调能力和运动的感觉；③使运动的节律正常化；④指导运动；⑤帮助患者放松。

适应证：①启动运动困难；②动作太快或

太慢；③运动不协调或节律紊乱；④广泛性紧张。

2. 节律性稳定　主动肌和拮抗肌交替地做等长收缩，整个过程中并不产生运动。

作用：①增加平衡、协调能力；②增强稳定；③增加主动和被动关节活动度；④通过反射性放松缓解疼痛；⑤增加力量。

适应证：①关节活动度受限；②疼痛导致关节活动受限；③关节不稳定；④拮抗肌无力；⑤平衡能力下降。

3. 反复收缩　其特点是肌肉被拉长的张力引出牵张反射及从肌肉收缩紧张状态中引出牵张反射。

作用：①增强肌力和耐力；②提高协调性；③改善平衡；④增加关节活动度。

治疗时应强调关节的单向运动，某些肌肉骨骼损伤疾患禁用快速牵张手法，治疗师施加的阻力应适应肌群的力量。

适应证：①肌无力；②运动的感觉下降；③疲劳；④肌无力或僵硬导致的运动启动困难。

4. 维持-放松　治疗师将患者肢体被动地移到 ROM 的受限点上，即原动肌模式的终末范围，并限制肢体和关节活动，患者维持等长收缩 2~3 秒，然后放松。在缓解疼痛、达到新的 ROM 后再重复，直至不再增加新的 ROM 时为止。

主要作用：改善被动 ROM，提供放松，缓解疼痛，适用于疼痛导致肌肉紧张、活动受限的患者。

治疗时应注意疼痛反应，以避免因疼痛中断患者收缩的保持。

5. 收缩-放松　与维持-放松的方法相似，不同点为不做等长收缩而做等张收缩，且允许旋转迅速产生张力（但要求很快放松）。该手法不适用于疼痛患者。

其主要作用：增加同侧及对侧 ROM，防止肌萎缩，适用于关节单向活动受限者。

6. 维持-放松-主动活动　先将患者肢体置于某一活动模式的中段和将结束时的较短位置，要求患者保持于治疗师手法施加逐渐增强抗阻的等长收缩状态，然后命令患者放松，此时治疗师很快活动肢体回到活动模式的起始，即较长位置，并快速牵张或反复收缩，然后命令患者恢复至原先的较短位置。治疗时应注意命令时间的准确性。

主要作用：①适用于低张力患者因无力而不能向一个方向启动时；②可促进肌张力的平衡。

7. 缓慢反转　缓慢反转为原动肌等张收缩后迅速的拮抗肌等张收缩技术，两个肌群缓慢交替完成节律性向心性等张收缩，在反转时没有间歇（松弛）。若关节周围的肌力失衡，阻力应施加于较强的肌群，阻力强度以使患者能完成最大关节活动范围为度。治疗时应注意原动肌、拮抗肌交互收缩应缓慢而有节律，反转时无间歇。

主要作用：发展原动肌的主动 ROM 和协调原动肌、拮抗肌之间交互收缩的顺序。

8. 缓慢反转-维持　在缓慢反转基础上，在等张收缩终末增加 2~3 秒的等长收缩（维持）然后再反转，即在原动肌等张收缩后迅速进行等长收缩，并维持至转换为拮抗肌模式前。

主要作用：①增强肌力；②提高关节稳定性。适用于发展 ROM 中某一特定点的肌力。

9. 慢反转-保持-放松　让患者主动运动至 ROM 因拮抗肌紧张而受限的点上，然后依次进行拮抗肌等张收缩、拮抗肌抗阻等长收缩 2~3 秒、拮抗肌松弛、原动肌等张收缩。

主要作用：①加强肌力；②增大 ROM。适用于拮抗肌限制为原发因素的 ROM 受损。

治疗时应注意原动肌、拮抗肌交互收缩缓慢而有节律，反转时无间歇。

七、关节松动术

关节松动术（joint mobilization）是一门针对性很强的治疗关节功能障碍，如僵硬、可逆的关节活动受限、关节疼痛的手法操作技术。因澳大利亚的麦特兰德（Maitland）对此技术的发展作出了巨大贡献，又称为麦特兰德手法。它属于被动运动的范畴，在应用时常选择关节的生理运动和附属运动作为治疗手段，以达到维持和改善关节活动范围，缓解疼痛的目的。

（一）基本概念

1. 关节的生理运动　指关节在生理范围内完成的自主运动，可以主动完成，也可以被动完成。

2. 关节的附属运动　关节在自身及其周围组织允许的范围内完成的运动，称为附属运动，是维持关节正常活动不可缺少的一种运动。一般不能主动完成，需要他人或本人对侧肢体帮助才能完成，如关节面的分离，髌骨的侧方移动等。

（二）基本方法

1. 摆动　骨的杠杆样的运动称为摆动（图3-1-1），即生理运动，摆动时要固定关节近端，关节远端做往返运动。摆动必须在ROM＞60%（正常时）才可应用。例如，肩关节前屈的摆动手法，至少要在肩前屈达到100°时才应用，如果没有达到这一范围应先用附属运动手法来改善。

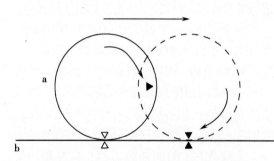

图3-1-1　a平面在b平面上转动（滚动）
a平面与其接触；b平面上相遇的两点为新的点

2. 转动　一骨骼在另一骨骼上滚动称为转动（图3-1-2）。特点是两骨骼面不吻合，运动中两骨骼面接触点均不相同，转动中产生骨骼的角运动（摆动）。转动的方向与骨骼运动的方向相同（无论移动中的骨骼是凸面或是凹面）。

3. 滑动　一骨骼滑过另一骨骼称为滑动（图3-1-3）。两骨骼面形状必须吻合，或是平

面，或是曲面（两骨骼面的凹凸程度必须相等）。滑动时，一侧骨表面的同一个点接触对侧骨表面的不同点。滑动方向取决于运动骨关节面的凹凸形状（凸出：滑动方向与骨骼产生角运动的方向相反；凹陷：滑动方向与骨骼产生角运动方向相同）。

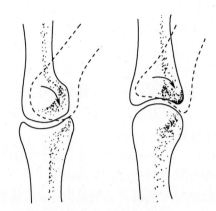

图3-1-2　转动的方向与骨骼运动的方向相同（无论移动中的骨骼是凸面或是凹面）

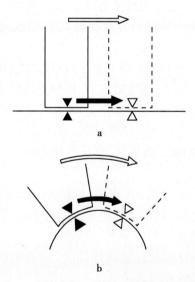

图3-1-3　一平面在另一平面上滑移，无论是在a平面还是在b平面上，一平面上同一点与其相应平面上不同点接触

由于滑动可以缓解疼痛，合并牵拉可以松解关节囊，使关节放松，改善关节活动范围，因此临床应用较多。

4. 旋转　是指一骨骼在另一骨骼上旋转（图3-1-4，图3-1-5）。旋转时，其运动表面的

同一点做圆周运动。旋转常与滑动、滚动同时发生,很少单独作用。

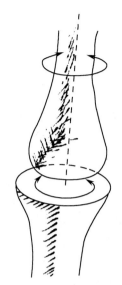

图3-1-4　一骨骼绕着静止机械轴旋转

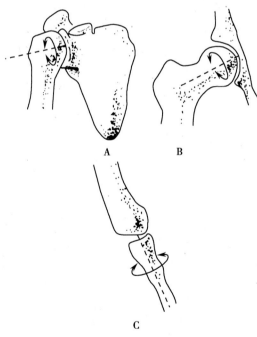

图3-1-5　人体内关节旋转
A. 肩关节;B. 髋关节;C. 肱桡关节

5. 分离和牵拉　分离和牵拉称为牵引。

(1)当外力作用使构成关节两骨表面呈直角相互分开时,称为分离或关节内牵引。其外力与关节面相垂直。

(2)当外力作用于骨长轴使关节远端移位时,称为长轴牵引。其外力与骨长轴平行。

（三）手法分级

1. Maitland 分级标准

Ⅰ级:治疗者在患者关节活动的起始端,小范围、节律性地来回摆动关节。

Ⅱ级:治疗者在患者关节活动允许的活动范围内,大范围、节律性来回摆动关节,但不接触关节活动起始和终末端。

Ⅲ级:治疗者在患者关节活动允许的活动范围内,大范围、节律性来回松动关节,每次均接触到关节活动的终末端,并能感到关节周围软组织的紧张。

Ⅳ级:治疗者在患者关节活动的终末端,小范围、节律性地来回松动关节,每次接触到关节活动的终末端,并能感觉到关节周围软组织的紧张。

2. 手法应用选择

Ⅰ级、Ⅱ级:用于治疗因疼痛引起的关节活动受限。

Ⅲ级:用于治疗关节疼痛并伴有关节僵硬。

Ⅳ级:用于治疗关节周围组织粘连、挛缩导致的关节活动受限。

（四）治疗作用和临床应用

1. 治疗作用

(1)促进关节液流动,增加关节软骨和软骨盘无血管的营养,缓解疼痛,防止关节退变。

(2)抑制脊髓和脑干致痛物质的释放,提高痛阈。

(3)保持组织的伸展性:关节松动术,特别是Ⅲ级、Ⅳ级手法直接牵拉关节周围的软组织,保持或增加其伸展性,改善关节活动度。

(4)增加本体反馈,关节松动提供下列感觉信息:关节静止位置和运动速度及变化,关节的运动方向,肌肉张力及变化。

2. 临床应用

适应证:任何力学因素(非神经性)引起的关节功能障碍。包括:疼痛;肌肉紧张及痉挛;可逆性关节活动降低;进行性关节活动受限;功能性关节制动。

禁忌证:关节活动度已过度;关节肿胀、炎症、肿瘤;未愈合骨折。

(五)操作程序

1. 患者体位 舒适、放松、无痛的体位,治疗关节处于休息位。

2. 治疗者的位置 治疗者应靠近治疗的关节,固定关节的近端骨骼,或用布带、治疗师的手或他人来固定,松动关节的远端骨骼。

3. 手法应用

(1)手法操作的运动方向:可以垂直或平行于治疗平面。治疗平面是指垂直于关节凹面中点至旋转轴连线的平面。分离技术应垂直于治疗平面;滑动和长轴牵引技术应平行于治疗平面。

(2)手法操作程度:应达到关节活动受限处;对于关节疼痛者应到达痛点但不超过痛点;对于关节僵硬者应超过僵硬点。手法平衡,有节奏,持续30~60秒。

(3)治疗反应:轻微疼痛属正常反应,24小时后疼痛仍不减轻,甚至加重者则说明治疗强度过大或持续时间过长。

八、麦肯基(McKenzie)技术

麦肯基(McKenzie)技术,是由新西兰Robin McKenzie独创的一种专门治疗颈肩腰腿痛的技术。该技术是目前治疗颈肩腰腿痛的最新非手术疗法,具有安全、见效快、疗程短、容易预防复发的特点。受到全世界的物理治疗师和医师的认可。Robin McKenzie也因对腰椎研究所作的贡献,于1983年被国际腰椎研究会接受为会员,并在1982年成立了McKenzie国际学院,用以研究McKenzie技术和向全世界推广该技术。

(一)Mckenzie技术中有关治疗的观点

1. 与松动术等治疗技术的区别 松动术等治疗技术所产生的作用包括伤害感受器的神经调节,降低椎间盘突出的发生,松解或牵张粘连及最快速使重要的关节活动度增加。这些作用通过体位的调整和反复训练也可获得。

2. 自我治疗与减少依赖 Mckenzie技术中,患者自我形成的治疗力量远比治疗师形成的治疗力量(如按摩、松动术、手法、牵引等)更大。患者形成的治疗力量可以从改变和保持姿势的静态方法获得,也可以从反复运动等训练的动态方法获得。Mckenzie认为这更为重要,更为潜在地提供患者的长期效果,并进而减少患者依赖,增加患者的独立性。

3. 加强预防 Mckenzie技术不仅注重治疗,同时也要求对患者开展预防指导,针对不良姿势、反复屈曲这两个易患因素加强预防,尤其是在久坐、持续弯腰、提举重物和腰痛复发等方面。

4. 主动的观点 Mckenzie对卧床休息、支撑辅助具、腰围等被动治疗手段持不完全支持的观点。他认为卧床休息不宜长期使用,以避免产生继发的功能问题。

5. 对手术的观点 手术以后可继发瘢痕、纤维化和神经根粘连,因此手术失败率高,效果较差。为避免手术以后瘢痕造成的功能问题可以在手术后通过伸展-牵张的方法使局部的弹性结构形成可伸展性瘢痕。为预防功能不良的发展,可采用的方法为在手术后每2小时有规律地进行一次全范围的被动直腿抬高活动,可降低纤维化的形成和神经根粘连的并发症。

(二)Mckenzie技术的特征性内容

1. 向心化现象 在进行某个方向的脊柱运动后,脊柱单侧方或单侧肢体远端的脊柱源性的疼痛减轻,疼痛部位向脊柱中线方向移动的现象称为向心化现象。在侧方或远端的疼痛减轻时,脊柱中央部位的疼痛可能暂时加重。

向心化现象仅出现在移位综合征的病例,反复运动后减轻移位的程度,症状随之减轻,且出现向心化现象,提示预后良好。

2. 临床综合征

(1)姿势综合征:此类患者的疼痛仅因正常组织过久地在运动范围终点受到牵拉造成脊柱软组织力学变形所致。一旦解除静态力学负荷则疼痛迅速停止。

患者年龄通常在 30 岁以下，职业多为办公室工作，缺乏体育运动；症状多局限，疼痛常在脊柱中线附近，多为间歇性，不向四肢放射；患者可分别或同时有颈、胸、腰椎各部位的疼痛；体检常无阳性体征存在，检查时唯一的客观表现仅在出现疼痛时患者腰椎处在不良姿势且维持在运动终点。

（2）功能不良综合征：此类患者的疼痛是由于脊柱受累节段及其邻近软组织结构挛缩，进而产生局部力学变形所致，通常在试图达到活动范围终点时出现疼痛。

患者年龄多在 30 岁以上，长期处于不良姿势且缺乏运动。疼痛的产生为渐进性，部位多局限于脊柱中线附近，总是在运动达到活动范围的终点时发生，而不会在活动过程中出现。除合并有神经根粘连的情况外，功能不良综合征的疼痛不会出现下肢牵涉痛症状。

（3）移位综合征：此类患者的疼痛是椎间隙内在解剖学紊乱和（或）移位刺激外部伤害感受器所造成。

患者年龄常见于 20～55 岁，长期存在不良坐姿；疼痛的发作常为突发性，且无明显诱因，即可在数小时或 1～2 天内由正常的情况发展至严重的功能障碍；疼痛通常表现为持续性，部位可局限于脊柱中线附近，也可放射或牵涉至下肢远端，可同时伴有感觉异常或麻木症状；严重病例可能出现明显的运动功能缺失，并可见脊柱后凸变形和侧凸变形。

（三）移位综合征的分型

移位综合征根据患者距离脊柱最远端的症状的部位和是否出现急性畸形分为 7 型，其中胸椎仅有前 3 型。1～6 型为后方移位，7 型为前方移位。

1. 移位综合征 1 型

（1）颈椎移位 1 型：颈 $_{5\sim7}$ 水平中央或对称性疼痛，肩胛或肩痛少见，无畸形。

（2）胸椎移位 1 型：胸 $_{1\sim12}$ 水平中央或对称性疼痛，无畸形。

（3）腰椎移位 1 型：腰 $_{4\sim5}$ 水平中央或对称性疼痛，臀部或大腿疼痛少见，无畸形。

2. 移位综合征 2 型

（1）颈椎移位 2 型：颈 $_{5\sim7}$ 水平中央或对称性疼痛，肩胛、肩或上肢痛可有可无，颈椎后凸畸形。

（2）胸椎移位 2 型：胸 $_{1\sim12}$ 水平中央或对称性疼痛，胸椎后凸畸形。

（3）腰椎移位 2 型：腰 $_{4\sim5}$ 水平中央或对称性疼痛，臀部或大腿疼痛可有可无，腰椎平坦或后凸畸形。

3. 移位综合征 3 型

（1）颈椎移位 3 型：颈 $_{5\sim7}$ 水平单侧或不对称性疼痛，肩胛、肩或上肢痛可有可无，无畸形。

（2）胸椎移位 3 型：胸 $_{1\sim12}$ 水平单侧或不对称性疼痛，可在胸壁范围内出现疼痛。

（3）腰椎移位 3 型：腰 $_{4\sim5}$ 水平单侧或不对称性疼痛，臀部和（或）大腿疼痛可有可无，无畸形。

4. 移位综合征 4 型

（1）颈椎移位 4 型：颈 $_{5\sim7}$ 水平单侧或不对称性疼痛，肩胛、肩或上肢痛可有可无，急性斜颈畸形。

（2）腰椎移位 4 型：腰 $_{4\sim5}$ 水平单侧或不对称性疼痛，臀部和（或）大腿疼痛可有可无，腰椎侧凸畸形。

5. 移位综合征 5 型

（1）颈椎移位 5 型：颈 $_{5\sim7}$ 水平单侧或不对称性疼痛，肩胛和肩的疼痛可有可无，上肢症状至肘关节以下，无畸形。

（2）腰椎移位 5 型：腰 $_{4\sim5}$ 水平单侧或不对称性疼痛，臀部和（或）大腿疼痛可有可无，症状至膝关节以下，无畸形。

6. 移位综合征 6 型

（1）颈椎移位 6 型：颈 $_{5\sim7}$ 水平单侧或不对称性疼痛，肩胛和肩的疼痛可有可无，上肢症状至肘关节以下，颈椎后凸畸形或急性斜颈畸形。

（2）腰椎移位 6 型：腰 $_{4\sim5}$ 水平单侧或不对称性疼痛，臀部和（或）大腿疼痛可有可无，症状至膝关节以下，腰椎侧凸畸形。

7. 移位综合征 7 型

（1）颈椎移位 7 型：颈 $_{5\sim6}$ 水平对称或不对称性疼痛，颈前或前侧方疼痛可有可无，无畸形。

（2）腰椎移位 7 型：腰 $_{4\sim5}$ 水平对称或不对称性疼痛，臀部和（或）大腿疼痛可有可无，伴脊柱过度前凸畸形。

（四）适应证与禁忌证

1. 适应证　符合 Mckenzie 诊断、分类的颈、腰痛。

2. 禁忌证

（1）原发和继发肿瘤。

（2）任何类型的感染。

（3）活动性炎症疾患，如风湿性关节炎、强直性脊柱炎、痛风。

（4）中枢神经疾患，包括马尾神经损伤、脊髓压迫和脊髓炎等。

（5）严重的骨骼疾病，如骨质疏松、进行性骨软化、Paget 病。

（6）严重的肌肉骨骼系统损伤，如骨折、脱位和韧带撕裂。

（7）结构不稳定，如妊娠最后两个月、儿童。

（8）血管异常，如内脏血管疾病、血友病。

（9）进展性糖尿病。

（10）症状、体征的加重或外周化。

（11）严重疼痛、严重挛缩或痉挛。

（12）心理疾患。

（五）治疗原则

1. 姿势综合征的治疗原则

（1）姿势矫正：使患者避免产生姿势性疼痛的应力。

（2）健康教育：使患者认识到姿势与疼痛之间的关系，自觉保持正确的姿势，出现疼痛时知道通过调整姿势来缓解症状。

2. 功能不良综合征的治疗原则

（1）姿势矫正：排除姿势因素引起的症状。

（2）有效牵伸的原则：对短缩的组织进行牵伸，牵伸要有一定的力度，否则短缩的组织无法重塑牵长。有效牵伸力度的临床标准是：牵伸时一定要出现瞬间疼痛；有效牵伸还需要一定的频度，每 1~2 小时 1 组，每组 10 次，每天 10 组；有规律的重复是有效牵伸的重要因素。

3. 移位综合征的治疗原则

（1）复位：根据移位的方向，选择脊柱反复单一方向的运动，反复运动产生复位力，将移位的髓核复位。后方移位时需要应用伸展方向的力复位，前方移位时需要应用屈曲方向的力复位，后侧方移位时需要应用侧方的力复位。

（2）复位的维持：在短时间内，避免与复位相反的脊柱运动，使复位得以维持。

（3）恢复功能：在症状消失后，逐渐尝试与复位时方向相反的脊柱运动，使各方向的脊柱运动范围保持正常，且不出现任何症状，防止功能不良综合征的发生。

（4）预防复发：通过姿势矫正、适度体育锻炼、日常生活活动正确姿势指导来防止复发，教育患者重视复发先兆，在症状初起时进行恰当的自我运动治疗，防止症状加重。

（5）力的升级：为了保证治疗的安全性，在开始选择治疗方向时，要使用较小的力，一旦出现症状减轻或向心化现象，表明该方向是适合的治疗方向，则在必要时，逐渐增加该运动方向的力。

（六）治疗方法

1. 腰椎疾患的治疗方法

（1）姿势综合征

坐姿矫正：坐位时，腰椎尽量伸直，使腰椎产生前凸"凹陷"。可用圆枕垫于腰后。

站姿矫正：站位时，挺胸、松腰（腰椎放松），骨盆轻微后斜。

卧姿矫正：卧硬板床。

（2）功能不良综合征

姿势矫正：同姿势综合征。

牵伸缩短矫正：主动、被动伸展运动；主动、被动屈曲运动。

（3）移位综合征

移位综合征 1 型：姿势矫正同姿势综合

征；站立位拉伸运动练习；卧位伸展、屈曲运动训练。预防性措施：避免长时间弯腰和久坐。

移位综合征2型：矫正脊柱后凸变形（体位姿势矫正），患者取仰卧位，在其腰部垫枕或利用治疗床凸起进行矫正10～20分钟，直至患者能完全处于平卧位；调节治疗床的角度进行持续被动拉伸矫正；站立拉伸运动。预防性措施：同移位综合征1型。

移位综合征3型：开始治疗同移位综合征1型；症状无缓解或未出现向心化现象时可采用主动、被动伸展运动，伸展位旋转松动术，伸展位旋转手法，屈曲位旋转法等；疼痛减轻或出现向心化现象时，治疗同移位综合征1型。

移位综合征4型：侧移自我矫正训练；俯卧位伸展矫正训练；维持脊柱前凸矫正训练；站立位伸展矫正训练等。

移位综合征5型：卧位屈曲旋转松动术、屈曲旋转手法矫正训练；俯卧位伸展矫正训练等。

移位综合征6型：体位姿势和运动治疗能减轻疼痛时，可采用移位综合征4型治疗方法，进一步治疗同移位综合征3型和移位综合征1型；体位姿势和运动治疗不能减轻疼痛时，可采用床上持续牵引法，若症状再无缓解，则需要手术治疗。

移位综合征7型：治疗以屈曲运动为主，屈曲程序依次为卧位、坐位、站立位屈曲运动。

2. 颈椎疾患的治疗方法

（1）姿势综合征的治疗

坐位姿势矫正治疗：患者取懒散坐位，调整脊柱基底位从臀部位到腰椎位再到颈椎位，头颈部后缩，重复数次，让患者调整至最佳坐位；保持腰椎前凸曲度，保证头颈部矫正姿势，通过头颈部的后缩运动保持矫正姿势。

站立位姿势矫正治疗：患者取站立位，挺胸，头颈部后缩，骨盆稍向后倾斜。

卧位姿势矫正治疗：调整卧具及卧位姿势。

（2）功能不良综合征的治疗（矫正不良坐位姿势）

伸展功能不良：采用坐位下颈后缩加压、后缩伸展运动及卧位后缩伸展运动；

旋转功能不良：采用坐位下颈部后缩与旋转运动，若症状不缓解可采用旋转松动术，由治疗师帮助完成；

侧屈功能不良：可采用坐位下颈后缩与侧屈运动，若症状不缓解可采用侧屈松动术，由治疗师帮助完成；

屈曲功能不良：采用坐位下的颈部屈曲运动，若症状不缓解可采用屈曲松动术，由治疗师帮助完成。

（3）移位综合征的治疗

1）移位综合征1型：缓解椎间盘移位时采用颈后缩加压、后缩伸展运动及卧位后缩伸展运动；保持缓解状态采用头颈部后缩姿势；恢复功能时进行屈曲运动。

2）移位综合征2型：缓解移位时应用卧位后缩伸展运动进行治疗；维持缓解状态时采用颈后缩加压、后缩伸展运动及卧位后缩伸展运动进行练习；恢复功能时进行屈曲运动练习。

3）移位综合征3型：缓解椎间盘移位及维持缓解状态时采用颈后缩加压、后缩伸展运动及卧位后缩伸展运动进行练习；恢复功能时进行屈曲运动练习。

4）移位综合征4型：缓解椎间盘移位时应用卧位后缩伸展运动及牵引和旋转运动进行治疗，若症状不缓解可采用颈后缩与侧屈运动进行治疗；维持缓解状态时矫正姿势和保持良好体位；恢复功能时进行屈曲运动练习。

5）移位综合征5型：缓解椎间盘移位时采用颈后缩加压、后缩伸展运动及卧位后缩伸展运动，若未出现向心化现象可采用侧屈松动术，维持缓解状态时矫正姿势和保持良好体位，恢复功能时进行屈曲运动练习。

6）移位综合征6型：缓解椎间盘移位时采用颈后缩加压、卧位后缩伸展运动及牵引和旋转运动进行练习，若症状未缓解，可采用颈后缩与侧屈运动及颈后缩和旋转运动进行练习，恢复功能时进行屈曲运动练习。

7）移位综合征 7 型：缓解椎间盘移位时采用屈曲运动、屈曲松动术及旋转松动术进行训练，恢复功能时采用颈后缩加压、后缩伸展运动。

（七）预防

在患者治疗获得成功后，应采用同样的训练方法预防将来各种上背部和颈部疼痛的发作。所有易患因素中，仅为位置性因素最易调整和安全控制，这是预防的重要内容。患者需要清楚地知道哪些位置会加重疼痛，哪些位置可缓解疼痛。简要的预防措施如下：长久坐位时，保持腰椎前凸，头颈部略微的回缩曲度，可用一腰椎卷垫促进这一矫正，定时应用回缩和伸展运动，每隔 1 小时，从坐位站起，高抬腿，行走数分钟，活动过久弯曲的头颈部。

第二节 作业治疗

作业治疗（occupational therapy，OT）是指应用与日常生活、工作有关的各种作业活动或工艺过程，指导患者有目的和有选择地进行某项活动，并产生某一特定效果或目标，以进一步改善和恢复身体、心理和社会方面的功能。其重点在于增强手的灵活性、眼和手的协调性、对动作的控制能力和工作耐力，以进一步提高和改善患者的日常生活能力。同时还利用各种材料、工具及器械，进行有目的性和有生产性的动作和作业，掌握某一工作或生活技能，帮助患者恢复或取得正常的生活方式和工作能力。

作业治疗活动包括：①教授日常活动技巧；②提高感觉 - 运动技巧，改善感觉功能；③就业前训练，帮助患者就业；④提高休闲娱乐活动能力；⑤设计、制作或应用矫形器、假肢或其他辅助器具；⑥应用特殊设计的手工艺和运动来提高功能性活动能力；⑦帮助患者适应环境等。

这些作业活动可分为个体、小组或社会群体进行。

一、作业治疗的实施

（一）制定作业治疗的步骤

1. 收集资料 包括患者的性别、年龄、病史、用药情况、社会经历、工作、护理记录、兴趣爱好等资料，先对患者有个大概的了解，再进行有目的的检查。

2. 功能评定 确定患者目前的功能水平，找出需要解决的问题，为治疗打下基础。一般功能评定的方案有：徒手肌力评定、关节活动度评定、感觉功能评定、日常生活活动能力评定（activity of daily living，ADL）、功能独立性评定（functional independence measure，FIM）等，以上评定见有关章节的介绍。

3. 提出作业治疗的目标和先后顺序 治疗目标可分为最终目标和近期目标。根据患者的情况确定患者最终应该达到的活动能力目标，再根据最终目标确定不同阶段训练的近期目标。

4. 根据分期目标提出具体的作业治疗方法。

5. 积极引导患者把注意力集中到某一动作的完成上，而不要求去注意收缩哪块肌肉、活动哪个关节。若动作完成不正确，可分解成若干步骤和分阶段完成。

6. 定期检查和评定 要定期对患者的治疗进行检查，并和原来结果比较，确定治疗方法是否正确有效。若不能完成预定目标，要检查原因，修改治疗方法。

7. 就业前评定和职业评定 评价就业工作的潜力对于许多骨科患者及残疾人是非常必要的，可帮助其重返社会独立生活。完整的就业前评定应包括医学、心理、教育、社会、环境、文化和职业等可影响就业的因素。完善的职业评定需要熟知患者情况及就业情况的职业顾问的协助。就业评定可以通过实际或模仿劳动过程进行，主要评定劳动技能。

（二）作业治疗的组织与注意事项

作业治疗师根据患者功能情况，提出治疗目标和选择合适的作业活动。作业治疗师既可集体也可个体进行治疗，为患者提供必需的治疗用具和设备。作业治疗师要熟知各种作业治疗的技能特点和训练方法，并要求有极大的热情和耐心进行指导。在具体的作业治疗工作中应注意：

1. 根据患者的特点，有目的性地选择作业内容，即选择对躯体、心理和社会功能起到一定治疗作用的方法。

2. 所选择的作业活动应具有现实性，不宜过多地超越客观条件。

3. 强调采用集体治疗的形式，以增加患者与周围人员的接触，有助于参与更多的社会活动。

4. 在一定范围内允许患者自己挑选某一作业治疗方法，增加趣味性，促使其更积极自觉地参与活动。

5. 根据实际情况对作业时间、强度、间歇次数等进行灵活调整，以不产生疲劳为宜。

6. 对作业治疗成果要给予充分肯定。

二、作业治疗的常用方法

恢复日常生活能力的作业治疗方法有：

1. 基本日常生活活动训练　是指每一患者为达到生活自理而必须进行的一系列最基本的动作。通常指床上活动（如翻身、坐起、移动、上下床等）、更衣（如穿脱内、外衣和鞋袜等）、饮食（如端碗、持杯、用筷和刀叉汤匙、抓拿或切割食品等）、转移（如床和轮椅间的转移、站立、室内外步行、跨门槛、上下楼梯、乘公共汽车或骑自行车及轮椅、拐杖的使用等）、个人卫生（包括洗漱、梳头、剃胡须、剪指甲、沐浴、上厕所等）。

2. 工具性日常生活活动训练　应当教会患者如何安排并进行家务活动以节省能耗。让患者学会社会生活技巧、个人健康保健、安全意识、环境设施及工具的使用。

3. 就业前的技能训练　这是作业治疗中的重要治疗之一。通常可分为以下四种：

（1）与原工作相近的技能训练：如某一患者原为木工，现因受伤后残留肩、肘关节功能障碍，应选择与木工或相近的职业劳动进行训练。如原为钟表修理人员，现手指损伤后残留功能受限，即可选择修理钟表作为作业治疗。此类训练，只要安排合适，配有必要的工具，稍加指导和督促即可完成。

（2）对有明显手指、手腕精细协调功能障碍者的技能训练：不必选择对手指、手腕有高度要求的工种，而应选择以恢复手的精细协调功能为主的较简单的技能，如用尼龙绳或毛线进行编织，或泥塑和其他各种金工活动等。此时除有一定工作场所和必要的设备器材外，还需有一名精通该项技能的作业治疗师（士）作具体指导。要根据患者功能受损程度选择合适的方法、制订合理的步骤进行治疗。在治疗中还应不断地鼓励和帮助患者。

（3）根据个人爱好选择相应的作业技能训练：此时仍应服从该项技能训练要有助于恢复该患者残损功能这一原则，经医师同意可有选择地进行。这类内容更加广泛，事实上，任何一所医院均无法满足各方面的要求，只能从实际出发，选择相近的技能。此类方法和要求同上。

（4）园艺、文娱训练：这是另一类重要作业治疗方法，主要适用于大关节、大肌群或内脏功能障碍者，经运动疗法后进展缓慢者即可应用本法。常由文娱治疗师（士）来指导完成。本法包括各种球类活动在内的文体活动和园艺活动，常以集体的形式进行治疗。要充分掌握轮椅、假肢和各种支具装置的应用，只有在非常熟练操纵后，才有可能参加园艺或文娱治疗。

4. 教育性技能训练　这是寓教育于技能训练之中，通常适用于残疾儿童或感官残疾者。需具备必要的学习用具，包括各种图片、动物玩具和各种大、小型的积木等。在受到教育的同时，对具有感官障碍者来说还有知觉-运动功能训练（perceptual functional training）。

例如，皮肤触觉和本体感觉（对关节肌肉的本体感受器刺激）训练、感觉运动觉（包括位置觉）的训练等。

5. 轮椅处方   由于轮椅在残疾人中得到广泛应用，因而必须重视轮椅规格，以适合于患者，否则不仅对患者帮助不大，有时还可造成伤害。

一张实用的和质量好的轮椅应具备以下特点：①坚固耐用，至少可应用 2～5 年以上；②容易折叠和（或）可拆卸，以便于贮放和搬动；③轮椅及其部件的尺寸大小应适用于患者，力求患者坐上后姿势好、舒适，容易操纵和制动；④为便于日常生活，如上下床铺、进出厕所、进食和工作，包括写字、查阅书刊等，轮椅应与生活用具和工作桌椅尽量靠近；⑤整个轮椅的大小要与有限的场地、走道、门和总的建筑相适应。

（1）轮椅的合适尺寸

坐位宽度：坐位宽度是两臀（外侧缘）或两股骨大转子之间的最大距离，再加 5cm。坐位太窄时，上下轮椅不方便，而且局部组织容易受压迫；坐位太宽，则不容易坐稳，进出门也有困难。

坐位深度：坐位深度是后臀部至小腿腓肠肌后缘之间的水平距离（膝关节弯曲 90º）。坐位深度为测量结果减去 6.5cm。坐位太浅，体重落点太集中，局部容易受压过多；坐位太深，会压迫腘窝部，影响血液循环，并容易刺激皮肤。对大腿特短或膝关节屈曲挛缩者，使用浅坐位为好。

坐位高度：测量坐位时，测足跟（或鞋跟）至腘窝的距离，再加 5cm。在放置踏脚板时，板面离地面至少 5cm。为了舒适和防止压疮，座位上可放坐垫。坐垫可用泡沫橡胶（5～10cm 厚）、凝胶或其他质量较好的材料制成。为防止坐位下陷，可在坐垫下放一张 6mm 厚的胶合板。

背高：现代轮椅的背高要求尽可能低，但个别患者因伤残部位需要，仍需高靠背。低靠背背高测量由坐面至腋窝的距离（一臂或双臂向前平伸时测量），减去 10cm。高靠背则由坐面至肩部或后枕部的实际高度。

臂位（扶手）高度：上臂垂直平放于扶手上（即肘关节屈曲呈 90º），测量坐面至前臂下缘的高度，再加 2.5cm。适当的臂位高度有助于保持正确的身体姿势和平衡，并可使上肢轻松地放置在舒适的位置上。

（2）安全问题：要有好的制动装置，并便于上下轮椅，制动必须灵敏。必要时可加用安全带围身保护。

（3）锻炼方法和原则

上肢肌力锻炼：要求上臂有一定程度的强大肌力，包括肩带向下的力、上臂支撑和提位的力。训练方法可作哑铃前平举、侧平举、后举、扩胸器练习，以后或练俯卧撑、引体向上牵引橡皮带的练习。其要点必须使两臂肌力基本相等。

上下轮椅练习：先练习两手支床，使臀部离床，再向左或右移动。然后将轮椅移至床边，与床平行，将一侧（靠床）的扶手卸下，即可从床上移到轮椅上，然后将扶手装上。

轮椅前进、后退和左右转弯练习：要求前推、后拉的力量两侧协调、相等，否则前进、后退的路线不呈直线而呈弧形。左转弯时，左轮控制不转，右轮旋转；右转弯时正好相反。要求转弯的弧度尽可能小。

轮椅上坡、下坡、越过障碍、急停和将前轮翘起练习：在上、下坡时要求掌握时机，以免滑坡或倒退，并要及时配合刹车的应用。要练习将前轮翘起，并保持平衡。要先在保护下进行，在掌握平衡后，可单独练习。这一练习极为重要，常在急停、越过障碍时需用此技术。

第三节 康 复 工 程

康复工程是工程学在康复医学临床中的应用，是利用工程学的原理和手段，在对所丧失的功能进行全面的评定，后通过代偿或补偿的方法来矫治畸形、弥补功能缺陷和预防功能进一步退化，使患者能最大限度地实现生活自理和回归社会。

一、自助具

自助具（self help devices）是为提高患者的自身能力，使其较省力、省时地完成一些原来无法完成的日常生活活动（ADL），从而增加生活独立性的辅助装置。因此，自助具主要适用于生活自理和日常生活活动有一定困难、但修改用品用具后尚能克服的患者。

常用自助具有：

1. 扣钩及拉链钩（图 3-3-1） 适用于手指功能障碍而不能完成扣纽扣和拉拉锁患者。

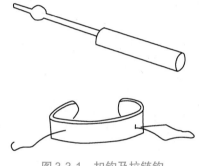

图 3-3-1 扣钩及拉链钩

2. 穿袜用具（图 3-3-2） 可用一张硬纸板或塑料及 2 条绳带制成。适用于髋、膝关节不灵活等患者。

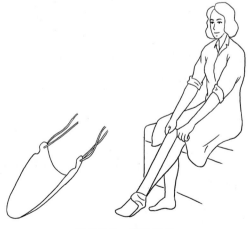

图 3-3-2 穿袜用具

3. 长柄梳及长柄牙刷，适用于上肢关节活动受限者使用。

4. 固定在台面上的指甲剪（图 3-3-3） 适用于手指捏持、对掌功能受限者。

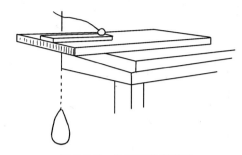

图 3-3-3 台面固定指甲剪

5. 马桶坐垫（图 3-3-4） 可套在马桶上加高、加宽，有的带扶手，适用于髋、膝关节屈伸有困难者，便于坐下和起立。

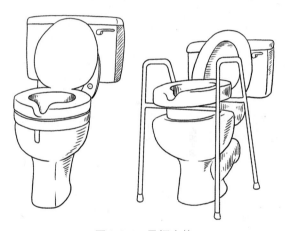

图 3-3-4 马桶坐垫

6. 免握餐具（图 3-3-5） 套在手掌中使用，适用于手指不能握持者。

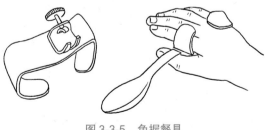

图 3-3-5 免握餐具

7. 不同形状的餐具，带角度，不同宽窄及各种手段的餐具（图 3-3-6）适用于手部活动障碍者。

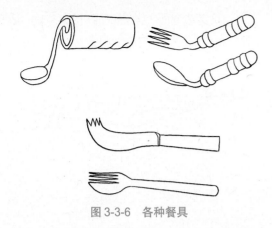

图 3-3-6　各种餐具

8. 持笔器（图 3-3-7）　适用于手指握持有困难的患者。

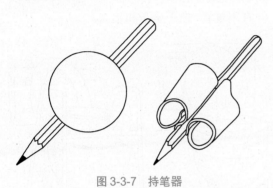

图 3-3-7　持笔器

9. 持杯器（图 3-3-8）　适用手部功能受限者，以腕及前臂功能代偿。

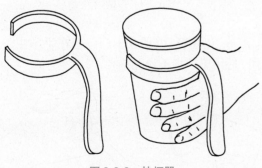

图 3-3-8　持杯器

总之，自助具的品种繁多，从简单的日用器皿到较复杂的电动装置及计算机化的环境控制遥控系统等。根据其用途可分为进食、书写、阅读、穿衣、个人卫生、移位活动、交往活动、体育娱乐及职业活动等类别。

二、矫形器

矫形器（orthosis）是装配于人体四肢、躯干等部位，通过力的作用改变神经肌肉和骨骼系统的功能特性或结构，用以预防、矫正畸形，增强、补偿功能，辅助治疗骨关节及神经肌肉疾患的体外装置。矫形器又称支具（brace）、夹板（splint）、矫形装置（orthopedic device）、矫形器械（orthopedic appliance）、支持物（supporter）等，目前国际上统一称为矫形器。

（一）矫形器的基本作用

1. 稳定作用　通过矫形器对肢体异常活动的限制，维持骨、关节、脊柱的稳定性，恢复其承重或运动功能。

2. 保护作用　通过对病变肢体或关节的固定（稳定关节的作用），防止不合理的活动，减轻疼痛，保持肢体、关节的正常对线关系，从而促进病变愈合。

3. 矫正畸形　利用生物力学原理，并提供压力感觉反馈，防治潜在畸形的发生与发展，并广泛用于足部畸形的矫治。

4. 免荷作用　免除或减轻肢体或躯干的长轴承重。常用于下肢各关节的退行性病变。

5. 代偿作用　通过弹簧或橡皮筋等弹力装置提供某些动力或储能，代偿已瘫痪肌肉的功能，对肌力较弱者给予助力，辅助肢体活动。

（二）矫形器处方

矫形器处方的目的是针对患者的残疾特点、功能状况和个体差异等具体情况，指导矫形器的制作、装配及相关服务，为伤残者提供最大限度的矫治。

目前矫形器处方的书写尚无统一模式，但一般应包括以下内容：①一般资料，包括患者的姓名、性别、年龄、职业、临床诊断、功能评定结果及联系方式等；②涉及的部位；③佩戴目的及所要达到的目标；④材料及部件的要求；⑤注意事项；⑥试用情况；⑦备注及说明；⑧签名及日期。

（三）矫形器命名

传统的矫形器命名方式是以设计发明者

或发明的国家、地区的名字来命名,这就造成了矫形器的名称杂乱。1972年美国科学院假肢矫形器教育委员会提出按矫形器的安装部位英文缩写命名,现已在国际上推广使用(表3-3-1)。

表3-3-1　矫形器国际统一名称及缩写

中文名称	英文名称	缩写
骶髂矫形器	sacrum iliac orthosis	SIO
腰骶矫形器	lumbussacrum orthosis	LSO
胸腰骶矫形器	thorax lumbussacrum orthosis	TLSO
颈部矫形器	cervical orthosis	CO
颈胸矫形器	cervical thoracic orthosis	CTO
颈胸腰骶矫形器	cervical thorax lumbus sacrum orthosis	CTLSO
手矫形器	hand orthosis	HO
腕矫形器	wrist orthosis	WO
肘矫形器	elbow orthosis	EO
肘腕矫形器	elbow wrist orthosis	EWO
肩矫形器	shoulder orthosis	SO
肩肘矫形器	shoulder elbow orthosis	SEO
肩肘腕矫形器	shoulder elbow wrist orthosis	SEWO
肩肘腕手矫形器	shoulder elbow wrist hand orthosis	SEWHO
足矫形器	foot orthosis	FO
踝足矫形器	ankle foot orthosis	AFO
膝矫形器	knee orthosis	KO
膝踝足矫形器	knee ankle foot orthosis	KAFO
髋矫形器	hip orthosis	HO
髋膝踝足矫形器	hip knee ankle foot orthosis	HKAFO

(四)上肢矫形器

1. **肩部矫形器**　肩部矫形器的作用是根据肩部疾患及症状,使肩关节按治疗需要,固定在特定的位置,防止产生不必要的运动,并使其免荷,以利于疾病的恢复。

(1)保护性肩矫形器:对肩关节周围组织提供支持、保温和缓解疼痛的作用。

适应证:肩关节退行性病变及周围软组织损伤引起的急慢性疼痛和炎症;肩周肌肉瘫痪所致的肩关节功能障碍。

(2)肩外展固定性矫形器(图3-3-9):将肩关节固定在外展$30°\sim170°$,前屈、内旋,肘关节屈曲(可调)、腕关节功能位。

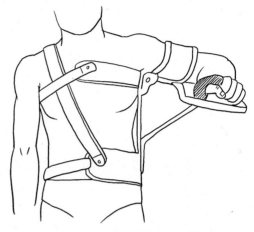

图3-3-9　肩关节外展矫形器

适应证:肩关节手术术后固定;肩关节骨折;肩关节脱位复位后;臂丛神经损伤;急性肩周炎。

2. **肘部矫形器**　肘部矫形器的作用是保持、固定患肢于功能位,限制肘关节的异常运动。

固定式肘矫形器:该矫形器适用于肘关节骨折及术后的固定,将肘关节固定在所需要的角度,通常穿戴6周左右,具体脱下时间以X线片复查结果而定。

3. **腕手矫形器**　根据治疗的需要,将腕、手固定在适当的位置,预防腕手关节的变形,帮助恢复屈伸功能。

(1)腕固定性矫形器(图3-3-10):对腕关节起固定作用。

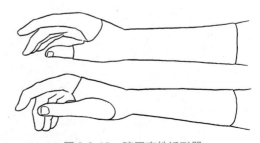

图3-3-10　腕固定性矫形器

（2）腕关节背伸位活动矫形器（图3-3-11）：利用橡皮筋、弹簧等将腕关节、掌指关节及拇指维持在伸直位，不妨碍腕关节屈曲及手指的屈曲活动。主要适用于腕伸肌及指伸肌的麻痹，如桡神经麻痹等。

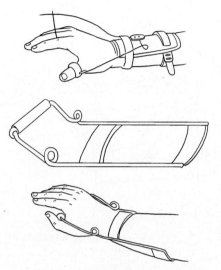

图 3-3-11　腕关节背伸位活动矫形器

（五）下肢矫形器

1. 髋部矫形器　髋部矫形器很多，其作用因其不同而异，不能一一列举，只对一些代表性疾病经常使用的矫形器加以叙述。

（1）各种类型的先天性髋关节脱位的矫形器（图3-3-12）：根据患儿的年龄，采用各种不同的矫形器，目的是增加髋关节股骨头的包容、刺激、促进髋臼的发育。

（2）髋关节外展矫形器：髋关节外展矫形器能控制髋关节内收、外展、屈曲、伸展，适用于强直性、痉挛性脑瘫引起的髋关节内收、内旋位变形、髋关节损伤、脱位及术后需加强外保护的患者。

2. 膝部矫形器　膝部疾患矫形器按功能可分为两大类，即固定式矫形器和矫正式矫形器。固定式矫形器的作用主要是支撑或保护膝关节，使其免受来自内、外方向的力，并保持膝关节的稳定性，以防止引起疼痛的关节运动。矫正式矫形器的作用是矫正肢体的

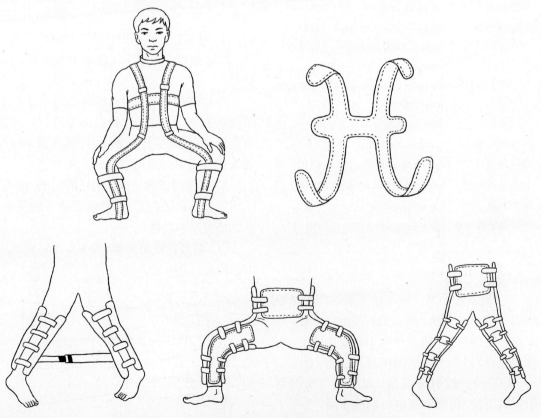

图 3-3-12　各种类型的先天性髋关节脱位的矫形器

异常对线，防止畸形进一步发展，以加强承重时的稳定性。

（1）保护性膝矫形器（图3-3-13）：为固定式矫形器，对膝部具有支撑、减荷、保暖和减轻疼痛的作用。

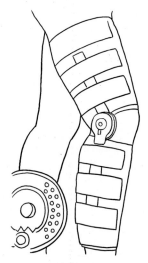

图 3-3-13　保护性膝矫形器

适应证：膝部韧带轻度损伤；膝关节不稳；髌骨松动，习惯性髌骨脱位；膝部陈旧性损伤；解除石膏后功能恢复期。

（2）膝关节固定矫形器（图3-3-14）：为固定式矫形器，对膝关节起固定、稳定作用。对膝关节挛缩者在矫形器两侧还可设计有调节的定位锁，通过对定位装置的调节，逐渐纠正膝关节屈曲挛缩。

适应证：膝关节术后；髌骨脱位；髌骨骨折术后；膝部关节镜术后；膝部韧带、半月板损伤。

（3）三点式膝关节矫形器（图3-3-15）：为矫正式矫形器，该矫形器是利用三点力学原理，对膝关节周围软组织因各种原因造成的膝内、外翻畸形，膝反张畸形等进行矫正。

3.踝足矫形器　踝足矫形器的作用是重新确定足和踝关节的对线关系，控制足踝关节的运动，并保持其稳定性，以达到固定、免荷及矫正畸形。

（1）髌韧带承重免负荷膝踝足矫形器（图3-3-16）：通过髌韧带承重的部分免负荷或完全免负荷，可避免小腿和踝、足的负重或减少负重。使用这种矫形器后患者可以步行，因此避免了长期卧床，更有利于患肢的功能恢复。

适应证：小腿或踝部骨折；踝关节周围软组织严重损伤等。

（2）助动式踝足矫形器（图3-3-17）：根据患者情况可将铰链设计成背屈助动或跖屈助动。这种矫形器可以保证踝关节部分活动，

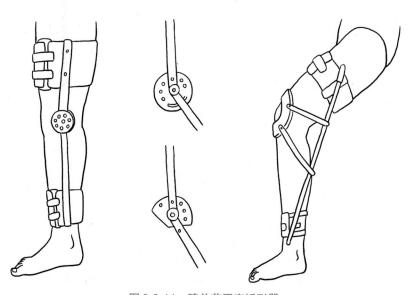

图 3-3-14　膝关节固定矫形器

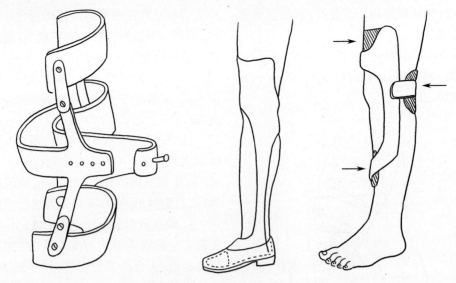

图 3-3-15 三点式膝关节矫形器

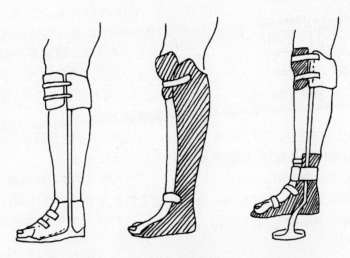

（1）金属条矫形器　　（2）塑料外壳矫形器　　（3）免负荷矫形器

图 3-3-16 髌韧带承重免负荷膝踝足矫形器

佩戴后，避免了足尖碰地，对蹬离动作也有帮助因而步态较好，且下蹲的动作障碍也小。

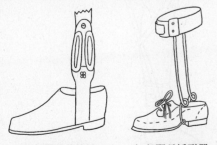

（1）踝关节铰链　　（2）踝足矫形器

图 3-3-17 助动式踝足矫形器

适应证：各种原因（如腓总神经损伤、小儿麻痹症晚期等）所导致的足下垂。

（六）脊柱矫形器

脊柱矫形器主要用于固定和保护脊柱，矫正脊柱的异常力学关系，减轻躯干的局部疼痛，保护病变部位免受进一步的损伤，支持瘫痪肌肉，预防、矫正畸形，通过对躯干的支持、运动限制和对脊柱对线的再调整达到矫治脊柱疾患的目的。

1. 颈椎矫形器　其作用是控制颈椎活动，使颈椎和颈枕关节恢复和保持正常解剖关系，减轻头部对颈椎的重力和应力等作用，以达到治疗目的。

（1）颈托：颈托是一种能限制颈部活动，同时可以减轻头部施于颈椎的重力，起部分免荷作用的颈椎矫形器。因此其主要作用为减轻颈椎的承重、限制颈部活动、保持颈椎良好的对线、预防颈椎的变性和软组织挛缩，减轻疼痛。如费城颈托（图 3-3-18）。

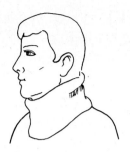

图 3-3-19　软式颈托

（3）带金属支条的颈椎矫形器（图 3-3-20）：能够对颈椎作较充分的固定。除能限制颈部屈伸运行外，还能限制颈椎侧屈和旋转运动，同时对颈椎也有牵引作用。

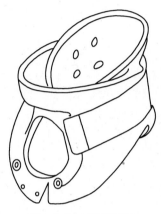

图 3-3-18　费城颈托

适应证：急救时颈椎固定（起临时保护作用）；颈椎术前、术后固定；颈椎骨折稳定后；颈椎退行性病变。

（2）软式颈托（图 3-3-19）：是最简单的颈椎矫形器，可限制颈椎屈伸活动，其特点是佩戴舒适。

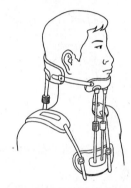

图 3-3-20　带金属支条的颈椎矫形器

2. 脊柱侧凸矫形器

（1）波士顿（Boston）脊柱侧凸矫形器（图 3-3-21）：通过额状面上三点固定，加腹压产生对脊柱的牵引力来矫正脊柱畸形。一般

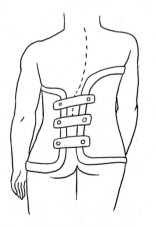
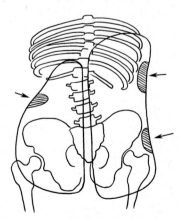

（1）全塑支具　　　　　（2）三点加力支具

图 3-3-21　波士顿脊柱侧凸矫形器

穿戴时间为每日23小时,剩余时间用于功能训练、运动及个人卫生。

适应证:主要用于胸腰段(胸$_6$以下)、Cobb角小于45°的特发性脊柱侧凸。

(2)密尔沃基脊柱侧凸矫形器(图3-3-22):利用三点固定而形成的侧向矫正力和上下方的牵引力矫正脊柱侧凸畸形。穿戴时间为23小时,剩余时间用于功能训练、运动及个人卫生。

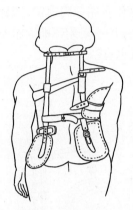

图3-3-22　密尔沃基脊柱侧凸矫形器

适应证:胸段、颈胸段的脊柱侧凸畸形,即顶椎在T_7以上,Cobb角小于40°的脊柱侧凸畸形。

3. 脊柱固定矫形器

(1)三点式脊柱过伸矫形器:该矫形器通过腰背压垫、胸骨压垫和耻骨联合处的压垫三点施力迫使脊柱前凸,同时也使脊柱椎体前部免负荷。如色努脊柱侧凸矫形器(图3-3-23)。

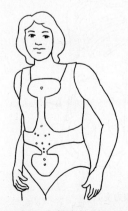

图3-3-23　色努脊柱侧凸矫形器

适应证:主要用于治疗腰椎和低位胸椎的压缩性骨折;腰椎术后;腰椎间盘病变等。

(2)框架式脊柱过伸矫形器(图3-3-24):框架式脊柱过伸矫形器的作用原理基本同三点式脊柱过伸矫形器,但其框式结构增加了限制脊柱向两侧弯曲及旋转运动的功能。

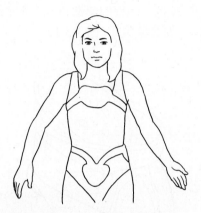

图3-3-24　框架式脊柱过伸矫形器

适应证:同三点式脊柱过伸矫形器。

(3)软性腰骶椎矫形器(图3-3-25):即腰围,制作材料多样,内有金属条以增加强度,系在腰骶部,给骨和软组织施加压力,提高腹腔内压,从而减轻脊柱及其周围肌肉的承重负担,限制脊柱运动,稳定病变关节,消除疼痛。

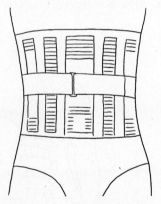

图3-3-25　软性腰骶椎矫形器

适应证:腰椎术后辅助固定;腰椎单纯性压缩性骨折;腰椎小关节紊乱;腰椎间盘突出症;严重的腰部软组织损伤。

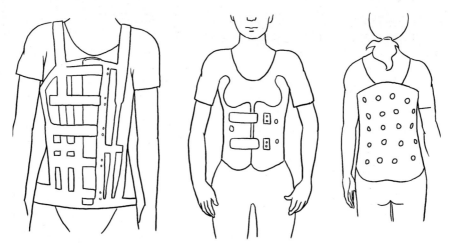

图 3-3-26 胸腰骶椎矫形器

（4）胸腰骶椎矫形器（图 3-3-26）：该矫形器的治疗目的是限制或矫正脊柱的伸展、屈曲、侧屈和旋转运动。

适应证：低位胸椎或腰椎周围软组织损伤；腰椎间盘的突出或膨出；低位胸椎或腰椎轻度滑脱；低位腰椎或腰椎轻度损伤的康复期。

三、假肢

假肢（prosthesis）是用于弥补截肢者肢体缺损和代偿其失去的肢体功能而制造、装配的人工肢体。

假肢按结构可分为内骨骼式假肢和外骨骼式假肢；按用途可分为装饰性假肢、功能性假肢、作业性假肢、运动性假肢和肌电假肢；按安装时间可分为临时假肢和正式假肢；按解剖部位可分为上肢假肢和下肢假肢。

1. 内骨骼式假肢（图 3-3-27） 中间为类似骨骼的结构，外面包以海绵，再用肤色袜套或人造皮从外面套上。其特点是外观比较好，穿戴不易损伤衣裤，缺陷是结构比较复杂，比较重。另外此类假肢的接受腔采用吸着式或全接触式，故承重合理，尤其是前者，对残端的刺激较小。

2. 外骨骼式假肢（图 3-3-28） 又称壳式假肢，是由制成人体肢体形状的壳体来承担假肢外力。其特点是结构简单、重量轻、缺损是

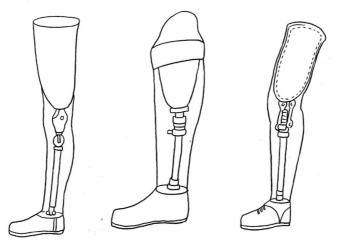

（1）大腿骨骼式假体　（2）小腿骨骼式假体　（3）膝关节离断骨骼式假体

图 3-3-27 内骨骼式假肢

表面的硬壳,容易损伤衣裤。另外其接受腔为插入式,关节为铰链式结构,需要悬吊装置。

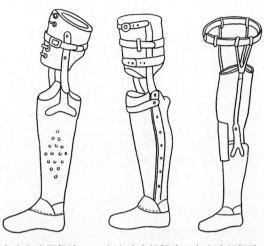

（1）铝小腿假肢   （2）皮小腿假肢   （3）大腿假肢

图 3-3-28 外骨骼式假肢

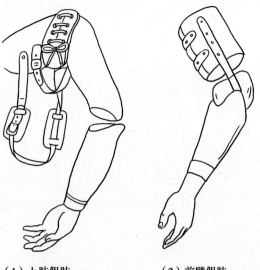

（1）上肢假肢   （2）前臂假肢

图 3-3-29 装饰性假肢

3. 装饰性假肢（图 3-3-29） 设计时完全从外观考虑,不具有任何功能性。假肢外部皮肤由高分子材料制成,其手形、皮肤和表面纹理等各个细节均仿照真手设计、制作。

4. 功能性假肢（图 3-3-30） 假肢既保留了肢体的外形,又代偿了肢体的部分功能。

5. 作业性假肢（图 3-3-31） 主要代偿肢体的功能而具备肢体的外形,多用于辅助截肢者完成某些特定工作的需要。

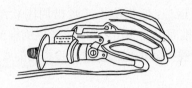

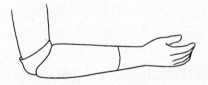

图 3-3-30 功能性假肢

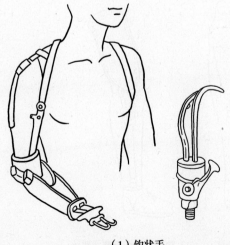

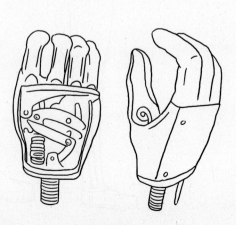

（1）钩状手   （2）机械手

图 3-3-31 作业性假肢

6. 运动假肢　专门为截肢者参加运动而设计、制作的假肢。

7. 临时性假肢（图3-3-32）　为装配正式假肢而制作的一种简易假肢，一般用于截肢的早期康复训练，促进残肢的定型，为装配正式假肢做准备。

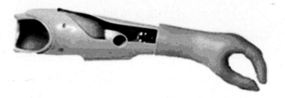

图3-3-33　上肢肌电手

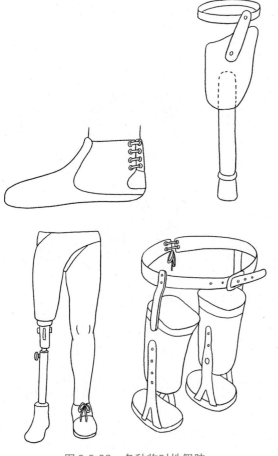

图3-3-32　各种临时性假肢

8. 正式假肢　需要长期使用的完整假肢。

9. 肌电假肢　属于体外力型假肢。是利用人做动作时，大脑向肌肉发出的生物电信号作为信号源，经过放置在相应肌肉上的两块电极将信号传入控制线路中，再经过电子控制线路的放大、滤波等一系列处理使其驱动假肢内的微型电机，从而带动假肢产生动作。因此肌电假肢能够与人的思维基本一致。如上肢肌电手（图3-3-33）。

四、助行器

辅助人体支撑体重、保持平衡和行走的工具称为助行器（walking aids）。

（一）杖

根据杖（crutch）的结构和使用方法，可将其分为手杖、前臂杖、腋杖和平台杖等，形式多种多样，作用也各异。

1. 分类

（1）单足手杖：用木材或铝合金制成，适用于握力好、上肢支撑力强的患者。

（2）多足手杖：有三或四足，支撑面广，因而较单足杖稳定。多用于平衡能力欠佳、用单足手杖不够安全的患者。

（3）前臂杖（forearm crutch）：又称洛氏拐（lofstrand crutch）。把手的位置和支柱的长度可调，夹住前臂的臂套有前开式和侧开式两种。适用于握力差、前臂力较弱但又不必用腋杖者。

（4）腋杖（axillary crutch）：腋杖可靠稳定，用于截瘫或外伤较严重的患者。根据腋杖的长度是否可以调节分为固定式和可调式两种。

（5）平台杖（platform crutch）：又称类风湿拐。有固定带，可将前臂固定在平台式前臂托上，前臂托前方有一把手。用于手关节损害严重的类风湿者或手部有严重外伤、病变不宜负重者，改由前臂负重，把手起掌握方向作用。

2. 长度选择

（1）手杖长度：患者穿鞋形器站立，肘关节屈曲25°～30°，腕关节背伸，小趾前外侧15cm至手掌面的距离即为手杖的长度。

（2）腋杖长度：最简单的方法是自身减去41cm 的长度即为腋杖的长度。站立时股骨大转子的高度即为把手的位置。更为准确地确定腋杖的方法是腋下至足小趾前外侧 15cm 处的长度即为腋杖的长度，肘关节屈曲 25°～30°，腕关节背伸时掌面的高度即为把手的位置。

（二）步行器

1. 助行架（walking frame） 助行架一般由铝管制成，可调节。由于助行架具有较宽而稳定的支撑面，改善了前向和侧向稳定性，允许上肢负重，对担心步行的患者可提供安全感，质地较轻，容易调整。主要用于改善平衡，部分或全部缓解一侧下肢负重。较笨重，不便于狭小地方使用，也不便于穿越房门和进入汽车，并且在楼梯上使用不安全。

2. 截瘫行走器 其中 walkabout 截瘫行走器是根据钟摆原理设计的互动式行走矫形器。当患者重心转移时，在位于大腿矫形器内侧的互动铰链装置的作用下，实现瘫痪肢体的被动前后移动。适用于各种原因所致截瘫患者（胸 $_{10}$ 或胸 $_{10}$ 以下完全性截瘫或部分变位不完全性截瘫）。使用该矫形器可使截瘫患者独立行走，避免长期卧床，因而避免了长期卧床的并发症，同时也大大提高了截瘫患者的生活质量，如 walkabout 截瘫行走矫形器（图 3-3-34）。

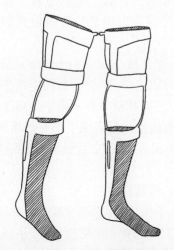

图 3-3-34 walkabout 截瘫行走矫形器

3. 往复式步态矫形器（reciprocating gait orthosis，RGO） 其原理基本同截瘫行走矫形器。患者在实际使用过程中，通过躯干肌的作用，使人体重心侧向移动及向前移动并带动髋关节运动，如一髋关节做过伸运动时，通过导锁移动使另一髋关节产生髋屈曲运动，从而达到带动下肢向前移动目的。适用于胸 $_4$ 以下完全性或更高节段不完全性脊髓损伤患者，图 3-3-35。

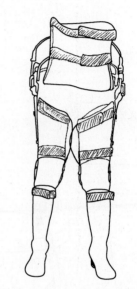

图 3-3-35 RGO 截瘫步态矫形器

第四节 运动康复辅助技术

一、常用物理因子治疗

（一）直流电疗法

直流电是一种电流方向不随时间变化的电流，有阴、阳两极。利用小强度、低电位（50～80V）的平稳直流电作用机体一定部位治疗疾病的方法，称为直流电疗法。

1. 生理作用和治疗作用 正常情况下，人体内存在有 K^+、Na^+、Mg^{2+}、Ca^{2+} 等多种简单离子，它们通常处于动态平衡状态，保持着恒定的比例关系。当直流电通过人体时，体内各种离子发生移动，因速度不同，致使阴极下 Na^+、K^+ 相对增加；阳极下则 Ca^{2+}、Mg^{2+} 较多。这种离子浓度的改变对组织生理机制发生一系列影响（表 3-4-1）。直流电电场下的组织内理化变化是治疗疾病促进功能恢复的基础。

表 3-4-1　直流电电极下组织的反应

作用	组织的反应	
	阴极	阳极
电性	使膜电位易除极化	使膜电位超极化
对蛋白质的影响	加强膜蛋白的负性，蛋白质分散度大	中和膜蛋白所带的负电，蛋白易凝结
细胞膜通透性	增高	降低
对组织细胞影响	使其疏松	使其致密
组织兴奋性	提高	降低
电极下 pH 改变	碱	酸
对神经作用	兴奋	镇静
含水量	增加	减少
皮肤感觉	针刺感	烧灼感

（1）对血液循环和细胞代谢的影响：直流电作用后，局部皮肤发红，持续时间较长，阴极下明显，还通过节段反射使深部相应节段的脏器血液循环加强。另外，阳极下的细胞膜蛋白凝集致密，细胞膜的物质交换受阻，代谢降低，而阴极下则相反。可用于神经损伤、慢性炎症及慢性溃疡等治疗。

（2）对骨折愈合的作用：正常骨干骺端带负电，骨折后负电发生变化，在骨折 1 周后开始，以适量的直流电阴极刺激，具有促进骨再生和修复的作用。直流电能使骨内膜增生，髓腔内组织发生骨化；软骨内骨化，线粒体聚集和释放钙盐。还因电场引力，阴极下吸引钙离子增多，且氧耗增加，氧分压降低，而刺激静止的多能细胞分化成骨细胞和软骨母细胞，达到促进骨痂形成，骨折愈合。

2. 适应证　神经痛，神经炎，周围神经损伤，肌炎，肌痛，肌无力，肌痉挛，自主神经失调，肢端知觉异常症，关节炎，关节痛，血栓性静脉炎，瘢痕，术后粘连，骨折愈合不良，慢性溃疡。

3. 禁忌证　高热，恶病质，急性湿疹，皮肤感觉障碍，对电流过敏者。

（二）经皮电刺激神经疗法

通过皮肤将某种特定频率和波宽的低频脉冲电流作用于人体，刺激感觉神经，以减轻或消除疼痛的方法，称为经皮电刺激神经疗法（transcuataneous electrical nerve stimulation，TENS）。

TENS 仪产生持续的、不对称的平衡双相变形方波，无直流成分，故无极性，少数仪器产生单相方波、调制波型；频率为 1～150Hz；可调波宽为 0.04～0.3ms。

1. 生理作用和治疗作用

（1）镇痛：TENS 的主要治疗作用是镇痛，TENS 的波宽和电流强度可选择地兴奋 A 类纤维，而不兴奋 C 类纤维，激活粗纤维，关闭疼痛闸门和释放内源性镇痛物质。

对急性疼痛疾病，如神经痛、软组织损伤，能缓解疼痛，减轻水肿，恢复关节活动度和行走功能。用于术后切口痛，可减少镇痛药物摄入，明显减少并发症，如尿潴留、肠麻痹、恶心呕吐。

对慢性腰腿痛、关节炎、疱疹后神经痛、截肢幻痛、周围神经变性、三叉神经痛、偏头痛和紧张性头痛均能取得不同程度的镇痛效果。

在临床应用中，短期治疗的疗效较长期治疗高，其他常规疗法无效时，改用 TENS 治疗能获得效果。

（2）促进骨折愈合：TENS 可促进成骨效应，加速骨折的愈合，Kahn 推荐的方法是将电极置于骨折处两侧，波宽尽量大（0.3ms）、低频率（1～2Hz）、低强度（感觉阈），每次通电 30～60 分钟，每天 3～4 次。

（3）促进伤口愈合：有报道应用单相波型的 TENS 治疗能促进溃疡愈合。

（4）改善周围血液循环，增加组织的血液供应。

TENS 的参数选择与适应证：TENS 镇痛效果与电极放置、电流强度、频率、波宽等电流参数有关（表 3-4-2）。

表 3-4-2   三种 TENS 的参数与适应证

TENS 方式	脉冲频率（Hz）	脉冲宽度（ms）	强度	时间（分钟/次）	适应证	电极放置（适用三种类型）
常规型	75～100	<0.2	舒适麻颤感	30～60	短期镇痛，急、慢性疼痛	电极置于痛点、运动点、扳机点、穴位上。可采用并置、对置、交叉、V形等
类针刺型	1～4	0.2～0.3	运动阈上（感觉阈的2～4倍）	45	长期镇痛，急慢性疼痛，周围循环障碍	
短暂强刺激型	150	>0.3	肌肉强直痉挛性收缩	15	小手术，致痛性操作过程中加强镇痛效果	

2. 适应证 在上述生理作用与治疗作用中已述。

3. 禁忌证 植入心脏起搏器者，颈动脉窦区，妊娠女性腰腹骶部禁用。慎用人体体腔内、眼部及脑血管意外者的头部。

（三）神经肌肉电刺激疗法

应用低频脉冲电流刺激神经或肌肉使其收缩，恢复或改善其运动功能的方法称为神经肌肉电刺激疗法（neuromuscular electrical stimulation, NMES）。又称电体操疗法。

主要用以刺激失神经肌、痉挛肌（交互抑制）、平滑肌，亦可用于治疗失用性肌萎缩。

1. 生理作用和治疗作用

（1）NMES 的生理作用机制

1）能激活快肌纤维，并促使其向慢肌纤维转变。

2）激活失神经支配肌肉的运动单位的活性，使其同步化，恢复运动单位的募集顺序。

3）能克服疼痛引起对肌肉的反射性抑制。

4）能增加部分失神经支配肌肉残留的正常运动单位的肌力，使整个肌肉的肌力增强。

（2）治疗作用

1）治疗失用性肌萎缩：延迟萎缩，增强已萎缩肌肉的肌力；在病情允许下，鼓励患者多活动，早期多做等长收缩；能做主动抗阻运动时，就停止 NMES 治疗。

2）增强和维持关节活动度：电流刺激肌肉收缩，引起关节活动，牵拉关节周围软组织。

3）肌肉运动再学习和易化：NMES 使肌肉易化的方法有两种。①模拟运动疗法中的促通技术：以感觉阈的电流强度刺激，看不到肌肉收缩，但患者有"轻触""拍打"样感觉；②运动控制法：电刺激使肌肉收缩，向中枢传入大量的本体、运动和皮肤感觉信息，促进中枢运动控制功能恢复和重建正常运动模式。

4）减轻肌肉痉挛：利用刺激痉挛肌肌腱中的高尔基器，引起反射抑制和刺激其对抗肌肌腹引起交互抑制使痉挛松弛。

5）促进失神经支配肌肉的恢复：使用电刺激失神经支配的肌肉延迟肌肉萎缩，改善肌肉血液循环，保证肌肉中的正常代谢，减轻水肿，防止肌肉失水和发生电解质紊乱、酶和肌肉收缩物质的破坏，抑制肌肉纤维化，防止其硬化和挛缩。对失神经肌肉电刺激治疗选用三角波，因可调节波的上升时间，避免引起正常肌肉收缩、刺激正常感觉神经，而只兴奋病肌。有条件者先做强度-时间曲线检查，按检查结果选择刺激脉冲的各种参数；无条件做电诊断检查者，根据失神经的轻重情况而定，轻度失神经 10～50ms，中度 50～150ms，重度失神经 150～300ms。

6）替代矫形器或代偿肢体和器官已丧失的功能。

7）由于"肌肉泵"的作用，能减轻肢体肿胀。

2. 适应证 上下运动神经元麻痹，神经失用症，失用性肌萎缩，大型手术后防止静脉血栓形成，关节制动后，肌腱移植术后。

3．禁忌证　装有心脏起搏器者，恶性肿瘤部位，出血倾向。

（四）功能性电刺激疗法

应用低频电流刺激完全丧失或部分丧失功能的肢体肌肉，使其收缩，以替代或重建肢体及器官的功能，称为功能性电刺激疗法（functional electrical stimulation，FES）。

1．生理作用和治疗作用

（1）作用原理：当电刺激作用于周围神经时，兴奋经神经传至肌肉，引起肌肉收缩，诱发丧失的功能。电刺激信号及肌肉功能性收缩信号沿传入神经传至脊髓及大脑，在脊髓节段和脊髓以上水平，促进功能性重组，建立再学习过程。

（2）治疗作用

1）代替或矫正作用：代替或矫正肢体和器官已丧失的功能。帮助脑血管意外、脑外伤、脊髓损伤、脑性瘫痪、多发性硬化等患者完成某些功能活动，如站立、转移、步行、手抓握及协调运动活动，加强随意控制活动；代替矫形器矫正脊柱侧凸。

2）改善排尿功能：当骶髓排尿中枢或 S_2～S_4 神经根损伤后，出现尿潴留。应用 FES 植入式电极刺激逼尿肌，使其收缩，达到一定程度，克服尿道括约肌的压力，使尿排出。而下运动神经元损伤时，尿道括约肌和盆底肌无力，出现尿失禁，FES 刺激尿道括约肌和盆底肌，增强其肌力，可获得满意效果。

2．适应证　脑卒中、脑外伤、脊髓损伤所致的单瘫、偏瘫、截瘫等各种肢体瘫痪，骶髓以上损伤引起的尿潴留，下运动神经元损伤引起的尿失禁。

3．禁忌证　严重心功能衰竭或心律失常，植入心脏起搏器者，妊娠女性的腹腰骶部。

（五）等幅中频正弦电疗法

应用 2000～5000Hz 声频范围内的等幅正弦电流治疗疾病的方法称为音频电疗法。

1．生理作用和治疗作用

（1）解痉镇痛：音频电流作用后可提高痛阈，单次治疗后，有即刻镇痛效应，但持续时间不长。另因治疗后缓解肌肉痉挛，改善局部血液循环可致间接镇痛作用。

（2）抗炎、消肿：对慢性炎症，炎症残留的浸润、血肿、硬结等有促进吸收、消散、软化的作用。

（3）促进局部血液循环：使局部毛细血管短暂收缩后继而扩张，血流加快，达到促进或调节局部血液循环的作用。

（4）软化瘢痕，松解粘连：使粘连的纤维组织产生活动而逐渐分解，促进瘢痕组织软化吸收，瘢痕痒痛逐渐减轻或消失。

（5）其他作用：音频电流作用神经节段或反射区可促进腺体分泌；对周围神经有促进功能恢复作用；对自主神经及高级神经活动具有调节作用。

2．适应证　术后粘连，瘢痕，术后尿潴留，肩周炎，肱骨外上髁炎，慢性关节炎，血栓性静脉炎，扭挫伤，腰肌劳损，周围神经损伤，注射后吸收不良及硬结、血肿、机化物等。

3．禁忌证　急性化脓性炎症，活动性肺结核，恶性肿瘤，植入心脏起搏器者，妊娠女性腹腰骶部。

（六）短波疗法

应用波长 100～10m（频率 3～30MHz）的高频电流所产生的高频电磁场作用于人体产生"涡流"引起温热效应治疗疾病的方法称为短波疗法。又称短波透热疗法（感应透热疗法）。

短波治疗的输出电流分为正弦等幅连续波和等幅正弦脉冲波。

1．治疗方式及特点

（1）电感场法（电缆法）：利用高频交变电流通过电缆线圈产生的高频交变磁场作用组织导体感应产生涡流，涡流属于传导电流，主要通过电阻较小组织（如肌肉等）引起欧姆损耗产热，热分布较均匀，且浅层肌肉产热多于深层肌肉，故作用较浅，皮下脂肪层和肌肉以下组织产热不多，避免脂肪过热现象。

（2）电容场法：利用电容电极间的高频交变作用局部产生生物学效应。所产热分布比较均匀，但易造成脂肪过热现象。

（3）涡流电极法：常为单电极，用于头、颈、小关节治疗。主要产生磁场，治疗时通过感应加热。

以上方法治疗时，电极可不必紧贴皮肤。

2. 治疗作用　短波电流作用后，组织内生热形成，且持续数小时之久，这是短波治疗作用的基础。

（1）促进血液循环：短波电流可使局部毛细血管和小动脉扩张，血流加快，血管壁渗透性提高，利于炎症产物和代谢产物排除，加速血液和淋巴循环，促进水肿吸收，炎症消散。

（2）降低中枢和感觉神经和运动神经兴奋性：具有镇静镇痛作用，能使平滑肌和横纹肌放松，缓解痉挛。

（3）作用于骨折部或受损的周围神经：加强组织修复促进骨折愈合，促进神经再生。

（4）改善器官功能：促进肺内慢性炎症消散，改善肺的换气功能；作用肠胃，增加肠胃分泌和吸收功能，缓解肠胃痉挛；增强肝内物质代谢和解毒功能；改善肾功能促进排尿等。

（5）大功率短波透热治疗：使被透热的肿瘤组织温度达到足以杀灭瘤细胞的温度（42.5℃以上），可抑制肿瘤细胞的生长、分裂和增殖或杀灭肿瘤细胞。与化疗、放疗综合应用，效果更高。

3. 适应证　非特异性亚急性和慢性炎症，肌肉劳损，肌纤维组织炎，肌肉痉挛，风湿性关节炎，类风湿关节炎，骨折，退行性骨关节病，关节积血，血肿，肩周炎，慢性骨髓炎，软组织损伤，慢性滑膜炎，上髁炎，腱鞘炎，血栓性闭塞性静脉炎恢复期等。

4. 禁忌证　结核性疾病，各种急性炎症，心血管代偿功能不全，感觉或循环障碍，高热，出血或出血倾向疾患，植入心脏起搏器者，妊娠女性，经期女性的腹腰骶部，体内有（磁性）金属物者。

（七）超短波疗法

应用 10～1m（频率 30～300MHz）的超高频电场作用于人体，治疗疾病的方法称为超高频电疗法。治疗时以电容电极方式作用人体，故又称超高频电场疗法。

1. 生理作用和治疗作用　超短波电场作用机体主要产生热效应和热外效应。在电场作用下体内电解质成分导电，产生位移电流（介质损耗）和传导电流，也导致欧姆损耗产热，其热作用组织更深、更均匀。非热效应在超短波电流的治疗作用中占有重要的地位，而广泛用于临床治疗中。

（1）对神经系统的作用：小剂量超短波作用能促进周围神经再生，提高神经传导速度，大剂量则抑制；降低感觉神经兴奋性，有镇痛作用；作用于自主神经或神经丛，调节相应脏器、血管功能。

（2）对炎症的作用

1）改善神经功能，降低炎症病灶区的兴奋性，阻断或减轻病理性冲动的恶性循环。

2）增强免疫系统功能，使白细胞和抗体增多，吞噬功能加强。

3）抑制炎症组织中细菌的生长。

4）促使炎症组织中 pH 值向碱性方向转化，消除组织的酸中毒，利于炎症逆转。

5）使炎症组织内 Ca^{2+} 浓度增加，使炎症渗出液减少。

6）促进肉芽组织和结缔组织生长，加速创伤愈合。

超短波抗炎作用显著，但不同的剂量对炎症过程的不同阶段影响较大，急性期炎症宜采用无热量；急性炎症控制后宜采用微热量；慢性炎症则应用温热量。剂量不当，可能无效或使炎症恶化。

（3）对结缔组织的作用：有促进肉芽组织和结缔组织再生的作用，能加速创伤修复，伤口愈合；但大剂量、长疗程的超短波治疗则会使切口及周围结缔组织增生过度，可能形成老化、坚硬瘢痕。

（4）对血管系统的作用：超短波作用后血管短时收缩后扩张，尤以小动脉扩张明显，持续时间可达 3 天。大剂量则会引起血管麻痹、淤血、毛细血管栓塞。

（5）对脏器作用

1）作用于胃肠，缓解痉挛，改善吸收和分泌功能。

2）作用于肝，促进胆汁分泌，增强解毒功能。

3）作用于肺部，使肺血管扩张，改善呼吸功能。

4）作用于肾，使肾小球血管扩张，血流增加，有利尿作用。

2. 适应证

（1）炎症性疾病：内、外、儿、妇、耳鼻喉、口腔等各科某些急性化脓性及急性非化脓性炎症。

（2）运动系统疾病：肌纤维组织炎，肌肉劳损，软组织扭挫伤，肩周炎，良性关节痛，风湿性关节炎，类风湿关节炎，关节滑膜炎，关节积血，关节积液，退行性骨关节病，骨折。

（3）其他：骨髓炎，神经炎，神经根炎，神经痛，深静脉炎，血栓性静脉炎，闭塞性脉管炎，手血管痉挛综合征，冻伤，血肿，术后切口反应，溃疡，窦道等。

3. 禁忌证 高热、出血或出血倾向疾患，心功能代偿不全，活动性结核，恶性肿瘤，植入心脏起搏器者，体内有（磁性）金属物者。

（八）红外线疗法

应用红光之外不可见光线治疗疾病的方法称为红外线疗法。红外线辐射人体组织产生温热效应，故又称热射线，属于辐射热。

红外线在光谱中波长最长，光谱范围为 $0.76\sim1000\mu m$。医疗用红外线分为两段：短波红外线（近红外线）波长 $0.76\sim1.5\mu m$，穿透深度为 $1\sim10mm$，可达真皮及皮下组织；长波红外线（远红外线 $1.5\sim1000\mu m$），穿透深度为 $0.05\sim1mm$，仅达皮肤表皮的浅层。

1. 生理作用和治疗作用 红外线作用人体组织可使皮肤充血、发红，出现斑纹或网状红斑，因组织吸收红外线能量转变成热。红外线治疗作用基于红外线的热效应。

（1）抗炎作用：红外线照射后改善血液循环和组织营养，促进渗出吸收，消除肿胀，增

强免疫功能，提高吞噬细胞吞噬能力，利于慢性炎症的吸收、消散。

（2）镇痛解痉：降低感觉神经兴奋性；减弱平滑肌和骨骼肌张力，使肌肉松弛，缓解痉挛。

（3）促进组织再生：促进成纤维细胞和纤维细胞的再生，促进肉芽生长，增强组织修复和再生功能，加速伤口愈合；减少烧伤创面渗出，减轻术后粘连；促进瘢痕软化，促进血肿消散。

2. 适应证 风湿性关节炎、肌纤维组织炎、肌肉劳损、软组织扭挫伤、滑囊炎、神经炎、神经根炎、末梢神经炎、肌肉痉挛、慢性伤口、压疮、慢性静脉炎、注射后硬结、术后粘连等。

3. 禁忌证 出血和出血倾向疾病，高热，活动性肺结核，闭塞性脉管炎，急性感染性炎症早期，恶性肿瘤等。

（九）超声波疗法

人耳能听到的声音是频率为 $16\sim20\,000Hz$ 的声波。频率高于 $20\,000Hz$ 的声波超过人耳的听阈，称为超声波。应用超声波治疗疾病的方法称为超声波疗法（ultrasound therapy）。超声波疗法所采用超声波的频率多为 $800\sim1000kHz$。超声波是一种机械弹性振动波，在人体相同组织内呈直线传播，遇其他组织的界面时，产生反射和折射，反射程度与各种组织的声阻抗及入射角度有很大的关系，声阻抗越大，反射程度越高；入射角度愈大，能量反射亦越多，故超声波治疗时，声头与治疗部位必须紧密接触，在声头与治疗部位的皮肤上均匀涂抹耦合剂，减少声能反射。

1. 生理作用和治疗作用

（1）生理作用

1）机械作用：超声波作用人体呈直线传播这种变化改变着细胞的容积和运动，在体内引起微细按摩效应；驻波则影响介质张力和压力及质点的运动速度。

2）热作用：介质吸收声能转化为热能，引起局部温度升高；同时，驻波使质点、离子

相互摩擦生热。神经组织最易生热，肌肉次之，脂肪最少。

3）理化作用：超声波能使高分子化合物聚合与分解，激活多种酶的活性，改变局部代谢；提高生物膜的渗透性，增加弥散作用；改善组织脱水，增加其弹性等。

（2）治疗作用

1）神经组织兴奋性降低，神经传导速度减慢，并能减低肌肉兴奋性，使肌张力降低，具有镇痛和解痉作用。

2）加强组织的血液循环，提高细胞通透性，改善组织营养，促进水肿吸收，故能抗炎、消肿。

3）提高结缔组织的弹性，使胶原纤维束分解，松解粘连、挛缩，瘢痕组织变细而松软。

4）低强度超声波作用于神经节段可以调节其支配区神经血管和内脏器官的功能。

5）低强度或脉冲式超声波可刺激组织的生物合成和再生修复，使骨、软骨、骨膜、骨髓的骨组织局部温度升高，改善其营养，加速骨痂的生长愈合。

6）许多实验研究发现超声波有很好的溶栓效应，可使血栓形成的血管复通而恢复血流。

7）大剂量、多声头聚焦可使局部组织产生高温，而杀伤肿瘤细胞。

2. 适应证　软组织损伤，体表组织粘连，关节纤维性挛缩，注射后硬结，血肿机化，狭窄性腱鞘炎，瘢痕增生，骨关节炎，肩关节周围炎，肱骨外上髁炎，骨折后连接不良，慢性溃疡，压疮，坐骨神经痛等。

3. 禁忌证　恶性肿瘤（大功率聚焦超声、足量的放、化疗除外），出血倾向，妊娠女性腰腹骶部，小儿骨骺部等。

（十）石蜡疗法

以加热后的石蜡作为热导体治疗疾病的方法称为石蜡疗法（paraffin therapy）。石蜡疗法是一种良好的传导热疗法。

1. 生理作用和治疗作用

（1）生理作用

1）温热作用：石蜡的热容量大，导热性小，石蜡不含水，气体与水分不能透过，几乎不呈对流现象，故蓄热性能好；石蜡加热后冷却凝固时缓慢放出大量热，能维持较长时间的温热作用，改善局部血液循环。

2）机械压缩作用：石蜡具有可塑性、黏滞性、延伸性，热蜡冷却时其体积缩小 10%～20%，对组织产生机械压迫作用，促进温度向深部组织传递。

3）润滑作用：石蜡具有油性，可增加敷蜡部位皮肤的润滑性，护理皮肤，软化瘢痕。

（2）治疗作用

1）促进局部血液循环，改善组织营养：石蜡的温热作用及机械压缩作用使局部毛细血管扩张，血流加快，血流量增加，可增强组织营养，提高新陈代谢，加速组织修复，促进炎症消散；并能缓解肌肉痉挛，减轻疼痛。

2）软化松解瘢痕及肌腱挛缩：石蜡含油质及它的压缩使皮肤柔软、增加弹性，对瘢痕有软化及松解作用。

3）促进上皮组织生长：石蜡治疗后皮肤代谢增高，组织营养改善及石蜡中的碳氢化合物能刺激上皮生长，加速表皮再生和真皮结缔组织增生过程，促进创面愈合，长时间的蜡敷可促进溃疡愈合。

4）石蜡的机械压缩作用可防止或减少组织内淋巴液和血液的渗出，消散水肿。

2. 适应证　软组织扭挫伤，坐骨神经痛，慢性关节炎，肩关节周围炎，腱鞘炎，骨折或骨关节术后关节纤维性挛缩，术后粘连，瘢痕增生，瘢痕挛缩，滑囊炎，肱骨外上髁炎，慢性溃疡，周围神经损伤，神经炎，神经痛，肌炎。

3. 禁忌证　恶性肿瘤，高热，昏迷，急性炎症，急性损伤，皮肤感染，结核，出血倾向，开放性损伤，妊娠女性腰腹骶部，对石蜡过敏者，风湿性关节炎活动期。

（十一）冷疗法

利用冷刺激皮肤或黏膜治疗疾病的方法称为冷疗法。常用致冷源为冷水、冰块、氯乙烷等，全身降温有时应用 95% 的乙醇。

1. 生理作用和治疗作用

（1）冷作用皮肤时刺激冷感受器，通过轴索反射立即引起小血管收缩，血液黏滞度增加，血流速度降低，组织温度下降，毛细血管渗透性改变，使局部渗出减少，利于损伤修复。

（2）冷可降低感觉神经尤其是传导痛觉的细纤维的传导速度，提高痛阀，并通过闸门控制机制阻断痛觉冲动的传导，达到镇痛。

（3）瞬时的冷刺激可易化 α 运动神经元的活性，使松弛的肌肉立即发生收缩，延长冷刺激时 γ 运动神经元活性降低，运动神经传导速度下降，降低肌肉兴奋性，肌张力下降，而缓解肌痉挛。

（4）冷可引起皮肤、皮下、肌肉、关节等组织温度下降，组织代谢率降低，氧耗减少，有利于控制急性炎症，减轻水肿。

2. 适应证　高热，中暑，软组织急性挫伤早期，肌肉痉挛，关节炎急性期，骨关节术后肿痛，软组织急性感染早期，皮下出血，纤维织炎，肌腱炎，滑囊炎，神经痛，残肢端痛等。

3. 禁忌证　动脉硬化，血管栓塞，雷诺病，红斑狼疮，高血压，心肺肝肾功能不全，致冷血红蛋白尿，对冷过敏，恶病质。冷疗慎用于局部血液循环障碍、感觉障碍、认知障碍、言语障碍者。

二、镇痛药物与技术

骨科疼痛不是一个单独的疾病，许多疾病及许多骨科手术与治疗都伴随着疼痛，因而疼痛是许多骨科疾病常见与共有的症状和经历。疼痛不仅干扰影响患者的生活，同时也影响患者的康复。尽管疼痛的发生机制十分复杂，但在临床上，几乎所有的疼痛都会因疼痛反射，而产生疼痛部位周围肌肉不同程度的张力增加，而使活动受限。由于肌肉张力过高，使局部肌肉供血不足，一些导致疼痛的有害物质（如物质 P、缓激肽等）释放增加，从而使疼痛进一步加重，并导致肌张力进一步增高，最终形成疼痛 - 肌肉张力增高的恶性循环。

合理有效的镇痛治疗可有效减轻患者的疼痛症状，使患者能更好地配合运动康复治疗的实施（见第六章）。

三、心理治疗

心理治疗（psychotherapy）又称精神治疗，是指解除情感和行为困难的方法。心理治疗也可广义地定义为人与人之间的一种以修饰有问题的情绪、行为或认知为目的过程。心理治疗不仅广泛适用于精神科临床，对骨科疾病导致运动功能障碍，甚至劳动能力丧失者也有很重要的作用。例如，一个残疾人生活在社会上，需要与周围人群交往，如果参加集体心理治疗训练班，可以互相讨论，训练如何与人相处，提高交往的能力，有助于适应社会生活，重新在社会活动中扮演一定的角色（见第七章）。

第四章

全民健身与运动康复

第一节 概 述

一、全民健身计划纲要

随着我国综合国力的不断增强，为调动社会各界关心、支持、参与群众体育的积极性，提高全民体育意识，普及群众性体育，增强国民体质和提高国民健康水平，1995 年 6 月 20 日国务院发布 1995～2010 年《全民健身计划纲要》，国家体育总局做出了"全民健身计划"重大战略决策。到 2010 年，《全民健身计划纲要（1995～2010 年）》规定的目标任务已经完成。为进一步发展全民健身事业，广泛开展全民健身运动，根据《中华人民共和国体育法》《全民健身条例》和国家经济社会发展实际，国务院制订了全民健身计划（2011～2015 年），到 2015 年的总体目标是：城乡居民体育健身意识进一步增强，参加体育锻炼人数显著增加，身体素质明显提高，体育健身设施更加完善，形成覆盖城乡的全民健身服务体系。过去的五年，示范性健身活动、制度化项目业余联赛、自发性群众身边活动等多种形式的全民健身活动蓬勃发展。活动形式从大型展示活动向就近就便、小型多样转变，活动组织从政府组织向依托社会、全民参与转变，参加人群从少数固定集中到大众日常分散转变，活动内容从传统单一向多样时尚转变，全民健身活动更加丰富多彩。目前国务院正在研制新周期《全民健身计划》。

全民健身计划是一项国家领导、社会支持、全民参与的体育健身计划，是与实现社会主义现代化目标相配套的社会系统工程和面向 21 世纪的体育发展战略规划。它是一项跨世纪的、有战略意义和长远生命力的、造福子孙后代的宏伟事业。全民健身计划的实施，对提高劳动者的全面素质，建立科学、文明、健康的生活方式，促进竞技体育与群众体育的协调发展，推动社会主义物质文明和精神文明建设等都将产生积极的作用。它指明了我国体育事业的发展方向，对指导我国群众体育实践，促进体育理论建设，全面提高中华民族乃至全人类的健康水平的整体素质，都有深远的意义。

二、全民健身与骨科运动康复

生命在于运动，运动讲究科学。全民健身的体育锻炼，必须把生理负荷限定与控制在一定的范围内，从而使人体处在一种适宜于自身发展的运动性环境中。全民健身的最终目的是增强不同年龄人群体质，提高健康水平，预防疾病。

在新的医学模式中，体育以其特有的健康职能对疾病的预防和康复起着重要作用，即人们可以在掌握一定的医学基础理论和必要的临床医学知识的基础上，采用合理的身体锻炼的方式来预防和阻止疾病的发生和发展，有效地恢复和改善已受到损害的机体功能。

骨科运动康复的全民社会化，使得更多的亚健康人能科学地进行体育锻炼。骨科运动康复发展趋势在广度上，趋向多学科综合性的应用与推广；在深度上趋向多学科交互渗透,对运动处方各要素(运动种类、强度、时间、频率、周期等)进行更深层次的研究。健身运动处方的应用也逐步呈现出强度和缓、身心全面、质量精细的特点。运动方式不再仅强调强度,过去那种快节奏的健美操、超长距离跑步已逐渐被每周3~4次的半小时以上轻松和缓的健美操、瑜伽、太极拳、慢跑、快走等形式代替。精神与身体和谐发展、提高对现代生活的适应能力等,成为制订健身处方的追求目标,也成为人们运动所期望的目标。

第二节 儿童、青少年的全民健身

一、儿童、青少年的解剖生理特点

(一)中枢神经系统

儿童时期(6~12岁)中枢神经系统的兴奋过程占优势。神经过程易泛化,不易集中,并且灵活性大,工作适应能力较成人差,比较容易养成运动性条件反射。但这一年龄阶段分化能力差。13~14岁后,抑制能力增加,第一、第二信号系统的相互作用逐渐完善。儿童时期神经细胞的工作耐力差,易发生疲劳。可是由于生长过程有较大的可塑性,神经细胞有很快恢复热能平衡的能力,因而疲劳恢复较快。到14~18岁性成熟时期,内分泌腺体的活动加强,对中枢神经系统及其他系统的功能有很大影响,增加了神经活动的兴奋性,兴奋和抑制不平衡,对内脏器官的调节也不稳定,因而少年在运动训练时协调和平衡的能力下降。

(二)心脏血管系统

儿童时期心脏血管系统的发育尚未完善,心脏的容积和体积较小,心搏频率较快,即年龄愈小,心率愈快,每分钟可达70~92次;但每一单位面积的心肌纤维的毛细血管数量较多,并且血管壁的弹性良好,动脉血管的口径较大,心脏比较容易把血输送至血管内,因而血压较低。儿童及少年的心脏功能

性收缩期杂音较多见,有学者报道,功能性收缩期杂音占少年的40%~60%。其产生机制,多数学者认为与血流的冲击、喷射、瓣膜的振动和压力的骤然变化等因素有关。其特点是运动负荷后脉搏增加较快,可使收缩血压相对上升较少。

(三)呼吸系统

少年呼吸系统的特点与心脏血管系统类似。呼吸中枢的兴奋性较高,呼吸频率较快。又因胸廓小,呼吸肌力量弱,肺容量也较小。虽然少年肺呼吸的体表面积比成人大,每分钟流经肺的血量也较多,但在运动负荷时,主要是增加呼吸频率,每分钟达40~50次很常见。摄氧量较成人少,最大摄氧量的数值较小,这就决定了少年在锻炼时不能负荷太大。少年在运动前、中、后的呼吸频率较成人明显为快,氧脉搏数值小,这表明少年在完成定量负荷时心血管和呼吸系统的反应较强烈,能量消耗多,表现功能"不节省现象"。18~19岁少年在运动负荷时功能水平程度已与成年人难以区分。

(四)运动器官

儿童时期运动器官的特点,表现为肌肉组织的增长落后于骨骼系统,肌肉重量占体重的百分率较低。随着年龄的增长,才逐渐增加。肌肉的发育尚不平衡,大肌群发育较小肌群快。肌肉组织的弹性好,富含水分。骨骼的特点为骨化尚未完成(20~25岁骨化才完全)。骨骼的弹性和柔韧性较大。肌肉和骨骼的这些特点,说明在外界各种因素(如姿势不正,某一肢体负荷过重等)影响下,易发生肢体畸形及影响骨的生长。

二、儿童、青少年体育锻炼的特点

(一)学龄期儿童锻炼的特点

学龄期一般是指6~7岁到11~12岁,相当于小学阶段。学龄期男、女儿童身体生长发育进入平稳发展阶段,身高每年平均增加5~6cm,体重增加2~3kg。学龄期又是儿童智力发展的时期,12~13岁儿童的脑重已

接近成人。由于大脑的发育，儿童的抑制能力和分析综合能力得到改善，模仿能力强，但抽象概念思维还较差。此期儿童感情渐趋稳定，自觉性开始发展，但仍保持着好动好问的趋向，自我控制能力还较差，这方面各年龄的个体之间差异很大。

1. 体育锻炼对学龄期儿童的作用　①有助于儿童的长高；②为青春期的体魄打下坚实的基础；③增强心肺功能；④增强肌力和关节力量。

2. 学龄期儿童参加体育锻炼的注意事项　①关注身体素质的全面锻炼；②体育锻炼要坚持循序渐进，因人而异；③必须根据各年龄阶段的性别特点，动作由易到难，运动量由小增大，循序渐进地进行锻炼；④养成良好的姿势。

（二）青春期少年的锻炼

青春期是人体生长发育最关键的时期。青春期是由儿童发育到成人的过渡时期。一般女性从 10～12 岁起到 16～17 岁，男性约晚 2 年。青春期主要是在中学生阶段，因此中学时代是决定人一生的体格、体质和智力水平的关键时期。

参加体育锻炼要达到的目的是：①增强体质，促进发育；②塑造健美体形，促进身体健康、匀称；③掌握锻炼科学原则和卫生保健知识，为一生健康打下坚实基础。

体质是健康的外在表现，是人体在先天和后天获得的基础上所表现出的人体质量的综合特征。大致包括五个方面。①身体形态发育水平，包括体格发育、姿势和身体组成成分等；②生理功能水平：各器官、系统的功能，代谢功能和水平等；③身体素质水平：包括速度、力量、灵敏、耐力、协调等素质；④心理稳定状态：包括感知能力、意志、心理反应、个性等；⑤适应能力：对内外环境（缺氧、高温、寒冷等）的适应能力和对疾病的抵抗能力。

常用的测试指标：①形态指标采用身高、体重、胸围；②生理功能指标采用安静时的脉搏、血压、肺活量；③身体素质指标采用 50m

快跑；初中男生 1000m 跑，女生 800m 跑；高中和大学男生 1500m 跑，女生 800m 跑；立定跳远；初中以上男生引体向上，女生屈臂悬垂；100m×4 往返跑；站立体前屈等。

下面介绍一套徒手健美体操给青少年作为塑造健美体形的体操（图 4-2-1）。

（三）常见锻炼内容

1. 游泳运动　游泳是一项能使全身肌肉、心肺功能得到全面发展的运动。因为游泳不仅使全身各大小肌群参与运动，得到增强，并且由于在水中进行呼吸这一特点，它对心肺功能、全身代谢过程的促进是极其明显的，心脏每搏量可比安静时增加 1 倍，每分钟排血量比安静时增加 5～7 倍；肺通气量可比安静时增加 5～8 倍。研究证明，经过游泳锻炼的心脏心肌收缩的潜力较大，在缺氧时比缺乏锻炼的心脏能更有效地利用能量。因此，游泳锻炼不仅能提高外在完美的体形，而且增强心脏等内脏器官的良好功能。处在青春期少年更应充分利用游泳运动来塑造体形和增强心脏功能。

2. 长跑　长跑对各年龄和性别的人都比较适合。经常参加长跑锻炼，不仅可以锻炼和培养顽强奋斗、吃苦耐劳、坚持到底的意志品质，还可以有效地增强体质、提高健康水平，并且是青春期塑造人体健美的一项有益运动。

长跑时全身肌肉细胞的工作量明显加大，这就需要心脏用加快收缩和用力收缩的方式来提高泵血量。系统长跑锻炼后能增加冠状动脉的血量。如运动时，心脏每分钟搏血量和冠状动脉血流量比安静时增加约 10 倍。心肌对缺氧的耐受能力也增强，使心脏对缺氧时的能量利用更为有效。长跑锻炼也是提高呼吸系统功能的良好措施。经常参加长跑，气体交换的需要增加，呼吸肌需做反复有力的收缩，使平时不用的肺泡更多地张开，扩大了血流和外界空气的接触面积。长跑可使青少年身体各部位肌肉和骨骼得到匀称的发育，协调健美。体形的高大与腿的长度有

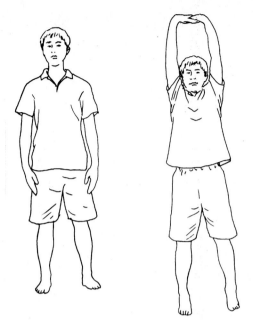
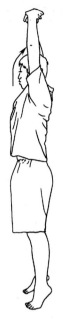
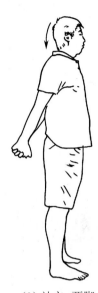

（1）站立，两脚分开同肩宽。两臂上举，双手交叉翻腕，手心向上，用力向上牵拉身体，同时提踵，然后两臂放下，十指在背后交叉相扣，脚跟着地。重复10～12次。

（2）站立，两脚分开同肩宽。两臂侧平举，做上肢前绕环10～20次。两臂放下，放松，再做相反方向的环绕练习10～20次。

（3）站立，两脚分开同肩宽。头向左、右倾斜，耳尽量触肩（不得耸肩）。每侧重复10次。

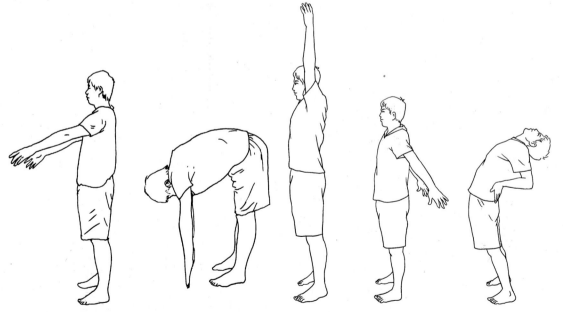

（4）站立，两脚分开同肩宽。体前屈，手指尽力触地。重复20次。

（5）站立，两脚分开同肩宽。身体后仰，尽量用手摸脚后跟，重复10次。

图 4-2-1　徒手健美体操

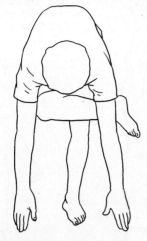

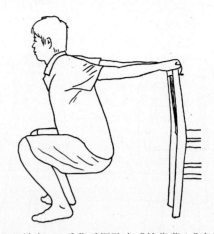

（6）站立，右腿屈膝后搭在左膝上，体前屈，手指尽力触地，每腿重复10次。

（7）站立，双手背后握肋木或椅靠背（或床头）下蹲。重复20次。

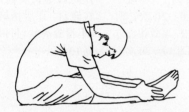

（8）坐地，双脚并拢。体前屈，额头尽力触膝。重复20次。

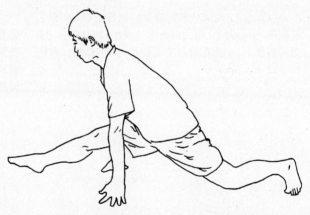

（9）坐地，一腿向前伸直，一腿后拉呈劈叉状。

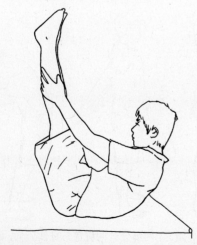

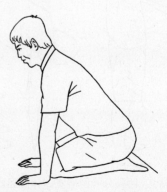

（10）仰卧，双腿伸直，两臂平放体侧，双腿交替上举成直角。重复10～20次。

（11）俯卧，双腿伸直，抬头、抬肩、抬腿，然后双手抱腿向上牵拉。重复10次。

图 4-2-1　徒手健美体操（续）

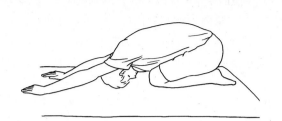

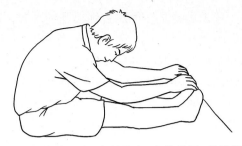

（12）跪立，两臂支撑同肩宽，然后身体坐在足跟上，两臂伸直触地，低头。重复10～20次。

（14）坐地，两腿向前伸直，上体前压，尽量用手触脚趾，头触膝部。重复10～20次。

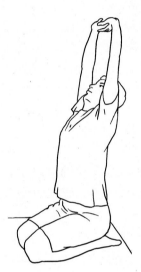

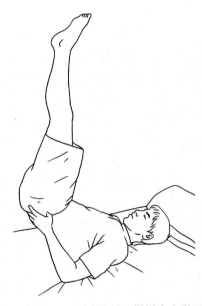

（13）跪坐，双手手指在胸前交叉相扣，然后上举翻腕，手心向上，用力上拉。重复10～20次。

（15）仰卧，双手支撑腰部，慢慢向上举腿，尽力举过头部。重复10次。

图4-2-1　徒手健美体操（续）

密切关系，很多长跑运动员的体形为细长健美型，这与他们坚持长跑有关。长跑也是消除体内过多脂肪最有效的一个方法。

3. **球类运动**　在青春期塑造人体健美的运动项目中，球类运动占有重要的地位。足球、篮球、排球、乒乓球、羽毛球、网球等球类运动是深受广大青少年喜爱的运动。

从事球类运动使人精神愉快，催人奋发，而且运动者处于不停的奔跑、跳跃、移动、起动、骤停和抢截之中，全身大小肌群得到锻炼，肌肉的收缩和舒张瞬间变化，内脏的功能得到锻炼；血液的迅速重新分配和代谢功能的加强，对保持血管的弹性和减少多余脂肪都会起到有益的作用。球类运动可明显提高心肺功能。经常参加足球、篮球、排球锻炼者，心脏每跳一次能泵出70～80ml血液，而不锻炼的人只能泵出60ml左右。这样经过一段时间锻炼后，心脏的泵血功能得到明显增强。系统的球类运动也大大促进呼吸功能的提高，表现为每次呼吸的吸入量可达600～1000ml，比不锻炼的人增加2/3或1倍左右。锻炼者有更大的呼吸贮备，间歇时间更长，锻炼者的肺活量可达到4500～5000ml，而缺乏锻炼的成年人为3500～4000ml。

球类运动是一个对抗性很强的项目，要掌握多种技术动作。为熟练这些动作，人的神经系统的协调能力和反应的灵敏性必然大大提高，人的视觉、听觉、前庭感觉、肌肉本体感觉必能得到提高，这对日常劳动、工作都具有实际意义。

第三节　中年人的全民健身

一、中年人的解剖生理特点

（一）解剖生理因素

人到中年，由于"细胞活性运动"减弱，身体各系统和主要器官如心脏、肺、肾、脑等功能逐渐发生病变，机体免疫力开始减退，机体各系统也将会发生一系列衰老的生理功能变化。

1. 神经系统的灵活性降低　大脑皮层细胞每天死亡 10 万个（共 140 亿个）；神经传导减慢 15%。神经系统的灵活性降低，记忆力减退，手足不灵活，对各种刺激的反应比较迟钝。做事易疲劳；疲劳后恢复较慢。但另一方面，中老年人思想易于集中，各神经中枢之间的联系较为巩固。

2. 心血管功能变化　心脏泵血功能下降，动脉逐渐硬化，心脏每搏量减少 30%，冠状动脉流量减少 35%，心脏指数每年下降 0.79%，收缩压每 10 年升高 10mmHg。心肌萎缩、冠状动脉、硬化，血管壁变硬，管腔变小，血流阻力加大，所以常易引起动脉压升高，使心脏负担加重；另外，心血管细胞的供养能力在人到中年后逐步减退。通常在 30 岁以后，心脏的供氧能力每年下降 5%～10%，将直接影响人的耐力。

3. 呼吸系统功能变化　呼吸道黏膜萎缩、分泌液减少，免疫球蛋白含量降低，纤毛运动减弱，清除异物的功能减退萎缩，肺组织弹性降低，肺泡活量减少，积存在肺泡里的残气量增加，容易造成肺气肿及呼吸困难。肺泡壁人体肺活量最大年龄是 25 岁，到 40 岁时降

至峰值的 85%～87%，这会影响人的体力。

4. 肌肉力量和肌肉比重　男性的肌肉力量在 25 岁时达到顶峰，通常在 30 岁以后，肌肉力量每 10 年会下降 10%，一个保持运动量的人则下降 4%～5%，50 岁以后下降更快。肌肉比重在 30 岁以后显著降低，每年差不多下降 1%。

5. 骨骼　人的骨骼一般在 20～25 岁骨化完成，骨骼不再增长。通常在 30 岁以后，人的骨骼含钙量每 10 年减少 5%～10%。其直接后果是骨骼变得更加脆弱，容易骨折。这是任何训练都无法弥补的，只能依靠补充营养。

6. 新陈代谢　儿童少年新陈代谢旺盛，除维持各器官正常的生理活动外，还必须保证生长发育的需要。进入中年后新陈代谢较青年时已下降 10%，新陈代谢减缓的一种表现/结局是体重增加。

7. 视力和肢体的灵活性　随着年龄的增加、视力的减退，往往影响人的视觉范围。甚至影响运动中人手和眼睛的配合，对自己不熟悉的运动项目反应迟钝。而肢体灵活性也随着年龄的增长下降，一个普通人进入中年后，背部下方和臀部的活动范围，较其年轻时会减少 6～8cm。

（二）社会心理因素

1. 超负荷压力　这种压力既包括身体上的，又包括心理上的。身体上表现为长期超负荷劳累、持续不断的工作学习，或睡眠不足，疲劳得不到及时消除而导致过劳。心理上表现为压力过大，激烈竞争使人精神高度紧张，精疲力竭，从而出现心身过度劳累，即所谓"疲劳综合征"。长此以往，人体组织器官出现严重功能紊乱，免疫功能下降则导致身体疾病。

2. 人际关系紧张　研究表明，有支持性社会关系的人，能较好地应对和处理应激及防止身心障碍。"亚健康"状态的人表现为无聊、无助、烦恼等，往往是由于缺乏亲密的社会关系和友谊。大量证据表明，缺乏社会支持是导致心理和生理障碍的一个重要因素。

（三）不良生活方式

由于激烈的竞争，现代人疲于奔波、应酬，运动减少，生活不规律，过量饮酒、吸烟等对身心均可造成不良影响。世界卫生组织 1992 年在一份报告中指出：发达国家 70%～80%、发展中国家 40%～50% 的死亡是由不良生活方式造成的。越是经济发展，不良生活方式占死亡因素的比重越大。

二、中年人体育锻炼的特点

中年人由于生活、工作特点及所处社会环境的不同，其运动方式和运动时间也不相同，但必须遵循运动规律，运用合理的锻炼方式，提高自己的健康水平。

（一）运动方式的选择

中年人运动方式主要有：①有氧耐力性运动；②力量性运动；③柔韧性、平衡性、协调性运动。根据运动目的和身体具体情况，选择应有不同侧重。

1. 有氧耐力性运动　主要是提高人体心肺功能。这类运动有步行、跑步、骑自行车、游泳、上下楼梯、太极拳（剑）、小球类、郊外远足和登山等。

2. 力量性运动　主要是以增强力量、塑造肌肉形体为主的运动，如哑铃、杠铃等。

3. 柔韧性、平衡性、协调性运动　主要是以调整呼吸，伸关节活动幅度的练习，主要有慢节奏广播体操、健身舞蹈、瑜伽等。

（二）选择体育锻炼的正确时机

合理安排锻炼时间，根据中国国情，每周锻炼可以安排 3～5 次，每次锻炼的时间为 20～50 分钟。例如，早晨锻炼的时间以 30 分钟为宜，锻炼内容可以先做 5～10 分钟体操，再慢跑 12 分钟，最后可以选择喜欢的运动强度低的内容，如太极拳 5～10 分钟。

（三）锻炼内容

锻炼内容要因人而异，在选择锻炼内容时要尽量选择活动时参与肌群较多的项目，这样对心肺功能的锻炼效果才会好。例如，所选择的动作如果以下肢运动为主的话（跑步、跳绳等），还要兼之一些上肢和躯干的运动，尤其是人到中年以后，不要忽视腹部肌群的锻炼。运动以周期性练习为主，同时要兼顾个人习惯、爱好、运动类型，既要相对稳定不变，又要避免长时间单调运动引起疲劳。

（四）锻炼强度

中年人进行体育锻炼要遵循科学的原理和方法，锻炼强度的选择要循序渐进，适可而止。开始体育锻炼应该采取渐进的方式，首先要有时间保证一周最少锻炼 3 次，每次时间不少于 30 分钟。每周运动强度、运动时间和距离的增加幅度不要超过上周的 10%；每次锻炼的运动强度、时间和距离也不要比上一次增加 10%。按照科学健身的要求，运动强度争取达到最大心率的 70%～85% 或最大吸氧量的 50%～70%。

第四节　老年人的全民健身

老年人体内各系统和器官发生了一系列变化，因而在参加体育锻炼时，必须充分估计到这个特点，以便通过体育锻炼，达到增进健康、预防衰老、延年益寿的目的。

一、老年人的解剖生理特点

（一）中枢神经系统

神经系统的稳定性下降，神经过程的灵活性降低，兴奋和抑制之间的转换速度减慢，形成新的条件反射联系困难，记忆力减退，对于刺激的反应较迟钝，对运动的调节能力减弱，运动协调性变差。神经细胞容易疲劳，疲劳后恢复也较慢。神经系统对体温的调节功能也下降。另外，老年人思想易于集中，各神经中枢之间的联系较巩固。

（二）心脏血管系统

老年人心脏的主要变化为心肌萎缩，冠状动脉粥样硬化，结缔组织增生和脂肪沉着，因而心肌收缩力量减弱。心搏量和心输出量均小于年轻人，血管壁的弹性减弱和发生硬化，管腔变窄，血流阻力加大，使动脉血压上升, 也增加了心脏的负担, 血流速度较缓慢。心电图上显示老年性改变; 心率减慢, P-R、QRS 及 Q-T 间期均延长, QRS 综合波高度降低, 电轴左倾也增多, 传导阻滞及左心室肥厚比青年人多。"健康"老年人 25%~50% 的心电图已有改变。总之, 随着年龄的增长, 心脏作为泵的功能未见显著的改变, 而心电图已有些改变。心脏血管系统的功能水平在体力负荷后减退是比较明显的。如最大摄入氧量可比年轻时降低 20%, 在较大负荷时老年人的每分输出量、心搏量和心率均较低。随着年龄的增长, 冠状血流相对地减少, 心肌纤维的三磷腺苷活性降低。

(三)呼吸系统

肺组织的纤维结缔组织增多, 肺泡壁弹力降低, 肺泡萎缩。肺的通气和换气功能降低, 肺活量也减少, 而残气量增加, 易造成肺气肿和呼吸困难。呼吸肌力量减弱, 肋软骨骨化, 因而胸廓的活动也减少。肺血管口径也变窄, 肺动脉压增加, 加重了右心功能负担。

(四)运动器官

运动器官可表现为肌肉萎缩, 力量减小, 韧带弹性减弱, 骨萎缩和骨质疏松, 骨质增生, 骨软骨发生纤维改变, 造成老年性骨关节的退化性变化或出现畸形, 如驼背、脊柱侧凸等, 因而限制了关节活动或刺激神经末梢引起疼痛。

以上这些变化, 不是每个老年人都会发生的, 发生的早晚和程度也各有不同。而且即使出现了这些变化, 仍可参加体育锻炼。在充分认识这些可能变化的基础上结合个体特点, 就可积极和合理地安排好体育锻炼。

二、老年人体育锻炼的特点

(一)老年人运动的方式

根据老年人生理特点, 老年人体育锻炼适合耐力性项目, 而不宜进行速度性项目。对力量性项目是否适合老年人还存在不同意见。较早的意见认为, 老年人不宜进行力量性项目的运动。因为力量项目锻炼时, 一般都要在屏气下完成, 而屏气对老年人的心血管系统不利。不过近 20 多年来, 不少学者认为老年人应进行力量性锻炼。他们的论点是衰老最显著的一个变化是肌力减弱, 后者可导致体力和工作能力下降, 发生姿势性改变而出现劳损和畸形。所以他们认为首先要通过力量锻炼来解决老年人的肌力减弱, 才能取得锻炼的效果。

在耐力锻炼项目中, 老年人最常采用的有: 步行、健身跑、游泳、自行车、登山、跳迪斯科。有条件的还可打网球、门球、高尔夫球等。在我国传统体育项目中, 可选择太极拳、太极剑等。适合老年人运动的方式是很多的, 现举三种锻炼方式加以说明。

1. 太极拳　练习时要求动作缓慢, 连绵不断, 配合呼吸, 肌肉放松, 思想集中。简化太极拳较容易学会。若不能完成全套动作, 分节练习也可以。

2. 健身跑　俗称慢跑, 是老年人进行有氧运动中最简易的项目。老年人开始健身跑时, 速度要慢, 距离要短, 可从每分钟跑 50~70m 开始, 跑与走交替, 以走作为休息, 开始时每次 5 分钟为宜, 1~2 周后可增加到每分钟 120m。经过 1~2 个月锻炼后, 跑步时间可逐渐延长到 20 分钟。健身跑时可结伴交谈, 以避免单调枯燥, 每周锻炼 3~5 次即可。

掌握健身跑的运动量, 首先要看运动后身体的反应。锻炼合适的反应是: 运动后心情舒畅, 精神愉快, 感到轻度疲劳, 但无持久性气短、胸闷和心悸等感觉。食欲有所增加, 睡眠质量改善。早晨脉搏数比较稳定, 血压正常, 原有高血压者血压有逐渐下降趋势。体重稍降低或维持不变。如果锻炼后感到头晕、恶心、胸部不适, 厌练, 食欲下降, 睡眠变差, 锻炼后第二天晨脉数增加, 疲劳感长期不能消失, 体重下降过快, 则表示运动量过大, 应该调整锻炼量或暂停跑步。其次, 测量跑后即刻的脉搏。当跑后即刻的脉搏数在 180 减年龄这一范围内时, 而且运动后半小时内脉搏数基本恢复, 这说明运动量是合适的。

譬如 60 岁的健康老人，跑后最高脉搏数应掌握在每分钟 120 次左右。

3. 步行　近 10 年来，步行成为最普及的锻炼项目之一，对老年体弱者尤其适合。美国运动医学学会于 1986 年正式建议，身体健康的老人，每次行走 20~60 分钟，每周 3~5 次。据国内经验，步行速度以每小时 3000~4000m（即每分钟 50~70m）为小运动量。开始锻炼的老年人，宜从小运动量做起。每小时步行 5000m 为中运动量，每小时步行 6000m 以上属大运动量。脉搏可达到每分钟 100~110 次。对 60 岁以上的健康老年人来说，步行速度达到每分钟 100 步，每天步行 40~50 分钟，就可以达到锻炼的目的。

（二）老年人运动锻炼的注意事项

1. 预防心血管意外　老年人锻炼做好心血管意外的预防是不可忽视的一个问题。据国外资料，中老年人运动时发生非外伤性意外中，心血管意外可占到 90%。因此做好预防极其重要。其预防要点是：

（1）定期全面体格检查，了解自己的健康状况：老年人锻炼时发生心血管意外的不少人是在旧有病变的基础上引起的。所以对参加比赛的老年人事前和定期进行身体检查是很重要的。不仅对于了解心血管系统功能，而且对于了解呼吸系统，肌肉、骨骼运动系统的功能状况也都十分必要。

（2）掌握好运动量，预防过度劳累：预防过度劳累的关键是掌握好锻炼的科学原则，即锻炼的量力而行、循序渐进性、系统性和持之以恒等。当锻炼者不遵守这些原则，就容易出现过度劳累，其有害影响是非常明显的。

（3）要劳逸结合，遵守锻炼卫生原则：运动和休息要安排适当，而且要做到动态平衡，经常根据身体的反应情况，外界环境和条件的变化，不断地进行调整。卫生原则包括饭后至少间隔 1 小时才锻炼；跑后不要马上大量喝水、洗热水澡等；夏天锻炼时间宜选择在清晨或傍晚，以避免中暑等。

2. 避免外伤　老年人由于神经过程的灵活性降低，对于外界刺激的反应较迟钝，运动协调性变差；肌肉力量减小，韧带弹性减弱，骨质增生，关节不灵活，在体育锻炼时相对容易受伤。由于老年人骨萎缩和骨质疏松，外伤后容易发生软组织损伤，甚至骨折，造成严重后果。因此老年人进行体育锻炼时要首先注意运动场所是否安全，避免在行人、车辆、儿童多的地方进行体育锻炼；其次，要根据自身条件选择熟悉、合适的运动方式；第三，锻炼时要适可而止，不可勉强。

3. 预防膝关节疼痛　当长跑时发生膝钝痛或酸痛时，主要应想到老年人的骨关节病、髌骨软骨病、伸膝筋膜炎和脂肪垫损伤，多数是与运动量安排有密切关系。因此在预防和治疗膝关节痛时，首先要着眼于运动量的安排，天气寒冷时参加长跑前做好全身和下肢的准备活动。跑步后要有充分的休息，可用温水或温热水浸泡膝部，做些放松性按摩，以加速恢复过程。膝关节痛较重时可做治疗性按摩、针灸和理疗。一般来说，经过一段时间调整运动量，并逐步提高身体各器官和下肢关节、肌肉的适应能力后，长跑或步行后引起的膝关节痛是会逐渐消失的。

第 五 章

骨科常用运动康复评定

第一节 躯体功能评定

一、人体形态评定

人体形态评定包括身长、体重、周径(躯干与四肢)指标及人体姿势的观察。

(一)人体测量

1. 身长　身长因时间不同而有所差异，人的身长一般在清晨较高，傍晚较低，一般定为上午10点测量。测量时应保持头正、颈直、挺胸、收腹、双下肢伸直，被测者赤足，足跟并拢在同一条水平线上，足尖打开30°～40°。

2. 上肢长度测量

(1)上肢长：患者取坐位或立位，上肢在体侧自然下垂、肘关节伸展、前臂旋后、腕关节中立位。测量从肩峰外侧端到桡骨茎突或中指的距离。

(2)上臂长：患者取坐位或立位，上肢在体侧自然下垂、肘关节伸展、前臂旋后、腕关节中立位。测量从肩峰外侧端到肱骨外上髁的距离。

(3)前臂长：患者取坐位或立位，上肢在体侧自然下垂、肘关节伸展、前臂旋后、腕关节中立位。测量从肱骨外上髁或尺骨鹰嘴到桡骨茎突的距离。

(4)手长：患者手置于手指伸展位，测量从桡骨茎突与尺骨茎突的连线中点开始到中指指尖的距离。

3. 下肢长度测量

(1)下肢长：取仰卧位，骨盆水平，下肢伸展，置髋关节于中立位。测量从髂前上棘到内踝的距离，也可测股骨大转子到外踝的距离。

(2)大腿长：取仰卧位，骨盆水平，下肢伸展，置髋关节于中立位。测量从股骨大转子到膝关节外侧间隙的距离或坐骨结节到股骨外上髁的距离。

(3)小腿长：取仰卧位，骨盆水平，下肢伸展，置髋关节于中立位。测量从膝关节外侧间隙到外踝的距离或股骨外上髁到外踝的距离。

(4)足长：踝关节置于中立位，测量从足跟末端到第2趾末端的距离。

4. 残肢长度测量

(1)上臂残端长度：测量从腋窝前缘到残肢末端的距离。

(2)前臂残端长度：测量从尺骨鹰嘴沿尺骨到残肢末端的距离。

(3)大腿残端长度：测量从坐骨结节沿大腿后面到残肢末端的距离。

(4)小腿残端长度：测量从膝关节外侧间隙到残肢末端的距离。

5. 四肢周径测量

(1)上臂周径：患者分别取肘关节用力屈曲和肘关节伸展两种体位。测量上臂中部、肱二头肌最大膨隆处的周径。

(2)前臂周径：患者将前臂放在体侧自然下垂，分别测量前臂近端最大膨隆处和前臂远端最细处的周径。

(3)大腿周径：患者仰卧位，大腿肌肉放松，测量髌骨上方10cm或从髌骨上缘起向大腿中段取 5cm、10cm、15cm 的周径。在记录测量结果时应说明测量的部位。

（4）小腿周径：患者仰卧位，屈膝，双足平放床上，测小腿最粗处的周径。

6. 残肢断端周径的测量

（1）上臂残端周径：从腋窝直到断端末端每隔 2.5cm 测量一次周径。

（2）前臂残端周径：从尺骨鹰嘴到断端末端每隔 2.5cm 测量一次周径。

（3）大腿残端周径：从坐骨结节到断端末端每隔 5cm 测量一次周径。

（4）小腿残端周径：从膝关节外侧关节间隙到断末端每隔 5cm 测量一次周径。

7. 躯干周径测量

（1）颈部周径：取立位或坐位，上肢在体侧自然下垂，通过喉结处测量颈部的周径。

（2）胸部周径：取坐位或立位，上肢在体侧自然下垂，通过乳头上方和肩胛骨下角的下方绕胸一圈。测量分别在平静呼吸、深呼气末和深吸气末时进行。

（3）腹部周径：取坐位或立位，上肢在体侧自然下垂，测量脐和髂前上棘连线中点的周径。

（4）臀部周径：取立位，双侧上肢在体侧自然下垂，测量大转子和髂前上棘连线之间臀部最粗处的周径。

8. 体重测量　目前国际上广泛使用体重指数（body mass index，BMI）这个概念，体重指数可用以下公式计算：体重指数（BMI）= 体重 / 身高 ^{2}（kg/m^2），正常值为 20～23，超过 23 为超重，超过 30 为肥胖。

（二）人体姿势评定

姿势的观察包括对头颈、肩胛骨、脊柱、骨盆、髋关节、膝关节和足的观察。评定人体姿势时，通常采用沿垂线进行观察或测量。

1. 正常姿势

（1）后面观

1）正常所见：正常人跟骨底与跟腱在同一条与地面垂直的线上，双侧内踝在同一平面。胫骨无弯曲，双侧腘窝在同一水平线上，

大转子和臀纹同高，脊柱无侧凸。双侧肩峰、肩胛下角平行，头颈无侧倾或旋转。

2）检查的方法：沿垂线通过的标志点，从枕骨粗隆→脊柱棘突→臀裂→双膝关节内侧中心→双踝关节内侧中心。

（2）正面观：正常所见，双足内侧方对称，髌骨位于正前方，双侧腓骨头、髂前上棘在同一高度，肋弓对称、肩峰等高、斜方肌发育对称、肩锁关节、锁骨和胸锁关节等高并对称，头颈正直。

（3）侧面观：正常所见足纵弓正常，膝关节 0°～5° 屈曲、髋关节 0°、骨盆无旋转。正常人脊柱有 4 个生理弯曲：稍向前的颈曲，稍向后的胸曲，较明显向前的腰曲和较大幅度的向后的骶曲。头、耳和肩峰在同一条与地面垂直的线上。

2. 常见的异常姿势

（1）侧面观的异常姿势有：头前倾姿势、肩向前、胸脊柱后凸（驼背、胸部畸形、腰椎前凸、凹 - 凸姿势、凹背、平背、骨盆前倾、骨盆后倾、膝反曲、膝屈曲）。

（2）后面观的异常姿势有：头部倾斜、头部旋转、肩下垂、肩内旋、肩外旋、翼状肩胛骨、肩胛骨内收、肩胛骨外展、胸腰段侧凸、骨盆向侧方倾斜、骨盆旋转、膝内翻、膝外翻、扁平足、空凹足。

（3）前面观的异常姿势有：下颚骨不对称、锁骨及其关节不对称、髋关节内旋或外旋、胫骨外旋、踇趾外翻、爪形趾、锤状趾。

二、感觉功能评定

感觉分为躯体感觉和内脏感觉两大类，其中躯体感觉是康复评定中最重要的部分。

（一）躯体感觉的分类

1. 浅感觉包括痛觉、温度觉和触压觉。

2. 深感觉包括关节觉、振动觉、触觉。

3. 复合感觉包括皮肤定位觉、两点辨别觉、图形觉、实体觉、重量觉等。

（二）体表感觉的节段分布

每一对脊髓后根的感觉纤维支配一定的

皮肤区域,此种节段性分布有助于脊髓神经或脊髓损伤的定位诊断。脊髓节段性感觉支配及其体表检查部位见表5-1-1。

表5-1-1 节段感觉支配及其体表检查部位

损伤水平	感觉水平(针刺轻触)
C_2	枕骨粗隆
C_3	锁骨上窝
C_4	肩锁关节顶部
C_5	肘前窝桡侧
C_6	拇指
C_7	中指
C_8	小指
T_1	肘前窝尺侧
T_2	腋窝顶部
T_3	第3肋骨锁骨中线
T_4	第4肋骨锁骨中线
T_5	第5肋骨锁骨中线
T_6	第6肋骨锁骨中线(剑突水平)
T_7	第7肋骨锁骨中线
T_8	第8肋骨锁骨中线
T_9	第9肋骨锁骨中线
T_{10}	第10肋间锁骨中线(脐水平)
T_{11}	第11肋间(在T_{10-12}之间)锁骨中线
T_{12}	腹股沟韧带中点
L_1	$T_{12} \sim L_2$之间上1/2处
L_2	大腿前面中点
L_3	股骨内髁
L_4	内踝
L_5	足背第3跖趾关节处
S_1	外踝
S_2	腘窝中点
S_3	坐骨结节
S_{4-5}	肛门周围

（三）感觉评定

1. 正常 患者反应快且准确。可评2分。

2. 减退、减低或过敏 患者对刺激反应迟钝、过强,其结果与刺激程度不相符合。可评1分。

3. 消失 患者对刺激无任何反应。可评0分。

（四）检查方法

1. 触觉 患者闭目,检查者用棉签或软毛笔轻触患者皮肤。让患者回答有无一种轻痒的感觉,或让患者数所触的次数或指出所接受刺激的区域。测量时注意两侧对称部位的比较,刺激动作要轻且不能过频。

2. 痛觉 患者闭目,分别用大头针的尖端和钝端分别以同等力量轻轻刺激患者皮肤,先在正常皮肤区域刺激数下,让患者感受正常刺激的感觉,然后再进行正式的检查。要求患者立即说出具体的感受(疼痛、疼痛减退/消失、感觉过敏)及部位。

3. 运动觉 患者闭目,检查者被动活动患者的肢体,要求患者说出肢体运动的方向。

（五）注意事项

1. 感觉检查时患者必须意识清晰,认知状态良好。

2. 感觉检查应在安静、温度适宜的室内进行。患者应保持放松、舒适的体位。检查部位应充分暴露。

3. 患者在回答问题时,检查者忌暗示性提问。

4. 检查中注意左右侧、远近端的对比。

5. 注意感觉障碍的类型(性质)、部位、范围、界线,其界线可用笔在皮肤上画出。

6. 应根据各种疾病或创伤的感觉障碍特点选择感觉检查方法。

7. 感觉的首次评定与再次评定应由同一检查者完成。

三、肌力评定

肌力(muscle strength)是指肌肉收缩的力量。肌力评定是骨科康复评定的重要内容之一,对运动系统和神经系统尤其是周围神经系统疾病的功能评定十分重要。肌力评定方法可分为徒手肌力检查和器械肌力检查两大类。

（一）徒手肌力检查

徒手肌力检查(manual muscle test, MMT)是检查者用自己的双手按照一定的标准,通过观察患者肢体主动运动的范围及感觉肌肉收缩的力量，来判断肌力是否正常及其等级的一种检查方法。由美国哈佛大学矫形外科教授 Robert Lovett 于 1916 年创立，故又称 Lovett 徒手肌力检查法。

1. 评定分级　Lovett 徒手肌力检查法将肌力分为 6 个等级：正常、良好、尚可、差、微缩、无收缩。其评定标准见表 5-1-2。

表 5-1-2　Lovett 分级法评定标准

分级	评定标准	大约相当于正常肌力的 %
0（无收缩）	肌肉无收缩	0
1（微缩）	可触及肌肉收缩，但无关节活动	10
2（差）	在减重状态下能完成关节全范围活动	25
3（尚可）	能抗重力完成关节全范围活动，但不能抗阻力	50
4（良好）	能抗重力与部分阻力完成关节全范围活动	75
5（正常）	能抗重力与最大阻力完成关节全范围活动	100

此外，在 Lovett 分级法的基础上，还有一种通过附加"+"或"-"补充分级方法对肌力进行更细致的评定。其评定标准见表 5-1-3。

2. 各肌肌力的检查方法（表 5-1-4～表 5-1-7）。

（二）器械肌力检查

当肌力超过 3 级时，为进一步定量评定，可利用专门设备进行测试。目前临床上常用的设备有握力计、捏力计、拉力计及等速测试仪等。

1. 握力　用握力计测定。常用握力指数评定［握力指数 = 握力（kg）/ 体重（kg）×100］，通常高于 50 者为正常。测试时应请注意两侧握力正常时右侧稍大于左侧，首次评定时应记录两侧的差别。

2. 捏力　用拇指分别与其他手指的指腹

表 5-1-3　补充分级法评定标准

分级	评定标准
0	无肌肉收缩
1	可触及肌肉有轻微收缩，但无关节活动
1^+	可触及肌肉有强力收缩，但无关节活动
2^-	解除重力影响，能完成大部分关节活动
2	解除重力影响，能完成关节全范围的活动
2^+	抗重力完成正常关节活动范围的 50% 以下
3^-	抗重力完成正常关节活动范围的 50% 以上
3	可抗重力完成关节全范围活动，但不能抗阻力
3^+	抗重力完成关节全范围活动，运动末期能抗较小阻力
4^-	能抗重力及弱的阻力完成大部分关节活动范围的运动
4	可抗重力与部分阻力完成关节全范围活动
4^+	在活动的初中期能对抗的阻力和 4 级相同，但在末期能对抗充分阻力
5^-	四级与五级之间，抗充分阻力完成大部分关节活动范围
5	可抗充分阻力完成关节全范围活动

捏压捏力计以测定捏力。正常值约为其握力的 30%。

3. 拉力　用拉力计测定，以拉力指数评定（拉力指数 = 拉力 / 体重 ×100），正常背肌力标准：男 150～200，女 100～150。

4. 等速肌力　等速测试仪目前有 Cybex、Biodex、Kincom、Lido、Ariel 等多种型号。测试时肢体带动仪器的杠杆绕其轴心做旋转运动。运动角速度预先设定，运动只能以恒速进行。其优点是可提供最大肌力矩、肌耐力、肌肉爆发力、肌肉做功量等方面数据。这种等速测试法精确合理，能提供多方面的定量参数，已成为肌肉功能检查及其力学特性研究的良好手段。

四、关节活动度评定

关节活动度（rang of motion，ROM）又称关节活动范围，是关节运动时所通过的运动弧度，常用度数表示。

表 5-1-4 上肢 MMT 测定法

肌肉	检查与评定		
	1 级	2 级	3、4、5 级
三角肌前部 喙肱肌	仰卧,试图屈肩时可触及三角肌前部收缩	向对侧侧卧,受检上肢放滑板上,肩可主动屈曲	坐立,肩内旋,肘屈,掌心向下,肩屈曲,阻力加于上臂远端
三角肌后部 大圆肌 背阔肌	俯卧,试图伸肩时可触及大圆肌、背阔肌收缩	向对侧侧卧,受检上肢放滑板上,肩可主动伸展	俯卧,肩伸展 30°~40°,阻力加于上臂远端
三角肌中部 冈上肌	仰卧,试图肩外展时可触及三角肌收缩	体位同左,上肢放滑板上,肩可主动外展	坐位,肘屈,肩外展至 90°,阻力加于上臂远端
冈下肌 小圆肌	俯卧,上肢在床缘外下垂,试图肩外旋时在肩胛骨外缘可触及相应肌肉收缩	体位同左,肩可主动外旋	俯卧,肩外展 90°,肘屈,前臂在床缘外下垂。肩外旋,阻力加于前臂远端背侧
肩胛下肌 大圆肌 胸大肌 背阔肌	俯卧,上肢在床缘外下垂,试图肩内旋时在腋窝前、后襞可触及相应肌肉收缩	体位同左,肩可主动内旋	俯卧,肩外展,肘屈,前臂在床缘外下垂,肩内旋,阻力加于前臂远端
肱二头肌 肱肌 肱桡肌	坐位,肩外展,上肢放滑板上,试图肘屈曲时可触及相应肌肉收缩	体位同左,肘可主动屈曲	坐位,上肢下垂,前臂旋后(测肱二头肌)或旋前(测肱肌)或中立位(或肱桡肌)。肘屈曲,阻力加于前臂远端
肱三头肌 肘肌	坐位,肩外展,上肢放滑板上。试图肘伸展时可触及肱三头肌收缩	体位同左,肘可主动伸展	俯卧,肩外展,肘屈,前臂在床缘外下垂,肘伸展,阻力加于前臂远端背侧
肱二头肌 旋后肌	俯卧,肩外展,前臂在床缘外下垂;试图前臂旋后时可于前臂上端桡侧触及肌肉收缩	同左,前臂可主动旋后	坐位,肘屈 90°,前臂旋前,前臂旋后,握住腕部施加反方向阻力
旋前圆肌 旋前方肌	俯卧,肩外展,前臂在床缘外下垂,试图前臂旋前时可在肘下、腕上触及肌肉收缩	体位同左,前臂可主动旋前	坐位,肘屈 90°,前臂旋后,前臂旋前,握住腕部施加反向阻力
尺侧腕屈肌	向同侧侧卧,前臂旋后 45°,试图腕掌屈及尺侧偏时可触及其肌腱活动	体位同左,前臂旋后 45°,可见大幅度腕掌屈及尺侧偏	体位同左,肘屈,前臂旋后,腕向掌侧屈并向尺侧偏,阻力加于小鱼际
桡侧腕屈肌	坐位,前臂旋前 45°,试图腕掌屈及桡侧偏时可触及其肌腱活动	体位同左,可见大幅度腕掌屈及桡侧偏	体位同左,腕向掌侧屈并向桡侧偏,阻力加于鱼际
尺侧腕伸肌	坐位,前臂旋前 45°,试图腕背伸及尺侧偏时可触及其肌腱活动	体位同左,前臂旋前 45°,可见大幅度腕背伸及尺侧偏	体位同左,腕背伸并向尺侧偏、阻力加于掌背尺侧
桡侧腕长、短伸肌	坐位前臂旋后 45°,试图腕背伸及桡侧偏时可触及其止点活动	体位同左,可见大幅度腕背伸及桡侧偏	体位同左,腕背伸并向桡侧偏,阻力加于掌背桡侧
指总伸肌	试图伸掌指关节时可触及掌背肌腱活动	坐位,前臂中立位,手掌垂直时掌指关节可主动伸展	肘半屈,伸掌指关节并维持指间关节屈曲,阻力加于手指近节背面

续表

肌肉	检查与评定		
	1级	2级	3、4、5级
指浅屈肌	屈近端指间关节时可在手指近节掌侧触及肌腱活动	有一定的近端指间关节屈曲活动	屈曲近端指间关节,阻力加于手指中节掌侧
指深屈肌	屈远指间关节时可在手指中节掌侧触及肌腱活动	有一定的远端指间关节屈曲活动	固定近端指间关节,屈远端指间关节,阻力加于手指末节指腹
拇收肌	内收拇指时可于1、2掌骨间触及肌肉活动	有一定的拇内收动作	拇伸直,从外展位内收,阻力加于拇指尺侧
拇长、短展肌	外展拇指进可于桡骨茎突远端触及肌腱活动	有一定的拇外展动作	拇伸直,从内收位外展,阻力加于第1指桡侧
拇短屈肌	屈拇时于第1掌骨背侧触及肌腱活动	有一定的拇屈曲、对掌动作	手心向上,拇指掌指关节屈曲,阻力加于拇指近节掌侧
拇短伸肌	伸拇时于第1掌骨背侧触及肌腱活动	有一定的拇指伸展动作	手心向下,拇指掌指关节伸展,阻力加于拇指近节背侧
拇长屈肌	屈拇时于拇指近节掌侧触及肌腱活动	有一定的拇指屈曲动作	手心向上,固定拇指近节、指间关节,阻力加于拇指远节指腹
拇长伸肌	伸拇时于拇指近节背侧触及肌腱活动	有一定的指间关节伸展动作	手心向下,固定拇指近节,伸指间关节,阻力加于拇指远节背侧

表 5-1-5 下肢的 MMT 测定法

肌肉	检查与评定		
	1级	2级	3、4、5级
髂腰肌	仰卧,试图屈髋时于腹股沟上缘可触及肌肉活动	向同侧侧卧,托住对侧下肢,可主动屈髋	仰卧,小腿悬于床缘外,屈髋,阻力加于股远端前面
臀大肌 腘绳肌	俯卧,试图伸髋时于臀部及坐骨下方可触及肌肉活动	向同侧侧卧,托住对侧下肢,可主动伸髋	俯卧,屈膝(测臀大肌)或伸膝(测腘绳肌),髋伸10°~15°,阻力加于股远端后面
大、长、短收肌 股薄肌 耻骨肌	仰卧,分腿30°,试图髋内收时于股内侧部可触及肌肉活动	体位同左,下肢放滑板上可主动内收髋	向同侧侧卧,两腿伸直,托住在上面的下肢,髋内收,阻力加于大腿远端内侧
臀中、小肌 阔筋膜张肌	仰卧,下肢伸直,试图髋外展时于大转子上方可触及肌肉活动	同左,下肢放滑板上可主动外展髋	向对侧侧卧,对侧下肢半屈,髋外展,阻力加于大腿远端外侧
股方肌、梨状肌 臀大肌 上、下孖肌 闭孔内、外肌	仰卧,腿伸直,试图髋外旋时于大转子上方可触及肌肉活动	体位同左,可主动外旋髋	仰卧,小腿在床缘外下垂,髋外旋,阻力加于小腿远端内侧
臀小肌 阔筋膜张肌	仰卧,腿伸直,试图髋内旋时在大转子上方可触及肌肉活动	体位同左,可主动内旋髋	仰卧,小腿在床缘外下垂,髋内旋,阻力加于小腿远端外侧

续表

肌肉	检查与评定		
	1级	2级	3、4、5级
腘绳肌	俯卧,试图屈膝时可于腘窝两侧触及肌腱活动	向同侧侧卧,托住对侧下肢,可主动屈膝	俯卧,膝从伸直屈曲位,阻力加于小腿远端后侧
股四头肌	仰卧,试图伸膝时可触及髌韧带活动	向同侧-侧卧,托住对侧下肢,可主动伸膝	仰卧或坐位,小腿在床缘外下垂,伸膝,阻力加于小腿下端前侧
腓肠肌比目鱼肌	侧卧,试图踝跖屈时可触及跟腱活动	体位同左,踝可主动跖屈	俯卧,膝伸直(测腓肠肌)或膝屈曲(测比目鱼肌),踝跖屈,阻力加于足跟
胫前肌	仰卧,试图踝背屈、足内翻时可触及肌腱活动	侧卧,可主动踝背屈、足内翻	坐位,小腿下垂,踝背屈并足内翻,阻力加于足背内缘并向外下方推
胫后肌	仰卧,试图足内翻及跖屈时于内踝后方可触及肌腱活动	体位同左,可主动踝跖屈、足内翻	向同侧侧卧,足在床缘外,足内翻并踝跖屈,阻力加于足内缘并向外上方推
腓骨长、短肌	仰卧,试图足外翻时于外踝后方可触及肌腱活动	体位同左,可主动踝背屈并足外翻	向对侧侧卧,使跖屈的足外翻,阻力加于足外缘并向内上方推
趾长、短屈肌	屈趾时于趾近节跖面可触及肌腱活动	有主动屈趾活动	仰卧,屈趾,阻力加于足趾近节跖面
趾长、短伸肌	仰卧,伸趾时于足背可触及腱活动	体位同左,有主动伸趾活动	体位同左,伸足趾,阻力加于足趾近节跖面
踇趾长伸肌	坐位,伸踇趾时于踇趾近节背侧可触及肌腱活动	体位同左,有主动伸踇活动	体位同左,固定踇趾近节,伸踇趾,阻力加于踇趾近节背面

表 5-1-6 躯干的 MMT 测定法(一)

肌肉	检查与评定		
	1级	2级	3、4、5级
斜方肌菱形肌	坐位,臂外展放桌上,试图使肩胛骨内收时可触及肌肉收缩	体位同左,使肩胛骨主动内收时可见运动	俯卧,两臂稍抬起,使肩胛骨内收,阻力为将肩胛骨向外推
斜方肌下部	俯卧,一臂前伸、内旋,试图使肩胛骨内收及下移时,可触及斜方肌下部收缩	体位同左,可见有肩胛骨内收及下移运动	体位同左,肩胛骨内收及下移,阻力为将肩胛骨向上外推
斜方肌上部肩胛提肌	俯卧,试图耸肩时可触及斜方肌上部收缩	体位同左,能主动耸肩	坐位,两臂垂于体侧,耸肩向下压的阻力加于肩锁关节上方
前锯肌	坐位,一臂向前放桌上,上臂前伸时在肩胛骨内缘可触及肌收缩	体位同左,上臂前伸时可见肩胛骨活动	坐位,上臂前平举,屈肘,上臂向前移动,肘不伸,向后推的阻力加于肘部

表 5-1-7 躯干的 MMT 测定法（二）

肌肉	检查与评定				
	1级	2级	3级	4级	5级
斜角肌△ 颈长肌△ 头长肌△ 胸锁乳突肌△	仰卧，屈颈时可触及胸锁乳突肌活动	侧卧，托住头部时可屈颈	仰卧，能抬头，不能抗阻力	体位同左，能抗中等阻力	体位同左，抬头屈颈，能抗加于额部的较大阻力
斜方肌 颈部竖脊肌	仰卧，抬头时触及斜方肌活动	侧卧，托住头部时可仰头	俯卧，能抬头，不能抗阻力	体位同左，能抗中等阻力	体位同左，抬头时能抗加于枕部的较大阻力
骶棘肌	俯卧，抬头时触及其收缩	俯卧，能抬头	俯卧，胸以上在床缘外下垂30°，固定下肢，能抬起上身，不能抗阻力	体位同左，能抗中等阻力	体位同左，能抗较大阻力
腹直肌	仰卧，抬头时触及上腹部肌紧张	仰卧，能屈颈抬头	仰卧，固定下肢，能抬起头及肩胛部	体位同左，双手前平举坐起	体位同左，双手抱头后能坐起
腹内斜肌 腹外斜肌	坐位，试图转体时触及腹外斜肌收缩	体位同左，双臂下垂，能大幅度转体	仰卧，能旋转上体至一肩离床	仰卧，屈腿，固定下肢，双手前平举能坐起并转体	体位同左，双手抱颈后能坐起同时向一侧转体

△为颈肌

（一）关节活动度的分类

1. 主动关节活动度 指作用于关节的肌肉随意收缩使关节运动时所通过的运动弧度。

2. 被动关节活动度 指由外力使关节运动时所通过的运动弧度。

（二）测量工具

目测 ROM 较为粗糙，因此一般用量角器进行检查。

1. 普通量角器测量法 普通量角器用两根直尺组成两个臂（固定臂和移动臂）连接一个半圆量角器或全圆量角器制成，手指关节用小型半圆量角器测量。使用时将量角器的中心点准确地定位于关节活动轴中心（参照一定的骨性标志），两臂分别放到或指向关节两端肢体上的骨性标志或与肢体长轴相平行。随着关节远端肢体的移动，在量角器刻度盘上读出关节活动度（图 5-1-1）。

2. 方盘量角器测量法 上海华山医院范振华教授在 1974 年设计了一种方盘量角器，其结构为一正方形，每边长 12cm，正面有圆

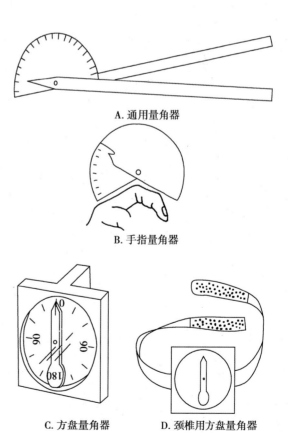

A. 通用量角器

B. 手指量角器

C. 方盘量角器　　D. 颈椎用方盘量角器

图 5-1-1 普通量角器测量角度

形刻度盘，其中心有一指针，后面有一把手构成。在木盘刻度面处于垂直位时，方盘中心的指针由于重心在下而自动指向正上方。使用时采取适当体位使关节两端肢体处于同一个垂直面上，并使一端肢体处于水平位或垂直位，以方盘的一边紧贴另一端肢体，使其刻度面与肢体处于同一垂直面上，即可读得关节所处的角度。

3. 直尺或皮尺测量法　用直尺或皮尺测量两骨点或某骨点至地面之间的距离，用厘米（cm）表示。常用关节的 ROM 检查法见表 5-1-8。

表 5-1-8　常用关节的 ROM 检查法

关节	运动		测量体位	量角器放置标志			正常值
				轴心	固定臂	移动臂	
肩	屈、伸		坐或站立位，臂置于体侧，肘伸直	肩峰	与腋中线平行	与肱骨纵轴平行	屈：0~180° 伸：0~50°
	外展		坐或端坐位，臂置于体侧，肘伸直	肩峰	与身体中线（脊柱）平行	与肱骨纵轴平行	0~180°
	内、外旋		仰卧，肩外展90°，肘屈90°	鹰嘴	铅垂线（与地面垂直）	与尺骨平行	各0~90°
肘	屈、伸		仰卧或坐或站立位，臂取中立位/解剖0位	肱骨外上髁	肱骨纵轴平行	与桡骨长轴平行	0~150°
腕	旋前旋后		坐位，上臂置于体侧，肘屈90°	中指尖	与地面垂直	与包括伸展拇指的手掌面一致	各0~90°
	屈、伸		坐或站立位，前臂完全旋前	尺骨茎突	与前臂纵轴平行	与第2掌骨纵轴平行	屈：0~90° 伸：0~70°
	尺、桡侧偏移（尺、桡侧外展）		坐位，曲肘，前臂旋前，腕中立位	腕背侧中点	前臂背侧中线	第3掌骨纵轴	桡偏：0~25° 尺偏：0~55°
拇指	腕掌关节	屈伸	坐位，前臂和手放在桌上，前臂充分旋后，腕关节中立位，腕掌关节无外展、内收，拇指掌指关节、指间关节中立位，拇指指尖位于示指指腹	腕关节桡侧第1掌骨基底部或大多角骨的结合部	与桡骨长轴平行	与第1掌骨长轴平行	屈：0~15° 伸：0~20°
		外展	坐位，前臂和手放在桌上，前臂、腕关节呈中立位，拇指腕掌关节、掌指关节、指间关节呈解剖0位	腕关节	第2掌骨的桡侧中线（示指纵轴）	第1掌骨的桡侧中线（拇指纵轴）	0~70°
	掌指关节	屈伸	坐位，前臂和手放在桌上，前臂充分旋后，腕关节中立位，拇指的腕掌关节呈解剖0位，拇指的指间关节无屈曲、伸展	掌指关节背侧	第1掌骨（纵轴）背侧中线	近节指骨（纵轴）背侧中线	屈：0~50° 伸：0~10°
	指间关节	屈伸	坐位，前臂和手放在桌上，前臂充分旋后，腕关节中立位，拇指腕掌关节呈解剖0位，拇指腕掌关节无屈曲、伸展	拇指指间关节背侧面	近端指骨背侧中线	末节指骨背侧中线	屈：0~80° 伸：0~10°

续表

关节	运动		测量体位	量角器放置标志			正常值
				轴心	固定臂	移动臂	
手指	掌指关节	屈伸	坐位,前臂放在桌上,腕关节中立位,被检手指无内收、外展	掌指关节背侧	所测手指掌骨背侧中线	所测手指骨背侧中线	屈:0~90° 伸:0~45°
		内收外展	坐位,腕关节中立位,前臂旋前,手掌放在桌上,掌指关节无屈曲伸展	掌指关节背侧	所测手指掌骨背侧中线	所测手指近节指骨背侧中线	内收:0~20° 外展:0~25°
	近端指间关节	屈伸	坐位,腕关节中立位,掌指关节无屈曲、伸展、内收或外展,前臂放在桌上	近端指间关节背侧	近节指骨背侧中线	中节指骨背侧中线	屈:0~100° 伸:0°
	远端指间关节	屈伸	坐位,前臂和手放在桌上,前臂、腕关节呈中立位,掌指关节无屈曲、伸展、内收或外展,近端指间关节屈曲70°~90°	近端指间关节背侧面	中节指骨背侧中线	远节指骨背侧中线	屈:0~90° 伸:0~10°
髋	屈		仰卧,对侧下肢伸直	股骨大转子	与身体纵轴平行	与股骨纵轴平行	0~125°
	伸		侧卧,被测下肢在上	股骨大转子	与身体纵轴平行	与股骨纵轴平行	0~15°
	内收、外展		仰卧	髂前上棘	左右髂前上棘连线的垂直线	髂前上棘至髌骨中心的连续线	各0~45°
	内、外旋		仰卧、两小腿桌缘外下垂	髌骨下端	与地面垂直（铅垂线）	与胫骨纵轴平行	各0~45°
膝	屈、伸		仰卧或俯卧或坐在椅子边缘	股骨外侧髁	与股骨纵轴平行	与胫骨纵轴平行	屈:0~150° 伸:0
踝	背伸、跖屈		仰卧,膝关节屈曲,踝处于中立位	腓骨纵轴线与足外缘交叉处	与腓骨纵轴平行	与第5跖骨纵轴平行	背伸0~20° 跖屈0~45°
	内、外翻		坐位,膝关节屈曲,踝关节中立位	踝后方两踝中点	小腿后长轴	踝关节前方与足跖面横轴线一致	内翻:0~30° 外翻:0~20°
颈椎	屈、伸		坐位,胸腰椎紧靠在椅背上,颈椎无旋转及侧屈	两臂交点	与地面垂直	外耳道与鼻尖的连线	屈:0~45° 伸:0~45°
	侧屈		坐位,胸腰椎紧靠椅背,颈椎无屈曲、伸展及旋转	与第7颈椎棘突一致	沿胸椎棘突与地面垂直	以枕外粗隆为标志点与头部中线一致	0~45°
	旋转		坐位,胸腰椎紧靠椅背,颈椎无屈曲、伸展及侧屈	头顶中心点	与两侧肩峰连线平行	头顶与鼻尖连线一致	0~60°

续表

| 关节 | 运动 | 测量体位 | 量角器放置标志 | | | 正常值 |
			轴心	固定臂	移动臂	
胸椎 与 腰椎	屈、伸	立位，胸、腰椎无旋转	第5腰椎棘突	通过第5腰椎棘突的垂直线	第7颈椎棘突与第5腰椎棘突连线的平行线	屈：0~80° 伸：0~30°
	侧屈	立位，颈椎、胸椎、腰椎无屈曲、伸展及旋转	第5腰椎棘突	髂嵴连线中点的垂直线	第7颈椎棘突与第5腰椎棘突连线	0~30°
	旋转	坐位，不得使用有靠背的椅子，颈椎、胸椎、腰椎无屈曲、伸展及侧屈	头顶部中点	双侧髂嵴上缘连线的平行线	双侧肩峰连线的平行线	0~45°

（三）关节活动度评定的注意事项

为了使测试结果准确、可靠，必须注意以下几点：

1. 采取正确姿势体位，严格按操作规程测量，防止邻近关节代偿。

2. 关节活动度有个体差异，评价时宜做左右侧对比。

3. 根据测量部位选择适当的关节角度测量器。

4. 首次和再次测量的时间、地点、测量者及所用的测量工具应保持一致。被动运动关节时手法要柔和，速度缓慢均匀，尤其对伴有疼痛和痉挛的患者不宜做快速运动。

5. 读取量角器刻盘上的刻度时，刻度应与视线同高。

6. 对活动受限的关节，主动 ROM 与被动 ROM 均应测量并在记录中注明，以便分析受限原因。

7. 测量的同时应注意观察记录关节是否存在变形、肿胀、疼痛、挛缩、肌萎缩、皮肤瘢痕、外伤及测量时患者的反应。

五、四肢功能评定

（一）上肢功能评定

上肢功能评定包括上肢的感觉、关节活动范围、肌力、运动类型及动作完成等检查。由于感觉、关节活动范围、肌力等已另列章节，故上肢功能评定通常是指动作功能评定。目前国内主要有简单上肢功能评定和 Hudak 等研发的 DASH（disabilities of the arm, shoulder and hand）调查表。

1. 简单上肢功能评定　此方法是通过手的取物过程，包括手指屈伸、手抓、握、拇指对掌、捏夹等各种动作来完成全套检查测试。全套检测共分10项活动，依次为：拿大球，拿中球，拿大方块，拿中方块，拿木圆片，拿小方块，拿人造革片，拿金属片，拿小球，拿金属小棍。检查要采取标准动作，物品从一处拿起，经过标准距离，放在指定位置。从动作开始到结束，同时记录时间。根据完成动作的时间长短来获取分数，每项分数为 0~10 分，最高为 10 分。花费时间越短得分越高。每项检查限定时间为 30 秒，即在 30 秒内仍不能完成该动作得 0 分。通过此项检查可以判断患者上肢及手运动受限的程度。

正常人各年龄组参考得分（总分）如下：18~39 岁得 99 分；40~54 岁得 96 分；55~64 岁得 94 分；65~74 岁得 83 分；75~84 岁得 75 分。

2. DASH 上肢功能调查表　是 Hudak 等从 150 项日常生活活动中，经过多次反复筛选，选出 30 项最能反映患者活动功能的指标而形成的调查表。它旨在了解患者上肢的症状及从事日常活动的能力。共分 A 和 B 两部分（表5-1-9、表5-1-10）。

表 5-1-9 DASH 上肢功能调查表 A 部分内容

项目	活动能力				
	无困难	有点困难	明显困难但能做到	很困难	不能
1. 拧开已拧紧的或新的玻璃瓶盖	1	2	3	4	5
2. 写字	1	2	3	4	5
3. 用钥匙开门	1	2	3	4	5
4. 准备饭菜	1	2	3	4	5
5. 推开一扇大门	1	2	3	4	5
6. 将物品放入头部上方的小柜子里	1	2	3	4	5
7. 繁重的家务劳动(擦地板、洗刷墙壁)	1	2	3	4	5
8. 花园及院子的劳动(打扫卫生、松土、割草、修剪花草树木)	1	2	3	4	5
9. 铺床	1	2	3	4	5
10. 拎购物袋或文件箱	1	2	3	4	5
11. 搬运重物(超过 5kg)	1	2	3	4	5
12. 更换头部上方的灯泡	1	2	3	4	5
13. 洗发或吹干头发	1	2	3	4	5
14. 擦洗背部	1	2	3	4	5
15. 穿毛衣	1	2	3	4	5
16. 用刀切食品	1	2	3	4	5
17. 轻微体力的业余活动(打牌、织毛衣等)	1	2	3	4	5
18. 使用臂部力量或冲击力的业余活动(使用锤子、打高尔夫球、网球等)	1	2	3	4	5
19. 灵活使用臂部的业余活动(如羽毛球、壁球、飞盘)	1	2	3	4	5
20. 驾驶、乘坐交通工具	1	2	3	4	5
21. 性功能	1	2	3	4	5
22. 影响你同家人、朋友、邻居及其他人群社会交往的程度	1	2	3	4	5
23. 影响你的工作或其他日常活动的程度	1	2	3	4	5

A 部分:请患者评估在上一周内进行上列活动的能力,并在相应等级的数字上画圈

表 5-1-10 DASH 上肢功能调查表 B 部分内容

项目	症状严重程度				
	无	轻微	中度	重度	极度
24. 休息时肩、臂或手部疼痛	1	2	3	4	5
25. 活动时肩、臂或手部疼痛	1	2	3	4	5
26. 肩、臂或手部麻木、针刺样疼痛	1	2	3	4	5
27. 肩、臂或手部无力	1	2	3	4	5
28. 肩、臂或手部僵硬	1	2	3	4	5
29. 肩、臂或手部疼痛对睡眠的影响	1	2	3	4	5
30. 肩、臂或手部功能障碍使你感到能力下降、缺乏自信	1	2	3	4	5

B 部分:请患者评估在上一周内上列症状的严重程度,并在相应等级的数字上画圈

（二）手功能评定

手的功能包括运动功能和感觉功能。其中运动功能包括手指运动功能、握力、捏力、手的灵巧性和稳定性、手的整体功能等；感觉功能包括触觉、深压觉、两点辨别觉、综合感觉等。

1. 手的运动功能评定

（1）手指运动功能评定

1）拇指：①各类运动占总运动功能的比例。指间关节（IP）的屈伸占 15%，掌指关节（MP）的屈伸占 10%，内收占 20%，外展占 10%，对掌占 40%。②MP。正常屈曲可达 60°，功能位为屈曲 20°，正常内收 0，外展 0～60°。对掌是由中立位开始依次做外展、旋转和屈曲三种运动的组合。常用拇指尖与小指掌指关节间的距离表示。③IP。正常屈伸达 80°，功能位为屈曲 20°。

2）示、中、环、小指：①各关节占总运动功能的比例。MP 占该指总运动功能的 100%，相应的，近端指间关节（PIP）占 80%，远端指间关节（DIP）占 45%。②MP。正常屈曲达 90°，功能位为屈曲 30°。③PIP。正常屈曲 110°，功能位为屈曲 30°。④DIP。正常屈曲达 70°，功能位为屈曲 20°。

（2）手指肌腱功能评定：手指肌腱功能可用肌腱总活动度（total activity measurement，TAM）测定，TAM ＝（MP 屈曲度数 ＋PIP 屈曲度数 ＋DIP 屈曲度数）－（MP 伸直受限度数 ＋PIP 伸直受限度数 ＋DIP 伸直受限度数），正常 TAM ＝（80°＋110°＋70°）－（0＋0＋0）≈260°。

功能分级标准为：

优：正常，TAM 约 260°。

良：TAM ＞健侧的 75%。

中：TAM ＞健侧的 50%。

差：TAM ＜健侧的 50%。

（3）握力：常用握力计测量（见本章第一节）。

（4）捏力：常用捏力计测量（见本章第一节）。

（5）手灵巧性的测定：常用测定手指协调的九孔插板试验进行评定。九孔插板为一块 13cm×13cm 的木板，上有九孔，孔深 1.3cm，孔与孔之间间隔 3.2cm，孔直径为 0.71cm，插棒为长 3.2cm、直径为 0.64cm 的圆柱棒，共 9 根。

测试时，在九孔插板旁测试手的一侧放一个浅皿，将 9 根插棒放入其中，让患者用测试手一次一根地将木棒插入洞中，插完 9 根后再一次一根一根地拔出放回浅皿中，计算所需时间。测试时，先利手后非利手。

2. 手感觉功能评定　除一般感觉检查外，感觉功能评定有：

（1）轻触 - 深压觉检查：采用 Semmes-Weinstein 单丝法，简称 SW 单丝法。单丝为一组粗细不同的笔直尼龙丝，一端游离，另一端装在手持塑料棒的一端上，丝与棒垂直。测试时为免测试手移动，可让患者将手背放在预先置于桌上的一堆油腻纸上，遮住患者双眼，检查者持最细的单丝开始测试，使丝垂直作用于患者手指掌面皮肤上，不能打滑。患者有触感时告知检查者。

（2）Moberg 触觉识别评定：触觉识别时手指球的精细感觉，使人凭触及物体而不需要看就能分辨物体。采用 Moberg 拾物试验进行评定。试验时在桌上放一个约 12cm×15cm 的纸盒，旁边放上螺母、回形针、硬币、别针、尖头螺丝、钥匙、铁垫圈、约 5cm×2.5cm 的双层绒布块、直径 2.5cm 左右的绒布制棋子或绒布包裹的圆纽扣等 9 种物体。让患者尽快地每次一件地将以上物体拾到纸盒内。先用患手在睁眼情况下拾一次，再闭眼拾一次，然后用健手按以上程序进行。计算每次拾完所用时间，并观察患者拾物时用哪几个手指，何种捏法。感觉功能正常时，将物品散布在纸盒旁 20cm×15cm 范围内，睁眼时，利手需 7～10 秒，非利手需 8～11 秒；闭眼时利手需 13～17 秒，非利手需 14～18 秒。

（3）两点辨别觉（two point discrimination，2PD）的评定：测定时掌心向上，手背放在预先置于桌上的一堆油腻纸上，以防移动影响结果。然后用伸直的回形针的两端在指垫中心沿长轴测试。10 次中有 7 次极准确的数值即为结果。若时间不允许，以测 3 次，报 2 次正确为准。

规定在掌侧面测，2PD≤6mm 为正常，7～15mm 为部分丧失，>15mm 为完全丧失。

3. 手感觉恢复程度的评定 英国医学研究委员会的级别标准为：

S_0：在支配区仍无感觉恢复。

S_1：在支配区内深的皮肤痛觉恢复。

S_2：在支配区内浅的皮肤痛觉和触觉有一定程度的恢复。

S_3：在支配区内浅的皮肤痛觉和触觉完全恢复，过敏现象消失。

S_3^+：同 S_3，但 2PD 有某种程度的恢复。

S_4：完全恢复。

（三）下肢功能评定

下肢功能评定以步行为主，因此下肢功能的评定以步行能力评定、步态分析为主。目前临床上常用 Hoffer 步行能力分级及 Holden 功能步行分类两种方法。其中 Hoffer 步行能力分级是一种宏观的分级方法（表 5-1-11）。而 Holden 功能步行分类法则是一种相对细致的定性评定（表 5-1-12）。

表 5-1-11 Hoffer 步行能力分级

分级	表现
I	不能步行者
II	非功能性步行者——训练时用膝踝足矫形器（KAFO）、拐等能在治疗室内行走，能耗大、速度慢、距离短、无功能价值，但有预防压疮、血液循环障碍、骨质疏松等治疗作用，该步行称为治疗性步行
III	家庭性步行者——用踝足矫形器（AFO）、手杖等可在家庭内行走，但不能在社区内长久行走
IV	社区性步行者——用踝足矫形器（AFO）、手杖或不用即可在社区内行走，但时间不能长，若超出社区范围长时间步行时仍需用轮椅

表 5-1-12 Holden 功能步行分类

6 级及其特征	表现
0 无功能	患者不能行走，或需要两人协助才能走
I 需大量帮助	需一人连续不断地搀扶才能行走及保持平衡
II 需少量帮助	能行走但平衡不佳，不安全，需一人在旁给予间断的接触身体的帮助，以保持平衡和安全
III 需监护或语言指导	能行走，但不正常或不够安全，需一人在旁监护或用言语指导，但不接触身体
IV 平地上独立	在平地上可以独立行走，但上下斜坡、在不平的地面上行走或上下楼梯有困难，需他人帮助或监护
V 完全独立	在任何地方都可以独立行走

表 5-1-9 没有包括使用辅助器的情况，完全依靠轮椅的患者为表中的 0 级；使用双拐才能行走的为 I 级；使用 KAFO/AFO 或单拐、手杖的宜列为 II 级

六、步态评定

步态是一个人行走时的表现形式，即行走模式。正常步行并不需要思考，然而步行的控制十分复杂，包括中枢命令、身体平衡和协调控制，涉及足、踝、膝、髋、躯干、颈、肩、臂的肌肉和关节协同运动，任何环节的失调都可能影响步态，而某些异常也有可能被代偿或掩盖。步态分析（gait analysis，GA）是利用力概念和人体解剖、生理学知识对人体行走功能状态进行对比分析的一种生物力学研究方法。

（一）步态评定术语与基本概念

1. 步行周期 从一侧足跟着地起到该侧足跟再次着地为止所用的时间称为一个步行周期。

2. 时相 正常一个步行周期可分为站立和迈步两相。①站立相：从足跟着地到足趾离地的过程；②迈步相：从足趾离地到同侧足跟再次着地的过程。

3. 分期 临床上常采用传统的分期方法，

表 5-1-13　时相及分期

传统分期			RLA 分期		
时相	分期	定义	时相	分期	定义
站立相	足跟着地	足跟接触地面的瞬间,站立相起始点	站立相	首次着地	足跟或足底的其他部位触地瞬间,站立相起始点
	足放平	足跟着地后脚掌随即着地的瞬间		承重反应	一侧足跟着地后到对侧下肢离地时
	站立中期	躯干位于支撑腿正上方		站立中期	从对侧下肢离地到躯干位于该侧(支撑)腿正上方时
	足跟离地	站立中期后支撑腿足跟离地瞬间		站立末期	从站立中期到对侧下肢足跟着地时
	足趾离地	支撑腿足跟离地后足趾仍触地瞬间		迈步前期	从对侧下肢足跟着地到支撑腿离地之间
迈步相	加速期	从足趾离地起到大腿向前摆动至身体的正下方	迈步相	迈步初期	从支撑腿离地到该腿膝关节达到最大屈曲
	迈步中期	加速期结束到减速期开始		迈步中期	从膝关节最大屈曲摆动到小腿与地面垂直
	减速期	小腿向前减速摆动准备进入下一个足跟着地		迈步末期	从与地面垂直的小腿向前摆动到该侧足跟再次着地之前

而目前国外已越来越多地采用美国 Rancho Los Amigo 医院(RLA)的分期法(表 5-1-13)。

（二）步行周期中人体关节角度的变化

步行时以上活动的正常变异构成各人的步态特点。因病理因素使变异超出一定范围即构成异常步态。检查者熟悉正常步态的构成及常见病理步态的基本特征后,就可以通过直接观察进行步态评定,必要时可用多维连续摄像、电子量角器及多导联肌电图等方法作分别或综合的观察,以取得肌肉、关节或身体重心在步行时的活动谱,并与正常的活动谱进行比较分析。正常的关节活动及肌肉活动见图 5-1-2～图 5-1-12。

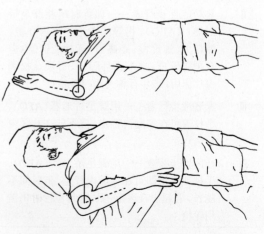

图 5-1-2　肩关节后伸活动范围检查图　　　　图 5-1-3　肩关节内旋、外旋活动范围检查

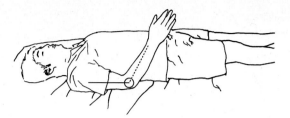

图 5-1-4 肘关节屈、伸活动范围检查

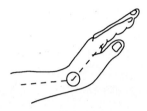

图 5-1-5 腕关节掌屈、背伸活动范围检查

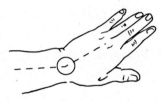

图 5-1-6 腕关节尺偏、桡偏活动范围检查

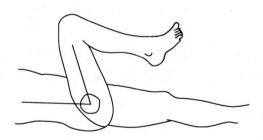

（1）屈曲

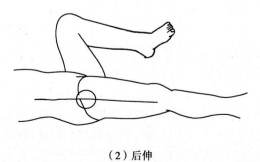

（2）后伸

图 5-1-7 髋关节屈、伸活动范围检查

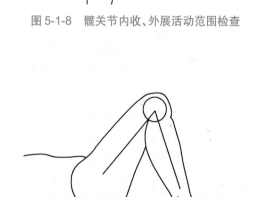

图 5-1-8 髋关节内收、外展活动范围检查

图 5-1-9 膝关节屈、伸活动范围检查

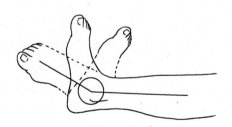

图 5-1-10 踝关节背伸、跖屈活动范围检查

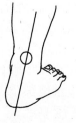

图 5-1-11 踝关节内翻、外翻活动范围检查

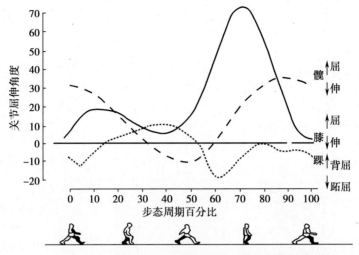

图 5-1-12　常速步行时髋、膝、踝各关节的屈伸活动

（三）目测步态的定性分析

目测步态分析法是指不用任何设备，而是通过医务人员目测观察患者步态的方法。该方法简便，属定性分析。但有一定的主观性，可靠性稍差，因为在不同的步态阶段观察所有的肢体和关节的运动通常很困难。若能同时摄像则明显能弥补目测分析法的不足。

1. 分析方法　目测步态观察应由受过培训和有丰富临床经验的医师进行。进行步态观察时，患者应尽量少穿衣服以便于观察，并嘱患者以自然和习惯的姿势和速度来回步行数次，从患者的正面、背面及侧面观察患者的步行情况。在正面、背面主要观察患者躯干和骨盆的倾斜情况；侧面主要观察脊柱、髋关节的运动情况及支撑腿负重反应的最佳角度。

分析时首先从总体上进行评价，观察患者整体运动的对称性、协调性和节奏性。然后，对患者的步频、步宽、跨步长、上肢摆动、躯干运动及身体的起伏情况予以记录。也可根据步态评定表逐一进行观察记录。

2. 常见异常步态

（1）足内翻：常合并足下垂和足趾屈曲。表现为步行时足触地部位主要是足前外侧缘，特别是第五跖骨基底部，常有承重部位疼痛，导致踝关节不稳，进而影响全身平衡。支撑相早期和中期由于踝背屈障碍，导致胫骨向前移动受限，从而促使支撑相末期膝关节过伸，以代偿胫骨前移不足。由于膝关节过伸，足蹬离力降低，使关节做功显著下降。此外，髋关节也可发生代偿性屈曲。患肢摆动相地面廓清能力降低。与足内翻畸形相关的肌肉包括胫前肌、胫后肌、趾长屈肌、腓肠肌、比目鱼肌、腓骨长、短肌和蹞长伸肌。

（2）足外翻：表现为步行时足向外侧倾斜，支撑相足内侧触地，可有足趾屈曲畸形。可以导致舟骨部位胼胝生成和足内侧（第一跖骨）疼痛，明显影响支撑相负重。步行时身体重心主要落在踝前内侧。踝背屈往往受限，同样影响胫骨前向移动，增加外翻。严重畸形者可导致两腿长度不等，距跟关节疼痛和踝关节不稳。早期支撑相可有膝关节过伸，足蹬离缺乏力量，摆动相踝关节跖屈导致肢体廓清障碍（膝关节和髋关节可产生代偿性屈曲）。动态肌电图可见腓骨长肌、腓骨短肌、趾长屈肌、腓肠肌、比目鱼肌痉挛，胫前肌、胫后肌活动降低或肌力下降。

（3）足下垂：表现为摆动相踝关节背屈不足，常与足内翻或外翻同时存在，可导致廓清障碍。代偿机制包括：摆动相增加同侧屈髋、屈膝，下肢划圈行进，躯干向对侧倾斜。常见的病因是胫前肌无活动或活动时相异常。

（4）足趾屈曲：表现为支撑相足趾保持屈曲。常见于神经损伤、反射性交感神经营养障碍、长期制动和挛缩。常伴有足下垂和内翻。患者主诉穿鞋时足趾尖和跖趾关节背面疼痛，伴有胼胝生成。患者常缩短患肢步长和支撑时间，导致足推进相力量减少。相关的肌肉包括：趾长屈肌、踇长伸肌和屈肌。踝关节背屈时该畸形加重。动态肌电图常可见趾长屈肌、踇长屈肌活动时间明显延长，腓肠肌和比目鱼肌异常活跃，趾长伸肌活动减弱。

（5）膝塌陷：表现为胫骨在支撑相中期和后期前向行进过分，导致踝关节不稳或膝塌陷步态。患者出现膝关节过早屈曲，同时伴有对侧步长缩短，同侧足推进延迟，如果患者采用增加股四头肌收缩的方式避免膝关节过早屈曲，并稳定膝关节，将导致同侧膝关节在支撑相末期屈曲延迟，最终导致伸膝肌过用综合征。患者在不能维持膝关节稳定时，必须使用上肢支持膝关节，以进行代偿。有关的肌肉包括腓肠肌、比目鱼肌和股四头肌。股四头肌肌电活动可延长和过度活跃。

（6）膝僵直：表现为支撑相晚期和摆动相初期的关节屈曲角度 <40°（正常为 60°），同时髋关节屈曲程度及时相均延迟。摆动相膝关节屈曲是由髋关节屈曲带动，髋关节屈曲减少将减少膝关节屈曲度，从而减少其摆动相力矩，结果导致拖足。患者往往在摆动相采用划圈步态、尽量抬髋或对侧下肢踮足来代偿。动态肌电图通常显示股直肌、股中间肌、股内肌和股外肌过分活跃，髂腰肌活动降低，有时臀大肌和腘绳肌活动增加。如果同时存在足内翻，将加重膝僵直。膝僵直常见于上运动神经元病变患者和踝关节跖屈或髋关节屈曲畸形患者。固定膝关节矫形器和假肢也导致同样的步态。

（7）膝过伸：膝过伸很常见，但一般是代偿性改变，多见于支撑相早期。常见的诱因包括：一侧膝关节无力导致对侧代偿膝过伸；跖屈肌痉挛或挛缩导致膝过伸；膝塌陷步态时采用膝过伸代偿；支撑相伸膝肌痉挛；躯干前屈时重力线落在膝关节中心前方，促使膝关节后伸以保持平衡。

（8）膝屈曲：较少见，一般为骨关节畸形或病变造成。患者在支撑相和摆动相都保持屈膝姿势。患者在支撑相时必须使用代偿机制以稳定膝关节。由于患者在摆动相末期不能伸膝，致使步长缩短。腘绳肌、股四头肌、腓肠肌、比目鱼肌的动态肌电图常显示腘绳肌内侧头比外侧头活跃，腓肠肌通常过分活跃，特别是在摆动相。动力学研究常可见伸膝受限伴髋关节屈曲增加。

（9）髋过屈：表现为支撑相髋关节屈曲，特别在支撑相中后期。如果畸形为单侧，对侧下肢呈现功能性过长，步长缩短，同时采用抬髋行进或躯干倾斜以代偿摆动相的廓清功能。动态肌电图常见髂腰肌、股直肌、髋内收肌过度活跃，而伸髋肌和棘旁肌减弱。伸髋肌无力可导致躯干不稳，髋关节后伸困难；伸膝肌无力及踝关节跖屈畸形可导致伸髋肌过用综合征，导致伸髋肌无力；髋关节过屈时膝关节常发生继发性屈曲畸形，加重步态障碍。髋关节屈曲及其继发性畸形不仅影响步态，而且严重时还影响护理、排尿便，甚至坐轮椅。因此治疗可以用于不能步行的患者，以改善其生活和护理质量。

（10）髋内收过分：表现为剪刀步态，最常见于脑瘫和脑外伤患者。患者在摆动相髋关节内收，与对侧下肢交叉，步宽或足支撑面缩小，致使平衡困难，同时影响摆动相地面廓清和肢体前向运动。此外还干扰生活活动，如穿衣、卫生、如厕和性生活。相关的肌肉包括髋内收肌群、髋外展肌群、髂腰肌、耻骨肌、缝匠肌、内侧腘绳肌和臀大肌。内收肌痉挛或过度活动即内收和外展肌群不平衡是主要的原因。

（11）髋屈曲不足：屈髋肌无力或伸髋肌痉挛／挛缩可造成髋关节屈曲不足，使肢体在摆动相不能有效地抬高，引起廓清障碍。患者可通过髋关节外旋，采用内收肌收缩来代偿。对侧鞋抬高可以适当代偿。

（12）单纯肌无力步态：单纯外周神经损伤可导致特殊肌无力步态，包括：

1）臀大肌步态：臀大肌是主要的伸髋及脊柱稳定肌。在足触地时控制重力中心向前。肌力下降时其作用改由韧带支持及棘旁肌代偿，导致在支撑相早期臀部突然后退，中期腰部前凸，以保持重力线在髋关节之后。腘绳肌可以部分代偿臀大肌，但外周神经损伤时，腘绳肌与臀大肌的神经支配往往同时损害。

2）臀中肌步态：患者在支撑相早期和中期骨盆向患侧下移超过5°，髋关节向患侧凸，患者肩和腰出现代偿性侧凸，以增加骨盆稳定度。患侧下肢功能性相对过长，所以在摆动相膝关节和踝关节屈曲增加，以保证地面廓清。

3）屈髋肌无力步态：屈髋肌是摆动相主要的加速肌，其肌力降低造成摆动相肢体行进缺乏动力，只有通过躯干在支撑相末期向后，摆动相早期突然向前摆动来进行代偿，患侧步长明显缩短。

4）股四头肌无力步态：股四头肌是控制膝关节稳定的主要肌肉。在支撑相早期，股四头肌无力使膝关节必须处于过伸位，用臀大肌保持股骨近端位置，用比目鱼肌保持股骨远端位置，从而保持膝关节稳定。膝关节过伸导致躯干前屈，产生额外的膝关节后向力矩。长期处于此状态将极大地增加膝关节韧带和关节囊负荷，导致损伤和疼痛。

5）踝背屈肌无力步态：在足触地后，由于踝关节不能控制跖屈，所以支撑相早期缩短，迅速进入支撑相中期。严重时患者在摆动相出现足下垂，导致下肢功能性过长，往往以过分屈髋屈膝代偿（上台阶步态），同时支撑相早期由全足掌或前足掌先接触地面。

6）腓肠肌/比目鱼肌无力步态：表现为踝关节背屈控制障碍，支撑相末期延长和下肢推进力降低，导致非受累侧骨盆前向运动延迟，步长缩短，同时患侧膝关节屈曲力矩增加，导致膝关节屈曲和膝塌陷步态。

（四）步态的定量分析

如今的定量步态分析系统主要测量3个重要成分：运动学、动力学和肌肉活动。也能测量其他成分，如足踏开关和耗氧量以监测能量消耗。要测量这些不同的成分，需要使用各种设备，包括光电子运动分析系统测量运动学、测力平台测量动力学、多频道动态EMG测量肌肉的电活动。

1. 常用分析方法

（1）足印法：是步态分析最早期和简易的方法之一。在足底涂上墨汁，在步行通道（一般为4～6m）铺上白纸。受试者走过白纸，留下足迹，便可以测量距离。也可以在黑色通道上均匀撒上白色粉末，让患者赤足通过通道，留下足迹。获得的参数包括：①步长（step length）：指一足着地至对侧足着地的平均距离；②步长时间（step time）：指一足着地至对侧足着地的平均时间；③步幅（stride length）：指一足着地至同一足再次着地的距离，又称跨步长；④步行周期（cycle time）：指平均步幅时间（stride time），相当于支撑相与摆动相之和；⑤步频（cadence）：指平均步数（步/分钟），步频=60（s）÷步长平均时间（s）。由于步长时间两足不同，所以一般取其均值；有人按左右步长单独计算步频，以表示两侧步长的差异；⑥步速（velocity）：指步行的平均速度（m/s），步速=步幅÷步行周期；⑦步宽（walking base）：又称支撑基础（supporting base），指两足跟中心点或重力点之间的水平距离，也有采用两足内侧缘或外侧缘之间的最短水平距离；左右足分别计算；⑧足偏角（toe out angle）：指足中心线与同侧步行直线之间的夹角。左右足分别计算。

（2）足开关：足开关是一种微型的电子开关，装置在类似于鞋垫形状的测定板内，分别置放于前足掌（掌开关）和足跟（跟开关）。电子开关由足跟触地首先触发跟开关，前足掌触地时触发掌开关，足跟离地时关闭跟开关，足尖离地时关闭掌开关。这是最常用的时间定位标志，除可以迅速获得上述参数外，还可以获得下列资料：①第一双支撑相，跟开关触发至掌开关触发的时间；②单足支撑相，跟开关与掌开关同时触发的时间；③第二双支撑相，跟开关关闭和掌开关关闭之间的时间；④摆动相，掌开关关闭至下次跟开关触发的时间；⑤各时相在步行周期的比例。

(3) 电子步态垫：电子步态垫是足印法和足开关的结合，其长度为 3~4m，有 10000 个压感电阻均匀分布在垫下。受试者通过该垫时，足底的压力直接被监测，并转换为数字信号，通过计算机即可求出上述所有参数。

2. 节段性运动测定 节段性运动测定是指步行时特定关节或运动中心的三维动态分析，即步行时关节各方向活动角度的动态变化及其与步行时相之间的关系。常用的分析方式有：

(1) 同步摄像分析：在 4~8m 的步行通道的周围设置 2~6 台摄像机，同时记录受试者步行图像，并采用同步慢放的方式，将受试者的动作分解观察和分析。

(2) 三维数字化分析：通过 2~6 台检测仪（数字化检测仪或特殊摄像机）连续获取受试者步行时关节标志物的信号，通过计算机转换为数字信号，分析受试者的三维运动特征。同一标志物被 2 台以上的检测仪同时获取时，即可进行三维图像重建和分析。输出结果包括：数字化重建的三维步态、各关节三维角度变化、速率和时相。关节标志物一般放置于需要观察的关节或重力中心。

(3) 关节角度计分析：采用特制的关节角度计固定于被测关节，记录关节活动的角度改变，转换为数字信号并用计算机重建步态。优点是操作简便，特别是上肢检查十分方便；缺点是难以正确记录旋转和倾斜活动。

七、电诊断检查

电诊断是康复医学评定中具有专科特色性的一门技能，是康复医师必须具备的医学技术，可用于肌无力、疼痛、瘫痪、感觉障碍、肢体萎缩、功能评定，可作为效果判断的指标。

目前常用的电诊断检查方法主要有直流-感应电诊断、强度-时间曲线、神经传导速度检查、肌电图检查和诱发电位检查等。

(一) 直流-感应电测定

应用间断直流电和感应电刺激神经或肌肉运动点，根据阈值的改变和肌肉收缩反应的状况来判断神经肌肉的功能状态。正常反应直流电刺激呈闪电样收缩，感应电刺激呈强直性收缩。

1. 异常反应

(1) 兴奋性增高：神经或肌肉接受直流-感应电刺激时，引起反应所需的电流强度比健侧小。

(2) 兴奋性降低：引起反应所需电流量比健侧大。

(3) 肌强直反应。

(4) 肌无力反应：特点是给予感应电刺激后初期仍能发生强直反应，但在通电期间，反应逐渐减弱，1~2 分钟后，几乎完全消失。

2. 变性反应特点

(1) 对感应电的反应减弱甚至消失。

(2) 对直流电的反应亦减弱，而且反应的质亦有变化，由正常的闪电样快速收缩变为迟缓的收缩，呈缓慢蠕动样收缩。

(3) 对直流电刺激反应的极性规律可能发生变化；由正常的阴通>阳通变为阳通≥阴通。

(4) 运动点可能移向远端。

3. 变性反应分类及预后

(1) 正常反应：直流电刺激时，肌肉呈闪电式收缩，阈值为正常值（通常与健侧同名肌比较），感应电刺激时，肌肉强直收缩。其临床症状 2~4 周即可恢复。

(2) 部分变性反应：直流电刺激时，肌肉收缩迟缓，力弱，阈值改变≥50%，感应电刺激时收缩减弱。部分变性反应一般多数能恢复，需 6~12 周完全恢复。

(3) 完全变性反应：直流电刺激时，肌肉呈蠕动样收缩，阈值明显高于正常。感应电刺激时肌肉无收缩反应。完全变性反应如采取措施，需 6～12 个月部分能恢复，亦可发展为绝对变性，预后不佳。

（4）绝对变性反应：直流电与感应电刺激，肌肉均无收缩反应，其功能难以恢复。但在临床上能见到绝对变性反应的病例仍有少数神经、肌肉功能部分恢复的情况，在治疗上不能随便放弃。

（二）强度 - 时间曲线

用若干个宽度逐渐减小的电脉冲刺激某神经所支配的肌肉，把引起最小肌肉收缩的电流量和时间坐标连接成曲线，称为强度 - 时间曲线。

结果分类：

1. 正常曲线 神经肌肉功能正常时，不同宽度而刺激时间较长的脉冲刺激，阈值是相等的，呈一连续低平的双曲线，并在长时限区域内曲线与横坐标平行。

2. 失神经支配曲线 神经组织部分损伤后，一部分肌纤维失去神经支配，仍有一部分肌纤维受正常神经支配，因此曲线在某个阶段上出现弯折，可一处或多处。曲线形态较陡峭，位置上升，对于短时限的电流刺激不起反应。

3. 再生神经支配曲线 若过去是完全失神经曲线后出现一个弯曲部分，称为扭曲或不连续性。则提示神经有恢复的可能性。

4. 完全失神经曲线 当神经完全失去作用时，对电刺激的反应则是肌肉本身的反应，需要的刺激时间长，且刺激强度也大，阈值高，曲线呈陡峭上升，整个曲线向坐标右上方移位。

（三）神经传导速度检查

用一定参数的电脉冲（多用方波）刺激运动或感觉神经，记录肌肉或神经的激发电位，就可以求得冲动在某一段神经上的传导速度。神经传导速度是神经系统周围部分病变的敏感指标，使用十分广泛。

1. 运动神经传导速度 一般采用两点刺激法。先后刺激神经的近、远端，事先在该神经远端支配肌插入针电极或放置一对皮肤电极，用于记录激发电位。运动神经传导速度（m/s）= 两刺激点间距离（mm）/ 两刺激点潜伏时之差（ms）。

2. 感觉神经传导速度 一般有两种测定方法。一种是刺激手指或足趾的末梢神经，顺感觉神经传导方向在近端记录；另一种是刺激近端神经干，逆感觉神经传导方向在手指或足趾记录。

感觉神经传导速度（m/s）= 刺激点到记录点的距离（mm）/ 潜伏时间（ms）

总之，髓鞘变薄或节间退化变性可使传导速度减慢，严重的脱髓鞘甚至导致传导阻滞，但激发电位的幅度无明显减小。轴索变性则传导速度通常正常或轻度减慢，但激发电位幅度明显降低。若髓鞘与轴索均受损，速度减慢和幅度下降可同时出现。

（四）肌电图检查

肌电图检查法（electromyography，EMG）是使用仪器将单个或多个肌细胞在各种功能状态的生物电活动，加以捡拾、放大、显示与记录，通过对肌电位的单个或整体图形的分析，以诊断疾病或评定功能的一种临床电生理学检查方法。

1. 检查方法

（1）针极肌电图：在被检查肌的相应体表做常规消毒，将已消毒的针电极插入肌内，然后观察插针时、肌肉松弛时和肌肉做随意运动时的肌肉生物电活动。

（2）表面肌电图：是一种无创的检查方法，它通过表面电极获取神经肌肉活动的表面生物肌电信号，因而在一定程度上反映神经肌肉的活动。

2. 结果分类

（1）神经失用：肌肉松弛时一般无纤颤电位，正锐波等失神经电位出现。肌肉最大收缩时呈干扰相或混合相，少数严重者亦可为单纯相。

（2）部分失神经损害：①松弛时有纤颤、正锐波电位等失神经电位，或出现束颤电位，插入电极可诱发失神经电位，插入电位延长，病变后期插入电位减弱；②轻收缩是多相电位增加，超过总电位的 10%；③动作电位平均时限延长大于 15ms；④最大收缩时，不出现干扰相而仅出现混合相和单纯相。

（3）完全失神经损害：①松弛时纤颤电位、正锐波等失神经电位。插入电极时可诱发上述电位。病变后期插入电位可减弱或消失；②不能完成最大收缩，即使做意志收缩也无任何动作电位。

第二节　日常生活活动能力评定

日常生活活动（activity of daily living,ADL）是指人们在每日生活中，为照料自己的衣、食、住、行，保持个人卫生整洁和有独立的社区活动所必需的一系列的基本活动。是人们为维持生存环境而每天必须反复进行的、最基本的、最具有共性的活动。目前，临床上常用 Barthel 指数和功能独立性评定方法。

一、Barthel 指数

Barthel 指数包括十项内容，根据是否需要帮助程度分为 0、5、10、15 四个等级，总分为 100 分（表 5-2-1）。60 分是能否独立的分界点：100 分以下 60 分以上为虽有轻度残疾

但能独立；60～41 分为中度残疾，需大量帮助；40～20 分为重度残疾；低于 20 分为完全残疾。临床证明，Barthel 指数为 40～60 分者康复效果最佳。

二、功能独立性评定

功能独立性评定（functional independence measure,FIM）在反映残疾水平或需要帮助量的方式上比 Barthel 指数更详细、精确、敏感。它是美国物理医学与康复学会于 1983 年制定的。

1. FIM 的内容　FIM 包括 6 个方面共 18 个项目的功能评定，即自我照顾、括约肌的控制（尿便控制）、转移能力、行走、交流和社会认知（表 5-2-2）。

2. FIM 的评分细则　FIM 评分按 7 分制评定。学者们对其信度和效度进行了大量的研究报道，确认了它的有效性和可信性。具体评分标准见表 5-2-3。

3. 评定中的注意事项

（1）在住院后 72 小时进行评定。

（2）在出院前 72 小时进行评定。

（3）记录的分数能最佳反映患者 FIM 各项中的功能水平。

（4）凡需为患者提供（或准备）必要用品者，在所有评定项目中均评为 5 分。

表 5-2-1　Barthel 指数评定法

日常活动项目	独立	部分独立、需部分帮助	需极大帮助	完全不能独立
进食	10	5	0	
沐浴	5	0		
修饰（洗脸、刷牙、刮脸、梳头发）	5	0		
穿衣（包括系鞋带）	10	5	0	
控制排便	10	5（偶尔失控）	0（失控）	
控制排尿	10	5（偶尔失控）	0（失控）	
用厕（包括拭净、整理衣裤、冲水）	10	5	0	
床椅转移	15	10	5	0
平地行走 45m	15	10	5	0
上下楼梯	10	5	0	

表 5-2-2　FIM 功能记录表

项目	内容	得分
自我照顾	进食	
	梳洗修饰	
	沐浴	
	穿上身衣服	
	穿下身衣服	
	如厕	
括约肌控制	排尿管理	
	排便管理	
转移	床椅转移	
	转移至厕所	
	转移至浴盆或淋浴室	
行进	步行或轮椅	
	上下楼梯	
交流	理解	
	表述	
社会认知	社会交往	
	解决问题	
	记忆	

（5）如果在测试时给患者带来损伤的危险，只能得 1 分。

（6）记录者直接观察患者实际完成的功能情况来进行评定，而不是记录患者的能力。

（7）如果在某一个项目中，患者进行活动要别人最大帮助，只评 1 分。

表 5-2-3　FIM 评分标准

能力		得分	评分标准
独立	完全独立	7	不需要修改或使用辅助器具；在合理的时间内完成；活动安全
	有条件的独立	6	活动能独立完成，但活动中需要使用辅助具；或需要比正常时间长；或需要考虑安全保证问题
有条件的依赖	监护或准备	5	活动时需要帮助，帮助者与患者没有身体接触；帮助者给予的帮助为监护、提示或督促，或帮助者仅需要帮患者做准备工作或传递必要的用品，帮助穿戴矫形器
	最小量身体接触性的帮助	4	患者所需要的帮助限于轻触，患者在活动中所付出的努力不小于 75%
	中等量帮助	3	患者所需要的帮助要多于轻触，但在完成活动的过程中，本人主动用力仍在 50%～74% 之间
完全依赖	最大量帮助	2	患者主动用力完成活动的 25%～49%
	完全帮助	1	患者主动用力完成的活动小于 25%，或完全由别人帮助

　　FIM 评分最少为 18 分，最高为 126 分，根据评分情况，可做分级分别是：126 分 = 完全独立；108～125 分 = 基本独立；90～107 分 = 极轻度依赖和有条件独立；72～89 分 = 轻度依赖；54～71 分 = 中度依赖；36～53 分 = 重度依赖；19～35 分 = 极重度依赖；18 分 = 完全依赖

第 六 章

镇痛药物与技术在运动康复中的应用

疼痛是人体一种不适的主观感觉,多由人体受到体内外损伤及损害造成,在骨科疾病治疗中最为常见。尤其在治疗过程中,患者往往因疼痛或惧怕疼痛而无法完成躯体运动、牵引、按摩等康复运动。合理有效的镇痛治疗可有效减轻患者的疼痛症状,使患者能更好地配合运动康复治疗的实施。

第一节　骨科疼痛的药物治疗

一、镇痛药

(一)常用阿片类镇痛药

阿片类药物多用于非阿片药物不能控制的疼痛。现在主张中、重度疼痛的早期也可用阿片类药。阿片类药物的受体激动效应和亲和力不同,μ- 受体与疼痛最相关,没有封顶作用,但也介导某些副作用。慢性疼痛患者虽可发生阿片耐受,但极少发生阿片成瘾现象。阿片类药物可通过口服、直肠、经皮、舌下或肌内注射和静脉注射给药。阿片类药物在骨科慢性疼痛治疗中不推荐肌内注射和静脉注射给药。

1. 硫酸吗啡控释片

(1)药理特点:作用于中枢神经的不同部位,如脊髓、延髓、丘脑、中脑等区域产生镇痛作用。同时可对第四脑室底部产生抑制作用,从而消退恐惧、惊怕和焦虑状态。不对心血管系统产生直接的抑制作用。

主要由肝脏转化,60%～70% 与葡糖醛酸结合,10% 脱甲基后经尿排出,7%～10%

由胆汁排出。蛋白结合率为 30%,分布半衰期为 1.65 分钟,清除半衰期为 120～240 分钟,老年人清除率减弱。

(2)不良反应

1)胃肠道及胆道系统作用:可抑制消化道蠕动,延缓胃排空。

2)便秘、尿潴留。

3)可增加奥狄(Oddi)括约肌的张力、胆总管压力增加引起胆绞痛。

4)呼吸抑制作用。

5)药物依赖。

(3)适应证:常用于骨科术后镇痛及退行性关节病。

(4)常用方法:剂型 10mg/30mg 片,初始剂量由 10mg 开始,1 次 /12 小时,观察 1～2 天,根据疼痛缓解程度制订个体化剂量,按 10mg 逐渐递增至疼痛完全缓解。有焦虑、失眠、烦躁者给予地西泮等辅助治疗。如果疼痛控制不满意,一般 1～2 天调整剂量一次。

2. 芬太尼透皮贴剂

(1)药理特点:芬太尼是合成的阿片药,主要与 μ- 阿片受体相互作用,镇痛强度为吗啡的 70～100 倍。分子量低(334),脂溶性高(脂水分布系数为 814),具有水溶性,无皮肤刺激和皮肤代谢,经皮肤吸收完全。它的主要治疗作用为镇痛和镇静。对于首次使用阿片制剂的患者,芬太尼的最小镇痛血清浓度范围为 0.3～1.5ng/ml;在血清浓度高于 2ng/ml 以上时副作用的发生频率增加。

芬太尼透皮贴剂在 72 小时的应用期间可持续地、系统地释放芬太尼。芬太尼的释放速率保持恒定。在开始使用时，血清芬太尼的浓度逐渐增加，在12~24小时内达到稳定，并在此后保持相对稳定直至72小时。芬太尼的血清浓度一般在首次使用后的24~72小时内达到峰值。芬太尼的血清浓度与贴剂的大小成正比。在持续使用同样大小的贴剂时，72小时内则血清浓度保持稳定。

在取下贴剂后，血清芬太尼浓度逐渐下降，在约17（13~22）小时内下降50%。老年、恶病质或虚弱的患者其芬太尼的清除率可能会降低，因为在这些患者中，芬太尼的半衰期可能延长。芬太尼主要在肝代谢。约75%的芬太尼主要以代谢产物的形式排泄入尿，原形药物少于10%。约9%的使用量以代谢产物的形式排泄入粪便。血浆中未结合的芬太尼平均值为13%~21%。

（2）不良反应：多与其他阿片类药物相似，偶见皮肤反应，如皮肤发红、红斑及瘙痒。

（3）适应证：多用于重度慢性疼痛，是骨科癌性疼痛与脊髓损伤后病理性神经痛的常用药物。

（4）常用方法：芬太尼的初始剂量应依据患者阿片类药物的应用史，包括对阿片类药物的耐受性，同时应考虑患者的一般状况和医疗状况。未使用过阿片类药物的患者应以芬太尼的最低剂量25μg/h为起始剂量。

贴敷部位与方法：应用于躯干或上臂非刺激及非辐射的体表平坦部位。在使用前须清洗应用部位，清洗时须使用清水，不能使用肥皂、油剂、洗剂或其他制剂，因其可能会刺激皮肤或改变芬太尼的特性。在使用本贴剂前皮肤应完全干燥。

芬太尼透皮贴剂应在打开密封袋后立即使用。贴敷时用手掌用力按压30秒，以确保贴剂与皮肤完全接触，尤其注意其边缘部分。每贴可以持续贴敷72小时。在更换贴剂时，应在另一部位使用新的贴剂，几天后才可在相同的部位上重复使用。

3. 羟考酮

（1）药理特点：羟考酮为阿片受体纯激动剂。对脑和脊髓的阿片受体具有亲和力，羟考酮的作用类似吗啡。主要药理作用是镇痛，其他药理作用包括抗焦虑、镇咳和镇静。无极量限制，镇痛作用无封顶效应，只受限于不能耐受的副作用。羟考酮口服生物利用度高达60%~87%。临床有缓释和普通剂型两种，缓释剂型口服后会出现两个释放相，即提供快速镇痛的早期快释放相和随后的持续释放相，药物持续作用12小时，24~36小时内达稳态血药浓度。其平均消除半衰期约为4.5小时，约1天内达稳态。

羟考酮的主要代谢物是去甲羟考酮和羟氢吗啡酮，代谢物主要经肾排泄。口服后约3小时达血药峰值浓度。缓释剂型10mg每12小时服用一次，与羟考酮普通制剂5mg每6小时服用一次相比较，峰谷血药浓度相同。

（2）不良反应：与其他阿片类药相似，由于用药剂量和个体对药物敏感程度等因素影响，羟考酮可能改变患者的反应能力。因此，如果患者的反应能力受到药物的影响，不得从事开车或操作机器等工作。

（3）适应证：诊断明确的非癌性慢性疼痛（如骨关节疼痛、腰背痛、幻肢痛、重度骨质疏松症、神经源性疼痛等）经非阿片类药物治疗无效时。多用于重度慢性疼痛，是骨科癌性疼痛与脊髓损伤后病理性神经痛的常用药物。

（4）常用方法：缓释剂型（盐酸羟考酮控释片）5~10mg/20mg/40mg片剂。用法：未用阿片类者5mg为初始量，每12小时一次，用量个体化，不能咀嚼、分开服用。普通剂型5mg/20mg片剂，每6小时一次。

（二）常用非阿片类镇痛药

这类药物临床最常用的是曲马多（tramado）制剂。

1. 药理特点　成分为盐酸反胺苯环醇，具有双重镇痛机制，为阿片μ-受体弱激动剂；抑制神经递质5-羟色胺、去甲基肾上腺素吸收，增强脊髓下行疼痛抑制通路作用；剂型多样化；治疗剂量未见呼吸抑制作用，安全性较高；经胃肠道的吸收迅速完全，分布于血流丰富的组织和器官；经肝代谢，原形药和代谢物几乎完全从肾排出体外。

2. 不良反应 恶心、呕吐、出汗、口干、眩晕、嗜睡，少数心悸、直立性低血压，极个别有惊厥。

3. 适应证 多用于退行关节病的中度至重度疼痛，亦常用于创伤后的急慢性疼痛。

4. 常用方法 曲马多缓释片 100mg/ 片，勿碎，可掰开，50～100mg/12h，总量不大于400mg。曲马多针剂多用于术后镇痛。

二、非甾体抗炎药

1. 非甾体抗炎药的药理作用及种类 临床应用的非甾体抗炎药种类很多，依据其结构和作用机制的不同有不同的分类方法。

（1）抗炎作用：非甾体抗炎药最大的作用是抗炎，表现为缓解红、肿、热、痛等炎性症状和改善某些肌肉骨骼关节功能。这类药物一经吸收进入血液很快发挥药效，慢性疾患用药数周多能稳定缓解临床症状。但撤药将使原有症状体、征迅速恶化。

（2）镇痛作用：其镇痛作用与麻醉性镇痛药不同，只适用于轻、中度的疼痛，如头痛、牙痛、肌肉骨骼和关节痛、轻度创伤、产后痛、月经痛等，治疗量不引起欣快感（吗啡类镇痛药常有），不影响其他感觉，不致嗜睡，不改变脑的警觉机制，无麻醉性，长期应用无耐受性和依赖性。

（3）退热作用：该药可以使过高的体温下降，对正常体温影响甚微。其解热作用是中枢性的，最明显的作用是通过出汗而降温，但其解热作用也不完全依靠汗的挥发。

（4）抑制血小板凝集的作用：阿司匹林现已成为一种十分著名的抗血栓药物，它可使心肌梗死后的总死亡率有所降低。阿司匹林的抗凝血效果对不少风湿病也有不可低估的作用，因为一些严重的风湿病，如系统性红斑狼疮、类风湿关节炎、硬皮病等都呈血液高凝状态，抗凝治疗有助于改善病情。除阿司匹

林外，大多数非甾体抗炎药都有抑制血小板聚集的作用。

非甾体抗炎药是治疗骨性关节炎最常用的药物，具有抗炎、镇痛和解热作用。但其中的阿司匹林、保泰松、吲哚美辛和萘普生等，对关节软骨基质蛋白聚糖合成有抑制作用，不宜选用，至少不应长期使用。适于选用的药物有双氯芬酸、美洛昔康、萘丁美酮、依托度酸、舒林酸和阿西美辛等，它们对软骨基质蛋白聚糖的合成无不良影响，甚至有促进合成的作用。对中、重度的膝关节骨性关节炎患者，使用以上药物仍不能解除疼痛时，国外学者主张将阿片类药物作为最后选择。

2. 非甾体抗炎药作用机制及其不良反应 近年来国内外已证实，非甾体抗炎药主要的作用机制是抑制花生四烯酸（AA）代谢中的环氧化酶（COX）和脂氧化酶（LOX），阻碍前列腺素（PG）、前列环素（PGI）和白三烯（LT）的致炎增敏作用。PG 和 PGI 能使血管舒张并增强血管通透性，间接成为引起炎症的媒介，并延长发炎时间。LT 是过敏性慢反应物质（SRS-A）的主要成分，能增强血管通透性并促进血浆渗出。通过 AA 代谢所产生的大部分炎症介质均可被非甾体抗炎药所阻断。

非甾体抗炎药有的可以抑制环氧化酶，有的不仅可抑制环氧化酶，还可抑制脂氧化酶，因而可减少炎性介质前列腺素和白三烯的生成，从而起到抗炎的作用。也就是说，非甾体抗炎药是环氧化酶的抑制剂，环氧化酶受抑制后最重要的结果是前列腺素的生成减少，从而起到抗炎、镇痛、解热的作用。部分非甾体抗炎药还可抑制脂氧化酶，其结果是减少白三烯的生成，因而抗炎、镇痛的作用更为强大。

非甾体抗炎药还可分为酸类和非酸类。酸类都是高脂 - 水溶性，酸度系数（pka）3.5～5.5，蛋白结合率高（90% 以上），剂量自 2mg（氯诺昔康）到 0.8g（水杨酸），药动学参数不同。酸类非甾体抗炎药可开放血管内皮层，在肠、肾和骨髓内浓度高，特别在酸性环境下

（炎性组织、上消化道、肾集合管）浓度更高（解释了其副作用为什么主要发生在上述脏器）。上呼吸道慢性炎症可导致药物在黏膜蓄积，是阿司匹林引起哮喘的原因。

酸类药可分为四类：

（1）低强度、短半衰期，如布洛芬，用于偶发、轻度炎性痛。

（2）高强度、短半衰期，如双氯芬酸、氯诺昔康、酮洛酸、吲哚美辛，用于急性痛和慢性疼痛的爆发痛。酮洛酸和氯诺昔康可注射。

（3）中强度、中半衰期，如萘普生。

（4）高强度、长半衰期，如昔康类（美洛昔康、吡罗昔康），此类药有高度肠循环，半衰期数天，用于慢性痛，但胃肠道副作用较重。

非酸类对乙酰氨基酚（Acetaminophen）pKa 为中性，血浆蛋白结合率低，全身均匀分布，仅有解热、镇痛作用，几乎没有抗炎作用，肾毒性低，胃肠道副作用小，是急慢性疼痛治疗的重要药物。对乙酰氨基酚抑制周围神经和脊髓前列腺素释放，并对有脊髓镇痛作用的血清素有一定效应。它和其他非甾体抗炎药均可减少中枢神经一氧化氮（NO Nitricoxide）的产生，但仅有对乙酰氨基酚可以抑制 COX-2 同工酶。乙酰氨基酚加其他非甾体抗炎药在多种动物和人体表现为协同作用。对乙酰氨基酚易于透过血 - 脑屏障，故有中枢和外周双重作用。其严重副作用少，但可能导致肝毒性。

对乙酰氨基酚、氯诺昔康、酮咯酸、酮洛芬和双氯芬酸是目前可运用于静脉注射的非甾体抗炎药。

对乙酰氨基酚可口服、直肠或静脉给药。剂量：单一药物镇痛时，1g/6h；在肝功能不全或用酶 P-450 诱导剂（如抗惊厥药）时，剂量不超过每天 4g；与其他非甾体抗炎药合用，其剂量不超过每天 4g；直肠给药吸收较慢且不稳定，首剂不小于 2g。

非甾体抗炎药的毒性反应发生率很低，但如果用药及管理不当，有些不良反应仍可造成严重的后果，如胃出血、肝损害等。最为常见的是胃肠道不良反应，主要是非甾体抗炎药逆转前列腺素的作用而导致酸的增加、括约肌紧张度和黏膜抵抗力降低所致。双氯芬酸、对乙酰氨基酚及布洛芬的不良反应较小。

目前治疗骨性关节炎的药物可分为改善症状和改变病情两类药物，但尚无一种药物可以使骨性关节炎的病程逆转或停止，药物治疗只能在一段时间内减轻症状。

3. 常用传统非甾体抗炎镇痛药

（1）塞来昔布：是第一个用于临床的特异性 COX-2 抑制剂，于 1999 年由美国 FDA 批准上市，目前已有 40 多个国家用于临床，是目前评价较高的非甾体抗炎药。塞来昔布的作用机制是通过抑制 COX-2 来抑制 PG 生成，且在人体正常治疗浓度下对 COX-1 没有抑制作用。临床上用于缓解骨关节炎、成人类风湿关节炎的症状。在其发挥抗炎镇痛作用的同时，对胃肠道、肾及血小板的不良反应影响极小。

1）药理特点：COX-1/COX-2 抑制比为 $1:375$，口服后 2.8 小时达血药峰浓度，平均半衰期为 11.2 小时，经肝细胞色素 P_{450}，血浆药物浓度 5 天达到稳态。

2）不良反应：上消化道副作用，如腹胀、恶心、消化不良。

3）适应证：骨性及类风湿关节炎。

4）禁忌证：妊娠、磺胺过敏、非甾体抗炎药过敏者。慎用于水钠潴留、高血压、心力衰竭、消化道溃疡者。

5）常用方法：骨性关节炎：每天 0.2g，分 1～2 次用；风湿性关节炎：每天 0.1～0.2g，每天 2 次。

（2）美洛昔康（meloxicam）：吡罗昔康的衍生物，是选择性 COX-2 抑制剂，其抑制 COX-2 的作用较抑制 COX-1 的作用强 10～70 倍，对炎症引起的疼痛具有强而持久的作用。尤其适用于类风湿关节炎和骨关节炎的治疗。美洛昔康引起的轻微胃肠道反应或由于胃肠道不适而停药的发生率明显低于对照组其他药物，尤其是上消化道穿孔、溃疡和出血等非甾体抗炎药相关的严重胃肠道反应和肾损害，其安全性显著优于其他对照药物。

1）药理特点：COX-1/COX-2 选择抑制比率为 1:13，口服 30mg 后，9～11 小时达到血药峰浓度，半衰期为 20 小时。

2）不良反应：主要是消化道损伤，如胃穿孔、溃疡、出血。

3）适应证：同其他非甾体抗炎药。

4）禁忌证：① 6 个月内有活动性消化道溃疡、出血者；②慎用于有消化道溃疡患者。

5）常用方法：美洛昔康 7.5mg 相当于缓释双氯芬酸钠 100mg，口服 7.5～15mg/d。

（3）氯诺昔康（lornorxicam）：氯诺昔康对两种 COX 酶的抑制作用均很强，COX-1/COX-2 抑制比例约为 1:1，不抑制 5- 脂氧化酶活性及白三烯合成，不抑制花生四烯酸向 5- 脂氧化酶的转化途径。花生四烯酸及其 5- 脂氧化酶酶物质的逆向递质作用，刺激抑制脊髓对伤害性信号的处理。口服、肌内注射和静脉注射的生物利用度均很高，几乎达 100%。口服 4mg，2～3 小时后达血药峰浓度，清除半衰期为 2.6～6.2 小时。

1）药理特点：氯诺昔康 4mg 相当于阿司匹林 650mg，相当于布洛芬 200mg；大剂量氯诺昔康 8～16mg 相当于酮洛酸 10mg（已达封顶效应），相当于布洛芬 400mg。氯诺昔康 8mg/d，3～4 次可较好地控制骨转移癌性疼痛，封顶效应为 16～32mg，平均 20mg，疗效于 1 小时后出现，持续 8 小时以上。

2）不良反应：①消化道损害和出血，低于吲哚美辛和奈普生；②对肾功能无明显影响；③可影响血小板凝集。

3）常用方法：片剂 4/8mg，针剂 8mg。推荐剂量 8mg，2 次 / 天。

COX-2 的高选择性使胃肠道反应明显减少，大部分药物只有片剂，不便于术后急性镇痛。氯诺昔康虽非特异性，但有针剂。

（4）双氯芬酸钠缓释放片（双氯芬酸）：75mg/ 片，每天 1 次或 2 次；偶见胃肠道不适、头痛、头晕、眩晕、皮疹、血清转氨酶水平升高。

（5）布洛芬缓释制剂（布洛芬缓释胶囊）：300mg，2 次 / 天；胃肠道副作用的发生率为 5%～15%。

4. 新型非甾体抗炎镇痛药　白介素 -1（IL-1）是促炎症因子，现在发现白介素 1 在骨性关节炎的发病机制中起着很重要的作用，基于白介素 -1 在许多骨性关节炎中的高表达（金属蛋白酶激活等），导致关节软骨基质的破坏，而加重骨性关节炎的病理过程，一种新型抗炎镇痛药已在临床得到肯定。双醋瑞因（蒽醌类化合物）通过抑制白介素 1 来抑制前列腺素、金属蛋白酶、诱导型 NO 合成酶等炎症级联反应，从而达到治疗骨性关节炎的效果。目前临床商品化的药品名为安必丁。

常用方法：安必丁片剂 50mg/ 粒，口服，2 次 / 天。最常见的不良反应是轻、中度腹泻，且常出现在治疗后的前两周内。由于没有传统非甾体抗炎抗对 COX-1 的抑制作用，无胃黏膜损伤及肾功能损害的发生，大大提高了治疗的安全性。

三、辅助性镇痛药物

许多骨科慢性疼痛的患者常常合并有不同程度的抑郁焦虑情绪，在治疗中抗抑郁焦虑药物的应用，是骨科康复治疗的重要措施之一。

1. 抗抑郁药　可分为三环类抗抑郁药（TCAs）、选择性 5- 羟色胺摄取抑制药（SSRIs）、5- 羟色胺和去甲肾上腺素再摄取抑制药（SNRIs）、单胺氧化酶抑制药（MAOIs）。

（1）三环类抗抑郁药（TCAs）：为非选择性去甲肾上腺素和 5- 羟色胺（5-HT）的重吸收抑制剂，作用于 5-HT 受体中特殊一类，阻断 5-HT 的重摄取。

1）常用药物：阿米替林。

2）用法：初始量老年人为 10mg/d，青年人为 25mg/d，每 2～3 天逐渐增加剂量直到最佳效果。

3）用途：用于慢性疼痛的治疗。

4）不良反应：①主要为抗胆碱作用，表现为黏膜干燥、口干便秘、尿潴留；②对中枢神经系统影响，表现为嗜睡、疲倦、失眠、易激惹、焦虑。

（2）5-羟色胺和去甲肾上腺素再摄取抑制药（SNRIs）是一种5-羟色胺和去甲肾上腺素双重再摄取抑制剂，其抗胆碱能副作用更小。

1）常用药物：盐酸文拉法辛缓释剂（怡诺思）。

2）用法：推荐起始剂量为每天75mg，治疗剂量范围150～225mg/d，根据患者需要，最大剂量可增加到375mg/d，剂量滴定幅度为4～7天增加75mg，医生可根据临床状况个体化调整剂量，疗程16周。

3）用途：用于慢性疼痛的治疗。

4）不良反应：轻度的胃肠不适和中枢神经系统影响，表现为嗜睡、疲倦、失眠等。

2. 抗焦虑药　地西泮、艾司唑仑、氯硝西泮等苯二氮䓬类药与大脑边缘系统内苯二氮䓬（BZ）受体结合，开放氯离子通道，激动氨基丁酸（GABA）受体，发挥镇静、催眠、抗焦虑、肌松、抗惊厥作用。依剂量不同，其作用依次表现为抗焦虑、遗忘、镇静催眠。

四、解痉肌松类药

肌肉、韧带为人体各种活动的动力基础，其末端装置是其各肌肉附着骨骼处，是带动骨骼、关节的力量传递枢纽，也是应力集中和交汇的部位，因此极容易损伤。反复损伤局部肌肉，当损伤修复愈合后可遗留瘢痕或粘连，瘢痕组织可使局部血管数量减少或管径变小，发生局部微循环血流调节能力降低，从而容易导致肌肉供血不足和无氧工作能力丧失。因肌肉局部缺血使其末梢神经受刺激引起疼痛，患者不能耐受长时间的体力活动，甚至静坐活动。

长期姿势不正确或心理压抑，均可引起局部肌节水平的生理性挛缩，长期反复肌痉挛引起肌肉缺血、无菌渗出、瘢痕形成，局部

肌筋膜经常承受体位性负荷而极度紧张、疲劳，引起姿势性损伤，反复劳累致肌肉微小撕裂性损伤，在肌筋膜微血管反应区周围出现致痛物质。类风湿性肌炎、强直性脊柱炎或病毒性肌炎因肌肉肿胀引起末梢神经受压，长期可形成痛觉敏感点或痛性肌硬结，经历长期的局部刺激、炎症、愈合、增生或瘢痕等复杂交织反应过程，局部组织出现疼痛并有炎症渗出物沉积钙化，并发展为肌挛缩。因此肌肉松弛药（肌松药）在治疗与肌肉痉挛、僵直有关的骨科疾病中的应用越来越受到重视。

1. 肌松药的作用机制和分类　肌松药是作用于神经肌接头，干扰神经肌肉的兴奋传导而使骨骼肌完全松弛，此类药物可分为两类：

（1）非去极化类肌松药：常用者有筒箭毒碱、三碘季铵酚、泮库溴铵、维库溴铵、阿曲库铵等。

（2）去极化类肌松药：常用者为琥珀胆碱。这类肌松药的作用几乎与乙酰胆碱相同，只是去极化时间较长。是临床常用的麻醉辅助药，在此不作详述。

2. 骨科康复治疗常用肌松药物　常用的为中枢性肌松药，可选择性地松弛强直痉挛的横纹肌，从而改善运动功能，缓解疼痛，改善局部血运达到治疗目的。

（1）盐酸乙哌立松：作为一种中枢性肌松药，是目前治疗伴有脑和脊髓疾病的肢体痉挛较为有效的药物。盐酸乙哌立松的作用机制是多方面的：不但作用于脊髓，而且作用于脑干等上位中枢，对多突触反射和单突触反射均有抑制作用，并且对前者作用较强；可同时抑制γ-运动神经元和α-运动神经元的活动，并作用于神经肌肉接头部位，可以选择性地松弛强直的肌肉，从而改善上运动神经元损伤引起的肢体痉挛，达到改善运动功能、减轻疼痛的目的；同时还作用于血管平滑肌，使血管直接扩张，进一步改善病变部位血运，从多方面阻断肌紧张亢进←循环障碍←肌疼痛←肌紧张亢进这种骨骼肌的恶性循环。因此骨科临床常见的骨骼肌损伤、肌肉劳损和

紧张引起的骨骼肌疼痛，常用盐酸乙哌立松治疗。

1）不良反应：有时会出现四肢乏力、站立不稳、嗜睡等症状。当出现这些症状时，应减少用量或停止用药。用药期间，应注意不宜驾驶车辆等有危险性的机械操作。

2）适应证：臂筋膜综合征、肩关节周围炎、腰痛、痉挛性脊髓麻痹、手术后遗症。

3）常用方法：通常成人 1 片 / 次，3 次 / 天，饭后口服。可视年龄、症状酌情增减。

（2）氯唑沙宗：为中枢性肌松药。主要作用于脊髓和大脑皮质下区域而产生肌肉松弛效果。其成分为 5- 氯 -2- 苯并吡唑酮。口服经消化道吸收完全，口服后 1 小时内起效，持续 3～4 小时。1.5～2 小时血药浓度达到峰值，分布于肌肉、肾、肝、脑和脂肪，至 6 小时药物浓度明显降低，本品在体内几乎全部分解代谢。消除半衰期约 1 小时。

1）适应证：用于各种急慢性软组织（肌肉、韧带、筋膜）扭伤、挫伤，运动后肌肉酸痛、肌肉劳损所引起的疼痛，由中枢神经病变引起的肌肉痉挛及慢性筋膜炎等。

2）常用方法：成人每次 0.2～0.4g，3 次 / 天，症状严重者可酌情加量，饭后服用。目前临床常用剂型主要是与对乙酰氨基酚的复方制剂（鲁南贝特），每片含氯唑沙宗 125mg，乙酰氨基酚 150mg。用法：2 片 / 次，3 次 / 天，餐后服用。

3）不良反应：不良反应以恶心等消化道症状为主，其次是头晕、嗜睡等神经系统反应。不良反应一般较轻微，可自行消失或在停药后缓解。

第二节　骨科疼痛的封闭治疗

一、作用原理与用药原则

骨科封闭疗法的作用机制随着病变部位及封闭液的不同而异，但其基本机制主要有三个方面。

1．促进局部肿胀的消散和吸收，加速局部血液循环及淋巴液回流，改善局部营养状况防止局部软组织粘连、纤维化及骨化。

2．消除或减轻局部的炎症反应及疼痛，防止肌肉痉挛，有利于肢体功能的恢复。

3．消除原发病灶的疼痛刺激，阻止其病理反应的发生。

封闭疗法适用于慢性劳损性疾患、急性损伤性疾患、骨 - 纤维管压迫综合征、退行性变疾患及其他如骨囊肿、尾骨痛等疾患。封闭疗法亦有其禁忌证：①患结核病、化脓性炎症、恶性肿瘤的患者，不宜采用激素封闭疗法；②体弱或全身情况不佳、肝肾功能障碍、盐酸普鲁卡因过敏的患者，不宜采用盐酸普鲁卡因封闭疗法；③诊断不明确的患者，最好不用或慎用封闭疗法（诊断性治疗的患者除外）；④全身性严重疾患（血友病）的患者、精神失常的患者，不宜采用封闭疗法；⑤局部皮肤有擦伤、感染或表皮糜烂的患者，不能应用封闭疗法。

二、操作方法与常用药物

（一）常用封闭操作方法

1．腱鞘内封闭法　将封闭液注入腱鞘内的方法。

2．肌腱、韧带起止点及骨膜等部位的封闭法　将封闭液直接注入病变局部的方法。

3．关节腔封闭法　将封闭液注入关节腔的方法。

4．穴位封闭法将　封闭液注入穴位的方法。

5．椎管内封闭法　将封闭液注入硬膜外或蛛网膜下腔的方法，但需要必要的设备及操作经验才宜应用。

6．其他部位的封闭法　如在骨囊肿的囊腔、神经干的周围等部位进行封闭。

（二）常用药物

封闭用的药物很多，但应用最早、最常用的仍为局部麻醉药（局麻药）和激素，其次是透明质酸酶、酒精、鱼肝油酸钠等。

1. 局部麻醉药

（1）盐酸普鲁卡因：本品在封闭疗法中是应用最早的，也是现在应用最广的封闭液。其毒性小，发挥作用迅速，对组织无刺激性，是一切局麻药中最安全的。成人一次用量的极限为1.0g。分别有0.25%、0.5%及2%三种浓度规格。根据病变的部位、范围来决定用量，并根据用量的多少选用不同的浓度。一般用量在4ml以下者用2%的浓度；在5～10ml者用1%的浓度；大于10ml者用0.5%的浓度。

（2）利多卡因：本品的局部阻滞作用较盐酸普鲁卡因强，发挥作用快，但毒性相应加大。成人一次用量不宜超过0.4g。封闭时，0.5%～2%的浓度均可应用。

2. 局部麻醉药的不良反应及处理

（1）中毒反应：常由用药量过大、局麻药误注入血管、封闭部位血运丰富、患者体质衰弱等原因引起。因吸收过量引起中毒反应时，轻者多言、激动、烦躁，重者血压下降、脉搏细弱、恶心、呕吐、紧张不安、肌肉震颤、挣扎，甚至惊厥。若发现中毒，首先立即停药，轻者嘱患者休息，注意观察。可肌内注射地西泮5～10mg或苯巴比妥钠0.1～0.2g。重者立即予吸氧和升压药物，如盐酸麻黄碱10～30mg静脉注射，间羟胺0.5～5mg静脉注射等。

（2）过敏反应：少量用药就立即产生类似中毒反应的症状，称过敏反应。发现有过敏反应出现时，除按中毒反应抢救外，还应给予抗过敏治疗。

3. 激素 激素封闭治疗骨科疾病，主要是利用其抗炎、抗过敏的作用，从而减轻机体组织对损伤性刺激所产生的病理反应；降低毛细血管壁和细胞膜的通透性，减少炎性渗出，使局部肿胀消退；抑制结缔组织增生，减少成纤维细胞的生长和病变组织的类纤维蛋白物质；抑制组胺及其他毒性物质的释放。

凡关节、滑囊、腱鞘、韧带、筋膜及软组织的非感染性炎症，除骨膜、骨质已有破坏，或肌腱、韧带断裂等重大损伤时无效外，应用激素封闭治疗都有较好的疗效。在关节、滑囊、腱鞘内封闭时，要求所用制剂剂量小、浓度高、抗炎作用维持时间长者为最合适。临床上一般选用水溶性混合液制剂，如醋酸氢化可的松和醋酸泼尼松龙。激素封闭后，一般在24小时内症状即可有明显改善，患者感到疼痛减轻，活动方便，3天内可达到最大效果。关节内注入一次氢化可的松，一般可保持疗效7～10天；注入一次醋酸泼尼松龙，可保持疗效2～4周；注入一次地塞米松，可保持疗效6～12周，甚至达数月之久。

使用激素封闭疗法，还需注意：应明确诊断，选好适应证。因激素仅对非感染性骨科疾患有效，凡化脓性、结核性的骨关节疾病都应视为禁忌证；激素封闭疗法一般每周一次，3～6次/疗程，若封闭2～3次无效，则应停用，改为其他疗法；绝对严格执行无菌操作，以防引起感染。

4. 透明质酸酶 又称玻璃酸酶、玻糖酸酶。是从哺乳类动物的睾丸、微生物、蛇毒中提取的能水解透明质酸的酶。透明质酸是组织基质中具有限制水分及其他细胞外物质扩散作用的成分。透明质酸酶水解透明质酸，使成纤维细胞活动增强，使毛细血管的数目及血管壁的渗透性增加，故它可加速药物的扩散，从而促进局部水肿、积血、积液的吸收。

本品虽无毒性，但可致过敏反应；本品禁用于感染部位，以免使感染扩散。

5. 酒精 酒精化学名称为乙醇。将酒精注入神经组织或其他组织后，它与细胞原生质相遇，有脱水及沉淀作用，能使组织硬化并变性。凡浓度在95%以上的酒精注入神经后，可破坏一切神经纤维，这种作用称为化学性神经切断。因神经细胞被破坏后不会再生，可达到永久性的镇痛。

临床上常用于对盐酸普鲁卡因、醋酸泼尼松龙封闭效果不佳的患者，如腰腿痛、跟痛症、坐骨神经痛等，也可为某些晚期肿瘤患者镇痛而行蛛网膜下腔封闭等。使用酒精封闭前，多先用盐酸普鲁卡因定位，准确无误后，固定针头不动，更换装有酒精的注射器再进行封闭。常用量为 0.1～1mg。

6. 鱼肝油酸钠　本品为 5% 的水溶液，内含 2% 苯甲醇，为透明淡黄色液体。封闭后可引起局部组织炎性反应，红细胞破裂，纤维组织增生，而使组织硬化。

在临床上，鱼肝油酸钠多用于腱鞘囊肿、滑囊炎等疾病的封闭治疗。封闭时先从小剂量开始，24 小时后无皮炎、荨麻疹、哮喘等出现时，再加大剂量。每次封闭总量不超过 5ml，一周后可重复封闭。

（三）注意事项

1. 对患者做好解释工作，消除患者的恐惧心理。

2. 封闭时患者最好采取卧位或坐位，以防盐酸普鲁卡因注入后血管扩张、血压下降或因患者晕针跌倒致伤。

3. 严格掌握无菌操作原则。

4. 找准封闭部位是封闭疗法的关键，所以封闭前要仔细检查患者，用手指仔细按压寻找压痛点或病变部位，以确定其范围、深度、方向、与周围组织的关系后进行穿刺封闭。

5. 在肌腱、韧带附着部位封闭时，注药阻力较大，故针头与针筒必须捻紧，以免封闭液从两者之间喷出。

6. 封闭前一定要检查好药名、规格、剂型、浓度及纯度，并核对患者，避免发生错误。

7. 各种封闭疗法的疗程、间隔时间不一致，要根据病变部位及封闭液的不同而具体应用。

三、常见部位的封闭治疗

（一）项韧带注射

体位：俯卧或侧卧位。

要点：项韧带位于颈正中线。自枕外隆凸、枕外嵴至第 7 颈椎之间的各颈椎棘突，常选择的注射部位位于 $C_{5～6}$ 平面处，若 X 线片显示钙化部位，也是常选择的进针部位，针刺入后缓缓深入到棘上韧带上缘进行注射，同时可向两肌筋膜层浸润，上下范围可根据

情况而定，一般包括 $C_{4～7}$，注射药量为 10～15ml（图 6-2-1）。

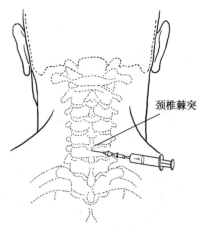

颈椎棘突

图 6-2-1　项韧带注射

（二）肩关节周围注射

1. 肱二头肌长头结节间沟注射　用于肱二头肌长头结节间沟炎、冻结肩、肩部冲击综合征的治疗。

体位：仰卧，头转向对侧。

要点：沿肱骨大、小结节的结节间沟，避开头静脉，将针刺入结节间沟头侧，沟内有肱二头肌长头，针可直接刺入肌腱进行注射，同时再将针稍稍拔出，改变针头的方向刺向喙突，进行胸小肌、肱二头肌短头及喙突下注射。注射完毕后，再将针刺向喙突与肱骨头之间的喙肱韧带处注射，最后将针刺入肩关节腔内，进行腔内注射。注入药液 8～15ml。

2. 肩关节囊及滑囊注射　用于肱二头肌肌腱炎、冻结肩等。

体位：仰卧，肩下垫枕，使肩部略抬高。

要点：穿刺针自喙突内下方、肱骨头前方刺入，在未进入关节囊之前，在关节囊壁做扇形注射，同时也可浸润到冈下肌止点处的滑囊。注入药量 10～15ml。

3. 肩外侧肩峰下注射　用于冈上肌腱炎、肩峰下滑囊炎等。

体位：仰卧，患肩略垫高。

要点：穿刺针沿肩峰下外侧凹陷处刺入，首先寻找肩袖，穿刺时有坚韧感，此时可进行

注射，并在同一平面上，改变注射针方向做扇形注射，然后再改变注射针方向，向肩峰下的外前方喙突肩峰韧带进行注射，在注射中肩峰下滑囊也同时得到注射。药量10～15ml。

4. 肩胛冈上肩切迹及冈上肌注射 用于冈上肌腱炎、肩关节僵硬等。

体位：俯卧位或侧卧位。

要点：在肩胛冈全长及其中外1/3交界点上方3cm，将针呈45°刺入皮肤，在凹陷处即可找到肩胛切迹，回抽无血后即可注射，然后针尖向肱骨头方向刺入，可行冈上肌注射。药量为10ml。

5. 肩关节后方周围注射 多用于颈椎病、冻结肩、颈肩综合征等。

体位：俯卧位或侧卧位（患侧在上）。

要点：相应的体表标志（肩胛内上角、肩胛脊椎缘、肩胛腋窝缘、肩胛冈下窝）为进针点，快速进针，刺入肌肉深层，直到骨面，回抽无血后注射，同时可向左右浸润。药量为10ml。

6. 关节综合区注射 用于冻结肩、颈肩综合征等。

体位：仰卧位。

要点：

（1）胸锁关节注射：在相应的关节间隙处快速进针，浸润关节周围及关节间隙。注药量为5～6ml。

（2）肩锁关节注射：触及其关节间隙，该关节位于皮下，药液除注入关节周围外，间隙处也可注入。注药量3～5ml。

（3）肩肱关节注射：于喙突下内方、肱骨大转子、转子间沟内进针，在肩关节前内方刺入关节囊，有轻微突破感，回抽无血后即可注药。药量为10ml。若粘连重者，可适当加注药液。

（4）肩胛胸廓周围注射：在肩胛骨内上角稍下方进针，待针触及脊缘上端边缘部后，可进行少量药液注射，然后将针滑向肩胛骨前缘，贴紧肩胛胸廓侧骨面，继续进针数厘米，对准肩胛骨中心部进行注射，然后拔针行腋窝缘上端边缘穿刺，滑向肩胛前方骨面，边进

针边注射，以浸润肩胛骨外侧面为主，最后针自肩胛下角处进针，触及骨边缘后，再将针滑向肩胛骨前骨面，针指向肩胛骨的中下部分进行注射。药量为40ml左右。

（三）肱骨外上髁注射

体位：患者取坐位，患肢屈肘90°旋前放置于桌上。

要点：肱骨外上髁压痛点为穿刺点，于压痛点处，针垂直刺入直达骨膜，回抽无血，注入药液3ml。少许退针，针尖达伸肌腱前、深部之间，回抽无血后缓慢注药液3ml，再退针到皮下，分别向穿刺点四周由浅到深扇形注射（图6-2-2）。

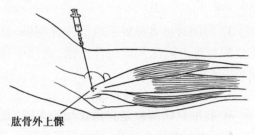

肱骨外上髁

图6-2-2　肱骨外上髁注射

（四）桡骨茎突注射

体位：前臂桡侧向上，处中立位，腕关节略尺侧，尺侧腕下垫一块软垫。

要点：于第一掌骨基底部与桡骨茎突连线中点处进针。针与腕部成30°斜向近侧，直达骨膜，回抽无血，注入药液2～3ml。少许退针，使针尖刺入鞘内，注药2ml。注射时对压痛处及肿胀处应重点注射，必要时可在腱鞘管周围行浸润注射。注药后以石膏托将腕部固定于背伸20°，桡偏15°，拇指对掌位1周，使患处得以充分休息（图6-2-3）。

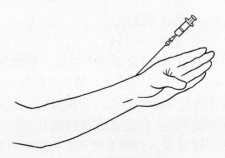

图6-2-3　桡骨茎突注射

（五）腰三横突注射

体位：俯卧位。

要点：参照 X 线正位片，测量其长度。尖端位置定点于患侧腰三横突，45°进针 3～5cm，触及横突，针尖稍向外侧倾向，使之达到横突尖端，此时患者可有明显的胀感，回抽无血后即可于横突尖周围及其上下缘注入药液 10～15ml（图 6-2-4）。

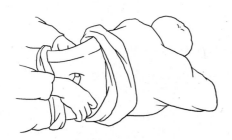

（1）第3腰椎横突压痛点

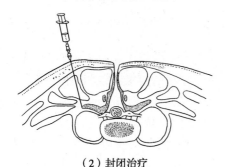

（2）封闭治疗

图 6-2-4　腰三横突注射

（六）棘间棘旁注射

体位：俯卧位。

要点：在压痛点最明显的棘突及棘间位置后，将针尖于棘突间中央部位进针。先将棘间上韧带部浸润后，再渐渐做扇形注入，深至黄韧带后方，由头侧向尾侧做棘间深部韧带注射，可采用边进边抽边注射的方法，上下左右要有足够浸润，最后再做左右两侧关突及椎板两肌内注射。注入药液 15～20ml。

（七）跟腱止点注射

体位：患侧卧位或俯卧位。

要点：在内踝与跟腱前方跟腱止点上方 2～3cm 处进针。先将针刺至跟腱跟骨止点前方，回抽无血后进行药液浸润。然后将针移到跟腱前，胫骨后踝之间及跟腱近端软组织内，进行逐一注射治疗。最后针可刺及对侧，在跟腱与外踝之间进行注射。注入药量 3～5ml（图 6-2-5）。

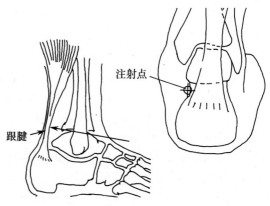

注射点

跟腱

图 6-2-5　跟腱止点注射

（八）人工膝关节置换术后的"鸡尾酒"疗法

关节周围局部浸润注射：关节周围注射混合镇痛药物（鸡尾酒疗法）是比较新颖的人工关节置换术后镇痛方法。局部浸润注射操作简单，大大减少了镇痛后不良反应的发生。

具体方法如下：对每例患者的膝关节周围（包括膝关节后关节囊、内侧副韧带外侧副韧带、股四头肌切口部分、髌韧带、支持带、皮下组织）常规行混合镇痛液浸润注射，置入假体前在膝关节后关节囊和内、外侧副韧带起止点注射入混合镇痛液，勿注入腘窝血管。在完成假体装配后，等待骨水泥凝固时在股四头肌伸肌装置和髌韧带组织内、脂肪及皮下组织内注射入镇痛液，随后按层缝合伤口，留置引流，敷料、棉垫加压包扎。

关节周围组织中注药的用药方案有多种，常以局麻药为主要成分，可联合激素、肾上腺素及非类固醇类等药物。其原理是消除手术伤口对疼痛的刺激和传导，以达到预防和控制术后疼痛的目的。

1. 新型局麻药的出现为关节周围局部浸

润注射提供了更多的药物选择。Paauwe 等分别给予 0.025%、0.05% 和 0.1% 浓度的罗哌卡因进行局部浸润注射，结果显示各组患者主动运动能力及 VAS 评分无显著差异，0.1% 浓度组患者总体满意度显著高于 0.025% 浓度组患者；研究结果提示低于 0.1% 浓度的罗哌卡因在提高患者满意度方面并无优势。Brodner 等研究比较 0.1%、0.2% 和 0.3% 浓度的罗哌卡因对 TKA 患者连续股神经阻滞镇痛（CFNB）的效果，结果显示 0.2% 和 0.3% 浓度罗哌卡因的镇痛效果相同，而 0.1% 浓度罗哌卡因镇痛效果不够确切。

2. Stein 等人 1995 年首次报道在炎症组织中发现阿片样受体。Joshi 等人首次在膝关节镜术后应用关节内注射吗啡进行镇痛治疗，并取得良好效果。

3. 大部分 NSAIDs 因其溶剂在局部组织产生耐受性而不适合关节内注射，只有少量药物可以使用（如替诺昔康）。许多 NSAIDs 被认为会抑制软骨细胞生物合成，不适合关节内局部使用。而替诺昔康有一定的软骨保护作用，是 NSAIDs 中最为适合关节内注射的一种药物。

4. 肾上腺素可以减少药物的吸收，延长药物作用时间，并减少局麻药的毒副作用，但肾上腺素可使血压升高。有报道应用肾上腺素发生皮肤坏死的情况，故若使用肾上腺素，建议不要将药物注射入皮下组织。

5. 类固醇激素的使用还存在争论，大量文献报道，在软组织及关节中使用激素未见影响切口愈合及其他并发症。类固醇激素有明显的抗炎作用，可降低关节置换手术创伤的局部应激反应，进而减轻术后疼痛，促进功能恢复，但有研究认为，类固醇激素不一定能缓解术后早期疼痛。现在的观点认为，TKA 术中浸润注射可以改善术后满意度，且可避免全身应用镇痛药所带来的不良反应，包含局部浸润注射局麻药的多模式镇痛方案，提供了更佳的镇痛效果及更低的不良反应发生率。

第三节　骨科疼痛的注射治疗

一、作用原理与用药原则

注射治疗是指对引起疼痛的发病病灶和相关部位进行直接注射，达到治疗的目的。与传统"封闭治疗"相比，封闭治疗仅仅是根据疼痛部位注射阻滞疼痛反射弧持续存在，以减轻疼痛为目的，注射前可以不明确诊断，注射部位不一定是病灶。

二、常用药物

注射治疗常用药物：① 2% 利多卡因 4ml；②维生素 B_6 100～200mg；③维生素 B_{12} 0.5mg；④复方倍他米松 2ml 或泼尼松龙 1.7ml；⑤加生理盐水：5～10ml。

三、注意事项

注射疗法的要求：①正确的诊断，认清病灶的部位和性质；②有效的药液，发挥快速效应；③熟悉局部解剖，以能准确定位和减少并发症；④娴熟的穿刺技巧，以将药液准确注射到位。

注射疗法的注意事项：糖皮质激素的应用一般 5～7 天 / 次，颗粒大的皮质激素如泼尼松龙注射液，尽量不注入关节腔；若局部注射 2 次无效，必须调整诊断和治疗方案；关节和关节周围注射后当天晚上可影响睡眠，1～2 天内可能使局部疼痛加重或肿胀，应跟患者交代清楚；注意无菌操作，保证局部或关节腔不受感染；注射药液尽量简单实效，不任意组合搭配，以减少副作用；根据不同的患者和操作部位选择合适的体位。

四、常见注射治疗

1. 关节腔注射　常见的如膝关节腔注射。膝关节腔注射共有 4 种入路：髌外上方、髌内上方、髌下外侧、髌下内侧。髌上外侧入路较方便，膝关节伸直，针尖与股骨髁面平行，斜向髌骨与股骨关节面的间隙注射。髌下入路:膝屈 90° 位,从前方膝眼向内、向上以 30° 左右角度于股骨和胫骨之间对侧髁方向注射。常规消毒后刺入关节腔内,先做回抽,若有关节积液必须抽吸干净,再注入注射液,拔针后以无菌纱布覆盖。反复屈伸膝关节数次,以利药液均匀分布在关节间隙中,并嘱患者术后 2 天勿用水洗注射部位。1 次 / 周,5 次为 1 个疗程。有关节积液的病例较多使用髌上外侧或髌内上方入路,便于抽出积液;无关节积液的病例,较多使用髌下入路,穿刺方便易掌握。

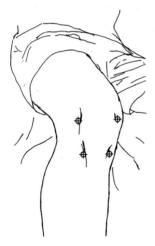

图 6-3-1 膝关节内注射点

2. 滑囊、囊肿内注射 在电视 X 线机控制下,将硬膜外穿刺针插入病灶腔内,利用穿刺针的勺状面搔刮病灶,并用空针尽量抽吸干净囊液,然后用生理盐水冲洗病灶 2~3 次,同时抽取髂骨红骨髓 5~10mL 立即注入病灶腔内,注入髂骨红骨髓量略多于囊液量。用硬膜外穿刺针穿刺囊壁 3~5 次(根据囊腔大小而定),同时贴着骨皮质利用穿刺针的勺状面搔刮骨外膜,术毕加压包扎。下肢骨囊肿术后卧床休息或不负重直至病灶愈合。上肢仅用三角巾悬吊即可。术后第 3 个月摄片复查,若囊内无或极少量骨修复现象,再重复注射,直至愈合。

3. 椎间盘内注射(溶盘术) 患者取健侧卧位腰部后凸抱膝位,或俯卧位腰部垫薄枕,常规进行皮肤消毒,铺无菌巾,选用 22G 或 9G 腰穿刺针,肥胖者可选取长 15cm 的 18G 带套芯针。距突出间隙中线 8~10cm,若为 L_5~S_1 间隙则取棘突与髂后上棘连线外侧 1cm,穿刺前须电视 X 线机定位,针身与躯干矢状面呈 45°~60° 夹角下进入,缓慢沿横突上方滑入椎间孔前下方的"安全三角区"直达椎间盘内。当穿刺针针尖接触到纤维环时,可有砂粒样感觉。穿刺时不宜过快或粗暴操作,以免损伤神经根。穿刺针进入椎间盘后,则转动 C 形臂机行腰椎前、后位及侧位 X 线透视或摄片,以确定穿刺针的确切位置,或直接从 X 线机的电视屏幕中确定穿刺方向和针尖部位,然后注入造影剂,若造影剂位于椎间隙呈盘状显影,则说明针尖已达椎间盘内。确定部位后,将注射用胶原酶溶于生理盐水(600U/2ml)注入椎间盘内(盘内法)。若 2 个间隙均有明显突出,可各 600U/2ml 分别注入。注药时宜缓慢推入或间断性推入,最好在 3 分钟以上,以防注药速度过快引起腰痛加剧。注药完毕后留针 3~5 分钟后拔针,以避免药液因椎间盘内高压力下而外溢,导致治疗效果不佳。

4. 椎管内注射 取侧卧位,经 $L_{2~3}$ 或 $L_{3~4}$ 间隙先用 17G 硬膜外穿刺针做硬膜外腔穿刺,成功后置入 25G 腰麻针,待脑脊液流出后,缓慢注入注射液,注毕后拔出腰麻针,再置入硬膜外导管备用。

5. 肿瘤注射 在电视 X 线机控制下,应用硬膜外穿刺针插入瘤腔。先行治疗前抽吸活检,接着穿刺注射 99.5% 酒精。酒精剂量依据肿瘤大小、肿瘤坏死程度及患者耐受性而定。为使酒精尽可能在整个瘤体弥散,可采用多点进针的方法。

第四节 骨科疼痛的神经阻滞治疗

神经阻滞(nerve block)是指应用化学或物理的方法(措施)作用于神经节、根、丛、干和末梢的周围,使其传导功能被暂时或永久(较长时间)地阻断的一种技术。

一、作用原理与用药原则

阻断疼痛的传导通路。阻断疼痛的恶性循环:一方面,身体某一部分出现引起疼痛的原因,此疼痛经过末梢感觉神经、后根、脊髓后角、脊髓丘脑路、丘脑,向后中央回传递刺激感到疼痛。另一方面,产生的局部疼痛通过脊髓反射路,引起支配障碍部的传出神经兴奋,因此产生肌肉的反射性痉挛和血管收缩,导致局部缺血、缺氧和代谢异常。缺氧、代谢产物(包括致痛物质)的积聚,刺激感觉神经出现新的疼痛,即引起疼痛反应的恶性循环。神经阻滞在作用时间内阻断了疼痛刺激,解除障碍部的肌肉痉挛及血管收缩,改善局部血运及机体的内环境,因而能有效地阻断疼痛的恶性循环。改善血液循环和抗炎症作用。

适应证:神经阻滞疗法的适应证很广,适用绝大部分骨科康复过程中疼痛的患者。禁忌证:阻滞部位有感染或全身存在感染;血糖水平升高者;有出血倾向者;有局麻药等过敏史者;不配合操作者;诊断不明者(诊断性治疗除外);体质极度衰弱或有严重肝肾功能代偿不全。

二、常用药物

1. 局麻药　利多卡因、布比卡因、罗哌卡因等。

2. 糖皮质激素类药物　地塞米松、泼尼松龙、曲安奈德、复方倍他米松。

3. 神经营养药　维生素 B_{12}、维生素 B_6、维生素 B_1。

4. 神经破坏药　酒精、苯酚。

5. 麻醉性止痛药　吗啡、芬太尼。

三、注意事项

1. 进行神经阻滞术应具备的条件

(1) 施术者要求:①熟悉疾病的病理生理及诊断;②熟悉局部解剖;③熟悉药理学、药物的配伍及副作用;④熟悉神经阻滞的并发症及处理,配备助手。

(2) 术前准备与操作:①充分理解配合治疗;②一般情况可;③穿刺点确定,消毒,铺巾;④体位适宜;⑤操作时注意交流及反应。

(3) 完善的急救设备:抢救药物、呼吸机、心电监护仪等。

(4) 术后观察与护理:①观察 15 分钟左右;②意识清楚,下肢肌力佳,能行走;③呼吸循环稳定;④闭眼站立时无摇摆不定,无恶心呕吐等;⑤注意交代清楚可能出现的术后现象(如局部肿胀、睡眠不适、Horner 征等),注意局部清洁卫生。

2. 并发症

(1) 药物因素

1) 局麻药:中毒(误入血管、药物剂量过量),高敏或特异质反应。

2) 糖皮质激素类药物:短期反应有神经兴奋、结晶形成,长期反应如库欣综合征表现等。

3) 神经破坏药:感觉、运动障碍、皮损。

(2) 操作因素

1) 脊柱相关:穿破硬膜,出现脊麻,甚至全脊麻表现,损伤脊神经根及脊髓、硬膜外血肿、感染。

2) 误入血管:局麻药中毒。

3) 损伤神经:机械性或化学性。

4) 损伤血管。

5) 张力性气胸。

6) 晕针:头晕、耳鸣、出汗、面色苍白、低血压等。

7) 感染及血肿形成等。

(3) 部分并发症的处理

1) 穿破硬脊膜

判断:试验量出现脊髓阻滞表现。

处理:放弃本次操作,去枕平卧 4～6 小时,多饮水或开通静脉通道输液、升压。

2) 全脊麻

表现:全部脊神经支配区无痛觉、低血压、

意识丧失及呼吸停止，多于注药后数分钟内出现。

处理：保持呼吸、循环稳定。

预防：①避免穿破硬膜；②注试验量观察。

3）神经损伤

表现：出现触电样的典型根性痛。

处理：给予脱水、营养神经及镇痛处理，必要时手术探查，一般2周内可恢复，但化学性损伤不易恢复。

4）脊髓损伤

表现：出现剧痛，伴一过性意识障碍，可有运动障碍，感觉缺失平面与穿刺点不一致。

处理：脱水、营养神经及功能锻炼为主。

5）硬膜外血肿

表现：早期出现背痛，短时间内肌力、括约肌障碍，甚至截瘫。

处理：宜早诊断、早手术。

预防：对凝血功能障碍或正在用抗凝药者不用硬膜外穿刺。

6）张力性气胸

表现：穿刺时突觉特殊的疼痛，注少量药液后出现胸背广泛剧痛、咳嗽，数小时内渐出现憋气、呼吸困难或伴有呼吸时胸痛，X线胸片示气胸或血气胸。

处理：留观、抗炎、镇痛、镇咳、取半坐位，可行闭式引流。

预防：主要在于熟悉解剖，正确掌握进针角度和深浅。

7）晕针

原因：主要有神经过度紧张，疼痛刺激激惹，特殊体质如体弱多病或老年患者。

表现：治疗中或治疗后突然出现表情淡漠、面色苍白、晕倒、血压下降及心率增快。

处理：应立即停止治疗，平卧、保持呼吸道通畅，重者开放静脉通道对症处理。

预防：包括解释、操作时让患者目光避开术野，老年体弱者行治疗后不要坐起及站立过早等。

8）头晕

处理：安慰患者、解除不安；平卧；观察

10～15分钟。

9）局部血肿、出血

处理：局部按压；24小时内予表面冷敷，24小时后予热敷，双氯芬酸外用等。

四、常见神经阻滞方法

1. 区域阻滞　如坐骨神经近端阻滞／经臀区入路，患者侧卧，阻滞侧腿在上，另一条腿伸开。上面的髋关节弯30°～40°，膝关节约90°，置于操作台上。触摸清楚股骨大转子和在髂嵴后沿的髂后上棘，在每个点做好记号。在两点连线中点，往内侧做一条垂直线，沿此线5cm处就是穿刺部位。将大转子和骶裂孔间的连线两等分，核对这一位置。通常，这一点和前面做过记号的是同一点或就在附近。穿刺部位消毒和局麻后，将刺激针垂直刺入皮肤。由于直接刺激，进针首先导致臀肌的颤搐。一旦接触到骨面，针应退出重新定位。进到5～8cm的深度，就刺激到坐骨神经，诱出腓肠肌的颤搐，伴有跖屈或背屈，通过刺激针注入局麻药（图6-4-1）。

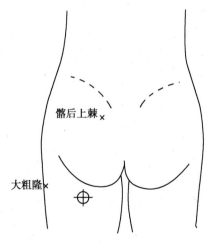

图6-4-1　坐骨神经近端阻滞

2. 脊神经干支阻滞　根据疼痛位置确定哪一支神经损伤，决定药物注射位置。即在该处的索状肿物周围，取0.5%普鲁卡因液1ml加入醋酸确炎舒松液1.5ml注射，注入药物后，患者立即感到主诉痛区疼痛消失，表明进针部位为脊神经干支的主干。注射后嘱患者卧床休息 10 分钟，间隔 3～4 天后再用药一次，2～3 次。用药期间，患者每晚自行给予注射部位热敷。

3. 椎管内阻滞 于 $L_{2～3}$ 或 $L_{3～4}$ 先行硬膜外穿刺，经硬膜外穿刺针置腰麻针，缓慢穿刺硬脊膜和蛛网膜，见脑脊液流出后，给予注射药，然后退出腰麻针，置入硬膜外导管固定。

4. 交感神经阻滞 常用的交感神经阻滞包括颈胸神经节阻滞和腰交感神经阻滞。①胸神经节阻滞：患者平卧，头部于居中位，肩下垫一个小枕头或治疗巾卷，使头部略微后仰。确认环状软骨后，在它的旁边，向下轻轻触摸就可触及 C_6 的横突，在 C_6 旁边常常可触摸到颈动脉。用小剂量的局麻药在气管和颈动脉之间注射以形成一个皮丘，将 23G、4～5cm 长的针慢慢地垂直刺入，直至 C_4 结节。在这个位置，退针 1～2cm，回抽无血后，注入总量 15～20ml 的局麻药。每注入数毫升，就必须间歇性回抽，回抽无血，方可继续推药。②腰交感神经阻滞：患者呈俯卧位，标出 L_2、L_3 和 L_4 椎体的棘突，在中线旁开 4～5cm 打局麻皮丘，用较短的 8～12cm 的 22G 针，以 70°～80° 角朝中线进针，深 4～6cm 遇到横突，在距皮肤 3～5cm 处针体上放置标记，重新向下、向中进针，使针滑过横突，达到椎体，距离横突大概 2cm 深，继续进针，使针滑过椎体，进针至标记处，则针应该位于椎体的前外侧缘的腰肌筋膜，其他两点穿刺重复这个过程，然后注入药液。

第七章

心理治疗在运动康复中的应用

心理是脑的功能，人脑是心理产生的物质基础，任何心理现象的产生，都是人脑在客观现实作用下进行活动，从而产生的。客观现实是心理的内容和源泉，客观现实包括自然环境和社会环境，其中社会生活、生产劳动、言语交往、人际关系、文化传统、风俗习惯是重要的、起决定作用的源泉。人对客观现实的反映，又总受个体经验、人格特征、价值观、需要、自我意识等主观的影响，如不同人对同一事物的主观评价往往是不同的，甚至人们对同一事物的反映，在不同的时期、不同心理状态下也不相同。而且，人对客观现实的反映是一个积极、能动的过程。

外伤、病损造成残疾，患者的权力和地位因此受到影响，在就学、就业、婚姻、家庭生活和经济等方面遇到重重困难和障碍，同时患者还面临周围人对他们态度的改变，其结果必然会引发一系列心理行为问题。为帮助患者顺利度过外伤、病损后的康复期，必须注意患者的心理康复治疗。

第一节 心理评估

应用多种方法所获得的信息，对个体某一心理现象做全面、系统和深入的客观描述，这一过程称为心理评估（psychological assessment）。心理评估的方法主要有观察、晤谈（或称访谈，interview）和心理测验（psychological test）。

一、观察法

观察法是医学心理学的基本方法之一，是评估者获得信息的常用手段。

1. 目标行为　在心理评估中观察内容常包括仪表、体形、人际交往风格、言谈举止、注意力、兴趣爱好、各种情境下的应对能力等。实际观察中，应根据观察目的、观察方法及观察的不同阶段选择观察目标行为。

2. 观察时间　包括确定观察期、观察次数、间隔时间和观察持续时间。直接观察时间一般 10～30 分钟，通过一些间接手段如录像监测，观察则可持续进行。如果观察期跨越若干天，则每天观察的时间和次数应保持一致。

3. 资料记录　常因观察方法不同而采用不同的记录方式。一般而言，定式观察有固定的记录程序和方式，只要严格遵循即可；非定式观察常采用描述性记录方法，不仅要记录观察到的目标行为表现、频率，而且还要进行推理判断。

二、晤谈技术

晤谈也是医学心理学的基本方法之一，在心理评估中，为了得到被试者的"第一印象"，建立相互协调的和睦关系及收集其他方法难以获得的信息，均要通过晤谈来达到这些目的。

1. 用词　要求通俗易懂，非必要时应少用专业词汇；在称谓上应注意使用尊称等。

2. 提问　恰当的提问才能获得较多的正确信息。一般而言，心理晤谈开放性提问较多。

3. 记录　晤谈一般不做笔记，为避免遗

忘，可记录关键要点，但若有影响则立即停止记录。若患者声明不许笔录，应尊重患者意见。

4. 倾听　晤谈者不仅要注意患者说了"什么"，而且还要通过声音、表情和姿势注意到他们"如何"说，以观察到尚未暴露的信息，并不断调整自己，使晤谈过程尽可能融洽。

5. 非言语过程　非言语过程在晤谈中亦占有重要地位，因为在晤谈中许多情况下不可能全部以言语的方式来表达，但可以用表情动作、目光接触、周围环境信息等手段来表达自己的情感。非言语过程可分为动态与静态两种，动态主要包括面部表情、身段表情和人际距离等；静态包括衣着打扮、环境信息等。

三、心理测验

在心理测量中，心理测验通常与心理量表同义，是指在标准的情景下，对个人行为样本进行客观分析和描述的一类方法。在临床工作中，目前常用的心理测验不过百余种，通常按其目的和功能可分为能力测验、人格测验、神经心理测验、临床评定量表和职业咨询测验等。

1. 能力测验　包括智力测验、心理发展量表、适应行为量表及特殊能力测验等。

2. 人格测验　此类测验数量众多，有的用于测查一般人群人格特征，如卡特尔16项人格问卷、艾森克个性问卷等，有的用于测验个体的病理人格特点，如明尼苏达多项人格测验（minnesota multiphasic per-sonality inventory，MMPI）等。

3. 神经心理测验　用于评估正常人和脑损伤患者脑功能状态的心理测验。

4. 评定量表　评定量表（rating scale）是对自己主观感受和他人行为的客观观察进行量化描述的方法。最早用于精神科，后推广到其他广泛的临床和研究领域。

5. 职业咨询测验　常用的测验有职业兴趣问卷、性向测验和特殊能力测验等，人格和

智力测验也常与这些测验联用，使评估结果更为全面。

第二节　康复过程的心理行为问题

对大多数患者来说，因伤残引起的心理行为问题有一定的规律，认识这种规律，对于帮助患者顺利渡过康复期具有积极的指导意义。患者常见的心理行为问题有以下几种。

一、错误认知问题

1. 否认　即拒绝承认现实，是一种比较原始和简单的心理防御机制，它把已经发生的事件加以否认，以避免心理上的痛苦，是患者常见的一种反应方式。由于过度否认导致个体不能准确了解和接受现实，因此患者的病残反应可表现为轻度抑郁或心境较为平缓，甚至具有使人难以理解的欣快。这期间患者虽可以进行康复训练，但进展往往不大。

对于伤残患者的否认，可把它看作是一种防御手段，应给予更多的关怀和支持，并对身体状况和治疗计划进行公开讨论，以帮助患者控制情绪，执行康复计划。

2. 认同延迟　病残的突然发生使患者立即陷入不良刺激，患者很可能会把残疾和随后与其有关的康复治疗也看成是不良刺激而不愿参加康复治疗，以回避他认为是惩罚的各种活动，这种现象称为认同延迟。此时患者往往采取逃避的方式，可能拒绝治疗或总是迟到，可能消极停止陷入幻想，也可能由于愤怒和反抗行为而仓促自动离院。

康复计划能有效地处理逃避行为。康复医师将康复任务按计划分段布置，循序渐进地增加训练内容，并找出积极的强化刺激予以实施，以减少治疗中患者的负性情绪。

3. 失能评价　疾病和躯体残疾会使患者丧失机体的某些功能，如行走能力、性功能或女性第二性征等，有些患者终生需要他人照顾。因此，患者几乎无一例外会产生失能评价，导致抑郁、失望，可表现为拒治、攻击，甚

至自杀等行为。

大多数患者及其家属的失能评价往往存在过分看轻、夸大或歪曲的性质，由此而导致的后续行为反应将严重影响到对病残的适应及对康复计划的执行。

对于失能评价的处理措施：首先，医生和护士应肯定躯体病残后的部分失能，以免患者产生"残疾只是暂时的"这种不现实的幻想或否认躯体病残；第二，对于某些病前社会适应能力良好的患者可公开探讨病残的失能程度和可以恢复的程序，以明确康复的目标，激发患者的行为动力；第三，心理行为疗法如示范法、条件操作法等可充分展示康复成功的案例，以纠正其不良认知。将科学、客观、正确的康复知识介绍给患者，促进不良认知的改变；第四，对严重情绪紊乱者运用抗抑郁、抗焦虑药物。

4. 其他不合理信念 患者还存在由社会文化背景的差异而导致的对某些躯体病残的不合理信念，如某些截瘫患者甚至从未想过性功能的康复。由于不合理的信念会导致不良情绪和不适应行为，继之影响康复过程，以至于严重影响患者的生活质量。

二、不良情绪问题

1. 焦虑（anxiety） 焦虑是应激反应中最常出现的情绪反应，是人预期将要发生危险或不良后果的事物时所表现的紧张、恐惧和担心等情绪状态。可以肯定地说，每个躯体病残者都存在焦虑。适度的焦虑可提高人的警觉水平，伴随焦虑产生的交感神经系统被激活可提高人对环境的适应和应对能力，是一种保护性反应，但如果焦虑过度或不适当，就是有害的心理反应，可以影响康复。

2. 抑郁（depression） 抑郁表现为悲哀、寂寞、孤独、丧失感和厌世感等消极情绪状态，伴有失眠、食欲减退、性欲降低等。凡躯体病残者均存在抑郁，其程度从轻度悲观至自杀。抑郁的程度往往决定于病残者的个性和病残对个体的特殊意义，而不完全是病残

性质和程度。

3. 愤怒（anger） 愤怒是与挫折和威胁有关的情绪状态，由于目标受到阻碍，自尊心受到打击，为排除阻碍或恢复自尊，常可激起愤怒。当患者将其病残看做不公正的人祸时，便产生愤怒情绪。它可指向本人或医生、护士或其他工作人员。有时患者由于依赖性的需要，也可为获得他人注意而表示愤怒。当患者因各种疑虑而不敢向有关人发怒时，其愤怒会转向自己，生闷气、压抑。当伤残与社会因素有关，患者会爆发出反社会、破坏性行为，严重时可达到病态心理的程度。

当愤怒情绪以敌意和攻击形式出现时，可使治疗变得困难，甚至使康复计划难于实施，或者患者极易激惹，对一般性护理和自我照料漠然视之。

4. 过分依赖（dependence） 过分依赖是指事事处处依靠别人的关心照顾而不是自己去努力完成本应自己去做的事情。过分依赖通常包括躯体性依赖、社会性依赖和情绪性依赖。躯体性病残往往会剥夺成人众多的成熟技能，使人处于依赖状态。由于康复目标直接与这些依赖反应相矛盾，因此处理不当会影响康复的成效。情绪依赖则表现为患者对许多事情都需询问工作人员或周围的人，要求他们给予关心，并指使他们做这做那；反复不断地陈述其症状，对工作人员关心他人深感不满。由于无限制的要求导致工作人员失去耐心时，可导致患者出现不良情绪。

过分依赖者对康复计划无动机，导致康复过程缓慢。也有一些患者表面上似乎有很强的欲望参加训练计划，但在真正需要训练时却拒绝帮助，或长期持续于某一阶段的康复任务，从而影响了康复进展。

三、不健全人格与伤残心理行为问题

1. 偏执型人格 由于该类人有敏感、多疑、固执、心胸狭窄、自傲等特点，惯于把失败归咎于他人，在病残时容易责怪别人，在康复过程中常会视别人的好意为动机不良，

甚至会怀疑医生的治疗,从而严重阻碍康复进程。此时医务人员应充分了解患者人格特点,耐心细致地做好解释工作,消除患者的多疑心理,指导其正确对待自己的疾患。

2. 强迫型人格 此类人因为对人对己要求过分严格,刻板固执,小心谨慎,力求完善,缺乏应变能力,而常表现出焦虑和紧张。该类型的患者常对自己的病情过分担心,对医护人员的要求过分严格,甚至不近人情,以至于常抱怨医护水平太差,医生对其关心不够等;同时他们非常担心自己疾病的康复情况,常不厌其烦地询问自己的病情及预后情况。对此类患者,医护人员应该认真且耐心地回答他们所关心的问题,科学而详细地解释其疾病及康复的情况,缓解患者的焦虑和紧张,以利于康复。

3. 癔症型病态人格 此类患者情感不稳,行为过分夸张,常以自我为中心,富于幻想,追求刺激,并具有高度暗示性。对于该类型的患者,在情感低落时,可能过于悲观,情绪低沉,从而会影响疾病的康复。医护人员应该充分利用该类患者暗示性高这一特点,多增加良性的暗示,并辅以科学的解释,常会取得事半功倍的效果。

4. 冲动型人格 该类人的行为和情绪具有明显的冲动性。在情绪激动时常不能控制自己的情绪,其行为有不可预测和不计后果的倾向,但患者并不总是这样,在其间歇期是正常的。医护人员应该尽量减少对他的刺激,以保持患者情绪的平稳。

第三节 康复心理的社会干预

心理干预(psychological intervention)是在心理学理论指导下有计划、按步骤地对一定对象的心理活动、个性特征或心理问题施加影响,使之发生指向预期目标变化的过程。心理治疗是心理干预中最常用的方法。心理治疗(psychotherapy)又称精神治疗。结合医学心理学的特点,目前把心理治疗定义为:以

医学心理学的各种理论体系为指导,以良好的医患关系为桥梁,应用各种心理学技术包括通过医护人员的言语、表情、行为或通过某些仪器及一定的训练程序,改善患者的心理条件,增强抗病能力,从而消除心身症状,重新保持个体与环境之间的平衡,达到治疗目的。处理外伤、病损后患者及残疾人的心理行为问题,应当采用综合的心理行为措施。

一、常见康复心理行为问题的处理

1. 心理危机处理 突然致残往往会使个体陷入严重焦虑状态,造成心理危机。患者表现为恐慌和不知所措、态度被动、不思饮食、睡眠障碍,甚至处于意识蒙眬状态。对此,首先应分散患者的注意力,争取时间等待其积极心境的出现。此时,可鼓励患者进行一些简单的操作训练,并告之这种训练将为整个康复计划做好准备。其次,给患者制订经过努力较容易达到的目标,一旦成功,患者易产生成功感,获得心理上的支持,缓解消极的情绪状态。第三,心理危机患者容易受别人暗示影响,医生应在患者面前表现自然、镇静和有信心。对那些不能控制自己情感的亲友,暂时不让其探视。可以安排患者与康复较好的伤残患者住在一起,形成病房小群体,通过互相沟通影响,提高患者的康复动机和自信心。

2. 心理治疗方法应用 可以采取以下一些方法:

(1)认知疗法:认知疗法(cognitive therapy)是 20 世纪 70 年代所发展起来的一种心理治疗技术。它是根据认知过程影响情感和行为的理论假设,通过认知和行为技术来改变患者不良认知的一类心理治疗的总称。认知疗法已广泛用于治疗许多疾病或精神障碍,如抑郁症、惊恐障碍、恐惧症、广泛性焦虑、海洛因成瘾、进食障碍等。常用的认知疗法有合理情绪疗法、自我指导训练、应对技巧训练、隐匿示范和解决问题的技术。Beck 1985 年归纳的认知疗法基本技术有识别自动性想

法、识别认知性错误、真实性检验、去注意苦闷或焦虑水平。

（2）支持疗法：支持性心理治疗（supportive psychotherapy）简称支持疗法，是指以精神支持为主要内容的心理治疗方法。支持疗法多用于遭受严重挫折或灾难造成残疾、产生心理创伤的患者，还可以应用于人格不成熟、现实适应能力不高的人。用安慰、鼓励、积极指示、保证和启发，分析并消除其问题的原因，使其正确认识伤残程度及经康复治疗后可能的恢复程度，并对患者提供感情支持，组织社会和家庭支持，消除各种疑虑，建立和谐良好的环境，消除孤独感以降低焦虑水平。支持治疗以与患者谈话的方式为主，一般可分为以下几个阶段：收集患者资料、鼓励患者倾诉、分析与解释、鼓励与指导。

（3）暗示疗法：暗示疗法（suggestion therapy）是一种古老的治疗方法，是指医生通过对患者的积极调动来消除或减轻疾病症状的一种方法。暗示之所以有治病作用，其机制尚未完全清楚，但可以肯定的是，暗示的确对被试人体产生了明确的生理和心理的变化。暗示疗法对癔症及其他神经症，疼痛、瘙痒、过度换气等心身障碍，阳痿、遗尿、口吃等性和行为问题均有不同程度的疗效。暗示疗法可分为觉醒状态与非觉醒状态下治疗两类。觉醒状态的暗示治疗又有直接与间接之分。直接暗示治疗是指医生对静坐的患者用事先编好的暗示性语言进行治疗；间接暗示治疗是指借助于某种刺激或仪器的配合，并用语言强化来实施的治疗。非觉醒状态下的暗示疗法是医生使患者进入催眠状态后实施的治疗。暗示常用的方法有言语暗示、操作暗示、药物暗示等。

（4）脱敏疗法：脱敏疗法由 Wolpe J 所创立，主要用于焦虑患者。治疗师帮助患者建立与不良行为反应相对抗的松弛条件反射，然后在接触引起这种行为的条件刺激中，将习得的放松状态用于抑制焦虑反应，使不良的行为得到矫正。脱敏疗法包括放松训练、制订焦虑等级表及脱敏治疗三个步骤。

（5）生物反馈疗法：生物反馈（biofeedback）是借助电子仪器将体内一般不能被人感知的生理活动变化信息，如肌电、皮肤温度、心率、血压等加于记录、放大，并转换为能被人们所理解的听觉或视觉信号，通过对这些信号的认识和体验，学会在一定程度上有意识地控制自身生理活动的过程。生物反馈疗法（biofeedback therapy）就是个体运用生物反馈技术，控制和调节不正常的生理反应，以达到调整机体功能和防病治病目的的心理疗法。生物反馈疗法适用于多种与紧张应激有关的心身疾病，如紧张性头痛、慢性焦虑等。目前临床应用的生物反馈种类主要有：肌电反馈，皮肤电反馈，心率、血压反馈，皮肤温度反馈，括约肌张力反馈及脑电反馈等。

（6）人本主义疗法：人本主义疗法以罗杰斯开创的来访者中心疗法为主要代表，其基本要义为秉持人本主义的观点，以来访者为中心，重视来访者的人格尊严，将心理治疗的过程视为医生为来访者设置的一种自我成长的教育机会，使患者认识其各种潜能、需要，调动其积极性。

此外，可根据患者情况适当选用抗抑郁和抗焦虑等药物辅助治疗。

二、康复运动锻炼的心理效应

运动锻炼（exercise training）是常用的一种积极康复手段。研究表明，合理地使用运动锻炼程序，能调节心理状态，培养积极情绪，促进机体抗病能力和发挥器官肢体的代偿功能，对残疾人和患者有良好的心身康复作用。即使是内脏疾病，如高血压、冠心病、糖尿病、慢性肾疾病等康复期患者，运动锻炼也有一定的改善脏器功能和调节心理障碍的作用。

近些年的研究证明，不论正常人还是患者，参加运动锻炼能减轻紧张焦虑状态。目前普遍认为，运动抗焦虑的原因可能与以下几方面的因素有关：①运动锻炼过程能分散个体对焦虑原因的注意;②运动能对抗焦虑症状的知觉过程;③运动可促进对引起焦虑症状的原因进行再评价。

目前认为,中等强度的长期运动锻炼能治疗非精神病患者的抑郁症状,是一种安全的对付抑郁的康复手段。运动锻炼抗抑郁的主要原因是由于运动提高了患者对自己身体的信心,克服了久病造成的依赖性。此外,患者对良好结果的期望等,也都可能与运动锻炼的抗抑郁作用有关。

经常参加运动锻炼还可使残疾人与患者产生欣快的自我体验,这是一种积极的心境,对康复很有利。机制可能是多方面的,涉及认知的改变、生理性松弛、周身温度升高、激素和神经递质的变化等机制。

康复运动锻炼对心身的积极作用是肯定的。它作为疗养康复计划的一部分,特别适用于那些与心理行为有联系的临床症状的纠正。另外,运动锻炼也存在适应证和运动剂量的问题,在指导和实施运动治疗过程中必须给予以注意,做到因人因病情而异。

三、社会因素在康复过程中的作用

社会支持(social support)是指个体与社会各方面包括亲属、朋友、同事等社会人及家庭、单位、党团、工会等社团组织所产生的精神上和物质上的联系程度。社会支持还包括主观体验到的或情绪上的支持,即个体体验到的在社会中被尊重、被支持、被理解和满意的程度。多项研究证明,社会支持对个体健康具有保护作用,并可降低心身疾病的发生和促进疾病的康复。

1. 家庭成员的态度　患者的父母、配偶、子女的态度对患者有举足轻重的影响,对患者的康复有决定性的作用。患者由于疾病,工作和生活能力都受到了影响,严重的会丧失工作、生活能力。患者的自尊心、自信心受挫,常常会感到焦虑、抑郁、孤独、悲观、依赖感增加等。此时医务人员应说服、教育患者的家属体谅、理解、关心、照料患者,帮助患

者克服困难,战胜疾病,顺利康复。

2. 工作单位的态度　如果患者的工作单位对患者缺乏同情、关心,视患者为累赘、负担,对患者因患病而造成的各种困难,尤其是经济上的困难不给予解决,会给患者的生活和看病造成许多困难,使患者难于顺利康复。

3. 社会的态度　如果社会对患者和残疾人采取不闻不问的态度,甚至厌恶、嫌弃、侮辱患者和残疾人,这会使患者和残疾人感到愤懑、屈辱、自怜、悲观、抑郁、恐惧等,不利于患者和残疾人的康复。应动员全社会的人来关心帮助残疾人和患者。

4. 社会支持系统和社会保障系统　残疾人和患者生活、就业能力差,非常需要社会向他们提供生活必需品和基本的医疗条件以维持生存。应建立和健全社会支持系统和社会保障系统,保障残疾人和患者的基本生活条件和医疗条件。建立社会保险、福利和康复医疗机构,培养大量的、训练有素的康复医学专家、康复心理学家、社会工作者及为残疾人和患者服务的志愿人员,对残疾人和患者进行康复训练和职业训练,鼓励患者做力所能及的事,启发他们对待工作的积极态度,增强患者的谋生能力,提高自我价值感和自信心。

第四节　突发公共卫生事件的心理康复治疗

突发公共卫生事件(sudden public health events)是指突然发生的、造成或者可能造成社会公众健康严重损害的重大传染病疫情、群体不明原因疾病、重大食物与职业中毒及其他严重影响公众健康的事件。按照"影响公众健康的突发事件"的范畴,突发公共卫生事件所涵盖的范围可以很广,除重大传染病疫情、食物与职业中毒外,地震、台风、泥石流等重大自然灾害,恐怖袭击、矿难等重特大职业事故都属于突发公共卫生事件之列。这些突发公共卫生事件作为一种应激源,不但会给人的身体带来损害,而且也会对人群的

心理产生影响，甚至对心理的损害远大于对身体的损害。如果个体心理危机效应积累，附加社会情景的影响，突发公共卫生事件可以导致群体性恐慌，影响社会秩序，不但不利于突发事件的控制，还可能会成为一场社会危机。

一、突发公共卫生事件时心理危机产生机制

心理学家认为，每个人都在不断努力保持一种内心的稳定状态，保持自身与环境的平衡和协调，当重大问题或变化发生使个体感到难以解决、难以把握时，平衡就会打破，正常的生活受到干扰，内心的紧张不断积蓄，继而出现无所适从甚至思维和行为的紊乱，进入一种失衡状态。突发公共卫生事件的突发性、不确定性、后果的严重性等特性是造成个体心理危机的源头。突发公共卫生事件往往事关个体的生命健康，事件越严重，人们就更想了解该事件起因等信息。而在事件发生时，往往因其突发性，人们往往不会很快知晓其原因，此时信息的不对称和信息不全使人把握事件的心理需求得不到满足，个体内心的稳定状态被打破，产生紧张的情绪并不断积聚，最终导致了心理和行为的混乱，陷入心理危机。

个体的恐慌情绪可以导致个体判断力下降，此时他们会轻信流言、行为易从众。如果短期内不能消除事件和情境不确定性，流言传播将会越来越严重，危机事件不断被加工和放大，个体的从众行为也会越来越多，恐慌情绪呈一种正反馈规律蔓延，更加剧了群体危机。

二、突发公共卫生事件时心理危机的主要异常表现

突发公共卫生事件发生时，个体的情绪问题最为突出，居各类问题的第一位，归纳起来，有如下异常表现：

1. 疑病　一些人在突发公共卫生事件时，内心充斥怀疑和不安，对自身健康状况或身体某一部分功能过分关注。疑病性关注虽未达到妄想的程度，但不能摆脱对罹患躯体疾病的担忧。没有根据地担心、怀疑自己患上某种疾病，但与其实际健康状况不符；医生对疾病的解释或客观检查，常不足以消除患者的固有成见，因而导致内心被自己可能患上疾病的怀疑和恐惧所充斥，尤其出现一些躯体化反应，如咽喉疼痛、气短咳嗽时，则往往加重这种心理。

2. 恐惧　恐惧是一种基本的情绪状态，是企图摆脱或逃避某种情境而又苦于无能为力的情感体验，也就是人们通常所说的害怕，是对特定刺激事件采取的自我防御反应。许多恐惧心理都是后天习得的，影响面较大，几乎渗透到人类生活的每一角落。每个人都有其特定的所惧怕的事物或情景，如惧怕雷电、火灾、地震、重病、高考等。现实生活中的恐惧有常态和变态之分。常态的恐惧包括恐惧不明白的东西、惧怕事物的改变和惧怕公众批评等，皆与人的守旧观念有关。守旧观念既是恐惧的前提，又是恐惧的结果。在突发公共卫生事件发生期间，一些患者和正常人对疾患及事件本身产生异乎寻常的强烈恐惧或紧张不安的内心体验，属于疾病恐惧的一种。这些人出现回避表现，难以自控，当面临所恐惧的物体或处境时，出现显著的焦虑。

3. 焦虑　焦虑是一种内心紧张不安、预感到似乎将要发生某种不利情况而又难于应付的不愉快情绪。焦虑发生在危险或不利情况来临之前，是指向未来的，对突发公共卫生事件产生紧张的内心体验时，出现回避、烦躁等，呈高度警觉状态。应激状态下的焦虑多表现为精神性焦虑，如无明确对象的、游移不定的广泛性紧张不安、烦躁，经常提心吊胆、不安的预感，高度的警觉状态、容易激动。

4. 抑郁　抑郁心理常在突发公共卫生事件后出现，突发公共卫生事件通过应激机制增加了抑郁发生的危险，应激的强度不仅取决于突发公共卫生事件的性质，更取决

于人格特征、认知评价和应对方式。躯体疾病作为一种非特异性应激因素，有诱发障碍的作用，表现为过度关注疫情报告，无意与外界的人和事进行沟通；持久的情绪低落、忧郁，失去愉快感；悲观、失望、厌世而不能自拔；说话声调平淡，时时发出叹息，甚至流泪哭泣；常伴有焦虑、躯体不适和睡眠障碍；主动与外界隔绝，或独居家中、宿舍里，或在工作时不能集中注意力。

5. 强迫 突发公共卫生事件后，有些人表现为反复计数，反复回忆，反复某些动作（如洗手），反复消毒，不停地擦拭物品，这种强迫动作是在难以抑制的意向影响下发生的，且重复表现强迫观念，明知不合理、不必要，但自己无法控制。洁癖是公共卫生事件尤其是急性传染病流行时期很容易形成的强迫性行为。

6. 伴随症状 突发公共卫生事件发生时，上述情绪问题常伴一些其他症状和体征，类似神经衰弱的相关表现，如紧张性头痛或肌肉痛、睡眠障碍、入睡困难、易惊醒、醒后仍不解困乏甚至更难受。当现实压力过大时，他们就会表现为逃避、抗拒、攻击等反常反应，以至于适应能力较差，人际关系紧张。

三、突发公共卫生事件时心理问题的社会干预

突发公共卫生事件由于发生的不可预知性和突然性，其发生前的应对管理显得尤为重要。有研究显示，不同社会基础的社会群体在面对突发公共卫生事件时的反应是不同的。一般来说，社会基础高者，如高级知识分子的社会群体应对突发公共卫生事件反应更为成熟。因此，政府、健康组织应加强对大众危机意识与技术培训等，提高公众突发公共卫生事件的认知水平，保持对应对突发公共卫生事件的应对警觉，学会在危机中自我调整，为减轻心理危机提供有效的智力支持。突发公共卫生事件发生时国家应建立一套灾难事件社会心理预警系统，使中央政府和地方政府，包括一些与灾难事件预防有直接关系的主管部门，能及时监测受灾人群的心理行为变化，预测民众可能出现的在个体、群体和社区，甚至整个区域的社会心理行为，从而采取针对性的应对措施。

1. 疑病心理的干预治疗 面对突发公共卫生事件，人们保持应有的警觉和作出反应均是正常的。疑病心理在过度执拗、自我为中心性格的人群中容易发生，多数人是因为曾经患病，此时应当注意嘱咐患者依靠科学，不要过度紧张，建议患者主动地、全面地了解该疾病的有关知识，做到心中有数，可有效避免疑病心理。

2. 恐惧心理的干预治疗 地震后的余震、山体滑坡等，人们亦无法准确预测；由于细菌、病毒是微小的，人们无法分辨，这使人们在如何躲避危险方面有很多担心，增加了人们的恐惧感。恐惧是人类对于突发公共卫生事件、压力的一种自然反应。出现恐惧并非一无是处，恐惧可以使群体涣散，但也可以增强群体内部的凝聚力，因为恐惧可以使群体成员的联系更为密切。对于过度恐惧的患者，应让患者了解事件真相，提供专家建议，使其认识到只要认真做好防护，就不必再有更多的担心，从而缓解恐惧心理。

3. 焦虑心理的干预治疗 焦虑症患者性格多有些自卑、易于紧张、恐惧，对困难估计过分，患得患失、惶惶不安、依赖性强，对自身躯体和内脏情况过分关注。此时，应建议患者应该主动认识事件真相，提高自知力，并让患者了解自己的不良个性，这样就能以理性的态度对环境作出健全的反应。投射、幽默、补偿、合理化等都是可取的方法。

4. 抑郁心理的治疗 建议患者选择合理的方式来宣泄心中的痛苦：一是理智性地合理宣泄，如对自己的至亲好友诉说心中的委屈和痛苦，或者自己跟自己倾吐，诉诸文字，让心中的痛苦发泄出来；二是情感性的合理宣泄，在适当场合，大哭一场，大叫一番，任怒火喷发。同时建议患者阅读有益读物，积

极从事体育锻炼,参加文娱活动,观看使人开怀大笑的演出等,都可缓解此症。

5. 强迫心理的应对　对于患强迫心理的患者,可以采用分散注意力的方法,但方法要科学,如采取声音干扰的方法。面对急性传染病造成的心理压力,要特别注意勿采取否认、回避、退缩等不良应对方式。特别注意建议患者建立良好的生活习惯,注意合理的饮食,不要试图通过使用烟酒来缓解紧张情绪,同时还要注意调节性情,不发脾气。

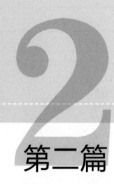

第二篇

常见部位的运动康复

第八章 ▶▶

颈部运动康复

第一节　生理解剖基础

一、颈部解剖概要

颈椎位于整个脊柱上段，形态最小，共有7个椎体。颈1、2、7椎体形态较为特殊，其余各椎体形态相近。按其形态可分为椎体、椎弓及突起三部分。椎体呈椭圆形，椎体上缘凹陷，上位颈椎椎体位于下位颈椎的凹陷处，相互嵌入，增加了椎体的稳定性。侧方的唇样隆起称为钩突，钩突有限制椎体向侧方移位的作用，它与相邻上位椎体下缘侧方的斜坡构成钩椎关节（又称 luschka 关节、椎体半关节）（图 8-1-1）。颈椎借助椎间盘和各韧带相互连接，周围有颈阔肌、胸锁乳突肌、颈前肌群、颈深筋膜、颈长肌等共同加强颈椎稳定性（图 8-1-2）。

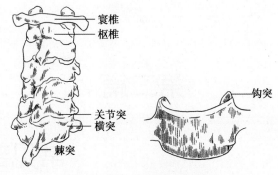

图 8-1-1　颈椎椎体解剖

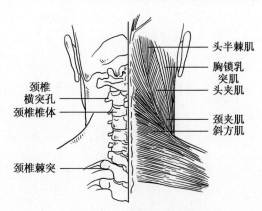

图 8-1-2　颈椎周围肌肉

二、颈椎的生理运动方式

颈部的活动是由寰枕关节、上颈椎、下颈椎共同协同完成，是合成的运动模式。运动形式包括前屈、后伸、侧屈、轴向旋转等。正常人颈椎可在三维空间进行极为复杂的活动，前屈、后伸可达 35°～45°，左、右侧屈45°，左、右旋转 60°～80°。其中旋转功能范围的 60% 由寰枢椎关节完成。

三、动力装置的解剖概要

颈部的运动方式是与其周围韧带肌肉分布相适应的，颈椎周围的肌肉韧带不但能够侧屈、旋转头部，而且能够支配肩胛骨。颈部周围肌肉及神经分布见表 8-1-1。

四、生理功能及解剖特点

颈段脊柱由 7 个颈椎、6 个椎间盘（第1、第 2 颈椎间无椎间盘）和所属韧带构成。上连颅骨，下接第 1 胸椎，周围有颈部肌、血管、神经和皮肤等组织包绕。从侧方观察，颈椎排列呈前凸弧度。颈椎椎体间连接关节面较

表 8-1-1　肩关节周围各肌起止、作用和神经支配

肌名	起点	止点	作用	神经支配
胸锁乳突肌	胸骨柄、锁骨的胸骨端	颞骨乳突	一侧收缩使头向同侧侧屈、两侧收缩使头向后仰	副神经
斜方肌	上项线、枕外隆凸、项韧带、全部胸椎棘突	锁骨外 1/3、肩峰、肩胛冈	拉肩胛骨向中线靠拢,上部纤维提肩胛骨,下部纤维降肩胛骨	副神经
肩胛提肌	上位颈椎横突	肩胛骨上角	上提肩胛骨	肩胛背神经
菱形肌	下位颈椎和上位胸椎棘突	肩胛内侧缘	上提和内牵肩胛骨	肩胛背神经
竖脊肌	骶骨后面及其附近,下位椎骨的棘突、横突、肋骨等	上位椎骨的棘突、横突、肋骨和枕骨	伸脊柱、仰头	脊神经后支
夹肌	项韧带下部、第 7 颈椎棘突和上部胸椎	颞骨乳突和第 1～3 颈椎横突	单侧收缩,使头转向同侧,两侧收缩使头后仰	颈神经后支

为平整,决定了颈部有较好的活动度,但颈椎周围有骨性、关节静态稳定结构和韧带、肌肉动态稳定结构,所以颈椎也具备一定的稳定性。

1. 颈椎静态骨结构系统　颈椎静态的骨性结构系统分别由椎骨、椎管和关节三部分组成,共同协调以完成支架、中轴杠杆,保护脊髓神经、脊液,并为之提供通道的主要功能。

(1) 椎体结构与功能的统一性:颈椎静态骨性结构系统是以椎体叠加形成脊柱主要结构,承受着脊柱所承受力的 80%。椎体呈椭圆形,即冠状径大于矢状径,是为适应脊柱以旋转为中心的运动力学。颈椎除第 1、2 椎骨结构有所特殊外,其余颈椎与胸、腰段椎骨大致相似,均由椎体、椎弓、突起(包括横突、上下关节突和棘突)等基本结构组成。椎体上面周缘的两侧偏向后方,有脊状突起,称为钩突。钩突与相邻上位椎体下缘侧方的斜坡对合,构成钩椎关节。此关节能防止椎间盘向侧后方突出,但因退变而发生骨质增生时,增生的骨刺则可能影响位于其侧方的椎动脉血液循环,并可压迫位于其后方的神经根。

(2) 椎管结构与功能的统一性:椎管是各椎体的椎孔叠加。神经根孔也是上下椎体叠加后,由相邻上位椎体的下关节突与下位椎体的上关节突组合形成,即每一个椎体都与

其上下椎体组成左右各一的椎间孔,是完全为适应脊柱前缘上肢、胸腔、腹腔、盆腔和下肢分段的支配神经走向。这就是结构是为功能而形成的结构与功能的统一性。

2. 静态关节结构系统　颈椎关节是由椎体关节和左右各一的关节突关节构成三角力学关系,成为脊柱三维力学空间运动的轴心。

(1) 椎体关节结构与功能的统一性:多数颈椎上下两个椎体依靠椎间盘为关节囊组成的椎体关节,颈椎上面的冠状径凹陷,矢径凸隆;下面冠状径凸隆,矢径凹陷。这样椎体上下呈鞍状,椎体边缘上方有嵴样隆起形成钩突,与上位椎体下缘侧方的斜坡形成钩椎关节。这样椎体结构便相互更稳定,特别其椎旁的钩突与椎体上面形成 100° 夹角,限制旋转和侧屈。

(2) 关节突关节结构与功能的统一性:颈椎关节突关节是钩椎关节,除枢椎外,下部颈椎的上关节突与椎体呈 40°～45°,便于前屈和后伸。下关节突呈圆柱状,上关节突关节呈卵圆形,处中轴线冠状位排列,此结构决定了其左右、前后屈伸的旋转范围。

3. 韧带维系动力系统　脊柱的韧带有不同的功能。首先,要保证准确的生理运动及固定相邻椎体的位置姿势。其次,限制过度的活动以保护脊髓。最后,在快速高载荷的创伤环境中保护脊髓。这些不仅需要韧带限

制椎体的位移，而且还需要吸收突然施加的大量负荷能量。

（1）颈椎韧带组成：椎体借前纵韧带、后纵韧带和透明软骨板之间的纤维软骨性椎间盘共同形成联合。关节突之间的关节（关节突关节）属滑膜性关节，不同水平椎骨形状各异；椎弓板、棘突和横突由黄韧带、棘间韧带、棘上韧带、横突间韧带和项韧带连接。

（2）韧带结构与功能的统一性：韧带结构的厚薄，也与脊柱的功能相适应。颈段各椎骨间以韧带、椎间盘和关节等互相连接。椎体自第2颈椎下面起，两个相邻椎体之间，由具有弹性的椎间盘连接；椎体与椎间盘的前后有前、后纵韧带及钩椎韧带等连接；椎弓间则通过关节突关节、黄韧带、棘间韧带、棘上韧带、横突间韧带、项韧带相连接。颈椎的韧带多数由胶原纤维组成，承担颈椎的大部分张力负荷。除黄韧带外，其余大部分韧带延展性低，是颈椎内在稳定的重要因素。韧带的弹性，一方面保持颈椎生理范围内的活动；一方面又有效地维持各节段的平衡。

（3）椎间盘结构与功能的统一性：椎间盘的生理功能除连接相邻颈椎外，更重要的是减轻和缓冲外力对脊柱、头颅的振荡，保持一定的稳定性，参与颈椎的活动，并可增加运动幅度。颈部椎间盘的总高度约为颈部脊柱高度的1/5～1/4，颈椎间盘的前部较后部高，从而使颈部脊柱具有前凸曲度。纤维环位于椎间盘的周缘部，由纤维软骨构成。纤维环前、后部的浅层纤维与前、后纵韧带分别融合在一起。纤维环的前部较后部厚。髓核的位置偏于后方，邻近窄而薄弱的后纵韧带，这是椎间盘容易向后突出的因素。

4. 颈肌的特点与生物力学基础

（1）颈肌的解剖生理特点：颈椎周围肌肉丰富，约由30余条肌肉组成，与颈椎一起共同支撑头颅的重量，保护颈部的神经血管，维持头颈的静态和动态平衡。颈部肌肉条数多，相互之间呈平行、交叉、重叠分布，以便于使头颅完成各种运动。颈肌肌肉小而薄，肌腹长而肌腱短，除项韧带外缺乏强有力的致密肌腱，多以筋膜形式附着于骨突处。由于这些特点使得颈肌灵活，舒缩自如，能高度协调地完成头颈的三维空间运动，但其肌力小、耐力差，容易疲劳及劳损，不能长时间超负荷工作。绝大部分的颈肌都由上颈段的神经支配，一条肌肉多接受来自数根脊神经的神经纤维支配，一根神经纤维也可支配多条肌肉，在神经系统支配下颈肌活动灵活自如且协调。

（2）颈肌在颈椎稳定和活动中的作用：颈椎是脊柱中最灵活、活动频率最高、稳定性最差的节段。颈椎不具有主动力学行为，要维持头颈的静、动态平衡除骨骼系统支撑外，还要靠颈椎外周附着的肌来完成。正常颈椎稳定由两方面来维护：①内源性稳定包括椎体、附件、椎间盘及相连的韧带结构，为静力平衡；②外源性稳定包括附着于颈椎的肌肉的调节和控制，为动力平衡。研究表明，独立的韧带只能承受2kg的负荷，其余承受力的增加主要靠脊柱周围肌肉的协调平衡。头颈的任何方位活动，都是颈肌在神经支配下主动作用的结果，在神经的协调作用下，使内源性稳定结构中各组成部分发生应力应变、位移和角度变化。内源性稳定是脊柱稳定的基础，外源性稳定是脊柱稳定的前提，静力平衡和动力平衡始终处于动态平衡中，任何一方的平衡失调均可造成脊柱稳定结构的破坏。由于颈椎周围肌肉分布的致密性、交叉性、重叠性，难以对颈部每一肌肉进行生物学测试，只能从整体水平进行分析。结合颈椎周围肌肉组织分布、功能特点及骨骼的依附关系，对颈肌的生物学可理解为协调颈椎的载荷传递，维持头颈的姿势和三维空间活动，保护颈部的神经、血管和脊髓。

第二节　常用运动康复方法

颈项功能锻炼可增强颈项部肌力，滑利颈椎关节，调节颈项活动，避免颈部劳损，缓解颈椎病症状。颈椎的活动度是建立在颈椎椎体之间稳定基础之上。颈椎的稳定是为了获得更好的活动度，颈椎康复方法的选择应视提高颈椎活动度或颈椎椎体间稳定性而不同。

颈椎康复训练的标准姿势：放松站立，两眼平视前方，双足分开与肩等宽，训练时需双手叉腰，若站位不方便的患者也可取坐位或卧位进行训练（图8-2-1）。

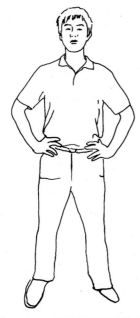

图 8-2-1　颈椎训练标准姿势

一、改善颈部活动度常用方法

（一）颈部左右侧屈训练

1. 目的与作用　伸展椎体左右侧方附着韧带肌肉，增进颈椎周围肌肉肌力，增加颈椎侧方活动度。

2. 动作要领　训练时先深呼吸，在吸气同时颈部向左偏伸，呼气同时回到中立位，右偏侧屈训练同上。以上动作均做5～6次（图8-2-2）。

3. 注意事项　需在颈椎侧方稳定性好的条件下练习，适于颈部肌肉劳损、颈椎脱位、颈椎退变患者康复。侧屈程度视颈椎活动度而定，循序渐进。

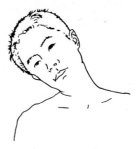

图 8-2-2　颈部侧屈训练

（二）颈部前屈后伸训练

1. 目的与作用　牵张椎体前后方韧带和肌肉，增进颈椎屈伸肌群肌力，增加颈椎前后方向活动度。

2. 动作要领　训练时先深呼吸，在吸气同时颈部向前屈曲，呼气时颈部恢复中立位，后伸训练同上。以上动作均做5～6次（图8-2-3）。

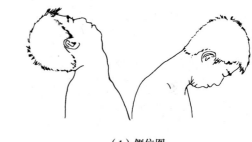

（1）侧位图

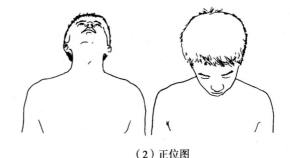

（2）正位图

图 8-2-3　颈椎前屈后伸训练

3. 注意事项　此动作适于颈椎损伤脊柱冠状位较稳定的患者，屈曲、伸直型颈椎骨折患者避免此项康复训练。屈伸程度视颈椎稳定性而定。

（三）颈椎旋转训练

1. 目的与作用　伸展椎体周围韧带肌肉，滑润椎体间关节，改善颈椎各方向活动度。

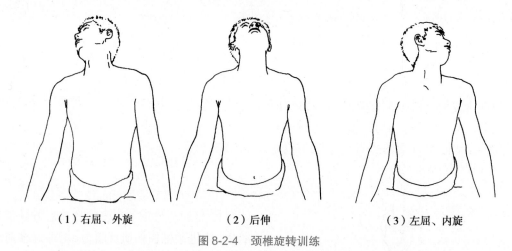

（1）右屈、外旋　　　　（2）后伸　　　　（3）左屈、内旋

图 8-2-4　颈椎旋转训练

2. 动作要领　颈部先向右侧屈曲、外旋，再向后伸展，最后左屈、内旋，以上动作均做5～6次（图8-2-4）。

3. 注意事项　此动作适于轻度颈椎椎体退变患者，改善肌肉韧带弹性，延缓退变的发生，但各方向活动范围以小于正常为限。

（四）颈椎椎体侧方运动

1. 目的与作用　改善下位颈椎活动度，增进其周围肌肉肌力，滑润椎间关节。

2. 动作要领　头颈向右后转，目视右方；头颈向左后转，目视左方。以上动作均做5～6次（图8-2-5）。

3. 注意事项　做此动作时需以椎间盘与椎体为整体活动，此动作适于颈椎退变患者或上位颈椎损伤后固定牢靠早期康复。

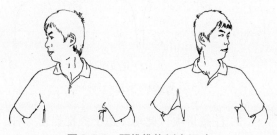

图 8-2-5　颈椎椎体侧方运动

（五）回头望月

1. 目的与作用　极力伸展椎体前部附着及周围韧带肌肉，增进颈部两侧肌群肌力，改善颈椎侧方及伸展活动度。

2. 动作要领　头颈向右后上方尽力转，双目转视右后方，似向天同望月亮。以上动作均做5～6次（图8-2-6）。

3. 注意事项　此动作适合于椎体活动度较好的早期颈椎病患者，可以进一步改善椎体活动度。活动范围需循序渐进。

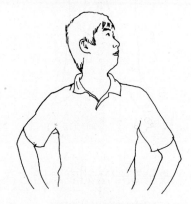

图 8-2-6　回头望月

（六）海底窥物

1. 目的与作用　极力伸展牵张颈后部韧带、肌肉，增进颈椎后部肌群肌力，改善颈椎侧方及伸展活动度。

2. 动作要领　头颈前伸并转向右下方，双目前下视，似向海底窥视，然后还原向左。左后上方动作同上，以上动作均做5～6次（图8-2-7）。

3. 注意事项　此动作不适于椎体稳定性较差的患者，可用于颈椎骨折术后中后期康复。

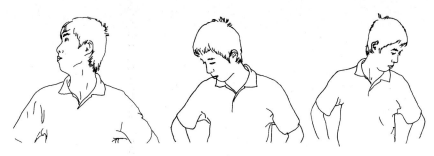

图 8-2-7　海底窥物

二、提高颈部稳定性常用方法

（一）缩颈提肩运动

1. 目的与作用　增强颈部颈夹肌、头半棘肌、斜方肌、菱形肌的肌力，增强颈椎稳定性。

2. 动作要领　训练开始时深呼吸，双手自然下垂，靠颈项肌肉尽量将躯体往上移动，然后自然放松。以上动作均做 5～6 次（图 8-2-8）。

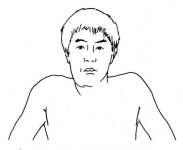

图 8-2-8　缩颈提肩运动

3. 注意事项　可用于颈椎骨折或脱位固定稳定后的早期康复。

（二）颈部左右侧屈抗阻运动训练

1. 目的与作用　增强双侧胸锁乳突肌的肌力，增强颈椎侧方稳定性。

2. 动作要领　训练时先深呼吸，在吸气同时颈部向左偏伸，同时以同侧上肢放于该侧头颅顶颞部并施加一定的阻力，尽力往左偏，呼气同时颈部缩回，右偏侧屈训练同上。以上动作均做 7～8 次（图 8-2-9）。

3. 注意事项　可用于颈椎稳定性增强的后期康复训练。

（三）颈部后伸抗阻运动训练

1. 目的与作用　增强颈椎椎体后群肌肉的肌力，增强颈椎前后稳定性。

2. 动作要领　训练时先深呼吸，在吸气同时将双手交叉于头颅枕部，尽量使颈部后伸。以上动作均做 7～8 次（图 8-2-10）。

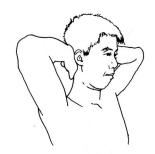

图 8-2-10　颈部后伸抗阻运动训练

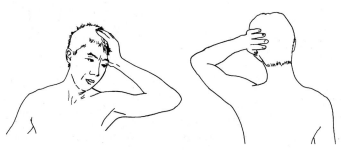

图 8-2-9　颈椎侧屈抗阻运动训练

3. 注意事项 患者需要在具备一定颈椎稳定性基础上开始训练。进一步增强肌力，提高稳定性。

第三节 运动康复方法的选择

一、颈椎损伤与运动康复方法选择

(一)颈椎急性损伤的机制与运动康复

1. 颈椎屈曲型损伤 颈椎受到轻重不等的屈曲暴力后造成。

(1)颈椎向前脱位：单侧关节脱位时，椎体移位达椎体前后径 25%，双侧全脱位至少移位 50%，双侧后关节突向前全脱位交锁时，其后部的稳定复合结构全被破坏，关节突也可骨折，常伴脊髓损伤，稳定性差。

(2)单纯椎体楔形压缩骨折：前后稳定结构损伤轻，比较稳定。

(3)屈曲泪滴形骨折：以椎体前下方出现挤压碎裂的三角形骨块命名，椎间盘及前后纵韧带和其他稳定结构可能全部破坏，所以极不稳定。

(4)侧压型损伤：椎体单侧受挤压，椎弓根及关节突部位的椎间孔受挤压，关节突骨折，一般较稳定，可以表现脊髓半侧损伤综合征及神经根刺激现象。

2. 屈曲旋转型损伤 旋转以健侧为轴心，致关节囊破裂，韧带、椎间盘损伤，关节突交锁，此类损伤应摄斜位像观察有无关节突骨折，此型稳定性较差。

3. 伸展型损伤 颈椎受到轻重不等的伸直暴力后造成。

(1)伸展泪滴形骨折：椎体前下方软骨板附着处可见被撕脱的小骨片，椎体后缘和黄韧带向前皱褶相对挤压脊髓造成损伤。

(2)伸展型骨折脱位：暴力可集中在侧块或同侧的后方稳定结构，使后关节部位骨折粉碎或椎弓根椎板部骨折，暴力继续使颈椎强力过伸，椎体可向前移位，不可误认为屈曲型损伤。

(3)寰椎后弓骨折：多无神经、韧带损伤，是稳定的。伸展旋转损伤，损伤暴力集中在颈椎中部和下部的小关节上，使侧块发生垂直骨折即关节柱骨折，稳定性较差。

4. 垂直压缩骨折 颈椎受到轻重不等的伸直暴力后造成。

(1)寰椎挤压分离骨折：骨折暴力通过枕骨髁到寰椎侧块，撞击关节使寰椎发生前后弓骨折，同时破坏了寰椎横韧带。

(2)爆裂型骨折：垂直挤压使颈椎爆炸裂开，多在颈中段及下部髓核受压挤入椎体，脊柱后方韧带无损伤，所以爆裂形骨折是较稳定的。

5. 挥鞭性损伤 是以上段颈椎($C_{1\sim4}$)为鞭条，下段颈椎($C_{5\sim7}$)为鞭把，在车辆行驶中相撞或急刹车状态下，由于躯体加速或减速过猛，使上段颈椎随头部及车辆的惯性作用，以 C_5 为交界点呈挥鞭样运动，造成颈椎的过度屈伸，此时强大的应力集中在 $C_{4\sim5}$ 连接处的脊柱及相关肌肉、韧带等组织，造成颈椎局部的翼状韧带、前纵韧带、棘上韧带、棘间韧带及颈长肌和关节囊、椎间盘的损伤。属不稳定损伤。

因此，对待具体病例时应根据病史、临床表现及影像学表现等综合分析患者的确切损伤机制，运动康复时宜避免原始损伤运动的重现，如屈曲损伤者早期应避免颈椎的前屈运动；而伸展型损伤者则早期应避免颈椎的后伸运动等。

(二)颈椎损伤的部位与运动康复

颈椎由于其椎管毗邻脊髓，正常颈椎对其具有保护功能，当颈椎损伤后，常伴有不稳，威胁颈段脊髓，可出现高位截瘫、呼吸肌麻痹等严重后果，甚至危及生命，如 Hangman 骨折。一般来说，部位越高，其危险性就越高。从每一节段的平面来讲，越靠近脊髓的损伤，其危险性也就越高。

由于脊椎骨的特殊解剖形态及其毗邻，各部又有各自的作用。在颈椎急性损伤后的治疗中，恢复和保持脊柱的稳定功能是医疗措施的第一考虑，Denis 1984 年从这个角度出发，提出了脊柱稳定的"三柱"概念，前柱即前纵韧带、椎体前份和椎间盘前份，中柱即椎体后份、椎间盘后份和后纵韧带，后柱包括关节突、黄韧带、棘上韧带和棘间韧带（图 8-3-1）。前屈暴力主要影响前柱，纵向压缩暴力波及中柱，发生的骨折常不明显影响脊柱的稳定，若同时伴发后柱的损害才导致脊柱不稳。中柱是维持脊柱稳定的关键，只要中柱是完整的，则脊柱的力学性能是稳定的，能承受正常载荷。假若前柱、中柱或后柱、中柱受损，则脊柱是不稳定的，并可能有神经损伤，另外，患者多有难忍的疼痛，脊柱可有明显畸形。

因此，颈椎急性损伤后的运动康复必须考虑以上各因素，合理地制订运动康复处方。

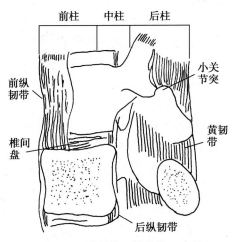

图 8-3-1　脊柱的三柱结构示意图

（三）颈椎损伤后的稳定性与运动康复

脊柱的稳定关键是取决于中柱损伤情况，而两柱以上骨折也应视为不稳定骨折。脊柱中柱的定义包括后 1/3 椎体、椎间盘、后纵韧带和后关节突，即凡围绕椎管周围区包括椎体后 1/3 加上 2 个后关节的支撑点。

较稳定的脊柱损伤包括：①较少累及前后稳定结构的骨折，如横突骨折、关节突骨折或棘突骨折；②单纯椎体楔形压缩性骨折，前后稳定结构损伤轻。

不稳定损伤包括以下三种情况：①在生理负荷下可能发生脊柱弯曲或成角者属于机械性不稳定，包括严重的压缩骨折和爆裂骨折；②未脱位的爆裂骨折累及脊柱中柱，可能继发晚期神经损伤；③骨折脱位及严重爆裂骨折，合并有神经损伤。

脊柱慢性不稳定：①侧位 X 线片上，损伤节段相邻两椎体间移位超过 3.5mm；②相邻两椎体间成角 >11°（图 8-3-2）。符合上述标准说明椎体不稳定。此外，以下三点还可作为参考：①相邻两棘突间距离增宽；②脊柱正常生理弧度段消失；③关节突接触面丧失超过 50%，平行关系消失。

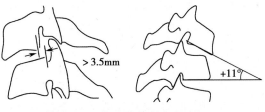

图 8-3-2　脊柱慢性不稳定示意图

运动康复处方的制订必须考虑以上颈椎损伤后的稳定性，否则后果严重。

（四）颈椎损伤治疗后的稳定性与运动康复

颈椎损伤后的稳定性取决于颈椎损伤后本身的稳定性、各种固定的可靠性及损伤部位的自身修复程度。值得注意的是，颈椎本身的稳定性除脊椎骨、周围韧带等外，颈部肌肉的力量也是稳定颈椎的重要因素。因此，颈椎急性损伤后的运动康复既包括恢复颈椎的活动性，还包括增加颈部肌肉的力量，并且从这个意义上来讲，后者也是稳定颈椎的一种治疗。但如前所述，颈椎骨和四肢骨的最大不同在于它的毗邻结构——颈髓，增加肌力的各种康复运动，早期可能造成损伤部位的不稳而威胁颈髓，因此，必须根据各种固定措施的可靠性来决定运动康复的方式和量。随着时间的推移，损伤部位本身又有了不同程度的修复，此时尚应考虑损伤本身的愈合程度及其强度。因此颈椎急性损伤治疗后的运动康复必须动态地观察，反复评定，及时调整运动康复处方。

1. 外固定的可靠性 颈部的外固定包括各种颈围、头颈胸石膏及 Halo 架等。其中颈围的固定可靠性最差，而 Halo 架的固定可靠性最好。值得注意的是，以上各种外固定均不能完全控制颈椎的活动。有研究表明，Halo 架也只能控制颈部 85% 的活动。

2. 内固定的可靠性 颈椎的内固定形式大致有颈椎前路钉板系统、颈椎前路钉棒系统、颈椎后路椎弓根钉棒系统、颈椎后路侧块固定系统及椎板钩、椎板钢丝等。此外尚有齿状突螺钉等。单纯从固定的机械强度来说，椎弓根固定系统的可靠性最强。但颈椎相对体积较小，可使用的固定钉的体积有限，固定钉螺纹的把持力因而有限；椎板钩、椎板钢丝由于其钩或钢丝需进入颈椎的椎管（椎管内的颈髓不容受压），其固定的机械强度更是有限。因此，临床常辅以各种形式的植骨进行治疗。目的是加速损伤部位的骨性愈合和（或）增加损伤部位愈合后的机械强度。

因此，运动康复的早期应根据各种内固定的即刻稳定性及其强度来决定运动康复的方式和量。当然，随着时间的推移还需考虑到损伤部位的修复程度及移植骨的融合程度。

3. 移植骨的融合情况 颈椎急性损伤的治疗中常采用植骨的方式来加速损伤部位的修复速度和（或）增加损伤部位愈合后的机械强度。但这种治疗目的又受移植骨的来源和种类、植骨床的条件等多种因素影响。同时，颈椎的运动康复带来的局部应力环境的改变也影响着植骨融合情况。因此颈椎急性损伤后运动康复处方的制订尚需考虑以下几方面的因素：

（1）移植骨的来源和种类：脊柱手术中的移植骨常用的有自体骨、同种异体骨等。前者多为新鲜骨（临用时取自患者），又有松质骨与皮质骨之分；后者除松质骨与皮质骨的区别外，尚有干燥骨和新鲜深低温冷冻骨等不同。从融合率及融合速度来讲，一般自体骨优于同种异体骨，松质骨优于皮质骨，新鲜深低温冷冻骨优于干燥骨。由于颈椎手术的植骨量较少，临床多以自体骨为主要移植骨来源。

（2）植骨床的条件：植骨床的条件主要涉及血运与接触面积两个影响因素。一般椎体间植骨，其植骨床的血运优于后路的各种植骨（椎板间、横突间等）。植骨床的血运相同的情况下，植骨床的面积越大，越容易融合。

（3）移植骨的力学环境：根据 Wolff 1863 年提出的定律：骨的机械强度取决于骨的结构，正常和异常骨结构随着机械应力的变化而变化。移植骨进入人体后处于一定应力刺激的环境下，更容易被新生骨所爬行替代。但这种应力是指轴向的应力刺激，若局部有不稳定因素而经常出现剪力，则显然对植骨融合不利。这也是一般椎体间植骨融合率高于后路植骨的原因之一。

另外，移植骨的机械强度是有限的。一般皮质骨的机械强度优于松质骨。临床往往使用的是既有皮质骨又有松质骨的移植骨，如单面皮质骨、双面皮质骨、三面皮质骨等，皮质骨的面数越多，其机械强度越大。临床常根据移植的部位选择，如后路各种植骨常选用松质骨；前路椎体间植骨，则往往需要移植骨具有一定的支撑强度，同时又希望有较好的植骨融合效果，故常采用既含有皮质骨，又有松质骨的植骨块，一般皮质骨的长轴与椎体终板垂直。但这样的植骨块虽有一定量的皮质骨，其支撑强度尚属有限，为防止移植骨部位的高度丢失及继发后突畸形，临床常采用椎间融合器（cage），依靠金属 cage 的良好支撑强度（也有羟基磷灰石制成的 cage，后者日后可骨化），预防高度丢失继发后突畸形，cage 内植以松质骨，以期最终达到骨性融合。

二、颈椎退行性病变与运动康复方法选择

（一）颈椎退行性病变的机制

椎间盘随着年龄的增大，含水量减少，可逐渐失去弹性。当椎间盘破裂或脱出后，失

去了支撑重量的作用，椎间隙狭窄，脊柱弯曲时椎体前后错动，产生椎体间不稳。纤维环外层有神经根后支分出来的窦椎神经分布，当纤维环受到异常压力，可刺激窦椎神经，而反射到后支，引起颈肩痛、项肌痉挛等症状。另外，椎间盘破裂脱出向后方可以压迫脊髓，引起相应症状。由于椎间盘变性后椎节不稳，该椎节上、下椎体出现异常活动，椎体所受应力加大，椎体发生代偿性肥大形成骨赘。颈椎应力的重新分布，小关节也发生两个方面的变化，一是关节囊所受牵引力加大，产生充血、水肿和增生；二是关节软骨损害退变，进而波及软骨，形成损伤性关节炎，晚期导致关节间隙变窄和小关节增生，刺激脊神经根，钩椎关节也可因适应这种变化而增生，它的增生同样刺激神经根，黄韧带、前纵韧带和后纵韧带的增生、肥厚、钙化或骨化，也是颈椎椎节稳定失常的一种代偿性表现。因此，椎间盘的退行性变是颈椎病发生与发展的主要因素。此外，发育性椎管狭窄及创伤、炎症和先天性畸形也是病因之一。

（二）颈椎退行性病变的分类

1.颈型颈椎病 主要表现为枕颈部疼痛，颈部活动受限，颈肌僵硬，因症状和体征都局限于颈部，故称为颈型颈椎病。

2.神经根型颈椎病 是颈椎病中较为多见的一种，主要表现为脊神经根分布区相一致的感觉、运动障碍及反射变化。

3.脊髓型颈椎病 比较多见，且症状严重，一旦延误诊治，常发展为不可逆性神经损害。临床表现为损害平面以下感觉减退及上运动神经元损伤，肌力下降、肌张力增高，伴有尿便功能障碍等症状。

4.椎动脉型颈椎病 钩椎关节增生时，可对椎动脉造成挤压和刺激。颈椎退变、椎节不稳时，横突孔之间的相对位移加大，穿行其间的椎动脉受刺激机会较多，产生头晕、头痛等症状。

5.交感神经型颈椎病 可与神经根型颈椎病合并发生，有交感神经兴奋或抑制症状，

如眼睑无力、瞳孔扩大、头痛、偏头痛、心动过速或过缓、血压增高等现象。

6.混合型颈椎病 临床上经常发现有些患者早期为颈型颈椎病，以后发展为神经根型颈椎病，神经根型颈椎病和脊髓型颈椎病并存者亦不少见。因此，同时合并两种或两种以上症状者称为混合型颈椎病。

（三）颈椎退行性病变与体位

颈椎退行性病变患者或是为了预防颈椎退行病变的发生，应养成良好的睡眠体位。颈椎病的发生、发展与不良的睡眠体位和习惯有一定的关系。当颈椎过伸时，椎管内的容积变小，脊髓与脊神经根容易受刺激和压迫；当颈椎处于过屈位时，关节或椎体缘增生的骨赘和突出的髓核也会压迫同一水平的脊髓及脊髓中央动脉。因此，颈部过伸或过屈的睡眠姿势都是不良习惯。研究发现，长期处于前屈或后仰位，易使椎间盘内压力升高而使之变性、突出，并可使颈部组织劳损形成骨刺和韧带钙化。一般来说，睡眠时最好采用质地柔软的枕头，使颈部保持自然的屈伸位。对椎管狭窄和黄韧带肥厚者，头颈可取略微前屈位；骨赘严重者则应取略后仰位。此外，因职业的原因，需长时间使颈部处于某种体位者，如作家长期伏案工作，应注意经常改变工作体位，并在工作一段时间后，做一些颈项活动以改变长期不良的工作体位。

（四）颈椎病与牵引治疗

1.牵引的作用

（1）牵引能使颈部制动。

（2）牵引能对抗颈部肌肉痉挛，并使之缓解。

（3）牵引能使椎间孔及椎间隙增大，减少对神经根及椎动脉、椎静脉的压迫和刺激。

（4）可牵开被嵌顿的小关节滑膜，使扭曲于横突孔中的椎动脉得到伸张，改善大脑的供血状况。

（5）牵引可缓解椎间盘组织和骨赘向周缘突出所产生的压迫，有利于突出组织的还纳。

（6）牵引可训练患者正确的坐姿和颈姿。

2. 方法　常用枕颌带牵引法(图 8-3-3)。牵引的体位有坐位与卧位两种。牵引角度：应根据 X 线片确定病变部位来选择角度，同时应以患者舒适来调整角度。一般神经根型颈椎病，头部应前屈 20°～30°；椎动脉型颈椎病牵引时应取较小的前倾角，或取垂直位，以患者自觉无不适为度；脊髓型颈椎病宜取后仰 10°～15°。另有报道，颈椎椎体后缘有骨赘压迫脊髓、颈曲前凸加深者应取平直位牵引。值得注意的是，颈椎在不同的屈曲体位时，牵引的最大应力部位也有所不同。屈曲 0°～5° 时，牵引最大应力的位置在 $C_{4\sim5}$；屈曲 10°～15° 时，牵引最大应力的位置在 $C_{5\sim6}$；屈曲 20° 时，牵引最大应力的位置在 $C_{6\sim7}$；屈曲 25°～30° 时牵引最大应力的位置在 $C_7\sim T_1$。牵引的重量可从 2～3kg 开始，逐渐增加，可视颈部肌肉的发达程度和年龄等因素的不同而做相应调整。时间：每次 10～30 分钟为宜。每天可牵引 1～3 次，一般 2～3 周为一个疗程。

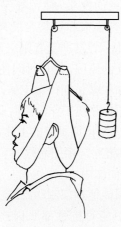

图 8-3-3　枕颌带牵引

(五)颈椎病与制动

颈椎病症状严重者，尤其是脊髓型颈椎病患者，为防止对脊髓的压迫及减轻症状，应适当做颈部制动。限制颈部活动有利于局部病情的稳定和恢复。可选用各种颈围或充气围领，后者使用较为方便。颈部制动的时间应视病情的变化而定，一般不少于 3 周。

(六)颈椎病运动康复的作用与意义

随着人体年龄的增长，颈椎间盘髓核内的含水量逐渐减少，并可发生纤维化，内含纤维组织和骨细胞逐渐增多，纤维环亦因变性发生裂隙而出现向周围膨出的可能。同时因颈椎间盘退变而变薄，椎间隙变窄，导致韧带松弛，椎间关节失稳，椎体和后关节易发生过度活动，使相应的骨膜与韧带受到不断牵拉与反复细微损伤，逐渐形成骨刺。椎间盘退变或突出及椎体后缘和关节骨刺形成，又可导致椎间孔变窄或椎管前后径缩小。以上变化若使脊神经、脊髓或椎动脉受到压迫或交感神经受到激惹，即可出现相应的临床症状。

从以上一系列变化过程中不难发现，颈椎病引起症状的节段均存在不同程度的不稳定因素。要改变这种不稳定的局部环境，从颈椎局部的解剖结构来看无外乎三种途径。途径之一：一方面，使相应节段骨性融合，这是一种最稳定的状况，但它又丧失了颈椎相应的活动度，另一方面，颈椎病所表现出来的骨赘形成等，本身也是相应节段存在不稳，人体为了稳定之而发生的改变，也是 Wolff 定律的体现，增生的骨赘又常压迫、刺激周围结构而引发相应临床症状。显然等待其增生、骨桥形成是不可取的。若采用手术的方法，人为地将其融合起来，由于手术本身的风险和创伤，加之融合后相应颈椎节段活动度的丧失，因而绝非万全之策。途径之二：加强周围韧带、关节囊的强度。一方面由于随着年龄的增长，周围韧带、关节囊本身的弹性下降，另一方面如前述，颈椎病相应节段的周围韧带、关节囊都有不同程度的松弛，甚至钙化、骨化，因而此途径可能性亦不大。途径三：加强颈部肌肉的力量。从力学角度来看，颈部的肌肉好比是斜拉桥的钢缆，当颈椎前屈时，颈后的肌肉紧张、收缩，牵拉颈椎，起到稳定的作用，反之亦然。当颈部肌肉力量下降后，在颈部运动时，使得相应部位的骨、韧带、关节囊承受了额外的负荷，出现了上述的一系列改变。可见，颈部肌肉力量的下降也是颈椎病发生、发展的一个重要因素。然而，肌肉的力量即肌力，通过训练后是可以增加的。因此，通过运动康复增加颈部肌肉的肌力是预防和治疗颈椎病的重要的手段。

三、运动处方示例

【示例1】

简要病史：患者，男性，47 岁。颈后区酸胀疼痛伴右肩部放射痛 1 个月，行康复治疗。

患者无明显诱因感颈部后区酸胀疼痛，低头工作时加重，休息数日后可缓解，并牵涉右侧肩部。查体：颈椎活动可，颈后区斜方肌肌肉紧张，四肢肌力正常，感觉正常，肌张力不高，病理反射阴性。门诊摄 X 线片（图 8-3-4）。

初期评定：颈部棘突无压痛、叩击痛，颈椎椎旁肌肉痉挛，局部可有明确压痛点，颈部前屈 40°，后伸 20°，左右侧屈各 30°，左右旋转各 30°。

患者术后根据《骨科运动康复安全性评定表》（表 1-2-1）评分如下：

1. 骨性结构稳定　相当于 AO 的 A 型，评为 25～28 分。

2. 内固定的可靠性　患者未行手术治疗及颈围外固定，评为 40 分。

3. 软组织的完整性　患者因存在颈椎椎旁肌肉痉挛，局部可有明确压痛点，评为 20～25 分。

总分为 86～93 分，运动康复较安全。

处置：颈椎椎旁肌痉挛，局部压痛明显，考虑颈部肌肉劳损，建议颈部后伸抗阻力功能锻炼，局部热敷同时配合物理治疗，并给予局部按摩治疗；口服肌松剂。

中期评定：患者颈部酸痛好转，局部压痛减轻。颈部前屈 45°，后伸 35°，左右侧屈各 40°，左右旋转各 45°。

处置：继续颈部功能锻炼，局部物理治疗；避免颈部肌肉长时间僵硬劳累；保持正确的工作生活姿势。

末期评定：颈部酸痛消失，颈后区无压痛。颈部前屈 45°，后伸 45°，左右侧屈各 45°，左右旋转各 50°。

处置：平时注意颈部功能锻炼，避免长时间颈部僵直。

【示例2】

简要病史：患者，男性，57 岁。$C_{6/7}$ 椎间盘突出术后 7 天康复治疗。

患者因颈部疼痛伴右上肢放射痛 1 个月，在某医院诊断为神经根型颈椎病，并于 7 天前行椎前路 $C_{6/7}$ 椎间盘切除椎间植骨融合

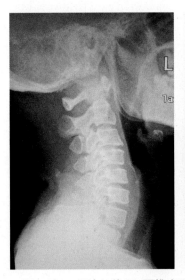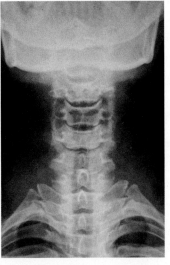

图 8-3-4　门诊 X 线示：颈椎生理曲度减少，椎体唇样增生明显

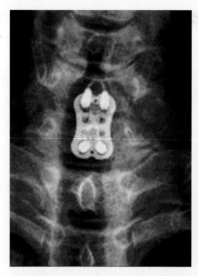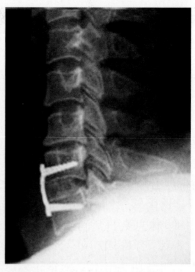

图 8-3-5　术后 X 线示：内固定位置良好，$C_{6/7}$ 椎间高度恢复良好

内固定术（图 8-3-5），术后伤口愈合良好，病情稳定，现予以康复治疗。

初期评定：患者神经根型颈椎病，行前路 $C_{6/7}$ 椎间盘切除椎间植骨融合内固定术，无骨折，颈椎术后前柱固定牢固，但骨未愈合；颈椎中、后柱韧带及韧带组织完好。患者术后根据《骨科运动康复安全性评定表》（表 1-2-1）评分如下：

1. 骨性结构稳定性　由于骨结构未破坏，局部稳定性尚可，评为 22～26 分。

2. 内固定的可靠性　颈椎前路植骨 + 接骨板固定，术中固定牢固，无螺钉松动，评为 25～29 分。

3. 软组织的完整性　由于采取前路手术基本是行组织间隙入路，故软组织损伤较小，但 $C_{6/7}$ 纤维环、椎间盘已切除及前后纵韧带均切断，故软组织存在损伤，评为 10～14 分。

术后早期总评分为 57～69 分，运动康复应慎重，可在颈围保护下行颈项部肌肉的抗阻运动训练、等长收缩锻炼，并可行四肢肌力及关节的活动度训练。

术后 1～3 个月：随着骨折周围血肿积化，骨痂形成，逐步成骨，《骨科运动康复安全性评定表》评分逐渐提高达到 90 分以上，因患者需行颈椎椎间融合，可以静力练习（关节不活动，保持某一姿势直至肌肉疲劳）为主。佩戴颈围正常生活。

中期评定：术后 3～6 个月，随着骨痂形成逐渐矿化，进一步稳定，复查颈椎 X 线提示内固定牢固，可去除颈围，逐渐加强颈部主动轻度无痛范围内活动。

末期评定：术后 6～12 个月，颈椎骨痂重塑，融合已逐渐完成，颈椎复查 X 线及颈椎矢状位 CT 示椎间融合良好，《骨科运动康复安全性评定表》评分提高至 100 分，可正常运动，但需要避免不正确的工作生活姿势，如长期低头等工作，避免邻近节段椎间盘退变。

第九章 >>

肩部运动康复

第一节 生理解剖基础

一、肩关节解剖概要

肩关节是典型的球窝关节，由肱骨头和肩胛骨的关节盂连接而成。虽然关节盂的周缘有纤维软骨构成的盂唇来加深关节窝，但它仍只与1/4~1/3肱骨头关节面相接触。肩关节囊薄而松弛，其肩胛骨端附着于关节盂的周缘，肱骨端附着于肱骨解剖颈，在内侧可达肱骨外科颈（图9-1-1）。关节囊的滑膜层可膨出形成滑液鞘或滑膜囊，以利于肌腱的滑动。肩关节囊的上壁有喙肱韧带，从喙突根部至肱骨大结节前面，与冈上肌腱交织并融入关节囊的纤维层；关节囊的前壁有起自关节盂前缘、向下外扩展附着于小结节和解剖颈下面的盂肱韧带加强；囊的前壁和后壁也有数条肌腱的纤维加入，这些都增加关节

的稳定性，关节囊的下壁却无类似的韧带和腱纤维加强，成为关节的薄弱处。

二、肩关节的生理运动方式

肩关节是人体全身最灵活的关节，可做三轴运动，即冠状轴上的屈和伸，矢状轴上的内收和外展，垂直轴上旋内、旋外及环转运动。肩关节的正常活动度如下：屈79°~90°；伸40°~50°；收展总和为90°~120°；旋内与旋外总和为90°~120°，旋内大于旋外。臂外展超过40°~60°时常伴随胸锁关节与肩锁关节的运动及肩胛骨的旋转运动。

三、动力装置的解剖概要

肩关节盂浅头大，关节囊松弛，其稳固性主要靠周围肌腱来维持。背阔肌、胸大肌、三角肌、冈上肌、冈下肌、小圆肌、大圆肌和肩胛下肌，分别止于肩关节的前方、上方、后方，腱纤维与关节囊纤维相交织，形成"肌腱

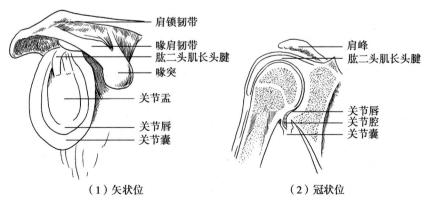

（1）矢状位　　　　　　　　（2）冠状位

图9-1-1　肩关节解剖

袖"(图 9-1-2)。骨骼肌在关节周围分布的方式和多少与关节的运动轴是一致的。肩关节作为三轴关节,其周围分布有六组肌,除围绕冠状轴和矢状轴排列有屈、伸、内收和外展外,还有分布在垂直轴相对侧的旋内和旋外两组肌(表 9-1-1)。肩关节在进行某一动作时,往往是由几块肌共同协作完成。

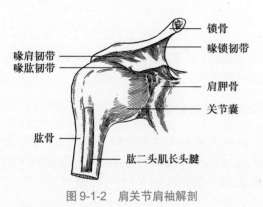

图 9-1-2 肩关节肩袖解剖

锁骨
喙锁韧带
喙肩韧带
喙肱韧带
肩胛骨
关节囊
肱骨
肱二头肌长头腱

四、肩关节生理功能与解剖特点

肩关节是全身最为灵活的关节。肩关节通过滑膜腔的发生使骨连接的连续性中断,

明显增加了肩关节的运动幅度。人体滑膜关节设计非常精良,关节的形态结构与其生理功能高度适应。关节运动表现为灵活性和稳定性的对立统一。

自从人类直立行走以来,通过解放上肢从而使人类更好地劳动和工作,其关节纤细而灵巧。肩关节作为上肢的主要关节,影响其灵活性的因素有:关节面的形状、关节面的面差、关节囊的厚薄与松紧、囊内外韧带的强弱、有无关节盘的介入及关节周围肌肉的强弱和收缩幅度、肌腱的附着、融入和加固等。肩关节头大,关节盂浅,关节窝只能容纳关节头的 1/4~1/3,关节面差大,关节囊薄而松弛,关节中无关节盘的介入,这些因素决定肩关节运动灵活性高,但稳定性差。

(一) 肩关节稳定性

关节的活动是以关节的稳定性为前提的。肩关节是全身活动范围最大的关节,其稳定性主要依靠静态稳定作用及动态稳定作用来维持。

1. 静态稳定结构 静态稳定结构主要包

表 9-1-1 肩关节周围各肌起止、作用和神经支配

肌名	起点	止点	作用	神经支配
背阔肌	下 6 个胸椎及全部腰椎棘突、骶正中嵴及髂嵴后部	肱骨结节间沟	使肱骨内收、旋内和后伸	胸背神经
胸大肌	锁骨内侧半、胸骨、第 1~6 肋软骨、腹外斜肌腱膜	肱骨大结节嵴	使肱骨内收、旋内	胸外侧神经和胸内侧神经
三角肌	锁骨外侧段、肩峰和肩胛冈	肱骨三角肌粗隆	使肩关节外展;前部屈和内旋肩关节;后部伸和外旋肩关节	腋神经
冈上肌	冈上窝	肱骨大结节上部	使肩关节外展	肩胛上神经
冈下肌	冈下窝	肱骨大结节中部	使肩关节旋外	肩胛上神经
小圆肌	肩胛骨外侧缘上 2/3 的背面	肱骨大结节下部	使肩关节旋外	腋神经
大圆肌	肩胛骨下角的背面	肱骨小结节嵴	使肩关节内收及外旋	肩胛下神经
肩胛下肌	肩胛下窝	肱骨小结节	使肩关节内收及外旋	肩胛下神经
肱二头肌	长头:肩胛骨盂上结节;短头:肩胛骨喙突	桡骨粗隆	屈肩关节	肌皮神经
喙肱肌	肩胛骨喙突	肱骨中部内侧	屈和内收肩关节	肌皮神经
肱三头肌	长头:肩胛骨盂下结节;外侧头:桡神经沟外上方骨面;内侧头:桡神经沟以下的骨面	尺骨鹰嘴	长头可使肩关节后伸和内收	桡神经

括软组织、喙肩韧带、盂肱韧带、盂唇、关节囊及关节面的相互接触、肩胛骨的倾斜和关节内压力。

（1）关节因素：解剖上肱骨头关节面有30°的后倾角，这对于平衡关节周围肌肉力量显然是很重要。一般认为，肩盂的大小、解剖形态对于关节的稳定性都很有意义。这可以从肩盂发育不良的患者易出现复发性肩关节不稳定这一现象上得到证实。盂唇对于扩大肩盂的面积、增加肩盂深度很有意义。在有盂唇存在的情况下，肩盂关节面的面积约占肱骨头关节面面积的1/3，而去除盂唇这一比例则降至1/4。肩盂关节面有5°向上倾斜，这与上部关节囊及盂肱上韧带共同对防止肱骨头向下方脱位有很大意义。

（2）关节内压力：关节内压力是另一个重要的稳定因素，实际上关节内的负压对保持肩关节多方向的稳定性均有重要作用，绝不仅限于下方稳定。负压的大小随盂肱关节相对的位置、关节外的负荷等因素的变化而变化。研究表明，关节内负压在上臂轻度上举时最小，而在上臂极度上举时最大。

（3）喙肱韧带：喙肱韧带起自喙突基底的前外侧部，分成两束：一束编入关节囊；另一束则止于肱骨大小结节。在肩关节外旋时，该韧带紧张。另外，喙肱韧带还有抵抗肩关节向下方脱位的作用。

（4）盂肱韧带：盂肱上韧带自盂上结节起点的前方发起，止于肱骨小结节基底的近端，该韧带与向上倾斜的肩盂共同防止肱骨头向下方脱位或半脱位。盂肱中韧带起自盂上结节和肩盂的上缘及前上部盂唇向下外走行，在肩胛下肌位于小结节的止点内侧约2cm处编入肩胛下肌。该韧带十分粗壮，宽可达2cm，厚可达4mm，它被认为是阻挡肱骨头向前方脱位的重要结构。在上肢外展、外旋位时，盂肱中韧带在上肢处于较小角度的外展时比较紧张，外展90°时仍紧张，而若外展角度继续增大，则盂肱中韧带的紧张度会下降。在上肢中立位或内旋位时，不管肢体外展角度如何，其张力几乎为零。盂肱下韧带在上臂位于外展、外旋位时，对于维持肩关节前方稳定具有重要意义。在上臂屈曲、内旋位时，盂肱下韧带后束及后、下部关节囊均为保持肩关节后方稳定的重要结构。

2. 动态稳定结构 动态稳定结构主要包括肩袖、肱二头肌及三角肌。肩关节周围的肌肉在运动过程中收缩产生动态稳定作用，其作用机制体现在四个方面：①肌肉本身的体积及张力；②肌肉收缩导致关节面之间压力增高；③关节的运动可以间接使周围静态稳定结构拉紧；④收缩的肌肉本身有屏障作用。

肩袖肌肉由于其本身的肌容积及张力，有助于保持肩关节的稳定性。肩胛下肌是肩关节前方重要的屏障，以防止肱骨头发生向前方的脱位，而冈上肌、冈下肌及小圆肌对于维持肩关节上方、后方的稳定性亦有很重要的作用。肱二头肌长头腱被认为是可使肱骨头下压的重要结构，在上臂外旋时肱二头肌长头腱对肩关节的稳定作用最为明显，而内旋时其稳定作用最不明显。三角肌的作用对应其不同的区域有高度的分化，其前部及后部纤维对肩关节的稳定性有一定的帮助。

（二）肩关节周围肌肉起止点与关节运动

肩关节周围肌肉在骨性结构的起止点与肩关节的运动是一致的。肩大小结节、肩峰等骨性结构及肩周韧带、肌肉等限制了球窝关节的运动，同时稳定了肩关节。

1. 胸大肌、背阔肌 胸大肌覆盖胸前区的大部，按肌起点可分为三部分：锁骨部起于锁骨上面前部内侧2/3；胸肋部起于胸骨及与其相连的上6肋软骨前面；腹部起于腹外斜肌腱膜。全部肌纤维向外聚合移行形成一个扁平的总腱，同时有90°旋转，最下部纤维转向最上，止点分两层，前部是锁骨部及胸肋部上部纤维，后部是胸肋部下部及腹部纤维。胸大肌的主要作用是使上臂内收、内旋。背阔肌起自下6个胸椎、全部腰椎、髂嵴外缘后1/3，止点形成一个扁腱止于邻近小结节嵴的结节间沟。作用为后伸、内旋、内收上臂，也可下拉肩胛骨与胸大肌共同悬吊上肢。背阔肌在后伸臂及下拉肩胛骨时作用更明显。

2. 前锯肌　前锯肌以锯齿形起于前外侧胸壁的上 8 或 9 肋，肌纤维沿胸壁向后行，止于肩胛骨内侧缘前面。主要作用是向前拉肩胛骨，外旋肩胛骨下角，将肩胛骨内侧缘向胸廓靠拢。前锯肌一度被认为是一个呼吸辅助肌。

3. 三角肌　三角肌起于锁骨外 1/3、肩峰、肩胛冈全长，止于肱骨干外侧的三角肌粗隆。前部纤维可屈曲、内旋肩关节，中部纤维主要作用为外展肩关节，后部纤维可后伸外旋肩关节。

4. 冈上肌、冈下肌　冈上肌起于冈上窝内侧 2/3 骨面及其表面筋膜，移行为扁平短腱，止于大结节上部。冈上肌主要为肩的外展肌，在肩外展 30° 之内，将肱骨头向内下方拉向肩盂，起稳定肩关节的作用，协助三角肌完成肩外展动作。冈下肌起于冈下窝及其表面筋膜，该肌较宽大，为双羽肌，肌中间可见黄色脂肪线，止于冈上肌止点下方的大结节。

5. 大圆肌、小圆肌　大圆肌起于肩胛骨下角的背面，止于小结节嵴。走行中与小圆肌间有肱三头肌长头穿过。背阔肌止腱从后向前包绕大圆肌止点。小圆肌起于肩胛骨外缘中 1/3 的背面，止于冈下肌止点以下的大结节。冈下肌、小圆肌是肩的主要外旋肌，在肩活动时可稳定肩关节。

6. 肩胛下肌　位于肩胛骨前面，呈三角形。起自肩胛下窝，肌束向上经肩胛关节的前方，止于肱骨小结节。作用是使肩关节内收和内旋。

(三)肩关节运动特点

肩关节运动包括肩胛骨的运动及盂肱关节的运动，不同的运动方式由不同的肌肉参与。肩胛骨的运动通过改变肩盂方向，增加上肢活动范围。肩关节的肌肉可分为两组：短肌，主要作用为稳定肩关节位置，次要作用为供给关节活动的动力，如冈上肌、冈下肌、小圆肌、肩胛下肌；长肌，主要作用为供给关

节活动的动力，产生肱骨相对于肩盂的相对活动，如胸大肌、斜方肌等。肩关节为多轴关节，其运动包括前屈、后伸、内收、外展、内旋、外旋。

1. 前屈　肩关节前屈主要由三角肌前部纤维、胸大肌锁骨部、喙肱肌、肱二头肌完成，其中三角肌前部纤维最明显。

2. 后伸　肩关节后伸的肌肉主要有三角肌后部纤维、背阔肌、胸大肌的胸肋部、大圆肌和肱三头肌长头，其中三角肌后部纤维作用最大。

3. 内收　主要有胸大肌、大圆肌、背阔肌、喙肱肌、肱二头肌长头，此外三角肌前后部纤维也有内收作用。

4. 外展　肩关节的外展由三角肌（主要是其中间束）及冈上肌完成。当肩处于内旋或外旋位置时，三角肌在最外侧的部分是外展的主要肌肉；当肩外旋时，外展肌力要更强些。

5. 内旋　内旋肌主要是肩胛下肌。当肩关节处于特定体位时，胸大肌、三角肌前部纤维及大圆肌、背阔肌也有一定的内旋作用。

6. 外旋　肩关节的外旋肌有冈下肌、小圆肌及三角肌后部。

许多看似简单的动作其实是由许多肌肉参与的，如肩关节外展动作，主要由冈上肌及三角肌完成，但外展肩同时要求将肱骨头固定在肩盂上，否则三角肌的收缩会使肱骨头上移，而肩外展后上肢重量又有使肱骨头下移的趋势，这时可有冈下肌、小圆肌、肩胛下肌的收缩固定肱骨头。另外，肩关节外展的同时多伴肩胛骨外旋，使肩盂向上倾斜，增加盂肱关节的活动度及稳定性，而肩胛骨的外旋主要是由前锯肌及斜方肌上部纤维共同收缩完成，同时肩胛提肌及大小菱形肌也辅助收缩，使肩胛骨的活动更平稳。可以看出一个简单的肩外展活动就有 10 块肌肉参与。

因此，作为人体活动度最大的关节，肩关节在解剖上有与其功能相适应的特点，概括如下：①肩关节的活动是盂肱关节与肩胛骨

胸壁关节，包括胸锁关节、肩锁关节的联合运动；②盂肱关节为多轴关节，有屈、伸、内收、外展、内旋、外旋六组肌肉，同一肌肉可有两种以上的作用；③当肩关节处于不同位置时，肌肉因其与关节运动轴关系不同，作用也不同；④在依靠关节囊、韧带等提供静力稳定的同时，肩关节主要依靠肩袖等短肌肉提供运动时的动力稳定。认清这些有助于充分理解肩关节的功能解剖。

肩关节的活动是跨越肩关节骨骼肌协同作用的结果，本质上是肌肉系统与骨骼系统组成的杠杆装置产生的运动。肩关节杠杆装置运动的支点位于肩胛侧，肌肉作用点位于肱骨近端，重力作用点位于肌肉作用点的远侧，即力点位于支点与重点之间，这种杠杆力量损失大，但能获得运动的速度。力点的作用位置决定运动力量和运动范围的大小，肌肉力点作用位置越靠近肩关节，则作用力量小而关节运动幅度大，如肩关节的屈曲、内收；相反，关节运动范围小而作用力量大，如肩关节后伸、外展。肩关节的运动范围还与参与其运动骨骼肌的肌纤维长度有关。虽然肌纤维的长度与关节运动范围之间的关系在胚胎发育期就已形成，但这种关系在出生后还可以改变。通过长期的练习使骨骼肌变长，从而增加关节的活动范围，因此，在身体某一部位受伤后应尽可能及早使这一部分肌肉做全幅度的运动。

第二节　常用运动康复方法

肩关节是人体最为灵活的关节，运动康复主要以恢复其活动度为主要目的，但其活动是建立在一定稳定性基础之上的，所以也应兼顾稳定性的功能锻炼。最终目的就是要在不影响稳定性的基础上尽快并最大限度地恢复肩关节的活动功能。

一、改善肩关节活动度常用方法

（一）肩关节屈、伸运动训练

1. 被动运动

（1）目的与作用：牵张肩关节周围韧带、肌肉，增进肩关节周围屈伸肌群肌力，改善肩关节屈伸活动度。

（2）动作要领：患者仰卧，两臂自然置于体侧，康复治疗师站在患肢侧，下方握住患肢肘部，上方手握住腕部，将患臂经体前在关节活动的可能范围内移至头部即为屈曲，恢复原位即为伸直（图9-2-1）。

（3）注意事项：被动活动的范围视患者疼痛感觉而定，疼痛明显应立即终止，此动作适于肱二头肌、肱三头肌肌力小于3级的外伤或失神经支配的患者。

2. 助力运动或主动运动

（1）肩关节梯格训练

1）目的与作用：维持或稳定肩关节活动

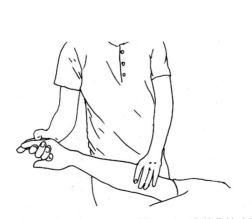
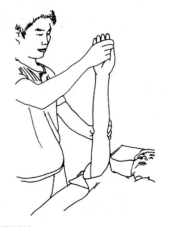

图9-2-1　肩关节被动屈伸训练

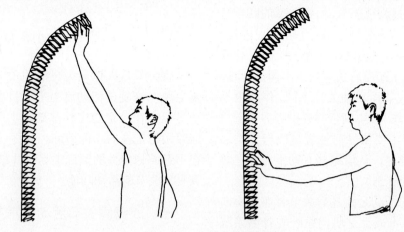

图 9-2-2　肩关节梯格训练

度,增进肩关节屈伸肌群肌力,更大程度改善肩关节屈伸活动度。

2) 动作要领:患者将手指置于梯格底部,四指在前,拇指在后,自梯格底部逐格往上爬升,直至患肢不能继续爬升,重复数次(图 9-2-2)。

3) 注意事项:可用于肱骨干骨折或涉及关节面的固定坚强肩关节周围骨折患者早期运动康复,也可用于肩关节慢性劳损患者的康复。

(2) 肩关节主动屈伸训练

1) 目的与作用:维持或稳定肩关节活动度,增进肩关节屈伸肌群肌力,更大程度改善肩关节屈伸活动度。

2) 动作要领:与肩关节被动屈曲运动方法相同,患者主动用力做患肩上臂经前屈曲到头的活动。当患者肩关节活动超过主动屈曲范围时,康复治疗师可给予必要的助力帮助与保护(图 9-2-3)。

3) 注意事项:患者需在一定的主动屈伸基础上开始练习,且需肩关节前后方稳定性较好,同样需循序渐进,以肩关节局部不产生明显疼痛为适。可用于肱骨干骨折或涉及关节面的固定坚强肩关节周围骨折患者早期运动康复。

(3) 肩关节斜桌滑板训练

1) 目的与作用:维持或稳定肩关节活动

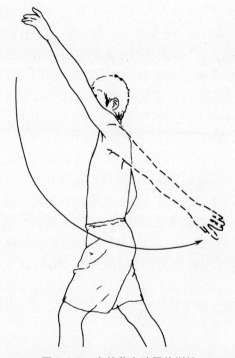

图 9-2-3　肩关节主动屈伸训练

度,增进肩关节屈伸肌群肌力,更大程度改善肩关节屈伸活动度。

2) 动作要领:患者对坐于斜坡桌旁,手握滑板,自桌子的底端向高处滑行,直至患肢不能上升,重复动作数次(图 9-2-4)。

3) 注意事项:患者需在一定的主动屈伸基础上开始练习,且需肩关节前后方稳定性较好,同样需循序渐进,以肩关节局部不产生明显疼痛为适。

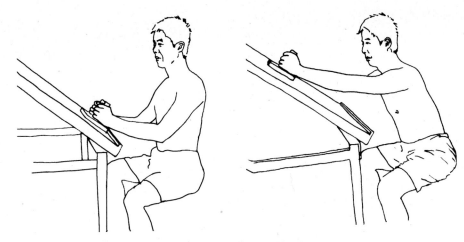

图 9-2-4　肩关节斜桌滑板训练

（二）肩关节外展、内收运动训练

1. 被动运动

（1）目的与作用：牵张肩关节周围韧带肌肉，改善肩关节内收、外展活动度。

（2）动作要领：患者仰卧，康复治疗师站在患肢侧，下方置于患肢的肘部，上方握住腕部，屈肘经侧方将患臂置于头侧为外展，恢复原位为内收（图 9-2-5）。

（3）注意事项：被动活动的范围视患者疼痛感觉而定，疼痛明显应立即终止，此动作适于肩关节周围骨折固定牢固早期康复或肩关节周围韧带损伤后期恢复训练，肱骨大结节撕脱性骨折应避免肩关节大幅度的内收、外展。

2. 助力运动或主动运动

（1）目的与作用：维持或稳定肩关节活动度，增进肩关节收展肌群肌力，更大限度地改善肩关节收展活动度。

（2）动作要领：患者站立，上体前屈，患侧臂下垂，向体侧做水平位摆动，进行外展、内收运动练习（图 9-2-6）。

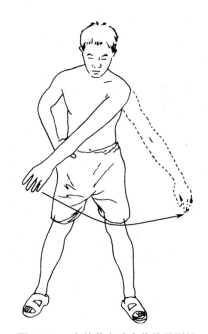

图 9-2-6　肩关节主动内收外展训练

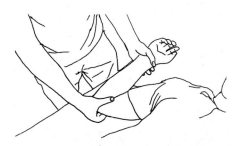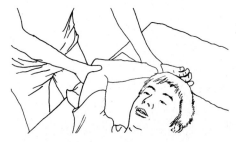

图 9-2-5　肩关节被动外展、内收训练

（3）注意事项：患者需在一定的主动内收、外展基础上开始练习，且需肩关节侧方稳定性较好，同样需循序渐进，以肩关节局部不产生明显疼痛为适。肱骨大结节撕脱性骨折患者应避免肩关节主动外展运动。

（三）肩关节内外旋运动训练

1. 被动运动

（1）目的与作用：牵张肩关节周围韧带肌肉，改善肩关节内旋、外旋活动度。

（2）动作要领：患者仰卧，患侧肩外展，肘关节屈曲，康复治疗师的一手握于肱骨下端靠近肘关节处，另一手抓住患者手掌部，将前臂转向患者足方为内旋，旋向头方即为外旋（图9-2-7）。

（3）注意事项：被动活动的范围视患者疼痛感觉而定，疼痛明显应立即终止，此动作适于肩关节脱位固定3周后的康复。

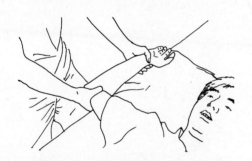

图9-2-7　肩关节被动内外旋运动训练

2. 助力运动或主动运动

（1）目的与作用：维持或稳定肩关节活动度，增进肩关节收展肌群肌力，更大程度改善肩关节旋内、旋外活动度。

（2）动作要领：患者站立，手臂下垂，上臂与前臂为一整体，旋前或旋后。还可以取上臂与躯干成90°，上臂与前臂成90°，做前臂的前伸后摆运动（图9-2-8）。

（3）注意事项：患者需在一定的主动旋转基础上开始练习，且需肩关节稳定性较好，同样需循序渐进，以肩关节局部不产生明显疼痛为适。适于肩关节周围骨折、肩袖损伤患者早期康复。

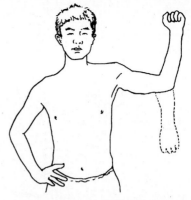

图9-2-8　肩关节主动内外旋运动训练

（四）肩关节的环转运动

1. 被动运动

（1）目的与作用：被动活动肩关节，避免关节僵硬，改善肩关节环转运动功能。

（2）动作要领：患者取坐位，双上臂自然下垂，康复治疗师站于患肢侧，一手握于患者腕部，另一手抓住患者肘部，两手相互交替让患肢在允许的范围内做环转运动（图9-2-9）。

（3）注意事项：被动活动的范围视患者疼痛感觉而定，可由小的环状范围向大范围过渡，疼痛明显应立即终止。此动作适于患者肩关节具备一定活动度条件下的康复训练。

2. 助力运动或主动运动

（1）目的与作用：维持或稳定肩关节活动度，增进肩关节收展肌群肌力，更大限度地改善肩关节环转活动度。

（2）动作要领：患者取坐位或站位，双手以肩峰为支点，在患肢允许范围内做屈曲、外旋、外展、后伸、内旋、内收运动（图9-2-10）。

（3）注意事项：患者需在一定肩关节稳定性前提下开始训练，同样需循序渐进，以肩关节局部不产生明显疼痛为适。适于肩关节周围骨折或脱位中后期运动康复。

二、提高肩关节稳定性常用方法

（一）肩胛带肌力抗阻运动训练

1. 目的与作用　增强肩胛骨周围肌肉肌力，如斜方肌、菱形肌肉，稳定肩胛骨，有利于肩关节活动范围的改善。

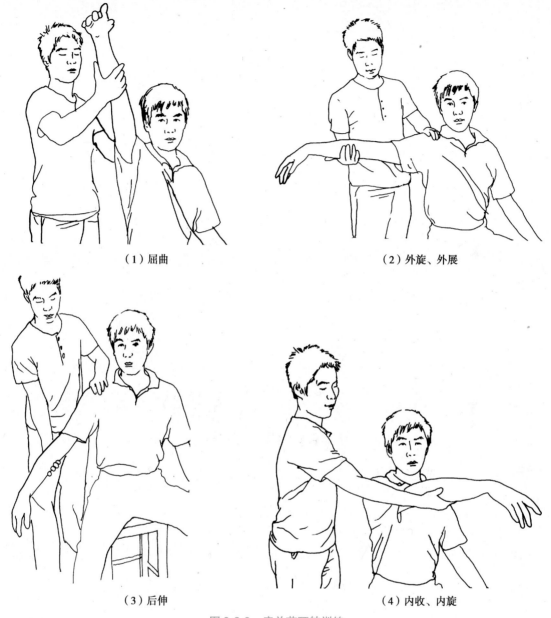

（1）屈曲

（2）外旋、外展

（3）后伸

（4）内收、内旋

图 9-2-9 肩关节环转训练

2. 动作要领 放松站立，两眼平视前方，双足分开与肩等宽，手抓哑铃，靠上身躯干提升双侧肩关节，似耸肩运动（图9-2-11）。

3. 注意事项 患者需肩胛骨无骨折移位或骨折固定良好患者后期康复训练，力量练习可逐渐增量。

（二）肩关节屈伸抗阻运动训练

1. 手抓哑铃肩关节屈伸肌力训练

（1）目的与作用：增强肱二头肌、肱三头

肌的肌力，加强肩关节前后方稳定性。

（2）动作要领：肩关节做屈伸运动时，可以人为地借助外力增加重力阻抗，双手握住哑铃，做肩关节前屈、后伸摆动运动（图9-2-12）。

（3）注意事项：骨折恢复早期可直接克服重力做屈伸运动，待具备一定的肌力后可以开始力量练习，力量练习可逐渐增量。

2. 肩关节吊滑轮屈伸肌力训练

（1）目的与作用：增强肱二头肌、肱三头

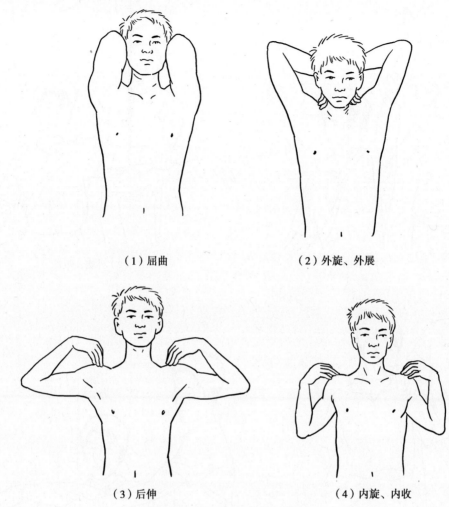

（1）屈曲　　　　　　　　　（2）外旋、外展

（3）后伸　　　　　　　　　（4）内旋、内收

图 9-2-10　肩关节环转运动训练

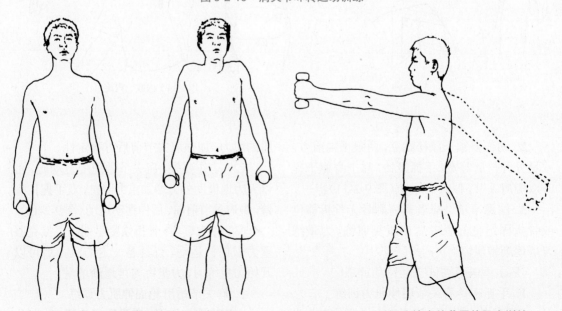

图 9-2-11　肩胛带哑铃抗阻运动训练　　　　图 9-2-12　手抓哑铃肩关节屈伸肌力训练

肌的肌力,加强肩关节前后方稳定性。

(2)动作要领:肩关节做屈伸运动时,可以人为地借助外力增加重力阻抗,双手握住滑轮吊绳,做肩关节屈伸上下运动,一侧肢体运动时,对侧肢体可适度对抗(图9-2-13)。

(3)注意事项:骨折恢复早期可直接克服对侧肢体重力做屈伸运动,待具备一定的肌力后,可以开始力量练习,力量练习可逐渐增量。此动作优点在于患者可以自己控制所施加的阻力。

开始力量练习,力量练习可逐渐增量。肱骨大结节撕脱性骨折、肱骨外科颈骨折愈合后期可做此康复训练,需循序渐进。

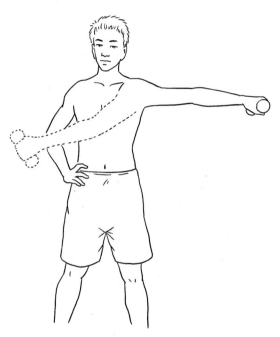

图9-2-14 肩关节收展抗阻运动训练

（四）肩关节内外旋抗阻运动训练

1. 目的与作用 增强背阔肌、大圆肌、冈上肌、冈下肌等肌肉的肌力,加强肩关节稳定性。

2. 动作要领 放松站立,两眼平视前方,双足分开与肩等宽,两手交与身后,训练右手时,左手紧握右手腕部,右手使劲内旋或外旋。左手同上(图9-2-15)。

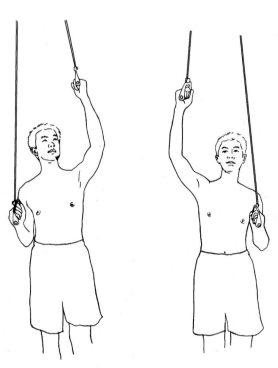

图9-2-13 肩关节吊滑轮屈伸肌力训练

（三）肩关节收展抗阻运动训练

1. 目的与作用 增强胸大肌、三角肌、背阔肌、大圆肌、肩胛下肌等肌肉的肌力,加强肩关节侧方稳定性。

2. 动作要领 肩关节的运动方式与改善关节活动度的运动方式一致,但需通过增加阻力来提高完成该动作的肌群肌力,手握哑铃,在同一平面,先内收肩关节,后外展(图9-2-14)。

3. 注意事项 骨折恢复早期可直接克服重力做收展运动,待具备一定的肌力后可以

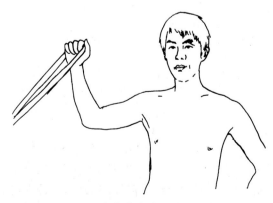

图9-2-15 肩关节内外旋抗阻运动训练

3. 注意事项　由于前臂也可旋前、旋后，应保证前臂及上臂为一整体，使力量着力点在肩关节附近。

（五）肘关节屈伸对肩关节肌力影响

作为肩关节的主要屈伸肌肉，肱二头肌、肱三头肌同时跨越肩关节、肘关节，因此关节的屈伸状态影响着两肌肉的初始长度。肩关节主动活动时，患者可以根据自身肩关节周围肌肉肌力的大小，通过肘关节的屈伸调节肌肉的初长度，达到改变肩关节周围肌肉肌力大小的目的，以此来改善肩关节稳定性。当肘关节屈曲时，肱二头肌初长度变短，力量变小，肱三头肌初长度变长，力量变大；伸肘时，肱二头肌初长度变长，力量变大，肱三头肌初长度变短，力量变小。

1. 目的与作用　增强肱二头肌、肱三头肌等肌肉的肌力，加强肩关节侧方稳定性。

2. 动作要领　放松站立，两眼平视前方，双足分开与肩等宽，右手手掌挂住一根橡皮筋，肘关节处于屈曲位（图9-2-16）或伸直位（图9-2-17），向前用力拉开橡皮筋，两手相互交替。

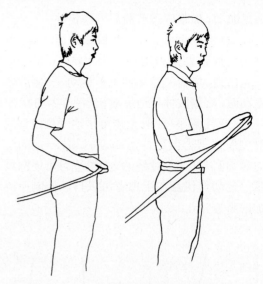

图9-2-17　肘关节屈曲位肩关节屈伸运动

第三节　运动康复方法的选择

一、治疗目的与运动康复方法选择

肩部疾病包括骨折、关节脱位及骨病等。总的来说，肩部骨折的治疗目的，早期以骨折端的稳定为主要目的；而关节脱位的治疗目的，早期则以脱位关节复位后的稳定为其首要目的。但两者的最终目的都是恢复肩关节的功能，即稳定是基础，活动是目的。运动康复的目的就是要在不影响稳定的基础上尽快并最大限度地恢复肩关节的活动功能。"不影响稳定"对于具体病例就要分析骨折、脱位的原始移位机制，了解骨折固定方式的原理，更为重要的是定期、正确评价骨折愈合程度及关节周围软组织的修复程度。

（一）骨折治疗与运动康复方法选择

1. 骨折的原始移位机制与运动康复　骨折移位的因素包括：①致伤力的大小、方向与性质；②肢体远端的重量；③肌肉拉力；④搬运或治疗不当。其中肌肉拉力始终存在，疼痛刺激可诱发肌肉收缩，从而增加此因素的作用。另外，各部位解剖结构各异，肌肉的起止、分布及其力臂的方向和大小也不相同，因

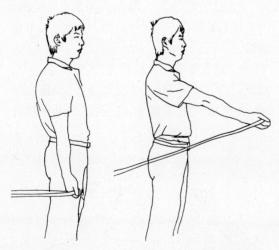

图9-2-16　肘关节伸直位肩关节屈伸运动

3. 注意事项　必须保证肘关节完全伸直或屈曲90°，肩关节周围肌肉牵拉力量较小时，应伸直肘关节进行锻炼，相反则应伸直肘关节。

而需具体分析。以下以肩部常见的肱骨大结节骨折及肱骨外科颈骨折为例具体说明，其他骨折可参照分析、运用。

（1）肱骨大结节骨折：肱骨大结节是冈上肌、冈下肌和小圆肌的止点，冈上肌有外展上臂的作用，冈下肌和小圆肌有外旋上臂的功能（图9-3-1）。肩关节抗阻外展、外旋可加重肱骨大结节移位，而被动外旋、外旋或将肩关节置于外展、外旋位，可降低局部的张力，肩关节外展架就是据此原理固定肱骨大结节骨折的。因此肱骨大结节骨折早期应禁止肩关节主动外展、外旋（主动活动实为抗阻运动）。同样肩关节内收也有增加肱骨大结节分离的趋势。

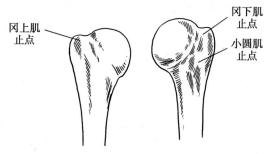

图 9-3-1　肱骨大结节的肌肉止点

（2）肱骨外科颈骨折：肱骨外科颈骨折根据创伤机制可分为无移位骨折、外展型骨折和内收型骨折（图9-3-2）。无移位骨折多为裂缝骨折或嵌插骨折，前者多因直接暴力所导致，后者为间接暴力所致，如跌倒时手掌垂直撑地；外展型骨折多为跌倒时上肢外展位手掌撑地所致，骨折后近折段内收，远折段外展；而内收型骨折多见于跌倒时上肢内收位手掌撑地，骨折后近折段外展而远折段内收。因此运动治疗时，外展型肱骨外科颈骨折早期应避免肩关节外展，而内收型骨折则应避免肩关节内收。

（3）肱骨近端骨折外固定后注意事项：密切观察患肢血运，如手指肿胀、青紫、苍白、麻木、发凉或手指运动障碍，应及时调整外固定松紧度。若外固定部位出现持续性疼痛，并且这种疼痛与骨折无关，应注意及时调整外固定，以免发生压疮。还应注意有无外固定过松，尤其在骨折7～10天后，此时肿胀消退，外固定常出现松动失效，应及时调整。

注意观察有无腋神经压迫症状。长期腋窝部受压可导致腋神经损伤，应注意观察有无腋神经压迫症状。腋神经支配三角肌和小圆肌，后者有外旋上臂的功能，但上臂外旋功能尚可由其他肌肉（如冈下肌）完成，因而检查特异性不强；三角肌的主要作用是外展肩关节，因此当出现肩关节外展障碍时即应注意有无腋神经损伤。

2. 骨折固定方式的原理与运动治疗

（1）三角巾悬吊：上肢由于重力作用，长时间下垂可造成骨折的分离移位，甚至肩关节半脱位、脱位。因此肱骨近端骨折早期都采用（单用或辅助使用）吊带或三角巾悬吊。运动康复时，应注意做上臂各肌群的同时舒缩运动，如上臂肌肉的等长收缩、耸肩运动或前臂上提运动，这有利于在骨折处产生挤压应力，既有利于骨折稳定，也有利于促进骨折愈合。

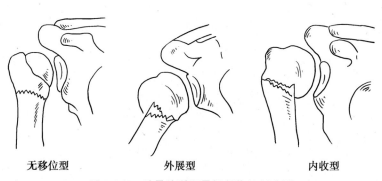

无移位型　　　　外展型　　　　内收型

图 9-3-2　肱骨外科颈骨折创伤机制分型

（2）肱骨大结节骨折螺钉固定与张力带固定：螺钉固定属于静力固定，张力带固定属于动力固定。如前所述，肱骨大结节骨折时，肩关节内收可增加肱骨大结节分离移位的趋势。当使用张力带固定后，肱骨大结节处在内收肩关节时产生的张力可被张力带转化为应力，起到固定作用的同时也在骨折处增加了应力，有利于骨折愈合，因此肱骨大结节骨折张力带固定后可早期运动康复，待手术创伤炎症期过后，逐步增加运动康复量，但早期仍应注意避免肩关节抗阻外展或过度内收。

（二）关节脱位与运动康复方法选择

1. 肩关节脱位机制与运动康复　肩关节脱位按肱骨头的位置分为前脱位和后脱位。肩关节前脱位者很多见，常因间接暴力所致，如跌倒时上肢外展外旋，手掌或肘部着地，外力沿肱骨纵轴向上冲击，肱骨头自肩胛下肌和大圆肌之间薄弱部撕脱关节囊，向前下脱出，形成前脱位。

若外力继续作用，肱骨头被推至肩胛骨喙突下，形成喙突下脱位；肱骨头向前移位致锁骨下，形成锁骨下脱位；若暴力强大，肱骨头可冲破肋间进入胸腔，形成胸腔内脱位；若跌倒时，上肢过度上举、外旋、外展，肱骨外科颈受到肩峰冲击而成为杠杆支点，迫使肱骨头向前下移位，造成盂下脱位（图9-3-3）。后脱位很少见，多由于肩关节受到由前向后的暴力作用或在肩关节内收内旋位跌倒时手部着地引起。肩关节脱位若在初期治疗不当，可发生习惯性脱位。

肩关节脱位复位后的运动康复应注意分析具体病例的脱位机制，避免再现脱位发生时的动作。同时应分析可能受损的肩部软组织结构，早期应避免增加这些结构张力的动作，以免影响其愈合，形成习惯性脱位。

2. 固定方式与运动康复　如前所述，肩部的解剖特点是上部及左右四周均有相应结构稳定，而其下部最为薄弱，各种脱位实质上都是首先从肩关节的下部脱出，再移位至前或后等方向，从而被称为前脱位或后脱位。

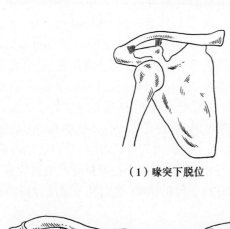
（1）喙突下脱位

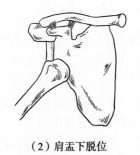
（2）肩盂下脱位

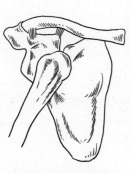
（3）锁骨下脱位

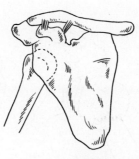
（4）后脱位

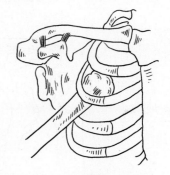
（5）胸腔内脱位

图9-3-3　肩关节脱位分型

正常肩关节主要依靠肩袖、盂唇、盂肱韧带等结构的牵拉力来防止其脱出，但肩关节脱位常常伴随有这些结构不同程度的损伤，加上上肢本身的重力因素，因此，肩关节脱位复位后都需悬吊伤肢。悬吊时间一般为3周，即这些结构的修复时间。运动康复时可在肘部（屈肘位）加一向上的推顶力，用以代替三角巾等悬吊物。

搭肩位胸肱绷带固定常用于纠正肩关节半脱位，其主要机制为增加肩袖肌的初长度，从而增加其张力，加之绷带的固定，共同作用稳定肩关节。此法不便于肩关节的大范围康复运动。

（三）骨病的运动康复

骨病的治疗常涉及植骨（骨缺损）和软组织重建，可分析所包含因素，参照骨折及关节脱位选择康复方法。

二、个性化运动康复处方的制订

（一）动态评价运动治疗安全性

肱骨近端血运丰富，骨折愈合能力强，故大多采用非手术治疗。运动治疗过程中定期反复评定极其重要。即使是稳定骨折，采用三角巾固定很难完全中和大范围运动治疗在骨折处产生的剪力，但临床大量稳定型肱骨近端骨折经三角巾等简单固定后都取得了良好疗效，其主要原因就在于肱骨近端血运丰富，松质骨区愈合快，早期适当制动后很快就有骨痂生长，随着骨痂的不断增多，局部骨骼强度逐步增强，直到能正常抗阻。相反如果骨折不愈合，再"坚强"的内固定物反复承受应力也会疲劳断裂。因此肱骨近端骨折和其他部位骨折一样必须定期摄X线片、动态评定骨折处的运动治疗安全性。一般非手术治疗者应至少在骨折固定后3天、7天、14天和30天，X线摄片各1次。对于手术治疗者至少应在骨折固定后7天、14天及30天摄X线片各1次。当然，影响骨折愈合的因素如前所述外还有很多，如年龄、营养状况、有无基础疾病等，都应全面考虑在内，综合评价。

（二）个性化评价运动治疗安全性

以肱骨外科颈骨折为例，横型骨折与粉碎性骨折相比，从X线片上来看，显然粉碎性骨折看似更"严重"，但骨折周围骨膜损伤程度并不一定与骨折"粉碎"程度相一致。简单的横型骨折若明显移位，骨折端四周的骨膜必定完全撕裂破坏，而造成粉碎性骨折的能量虽大，但这些能量大多被骨骼所吸收，若骨碎块移位不大，则各碎块间大多尚留有骨膜联系。因此移位严重的横型骨折有时较无明显移位的粉碎骨折愈合更慢。治疗方法的选择，包括手术入路的选择都应充分考虑到这一点，尽量避免在治疗过程中进一步加重损伤骨折周围的骨膜，即骨科治疗应考虑到怎样有利于康复。

肩关节长时间制动后极易并发冻结肩。只有充分评定上述各因素后，适时地、因人而异地制订并正确实施运动治疗计划，方能获得满意的功能疗效。总的原则是在保证维持骨折复位的前提下，正确评价骨折处各方向上所能承受的负荷，及时调整运动治疗计划，遵循循序渐进的原则实施运动治疗。

三、运动处方示例

简要病史：患者，中年男性。左肩关节复发性脱位4年，反复6次脱位。

查体：被动ROM，前屈/外展/体侧外旋170°/90°/45°，肩后伸，旋前屈肘背手摸背：腰$_1$位置。恐惧试验（+），Sulcus（+），前抽屉试验（+），Beighton评分0/9，Jerk试验（−），O'Brein试验（−），术前影像资料（图9-3-4、图9-3-5），全麻关节镜下行前下方盂唇损伤修复术＋肱骨后上方骨缺损冈上肌填充术（图9-3-6、图9-3-7）。

初期评定：右肩关节局部肿胀较重，考虑患者前下方盂唇处、肱骨头后上方处缝合为软组织与骨性固定，早期不进行主动运动，被动活动范围尽量控制在有限范围。患者术后根据《骨科运动康复安全性评定表》（表1-2-1）评分如下：

1. 骨折的稳定性　无骨折，评为25～30分。

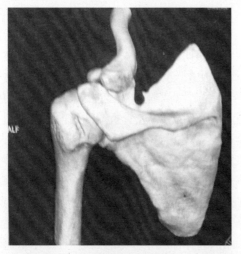

图 9-3-4　术前 CT 重建示：肱骨后上方骨性缺损

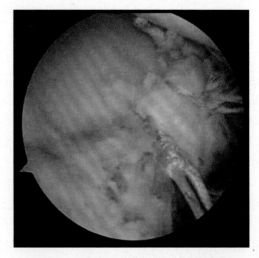

图 9-3-7　术中见关节盂前下方盂唇修复

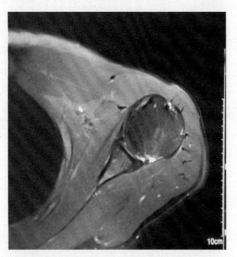

图 9-3-5　MRI 示 Bankart 损伤

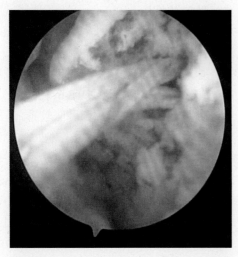

图 9-3-6　术中见肱骨后上方骨缺损处置钉

2. 固定的牢靠程度　考虑盂唇、Hill-sachs 处缝合为腱骨愈合，早期仅为铆钉固定，固定仅为维持盂唇、肌腱位置，需要颈胸吊带固定肩关节，不可对抗重力或主动进行肩关节外展、上举训练，评为 0～5 分。

3. 软组织的完整性　冈下肌腱填塞于肱骨头后上方 Hill-sachs 损伤处、前下方盂唇损伤处，术中部分对抗张力，评为 15～20 分。

术后 4 周以内：总分为 40～55 分，早期进行非骨折邻近关节（肘）的主动关节活动度及部分抗阻运动训练，防止制动造成关节僵硬及肌肉萎缩，肘关节周围肌群行等长肌肉收缩训练；同时进行有限范围（弯腰前后左右轻摆肩关节）的被动肩关节活动训练，以免肩关节粘连。

术后 4～8 周：《骨科运动康复安全性评定表》评分提高至 62 分，运动康复较安全，可酌情去除颈胸吊带，行肩关节周围主动无痛范围内关节活动度训练（小角度的肩外展及肩胛骨平面的前屈训练，前屈小于 90°，体侧外旋不超过中立位 0），被动活动范围相对主动可增加（前屈小于 120°，体侧外旋小于正常 45°）。

术后 8～12 周：《骨科运动康复安全性评定表》评分提高至 80 分，运动康复安全，逐渐加强肩关节活动范围训练，至 12 周以后接近正常被动活动范围,主动活动是否恢复正常根据复查情况决定。

中期评定: 右肩关节稍肿胀,存在部分粘连可能,肩关节被动活动范围为前屈/外展/体侧外旋120°/90°/10°,主动活动范围考虑软组织稳定性,暂未训练。

末期评定: 右肩关节未见明显肿胀,随着腱骨愈合,逐渐加强主被动活动范围训练,右肩关节前屈/外展/体侧外旋160°/90°/40°,主动活动范围140°/90°/35°。

第 十 章

上臂及肘关节运动康复

第一节　生理解剖基础

一、肘关节解剖概要

1. 肘关节是个复合关节，由肱骨下端和尺、桡骨上端构成。包括三个关节：

（1）肱尺关节：由肱骨滑车和尺骨滑车切迹构成。

（2）肱桡关节：由肱骨小头和桡骨头的关节凹构成。

（3）桡尺近侧关节：由桡骨环状关节面和尺骨桡切迹构成。

上述三个关节由一个关节囊包裹，即肘关节囊。关解囊的近侧分别附着于肱骨冠状突窝、桡窝和鹰嘴窝的上缘及肱骨滑车的内侧和肱骨小头的外侧，远侧关节囊附着于尺骨滑车切迹关节面的周缘和桡骨环状关节面韧带（图 10-1-1）。

关节囊前、后薄而松弛，两侧有韧带加强，内侧为尺侧副韧带，外侧为桡侧副韧带（图 10-1-2）。①尺侧副韧带：由肱骨内上髁向下呈扇形扩展，止于尺骨滑车切迹内侧缘；②桡侧副韧带：由肱骨外上髁向下扩展附着于滑车切迹外侧缘。

在桡骨环状关节面周缘有桡骨环状韧带附着，其起始点附着于尺骨桡切迹前后缘，与切迹共同围成上口大、下口小的骨纤维环，容纳桡骨头在环内沿垂直轴做旋转运动。

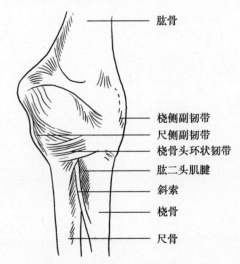

图 10-1-2　肘关节周围韧带解剖

二、上臂及肘关节的生理运动方式和动力装置解剖概要

肘关节的主要运动方式为屈、伸。桡尺近侧关节和桡尺远侧关节可使前臂旋前和旋后

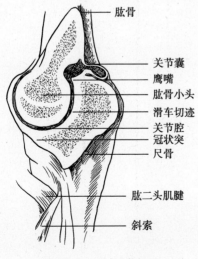

图 10-1-1　肘关节解剖

表 10-1-1　肘关节周围各肌起止、作用和神经支配

肌名	起点	止点	作用	神经支配
肱二头肌	长头：盂上结节，短头：喙突	桡骨粗隆	屈肘关节，前臂旋前时有旋后作用	肌皮神经
肱肌	肱骨下半骨面	尺骨粗隆	屈肘关节	肌皮神经
肱桡肌	肱骨外上髁上方	桡骨茎突	屈肘关节	桡神经
旋前圆肌	肱骨外上髁前面，前臂深筋膜	桡骨外侧面中部	屈肘关节和使前臂旋前	正中神经
桡侧腕屈肌	肱骨外上髁前面，前臂深筋膜	第二掌骨底掌面	屈肘	正中神经
掌长肌	肱骨外上髁前面，前臂深筋膜	掌腱膜	屈肘	正中神经
尺侧腕屈肌	尺骨上分后缘	豌豆骨	屈肘	尺神经
肱三头肌	长头：肩胛骨盂下结节　外侧头：桡神经沟外上方骨面内侧头：桡神经沟以下骨面	尺骨鹰嘴	强有力地伸肘	桡神经
旋前方肌	尺骨下端的掌面	桡骨下端的掌面	前臂旋前	正中神经
旋后肌	肱骨外上髁和尺骨外侧缘上部	桡骨前面的上部	前臂旋后	桡神经

运动。正常肘关节最大屈伸范围可达 160°，旋后 80°，旋前 85°。肘关节屈伸运动轴位于肱骨中线的前面，和肱骨干构成 40°夹角。肘关节周围肌肉分布及神经支配见表 10-1-1。

三、前臂及肘关节生理功能和解剖特点

肘关节为上肢带骨的主要活动关节之一，有三个关节复合而成。关节的构造层次较复杂。肘关节的活动是灵活性与稳定性的统一，在矢状位表现为高度的灵活性，而在冠状位具有较大的稳定性。

（一）肘关节结构特点

肘关节囊较薄和松弛，关节中无关节盘介入，因此它在冠状轴的屈伸运动有较大的范围。①肱尺关节为典型的屈戌关节，由肱骨滑车和尺骨滑车切迹构成，决定了肘关节能够绕冠状轴做屈伸运动；②肱桡关节为肱骨小头和桡骨凹组成的球窝关节，这种关节构造决定了其能做多轴多向运动，如屈、伸、收、展、旋内、旋外。由于桡骨环转关节面与尺骨桡切迹构成关节连接，限制了肱桡关节的收展运动，所以整个肘关节表现为屈伸运动和与远侧尺桡关节连动的旋前、旋后运动。在关节囊的内外侧有尺侧副韧带及桡侧副韧带加强关节的侧向稳定性，所以肘关节几乎无内收、外展运动。

（二）肘关节的稳定性

1. 肘关节稳定结构　组成肘关节的骨性结构和周围肌腱软组织共同维护着其稳定性。尺骨近端主要由尺骨鹰嘴、滑车切迹和尺骨冠状突组成，它们与肱骨滑车关节面相互咬合形成戌戌关节，共同维护肘关节的稳定性；肘关节的韧带结构包括肘尺侧副韧带、桡侧副韧带复合体、环状韧带、关节囊及关节周围的肌肉腱性组织等。

2. 肘关节稳定状态　肘关节的稳定性也包括静力性稳定和动力性稳定：①静力性稳定有骨关面本身和韧带、关节囊提供。关节的内锁式形状具有相当程度的内在稳定性。尺侧副韧带由前束、后束和横束三部分构成，前束最为强大，是主要的静力性约束力。②动力性稳定主要由肘关节周围的肌肉提供。桡骨头提供 30% 的外翻稳定性，但在内侧副韧带前束断裂的情况下起主要的抗外翻应力作用。

3. 肘关节的结构稳定　环肘关节的结构稳定环概念认为，将肘关节分成内、外、前、后四柱：①外柱由肱骨小头、桡骨头、外侧副韧带复合体（含伸肌总腱）组成；②前柱由冠状

突、肱肌和前关节囊组成;③内侧柱由肘关节内侧副韧带、冠状突和肱骨内上髁组成;④后柱由鹰嘴突、肱三头肌及后关节囊组成。四个柱围成一个环,使肘关节得到稳定。由此可见,尺骨冠状突是前柱的重要组成,尺骨鹰嘴是后柱的重要组成,因此尺骨鹰嘴或尺骨冠状突骨折处理不当,必然影响肘关节的稳定。

(三)肘关节的运动特点

肘关节作为人体上肢主要的提重关节,其周围有大量的肌肉跨过关节,提供力量支持。肘关节的运动是以肘关节为支点的杠杆运动。肱二头肌是强有力的屈肘肌,在手臂屈曲提起重物时起重要的作用,起始于肱骨内、外踝的多块前臂肌都有屈肘的功能,视其止点的不同,产生的力矩不一样,屈肘的力量大小也不一样。

1. 肱二头肌　肱二头肌止点在桡骨粗隆,其与肘关节的位置距离较近,力臂较短,但由于肱二头肌相对于其他前臂肌的肌纤维数目多且粗大,产生的力量很大,也能产生较大的力矩。

2. 肱肌　肱肌止点位于尺骨粗隆,力臂较短,产生的力矩较小。虽然此肌的力臂较短,在提物运动时损失的力量较多,但因该肌的止点离杠杆支点较近,因此在它们的作用下,前臂能获得较大的运动速度,带动肘关节的运动幅度较大。

3. 其他　前臂屈肌肱桡肌、旋前圆肌、桡侧腕屈肌、掌长肌,其止点分别位于桡骨茎突、桡骨外侧中部、第二掌骨底掌面和掌腱膜。相对于肘关节支点,其止点较远,肌肉的力臂较长,能产生较大的力矩,相反,其运动速度都较小,带动肘关节的运动范围较小。上述两组肌肉的作用是相互协同的,各取所长,共同产生屈肘的力量和较快的屈肘速度。

肘关节的单向运动决定其必有一组拮抗肌,与众多屈肘肌相拮抗的是肱三头肌。肱三头肌除能使肩关节后伸、内收外,同时也是一块强有力的伸肘肌。肱三头肌的止点位于尺骨鹰嘴,与支点的距离较近,虽然其肌肉发达,能产生较大的力,但其力矩仍然较小,所以肘关节伸位产生的力量小而速度大,运动范围大。

(四)肘关节提携角

肘关节的连接及肘关节囊的特点决定肘关节在冠状轴有较大的运动范围,而肘关节周围肌肉和肌腱的加强,决定肘关节有较高的稳定性,决定肘关节是人类劳动和工作中的一个重要的力量速度枢纽。肘关节运动是以肱尺关节为主,尺骨在肱骨滑车上运动,桡骨头在肱骨小头上运动。因肱骨滑车的内侧缘更为向前下突出,超过外侧缘约6mm,使得关节的运动轴斜向下内。当伸前臂时,前臂偏向外侧,与上臂成约163°的提携角。肘关节的提携角使得关节处于伸直位时远离正中线,使得上臂更有利于向外侧运动,弥补了肘关节不能做外展运动的缺陷,增大前臂的运动半径范围。

虽然肘关节的运动局限为屈伸运动,但其与肩关节和腕关节的运动互为补充,在肩关节和腕关节的协同下也能完成一定范围的活动,而肘关节为上肢的力量运动提供保证。

第二节　常用运动康复方法

肘关节周围的筋膜、肌腱及肌肉决定肘关节有较高的侧方稳定性,但矢状位的屈伸活动范围也较大,改善其屈伸活动度的同时也需加强其侧方稳定性。

一、改善肘关节活动度常用方法

(一)肘关节屈伸运动训练

1. 被动运动

(1)目的与作用:牵张肘关节周围韧带肌肉,改善肘关节周围血运,防止肘关节僵硬,改善屈伸灵活度。

(2)动作要领:患者取卧位,康复治疗师站于患者右侧,左手固定肘关节上方,右手握住腕关节,将前臂贴近上臂的运动为屈,反之为伸(图10-2-1)。

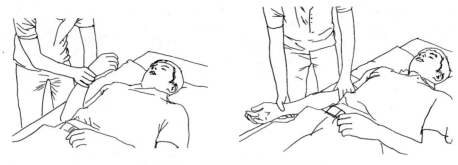

图 10-2-1　肘关节被动屈伸运动训练

（3）注意事项：被动活动的范围根据患者疼痛感觉而定，疼痛明显应立即终止。此动作适于肘关节周围固定良好的骨折早期康复。

2. 助力运动或主动运动

（1）目的与作用：维持或改善肘关节活动范围，增进肘关节周围屈伸肌群肌力，更大程度改善肘关节屈伸活动度。

（2）动作要领：患者取站立位，让患者主动屈伸肘关节（图 10-2-2）。

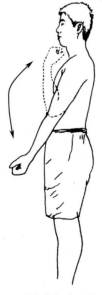

图 10-2-2　肘关节主动屈伸运动训练

（3）注意事项：患者的骨折愈合达到一定的强度或患肢有坚强的内固定支撑。适于肘关节周围骨折内固定后、肘关节周围韧带损伤修补后或肘关节脱位固定 4～6 周后的康复。

二、提高肘关节稳定性常用方法

（一）肘关节屈伸抗阻运动训练

1. 肘关节哑铃屈伸抗阻运动训练

（1）目的与作用：增强肱二头肌、肱桡肌、肱三头肌的肌力，加强肩关节前后方稳定性。

（2）动作要领：患者站立，两足间距与肩等宽，左手抓一哑铃，做肘关节屈伸运动，左右手交替，往复数次（图 10-2-3）。

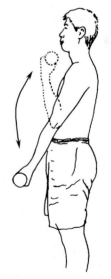

图 10-2-3　肘关节哑铃屈伸抗阻运动训练

（3）注意事项：其锻炼是在肘关节侧方稳定的基础上进行的。骨折恢复早期可直接克服重力做屈伸运动，待具备一定的肌力后可以开始力量练习，力量练习可逐渐增量。

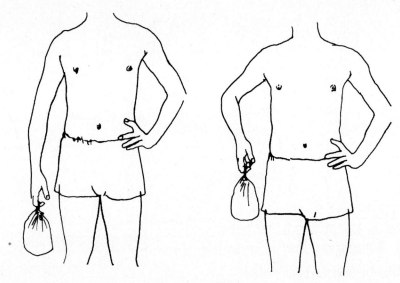

图 10-2-4　肘关节提沙带屈伸抗阻运动训练

2. 肘关节提沙带屈伸抗阻运动训练

（1）目的与作用：增强肱二头肌、肱桡肌、肱三头肌的肌力，加强肩关节前后方稳定性。

（2）动作要领：患者站立，两足间距与肩等宽，一手叉腰，另一手提一重量适中小沙袋，尽力往上提，做肘关节屈伸运动，往复数次（图 10-2-4）。

（3）注意事项：要求肩关节的功能良好，其锻炼是在肘关节侧方稳定的基础上进行的。骨折恢复早期可直接克服重力做屈伸运动，待具备一定的肌力后可以开始力量练习，力量练习可逐渐增量。

（二）上臂肌长度对屈伸肘关节力量的影响

肱三头肌、肱二头肌跨越肩关节的同时也经过肘关节，肩关节通过屈伸来改变两者肌肉初长度，达到改变屈肘力量的效果。肩关节屈曲时，肱二头肌初长度变短，屈肘力量减小，肱三头肌初长度变长，伸肘力量变大。相反肩关节伸直时，屈肘力量变大，伸肘力量变小。

1. 目的与作用　增强肱二头肌、肱三头肌等肌肉的肌力，加强肩关节侧方稳定性。

2. 动作要领　患者坐于椅子上，两眼平视前方，双足分开与肩等宽，右手手掌挂住一橡皮筋，肩关节处于伸直（图 10-2-5）或屈曲位（图 10-2-6），肘关节处于屈曲或伸直位，向前用力拉开橡皮筋，两手相互交替。

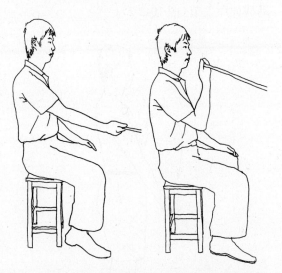

图 10-2-5　肩关节屈曲位对肘关节屈伸力量的影响

3. 注意事项　在肩关节屈曲或伸直的前提下，必须保证肘关节完全伸直或屈曲 90°，肩关节屈曲则前臂肌肌肉初长度变短，牵拉力量较小，适于肘部损伤较大负重的早期康复。肩关节伸直则前臂肌肌肉初长度变长，牵拉力量较大，适于肘部损伤较小负重的早期康复。

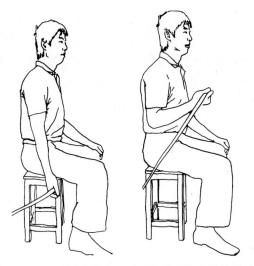

图 10-2-6　肩关节伸直位对肘关节屈伸力量的影响

第三节　运动康复方法的选择

一、治疗目的与运动康复方法选择

肘部疾病包括骨折、关节脱位及骨病等。总的来说，骨折的治疗目的早期以骨折端的稳定为主要目的；而关节脱位的治疗目的，早期以脱位关节复位后的稳定为首要目的。但两者的最终目的都是恢复肘关节的功能，即稳定是基础，活动是目的。运动康复的目的就是要在不影响稳定的基础上最大限度地恢复肘关节的活动功能。"不影响稳定"对于具体病例就要分析骨折、脱位的原始移位机制，了解骨折固定方式的原理，更为重要的是定期、正确评价骨折愈合程度及关节周围软组织的修复程度。

（一）骨折治疗与运动康复方法选择

1.骨折的原始移位机制与运动康复　骨折移位的因素包括：①致伤力的大小、方向与性质；②肢体远端的重量；③肌肉拉力；④搬运或治疗不当。其中肌肉拉力始终存在，疼痛刺激可诱发肌肉收缩，从而增加此因素的作用。另外，各部位解剖结构各异，肌肉的起止、分布及其力臂的方向和大小也不相同，因而需具体分析。

（1）肱骨干骨折：发生在三角肌止点以上的肱骨干骨折多由直接暴力所致，常呈横形或粉碎性骨折。骨折因在三角肌止点以上，近折段因受胸大肌、背阔肌和大圆肌的牵拉而向前、向内移位，而远折段因受三角肌、喙肱肌、肱二头肌和肱三头肌的牵拉而向上、向外移位，如图 10-3-1（1）所示。

发生在三角肌止点以下的肱骨干骨折多为直接暴力所致，也可由间接暴力（如跌倒肘部着地）所致，有些则是肌肉拉力（如猛然投掷等）所致。骨折发生后，因骨折线在三角肌止点以下，故近折段因受三角肌的牵拉而向前、外移位；远折段因受肱二头肌和肱三头肌牵拉而向上移位，如图 10-3-1（2）所示。

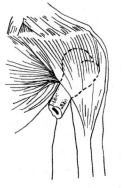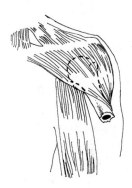

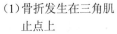

（1）骨折发生在三角肌　　（2）骨折发生在三角肌
　　　止点上　　　　　　　　　　止点以下

图 10-3-1　肱骨干骨折移位示意图

肱骨干骨折患者常将患肢屈肘悬吊于胸前，以致远折段都有向内旋转移位。同时由于上肢的重力作用，体弱者或该侧上肢肌力不足者可出现骨折的分离移位。三角肌是肩关节外展的主要原动肌。运动治疗时，对于骨折发生在三角肌止点以下的患者，早期应避免肩关节主动外展，骨折有部分愈合后肩关节主动外展也应慎重。对于骨折发生在三角肌止点以上的患者，应避免胸大肌、背阔肌和大圆肌的主动收缩运动。肩关节被动内收或上臂置于内收稍屈位，有助于降低胸大肌、背阔肌和大圆肌的张力。上臂各肌群同时收缩练习可增加骨折端的应力，起到维持复位与促进骨折愈合的作用。上臂旋转，对于两类患者均应慎重。外固定治疗肱骨干骨折女性患者，有时上臂内收可因乳房的挤压而造成骨折畸形愈合，此点应予注意。非手术治疗的患者运动治疗时尤应考虑到上述骨折移位机制。

（2）肱骨髁上骨折：伸直型肱骨髁上骨折跌倒时多为上肢伸出，手部着地，同时肘关节处于伸直位，暴力上传，将肱骨髁向后推，近折段向前，形成自前下向后上的骨折线。屈曲型肱骨髁上骨折在受伤时肘关节处于屈曲位，多为肘部着地，暴力由后下方向前上方撞击尺骨鹰嘴，使肱骨髁上薄弱部折断，骨折远端移向前，形成自后下斜向前上的骨折线。

运动治疗时首先应考虑以上骨折的原始移位机制。对于伸直型者应以练习主动屈肘关节为主，而屈曲型者应练习主动伸肘为主。此外，手部及前臂支撑（如推墙或手撑于桌子上等）可在伸直型骨折处产生移位趋势；而肘部支撑（如以肘后撑于扶手上或桌子）可在屈曲型骨折处产生移位趋势。

2. 骨折固定方式的原理与运动治疗　由于上肢的重力作用，肱骨干骨折各种固定方法的早期一般都辅以三角巾悬吊前臂，用以防止骨折处的分离移位趋势；而上臂各肌群的同时收缩，由于原动肌肌力与拮抗肌肌力的平衡，使得肌肉收缩力的方向沿肱骨干的纵轴传导，使骨折端产生轴向应力，这有利于骨折的稳定，也有利于骨折愈合。因此这类运动在运动治疗的整个过程中均应鼓励，如做主动上提上肢的动作。

三点应力是夹板外固定的基本原理。若肱骨原始有向前成角，则在骨折处的前侧放一块固定垫（又称加压垫、纸垫等），而远离骨折处的夹板远端的固定垫则放置在后侧。夹板绑扎带松紧一定的情况下，夹板内的容积是一定的。当上臂肌肉收缩时，夹板内的容积相对减小，肌肉与夹板的作用力被夹板反作用于肱骨干，而由于固定垫的存在，骨折处产生与骨折原始移位方向相反的作用力。肌肉舒张后这种作用力有减弱。这种力可矫正骨折处的轻微成角及侧方移位。此外，夹板外固定与石膏外固定一样，沿长骨干方向的塑形也有利于使各方向的力的合力与长骨纵轴一致。运动治疗时应充分利用以上原理。适时调整夹板绑扎带的松紧及固定垫的位置，并鼓励患者经常做上臂各肌群的同时收缩，以使骨折处始终处于上述的良好力学环境。单用螺钉做内固定往往不可靠，也只适用于一些长斜形骨折或长螺旋形骨折，术后常辅以石膏或夹板外固定。髓内钉固定属于中轴固定。交锁髓内钉能更好地控制骨折旋转移位等。但肱骨大结节处的钉尾外露于骨皮质过多，可影响肩关节的活动，手术时应尽量避免。术后若有此情况，应在骨折愈合后尽早取出髓内钉，以利肩关节运动治疗。接骨板与髓内钉固定一样，对骨折的固定较为可靠。但其属于偏心固定，与髓内钉相比，更容易发生疲劳断裂，当肱骨骨折延迟愈合时更应注意。

夹板属于弹性固定，肌肉收缩可通过软组织合页作用对骨折端产生挤压效果，除有促进血液循环、消肿、镇痛等作用外，还有利于消除骨折处的细微移位，因此夹板固定后应尽早开始运动治疗；石膏固定后则无此作用，但也应尽早做肌肉的等长收缩等运动治疗，以改善局部血液循环，促进骨折愈合。两类外固定术后均应注意患肢的血运情况，有无过紧或过松。通常早期患肢有进一步肿胀的趋势，而产生过紧的可能性较大，而后肿胀消退则出现过松的可能性较大，均应及时调整。

克氏针固定的强度显然不如接骨板内固定者，因此克氏针固定后多需辅以外固定，但可较早去除外固定做全关节活动范围的运动治疗。

因儿童肘部使用接骨板固定，较粗的螺钉穿过骨骺可造成骨骺损伤而影响发育，故接骨板内固定多用于成年人，而克氏针多用于儿童。接骨板内固定后可提供较好的即时稳定性,术后即可开始全关节活动范围的运动治疗。

(二)关节脱位与运动康复方法选择

肘关节后脱位最为常见,大多发生于青壮年,由传达暴力和杠杆作用所造成。跌倒时用手撑地,关节在半伸直位,作用力沿尺、桡骨长轴向上传导,使尺、桡骨上端向近侧冲击,并向上后方移位。当传达暴力使肘关节过度后伸时,尺骨鹰嘴冲击肱骨下端的鹰嘴窝,产生一种有力的杠杆作用,使止于喙突上的肱前肌和肘关节囊前壁撕裂。肱骨下端继续前移,尺骨鹰嘴向后移,形成肘关节后脱位(图10-3-2)。

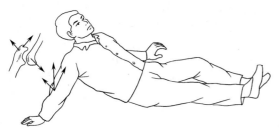

图 10-3-2　肘关节后脱位机制

由于暴力方向不同,尺骨鹰嘴除向后移位外,有时还可向内侧或外侧移位,有些病例可合并冠状突骨折。肱前肌肉被剥离,以致形成血肿,肘关节脱位可合并肱骨内上髁骨折和桡骨头骨折,有时骨折片嵌在关节内阻碍复位,可有尺神经损伤(图10-3-3)。

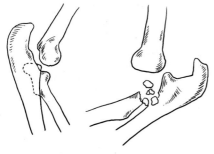

图 10-3-3　肘关节脱位合并冠状突、桡骨头骨折

肘关节前脱位很少见,多为直接暴力所致,发生时多在伸肘位、肘后暴力造成鹰嘴骨折后向前脱位(图10-3-4)。

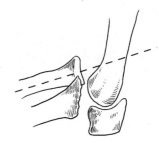

图 10-3-4　肘关节前脱位合并尺骨鹰嘴骨折

从脱位机制来看,肘关节后脱位者行屈肘运动有利于关节的稳定,而因避免早期伸肘运动,因此早期常以石膏固定肘关节屈曲90°位3周左右;合并冠状突骨折者,由于伸肘时缺乏冠状突的骨性抵挡作用,应避免伸肘位肱三头肌的收缩运动及上肢轴向推挤力(如手推墙或手撑于桌面上等);肘关节前脱位者,常合并有尺骨鹰嘴骨折,由于尺骨鹰嘴是肱三头肌的止点,原则上应避免任何肱三头肌主动收缩或被动牵张运动。但还应根据骨折固定方式来综合考虑,如采用螺钉固定者,其抗拔出力有限,早期应严格制动;钩状接骨板固定者,由于钩状接骨板提供较强的即时稳定性,可早期较大关节活动范围运动康复;而以张力带固定者,其固定机制有别于前两者的静力固定,早期关节活动可将骨折端的张力转化为应力,从而有利于骨折愈合。

二、个性化运动康复处方的制订

(一)动态评价运动治疗安全性

肱骨干骨折和其他骨折一样,骨折发生后到部分愈合,再到骨折完全愈合,骨折复位的维持对各种固定的依赖性是逐渐降低的。与此相对应,骨折骨骼-固定物复合体所能承受的负荷则是逐渐增加的。运动治疗应遵循"循序渐进"的原则,动态评价骨折不同愈合时期的运动治疗安全性后,适时地调整运动治疗计划。肌肉等长收缩可从开始就进行;2周后骨折处有部分愈合后做肩下水平的肩关节活动(应避免骨折原始移位机制的重现);4周后有明显骨痂生长,可做肩上水平活动;6~8周后骨折基本愈合,可增加全关节活动范围的主动活动。以上供参考，实际康复进度应综合考虑固定的可靠性和骨折实际愈合程度。骨折远处可早期抗阻力练习逐步过渡到患部部分抗阻、完全抗阻运动，抗阻运动有利于增加肌力，还可预防肩关节脱位。定期X线摄片及康复评定很有必要。

肱骨髁上部血运丰富，骨折愈合较快，骨折复位固定后应定期重复评定运动治疗的安全性。一般1周后骨折再移位的可能性就明显减少了，儿童处于生长发育期，骨折愈合能力更强，评价运动治疗的安全性应充分考虑到这些因素。一般于骨折固定后3天、7天、14天、30天各复查X线片1次。视骨痂生长情况，一般2～3周可考虑解除外固定，行全关节活动范围运动治疗。

（二）个性化评价运动治疗安全性

1. 肱骨干部骨折　应综合考虑影响骨折愈合的全身因素。例如，少儿肱骨干骨折患者一般4～6周基本可愈合，而成人多需6～8周，也有学者统计需8～10周方能愈合。应考虑每个患者创伤当时的损伤严重程度。例如，骨折后单纯成角移位者可能一侧骨膜未完全撕裂，完全移动者，损伤必然更重，因此骨折愈合速度显然前者更快，运动治疗应考虑此因素。还应考虑治疗增加的额外创伤。接骨板内固定需要切开骨折周围软组织，并剥离一定的外骨膜，这对骨折的愈合有较大影响；髓内钉内固定若采用闭合插钉，虽对外骨膜无影响，对也损伤了较多的内骨膜（一般认为骨折愈合过程中外骨膜比内骨膜更重要）；若采用切开复位，则将增加外骨膜的损伤；有些情况是在接骨板固定失败后改用髓内钉固定，这时骨内外膜都有较大的损伤剥离，显然对骨折愈合的影响更大。

接骨板固定属于偏心固定，当接骨板对侧有骨缺损、肱骨骨折延迟愈合时，接骨板容易出现疲劳断裂，同时由于应力遮挡、接骨板存在的情况下，运动治疗并不能使骨折端增加应力刺激，此时应以保持患肢肌力及关节活动范围为主，抗阻运动应慎重。

2. 肱骨髁上骨折　完全移位者骨膜损伤重于无移位或轻度移位者，骨折愈合能力也弱；开放性骨折一般重于闭合性骨折者，但也不尽然。如锐器割伤骨折发生后，骨折端自内向外刺穿皮肤等类型开放性骨折与碾压伤所致的闭合骨折相比，前者的骨愈合能力可明显强于后者。

从治疗方法与功能康复的角度来说，切开复位加重骨折周围软组织的损伤，骨折愈合减慢，运动治疗量也应适当延缓增加；若为透视下闭合复位，经皮克氏针交叉固定，则对软组织的损伤小，且提供了相对强的即时稳定性，因而可适当提早增加运动治疗量。当然最可靠的"固定"仍然是骨折本身的愈合，因此要提高固定的可靠性，首先要考虑如何有利于骨折的愈合。值得注意的是，肘部骨折并发骨化性肌炎的机会较多，应避免反复多次的手法复位。反复多次手法复位后，骨折端被磨圆，这也降低了骨折处的稳定性。

此外，肘部（尤其是肘后）软组织覆盖薄弱，屈肘时肘后皮肤绷紧，有内固定物处于肘后皮下者，应经常注意检查有无威胁皮肤或穿出皮肤，以防感染。运动治疗时，应综合考虑以上各因素，运动治疗计划、措施因人、因时而异。

三、运动处方示例

简要病史：患者，男性，7岁。肘关节功能障碍1天。

患者不小心从床上摔落，当感左肘关节疼痛，肿胀，畸形，活动不能。摄X线片示左肱骨髁上粉碎性骨折（图10-3-5），在全麻下行切开复位＋克氏针内固定，术后给予患者局部石膏外固定。术后当天及术后4周摄X线片（图10-3-6、图10-3-7）。

初期评定：左肘关节局部肿胀，左肘关节活动障碍，关节活动度范围主动运动/被动运动：75°～80°/70°～85°，前臂旋前主动运动/被动运动：0°～10°/0°～15°，旋后0°～10°/0°～15°。

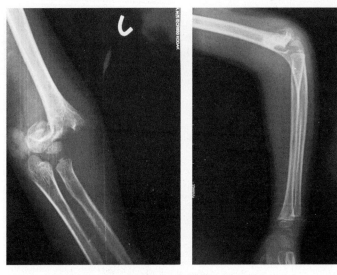

图 10-3-5 X线片示：左肱骨髁上骨折（伸直型）

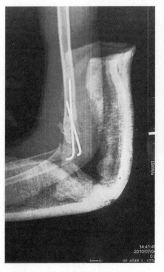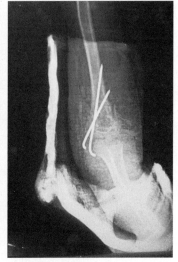

图 10-3-6 术后X线片：骨折对位对线良好

患者术后根据《骨科运动康复安全性评定表》（表 1-2-1）评分如下：

1. 骨折的稳定性 较稳定骨折（相当于 AO 的 B 型），评为 15～18 分。

2. 固定的可靠性 位克氏针固定及石膏外固定，术中即能被动运动，评为 20～24 分。

3. 软组织的完整性 合理手术入路（创伤小）韧带解剖对合修复牢固，评为 26～8 分。

术后 1～2 周：总分为 61～70 分，运动康复应慎重。早期进行非骨折邻近关节（肩、腕）的主动关节活动度及部分抗阻运动训练，防止制动造成关节僵硬及肌肉萎缩，肘关节周围肌群行等长肌肉收缩训练。

术后 3～4 周：随着骨折周围血肿积化，周围软组织修复，《骨科运动康复安全性评定表》评分逐渐提高达到 70 分以上，运动康复较安全，可拆除石膏行肘关节周围被动轻度无痛范围内关节活动度训练；加强肘关节周围肌群的等张训练。

术后 5～8 周：随着骨折周围原始骨痂形

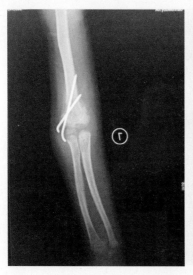
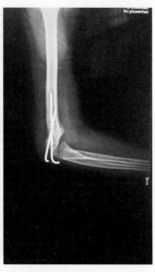

图 10-3-7 术后 4 周拆除石膏外固定摄 X 线片

成逐渐增多，《骨科运动康复安全性评定表》评分逐渐提高达到 75 分以上，运动康复安全，逐渐加强肘关节周围被主动轻度无痛范围内关节活动度及松动术训练；逐步加强肘关节周围肌群的抗阻运动训练（运动治疗后行冷疗）。

中期评定：左肘关节局部肿胀，左肱二头肌肌腱触之较硬，左肘关节活动障碍，关节活动度范围主动运动／被动运动：40°～75°/30°～85°，前臂旋前主动运动／被动运动：0～50°/0～55°，旋后 0～60°/0～65°。

术后 9～12 周：拆除克氏针。随着骨折周围骨痂改造塑形期，《骨科运动康复安全性评定表》评分逐渐提高达到 85 分以上，运动康复安全。加强肘关节周围主动轻度无痛范围内关节活动度及松动术训练；逐步加强肘关节周围肌群的抗阻运动训练（运动治疗后行冷疗）。

末期评定：左肘关节活动度范围主动运动／被动运动：10°～110°/5°～115°，前臂旋前主动运动／被动运动：0～80°/0～85°，旋后 0～78°/0～80°（图 10-3-8）。

建议行运动康复治疗前行物理因子（温热治疗、音频等）治疗，成年人可加选超声波治疗，软化、松解手术区软组织瘢痕，注意避

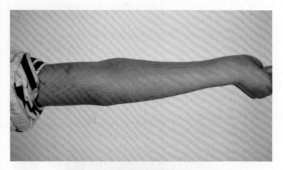

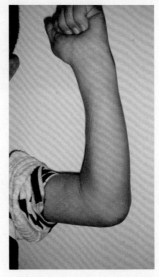

图 10-3-8 末期康复治疗后肘关节屈伸角度

免暴力行关节活动度及松动术训练,防止造成二次损伤、骨化性肌炎及关节僵硬。运动康复处方应是骨折骨骼 - 固定物复合体所能承受的负荷量,并逐渐增加。运动治疗应遵循"循序渐进"的原则,动态评价骨折不同愈合时期的运动治疗安全性后,适时地调整运动治疗计划。

第十一章

前臂及腕关节运动康复

第一节　生理解剖基础

一、腕关节解剖概要

腕关节是典型的椭圆关节，由桡骨下端的腕关节面和尺骨头下方的关节盘作为关节窝及由手舟骨、月骨、三角骨的上面构成的关节头连接构成，关节囊松弛，周围有韧带加强（图11-1-1）。

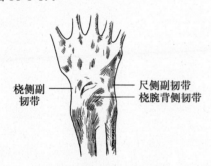

腕关节周围韧带（背面观）

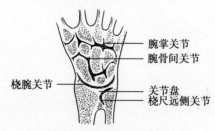

腕关节冠状切面（背面观）

图 11-1-1　腕关节解剖

二、前臂及腕关节生理运动方式和动力装置解剖

腕关节运动包括前后屈伸、左右侧屈和环转。桡腕关节的屈、伸运动范围分别约为80°和70°；收展范围的总和为60°~70°，也可做环转运动。腕关节的运动方式与周围韧带肌肉分布是一致的。腕关节周围肌肉分布及神经支配见表11-1-1。

三、前臂及腕关节生理功能和解剖特点

（一）腕关节结构特点

腕关节为手部和肢体的连接关节，属于椭圆关节，由手舟骨、月骨、三角骨组成椭圆形的凸面与桡骨下端的腕关节面和尺骨头下方的关节盘组成的关节凹面构成。腕关节腔狭窄，呈瓦片状，其相接触关节面由多块不规则骨构成，关节头和关节窝接触面大，关节窝较浅，关节面差较小，关节腔中无关节盘的介入，关节囊薄而松弛。这些因素决定了腕关节具有较大的活动度，可做多轴多向运动，如屈、伸、内收、外展、环转运动；也符合上肢关节灵巧、纤细的特点，使上肢运动更加自由，更能适合人类适应生产生活的需要。

（二）腕关节的稳定性

腕关节的灵活性与其稳定性是对立统一的，关节的活动是在灵活性与稳定性之间求得平衡。虽然腕关节囊较薄且松弛，但腕关节周围有多组韧带加强，增强了关节的稳定性，也牺牲了它的部分活动范围。

1. **关节囊稳定结构**　前后侧方都有肌腱通过，上方有屈肌支持带覆盖，下方有伸肌支持带包绕，使腕关节达到较坚强的稳定。

2. **腕骨骨性稳定结构**　有多关节面，这

表 11-1-1 前臂及腕关节各肌肉起止、作用及神经支配

肌名	起点	止点	作用	神经支配
尺侧腕屈肌	肱骨内上髁,前臂深筋膜	豌豆骨	屈腕、腕内收	尺神经
尺侧腕伸肌	肱骨外上髁	第5掌骨底背面	伸腕、腕内收	桡神经
拇长屈肌	桡骨及骨间膜前面	拇指远节指骨底	屈腕	正中神经、尺神经
桡侧腕长伸肌	肱骨外上髁	第2掌骨底背面	伸腕、腕外展	桡神经
桡侧腕短伸肌	肱骨外上髁	第3掌骨底的背面	伸腕、腕外展	桡神经
桡侧腕屈肌	肱骨内上髁,前臂深筋膜	第2掌骨底面	屈腕、腕外展	正中神经
旋后肌	肱骨外上髁,尺骨上端	桡骨上端前面	前臂旋后	桡神经
旋前方肌	尺骨远端前面	桡骨远端前面	前臂旋前	正中神经
旋前圆肌				
掌长肌	肱骨内上髁,前臂深筋膜	掌腱膜	屈腕	正中神经
指浅屈肌	肱骨内上髁,尺、桡骨前面	第2~5指骨中节两侧	屈腕	正中神经
指伸肌	肱骨外上髁	第2~5指骨中节、远节指骨底背面	伸腕	桡神经
指深屈肌	尺骨及骨间膜前面	第2~5远节指骨底	屈腕	正中神经、尺神经

些关节面相对平坦,这样可把腕关节的活动增加到最大限度而不牺牲它的稳定性。

3.腕关节周围韧带 在腕关节的四周有韧带。这些韧带是维持腕关节稳定性的关键。深层掌腕韧带复合体由桡头状骨韧带、桡舟状骨月骨韧带组成:①最外侧是桡头状骨韧带,从桡骨到头状骨,横跨舟状骨的凹面;②最内侧是桡舟状骨月骨韧带,起于桡骨,附着于舟骨和月骨。在腕关节内侧边缘的尺侧韧带复合体包括尺月骨三角骨韧带、三角纤维软骨及尺侧副韧带。尺侧韧带复合体和深层掌腕韧带复合体都非常坚强,两者联合一起来支持与稳定腕关节。腕关节的桡侧副韧带、背侧韧带及腕骨间韧带相对较薄弱,对稳定腕关节不甚重要。

(三)腕关节运动特点

起于上臂或前臂的前臂肌群都以肌腱跨过腕关节,止于掌骨或指骨,行使着屈伸肘、屈伸腕和活动手指的功能。劳动时动作的完成是经多个杠杆中心最终传到手部。

腕关节是传送力量过程中运动幅度较大的一个终末关节。屈伸腕的运动是通过杠杆装置来完成的,腕关节为杠杆的支点,前臂肌的止点为杠杆的动力点,支点与动力点的距离决定了前臂肌运动的力矩、产生的力量和运动速度,止点离腕关节近的肌肉能产生较小的力矩但能产生较快的速度,从而获得较大的运动范围。如:①指浅屈肌止于第2~5指骨中节,可带动腕关节产生较大的力量;②尺侧腕屈肌的上点位于豌豆骨,其力臂较小,损失的力量较多,能获得较大的速度,产生较大的运动范围。前臂屈伸肌的止点一般都较收展肌止点近,所以腕关节的屈伸运动范围要大于收展运动范围。

(四)前臂关节运动特点

1.前臂关节 前臂的尺桡骨于上下端分别形成近侧尺桡关节和远侧尺桡关节。①上尺桡关节属车轴关节,桡骨头呈椭圆形,其长、短轴之比约为7:6。两者借强有力的环状韧带固定,环状韧带附着于尺骨桡切迹,与尺骨的桡切迹共同围成一个纤维骨环,其中环状韧带占纤维骨环的3/4。②下尺桡关节由纤维性三角关节盘和掌、背侧副韧带维持其稳定,上、下尺桡关节和斜锁、骨间膜连接尺桡骨使前臂成为一个整体。桡尺近侧和远侧关节为联合关节,使桡骨围绕自桡骨头中心至附于尺骨茎突根部的三角关节盘尖的纵轴做旋转运动。运动时桡骨下端连同手围绕

尺骨头旋转。当桡骨下端旋至尺骨的前方而手掌向后时，称为旋前，此时桡骨与尺骨交叉。与此相反的运动，即桡骨转回尺骨外侧而手掌向前时，称为旋后。旋前、旋后运动为两组肌肉（旋前圆肌、旋前方肌与旋后肌、肱二头肌）的拮抗运动。旋前、旋后的运动范围约为180°，但肘在伸位时，连同肩关节的旋转，自由上肢的旋转可达360°。

2. 前臂骨间膜　前臂骨间膜为结实的结缔组织，控制着前臂的旋转功能，在前臂骨折中恢复骨间膜的结构和生物力学的完整性十分重要。

（1）尺桡骨解剖特点：尺骨较直但并非直线，尺骨体近侧1/3与远侧2/3形成突向背侧的曲度，约为6.1°。桡骨具有上下两个生理曲度。

（2）旋后弓、旋前弓：桡骨上曲位于桡骨颈、体相连处，即桡骨粗隆处突向尺骨约11.3°，为肱二头肌止点，其下外侧面为旋后肌止点；桡骨下曲位于桡骨中1/3外侧面，突向桡侧约9.3°，旋前圆肌止于此。此即为旋后弓和旋前弓。

（3）骨间膜形态结构：斜索为呈扁带状的纤维索，自尺骨粗隆的桡侧面向外下斜行，止于桡骨粗隆稍下方内侧面，部分纤维自桡骨的止点处斜行转变为骨间膜的上部。

（4）骨间膜生物力学特点：骨间膜从桡骨至尺骨的斜形走向，在前臂旋转活动时骨间膜维持尺桡骨间隙，并且主动传递自桡骨至尺骨的力。骨间膜解剖和组织学特征为坚强且具弹性，能够承受较大的负荷：①在中立位时，骨间膜纤维与桡骨干约成20°。②当前臂

旋后时，斜索松弛。③旋前15°～20°时，斜索开始紧张，到70°时，斜索和骨间膜上部纤维完全紧张，限制了前臂的过度旋前。骨间膜在中立位至旋后20°时，基本呈等张状态，尺桡骨间隙亦最大。在继续旋前、旋后时，不再呈等张状态。旋后时，骨间膜中下部纤维紧张，限制了前臂的过度旋后。如此，斜索和骨间膜为前臂的旋转限定了一个范围，即旋前70°左右，旋后80°～90°，进一步旋转则超出了斜索和骨间膜所承受的最大范围。

前臂的旋转使手部的作用范围半径大大增加，节省能量的损耗，增加手的灵巧性；使上肢能通过扭转力作用于物体，让人能更好地适应自然，也是自然进化的结果。

第二节　常用运动康复方法

一、改善腕关节活动度常用方法

（一）腕关节屈伸运动训练

1. 被动运动

（1）目的与作用：牵张腕关节周围韧带、肌肉，防止腕关节僵直，改善腕关节屈伸活动度。

（2）动作要领：患者坐位，两臂自然置于体侧，康复治疗师站在患者对侧，康复治疗师一手固定前臂远端近腕关节处，一手握住手掌，进行腕关节的屈伸运动（图11-2-1）。

（3）注意事项：被动活动的范围视患者疼痛感觉而定，疼痛明显应立即终止。此动作适于尺桡骨骨折固定牢固后早期康复训练。

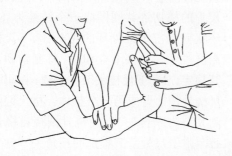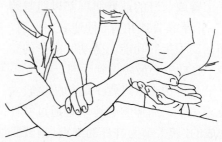

图11-2-1　腕关节被动屈伸运动训练

2. 助力运动、主动运动

（1）目的与作用：维持或改善腕关节活动范围，增强腕周屈伸肌群肌力，更大程度改善腕关节屈伸活动度。

（2）动作要领：腕关节的助力运动和主动运动可按以上方式，由患者主动用力完成腕关节的屈伸活动（图11-2-2）。

（3）注意事项：患者需在一定的主动屈伸基础上开始练习，且需腕关节侧方稳定性较好，同样需循序渐进。可适于 Colles 骨折固定牢靠后早期康复。

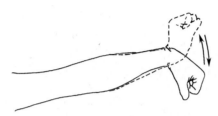

图 11-2-2　腕关节屈伸运动训练

（二）腕关节的桡尺侧偏运动

1. 被动运动

（1）目的与作用：牵张腕关节，防止腕关节僵直，改善腕关节屈伸活动度。

（2）动作要领：患者坐位，两臂自然置于体侧，康复治疗师站在患肢侧，康复治疗师上方手固定前臂远端近腕关节处，下方手握住腕关节远端的手指，进行腕关节的桡尺侧屈运动（图11-2-3）。

（3）注意事项：被动活动的范围视患者疼痛感觉而定，疼痛明显应立即终止。此动作适于腕关节周围骨折固定牢靠或腕周围韧带损伤早期训练康复。

2. 助力运动、主动运动

（1）目的与作用：维持或改善腕关节活动范围，增强腕侧肌群肌力，更大程度改善腕关节侧偏活动度。

（2）动作要领：腕关节的助力运动和主动运动可按以上方式，由患者主动用力完成腕关节的桡尺侧屈活动（图11-2-4）。

（3）注意事项：康复治疗师可以在患者具备一定的主动屈伸基础上开始练习，且需腕关节前后方稳定性较好，同样需循序渐进。

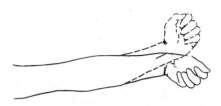

图 11-2-4　腕关节的桡尺侧屈曲运动训练

（三）腕关节的环转运动

1. 被动运动

（1）目的与作用：牵张腕关节周围韧带、肌肉，防止腕关节僵直，改善腕关节屈伸灵活度。

（2）动作要领：患者坐位，两臂自然置于体侧，康复治疗师站在患肢侧，康复治疗师上方手固定前臂远端近腕关节处，下方手握住腕关节远端的手指，进行腕关节的环转运动（图11-2-5）。

（3）注意事项：被动活动的范围视患者疼痛感觉而定，疼痛明显应立即终止。此动作适于患者腕关节具备一定活动度后早期训练康复。

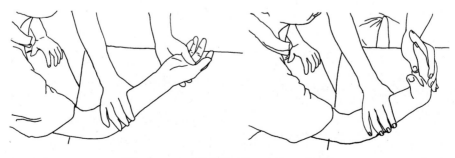

图 11-2-3　腕关节被动桡尺侧屈运动训练

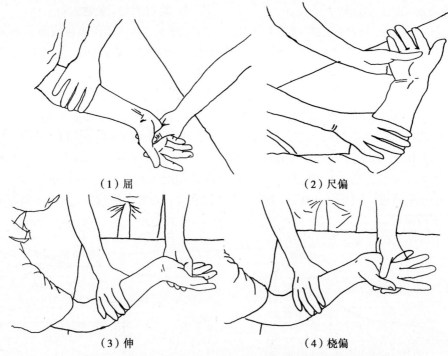

（1）屈   （2）尺偏

（3）伸   （4）桡偏

图 11-2-5   腕关节被动环转运动训练

2. 助力运动、主动运动

（1）腕关节主动环转运动

1）目的与作用：维持或改善腕关节活动范围，增强腕周肌群肌力，更大程度改善腕关节活动度。

2）动作要领：由患者主动实现腕关节屈、桡偏、伸、尺偏（图 11-2-6）。

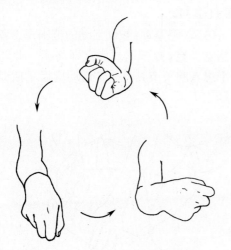

图 11-2-6   腕关节主动环转运动训练

3）注意事项：康复治疗师可以在患者具备一定的主动屈伸基础上开始辅助练习，且需腕关节前后方稳定性较好，同样需循序渐进。可用于腕关节慢性劳损患者的康复。

（2）利用器具做腕关节环转训练

1）目的与作用：维持或改善腕关节活动范围，增强腕周肌群肌力，更大程度改善腕关节活动度。

2）动作要领：腕关节的助力运动和主动运动可按以上方式，由患者主动用力实现腕关节屈、桡偏、伸、尺偏，患者用手握住辅助支具上做腕关节的环转运动（图 11-2-7）。

3）注意事项：康复治疗师可以在患者具备一定的主动屈伸基础上开始辅助练习，且需腕关节前后方稳定性较好，同样需循序渐进。

（四）前臂旋转运动训练

1. 被动运动

（1）目的与作用：被动牵张前臂骨间膜和肌肉，改善前臂骨间膜周围的血运，防止肘关节僵硬，改善前臂旋转功能。

（2）动作要领：康复治疗师用一只手握

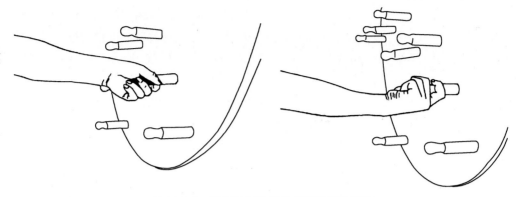

图 11-2-7　利用器具做腕关节环转运动训练

住腕关节稍上方，另一只手固定患者肘部做前臂内外旋运动，但注意手掌用力不能作用于腕关节，旋力只作用于肘关节（图 11-2-8）。

（3）注意事项：被动活动的范围根据患者疼痛感觉而定，疼痛明显应立即终止，但最好能活动到前臂的中立位。此动作适于前臂尺桡骨骨折恢复早期训练康复。

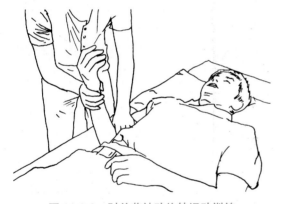

图 11-2-8　肘关节被动旋转运动训练

2. 助力运动或主动运动

（1）目的与作用：维持或改善前臂活动范围，增强前臂旋转肌群肌力，更大限度地改善前臂活动度。

（2）动作要领：患者取站立位，肩关节、肘关节屈曲成 90°，主动做前臂的旋前、旋后动作（图 11-2-9）。

（3）注意事项：患者的骨折愈合达到一定的强度或患肢有坚强的内固定支撑，要充分固定肱骨防止肩关节代做旋转运动，最好能把前臂维持在中立位置。

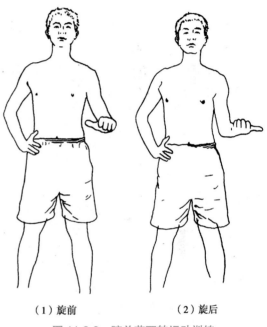

（1）旋前　　　　　（2）旋后

图 11-2-9　腕关节环转运动训练

二、提高腕关节稳定性常用方法

（一）腕关节屈伸抗阻运动训练

1. 目的与作用　增强尺侧腕屈肌、指浅屈肌、指深屈肌、指伸肌、桡侧腕长伸肌等肌肉的肌力，加强腕关节前后方稳定性。

2. 动作要领　患者取站立位，两足间距与肩等宽，右手叉腰，左手握一个哑铃做左腕关节屈伸运动。两手交替数次（图 11-2-10）。

3. 注意事项　适于腕关节周围骨折愈合或骨折内固定坚强的早期康复训练，需循序渐进。

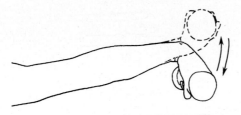

图 11-2-10 腕关节屈伸抗阻运动训练

（二）腕关节桡尺侧屈抗阻运动训练

1. 目的与作用 增强桡侧腕伸肌、桡侧腕屈肌、尺侧腕伸肌等肌肉的肌力，加强腕关节侧方稳定性。

2. 动作要领 患者取站立位，两足间距与肩等宽，右手叉腰，左手握一个哑铃做左腕关节桡尺侧屈运动。两手交替数次（图 11-2-11）。

3. 注意事项 腕关节周围骨折需愈合或骨折内固定坚强，在腕关节前后方稳定的前提下才开始屈伸抗阻运动训练。

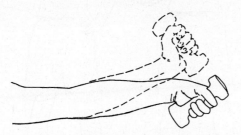

图 11-2-11 腕关节桡尺侧屈抗阻运动训练

（三）腕关节环转抗阻运动训练

1. 手抓哑铃腕关节环转抗阻运动训练

（1）目的与作用：增强指浅屈肌、指伸肌、桡侧腕伸肌、桡侧腕屈肌、尺侧腕伸肌等肌肉的肌力，加强腕关节周围稳定性。

（2）动作要领：患者取站立位，两足间距与肩等宽，右手叉腰，左手握一个哑铃自然下垂，做左腕关节环转运动。两手交替数次（图 11-2-12）。

（3）注意事项：此运动需患者腕关节具备一定稳定性，视患者腕关节稳定程度决定环转范围的大小及负荷，原则上应由小范围到大范围，由轻量负荷到重量负荷。

2. 腕关节屈伸抗阻运动训练

（1）目的与作用：增强前臂屈肌和伸肌，如指浅屈肌、指伸肌等肌肉的肌力，加强腕关节周围稳定性。

（2）动作要领：患者两手十指交叉，左手紧握右手，左手施加一定力量下做右手的屈伸运动，左右手交替数次（图 11-2-13）。

（3）注意事项：腕关节周围骨折需愈合或骨折内固定坚强，在腕关节前后方稳定的前提下才开始屈伸抗阻运动训练。

（四）前臂肌肉初长度对腕关节屈伸力量大小的影响

尺侧腕屈肌、掌长肌、指浅屈肌起始于肱骨内上髁，经过肘关节、腕关节分别止于豌豆骨、掌腱膜、第2~5指骨中节指骨两侧。尺侧腕伸肌、桡侧腕长伸肌、桡侧腕短伸肌、指伸肌起始于肱骨内上髁经过肘关节、腕关节背面止于第5掌骨底背面、第2掌骨底背面、

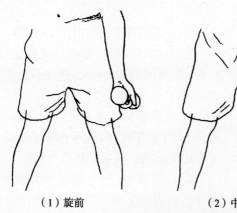
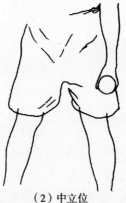
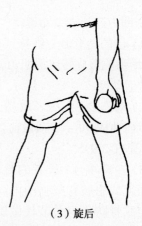

（1）旋前 （2）中立位 （3）旋后

图 11-2-12 手抓哑铃腕关节环转抗阻运动训练

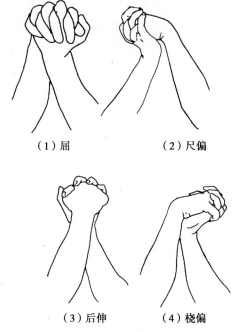

（1）屈　　　　　（2）尺偏

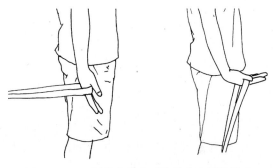

（3）后伸　　　　（4）桡偏

图 11-2-13　腕关节屈伸抗阻运动训练

2. 动作要领　患者取俯卧或站立位，肘关节取屈曲（图 11-2-14）或伸直位（图 11-2-15），在腕关节靠手掌处，缚一根橡皮筋作为阻抗，做屈伸腕运动，交替数次（图 12-2-7）。

3. 注意事项　骨折恢复早期可直接克服重力做屈伸运动，待具备一定的肌力后可以开始力量练习，力量练习可逐渐增量。

图 11-2-15　肘关节伸直对腕关节力量的影响

第 3 掌骨底的背面及第 2～5 指骨中节、远节底背面。肘关节的屈伸影响着屈伸肘的力量。当屈肘时，上述屈肌初长度变短，收缩力量变小，伸肌初长度变长，收缩力量变大。相反伸肘时，上述屈肌初长度变大，屈腕力量变大，伸肌初长度变短，收缩力量变小。因此患者可根据自身腕关节周围肌肉力量的大小决定改善腕关节力量是否需屈伸肘关节。

1. 目的与作用　增强桡侧腕屈肌、指浅屈肌、尺侧腕屈肌的肌力，加强腕关节关节前后方稳定性

第三节　运动康复方法的选择

一、治疗目的与运动康复方法选择

前臂及腕部疾病包括骨折、关节脱位及骨病等。总的来说，前臂及腕部骨折的治疗目的，早期以骨折端的稳定为主要目的；关节脱位的治疗目的，早期以脱位关节复位后的稳定为首要目的。但两者的最终目的都是恢复前臂及腕关节的功能，即稳定是基础，活动是目的。运动康复的目的就是要在不影响稳定的基础上尽快并最大限度地恢复前臂及腕

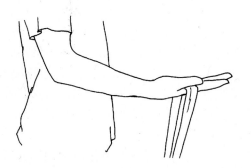

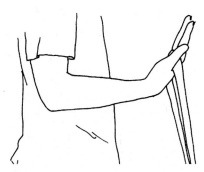

图 11-2-14　肘关节屈曲对腕关节力量的影响

关节的活动功能。"不影响稳定"对于具体病例就要分析骨折、脱位的原始移位机制，了解骨折固定方式的原理，更为重要的是定期、正确评价骨折愈合程度及关节周围软组织的修复程度。

（一）骨折治疗与运动康复方法选择

骨折移位的因素包括：①致伤力的大小、方向与性质；②肢体远端的重量；③肌肉拉力；④搬运或治疗不当。其中肌肉拉力始终存在，疼痛刺激可诱发肌肉收缩，从而增加此因素的作用。另外，各部位解剖结构各异，肌肉的起止、分布及其力臂的方向和大小也不相同，因而需具体分析。以下以前臂及腕部常见的尺桡骨干双骨折及 Colles 骨折为例具体说明，其他骨折可参照分析、运用。

（1）尺桡骨干双骨折

1）前臂旋转装置与骨折移位及运动治疗：前臂有旋转功能，其旋转轴为桡骨头的中心与尺骨头中心的连线。当前臂旋转时，以尺骨为基准，在上尺桡关节内，桡骨头在尺骨的桡切迹内沿桡骨纵轴自转；在下尺桡关节内，桡骨的尺切迹绕尺骨头做公转和自转（图 11-3-1）。前臂的旋前动力来自旋前圆肌和旋前方肌，其中旋前圆肌起于肱骨内上髁及前臂深筋膜，止于桡骨外侧面中部；前臂的旋后动力来自旋后肌及肱二头肌，其中肱二头肌还后屈肘关节的作用。

当桡骨骨折发生在旋前圆肌止点以上时，近段因肱二头肌和旋后肌的作用而处于屈曲、旋后位，远段因旋前圆肌和旋前方肌的作用而处于旋前位，如图 11-3-2（1）所示。骨折即使复位、固定后，这种近骨折段旋向后而远骨折段旋向前的趋势仍然存在，早期应限制前臂旋转运动。

当骨折发生在旋前圆肌止点以下时，近段因旋后肌和旋前圆肌的作用相抵消而处于旋转中立位，远段则因旋前方肌的作用而处于旋前位，如图 11-3-2（2）所示。骨折复位、固定后这种移位趋势也同样存在，早期应限制前臂旋转运动。

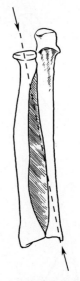

图 11-3-1 前臂骨连结示意图

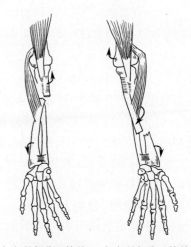

（1）骨折位于旋前　　（2）骨折位于旋前
　圆肌止点以上　　　　　圆肌止点以下

图 11-3-2 尺桡骨干双骨折移位与肌肉的关系

2）前臂骨间膜与运动康复：前臂骨间膜是连接于尺骨与桡骨骨间缘的坚韧纤维膜。前臂骨间膜在前臂处于旋转中立位时最紧张，即骨间膜处于最大的宽度。当骨折处已有部分愈合时（通常需 4 周时间，实际应根据 X 线片及全身情况综合评定），应及时做前臂旋转运动，以防止骨间膜挛缩而影响前臂旋转功能。

3）巧用软组织夹板作用：骨折端周围软组织由于与骨折处结构相连，运动治疗时正

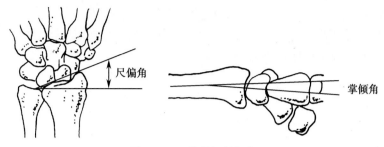

图 11-3-3　桡骨远端解剖

确地认识和利用软组织夹板的作用可帮助骨折复位和（或）防止再移位，反之则可能加重移位或导致骨折再移位。例如，有掌侧成角者，腕关节主动掌屈运动有抗骨折原始移位趋势的作用，而腕关节背伸运动则有重复骨折原始移位之弊。对于原始有向背侧成角者则正相反。

（2）Colles 骨折：桡骨远端向远端延伸为桡骨茎突，正常人桡骨茎突比尺骨茎突长 1～1.5cm。从正面看，腕关节向尺侧倾斜 20°～25°，从侧面看，桡骨远端有 10°～15° 的掌倾角（图 11-3-3）。

Colles 骨折多为跌倒时手掌撑地，肘部伸展，前臂旋前，腕关节背伸位致伤。这种受伤体位使得桡骨远端同时存在向背侧及向桡侧的推挤力，使骨折发生后产生典型的"餐叉状畸形"和"枪刺状畸形"（图 11-3-4、图 11-3-5），实为远侧骨折段的向背侧移位和向桡侧移位。由此可见，早期腕关节背伸及外展运动均有导致或加重 Colles 骨折移位的趋势，应予避免。相反，腕关节掌屈运动有恢复桡骨远端掌倾角的作用，而腕关节做内收运动则有助于恢复桡骨远端的尺偏角。

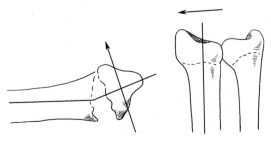

图 11-3-4　力的方向与 Colles 骨折移位

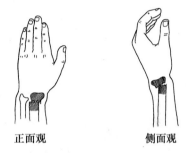

正面观　　　　侧面观

图 11-3-5　Colles 骨折的典型畸形表现

（二）骨折固定方式的原理与运动康复

1. 尺桡骨干双骨折

（1）夹板及石膏外固定原理与运动治疗：如前所述，夹板或石膏固定尺桡骨干双骨折者，维持旋转复位主要根据远端对近端的原理，桡骨骨折发生于旋前圆肌止点以上者，将前臂固定于旋后位，而发生于旋前圆肌止点以下者，将前臂固定于旋转中立位。夹板固定者通过圆柱托板来控制前臂旋转，通过加用分骨垫来起到分骨（恢复桡骨旋转弓）的作用；石膏固定者则通过同时固定肘关节与腕关节来控制前臂旋转，通过将前臂石膏塑成扁桶状来起到分骨的作用。运动治疗时应经常观察上述固定装置有无失效。待骨折处有部分愈合、能承受前臂旋转带来的扭力时，可拆除圆柱托板，石膏固定者可更换石膏以允许前臂做旋转活动。

（2）接骨板固定原理与运动治疗：接骨板固定者骨折处能获得较强的即时稳定性，因而允许较早的运动治疗，其缺点是骨折处骨膜剥离较多，有碍骨折愈合，前面已介绍。骨折延迟愈合或不愈合，接骨板反复承受负荷，可造成接骨板断裂。

（3）传统髓内固定者：如 Küntscher 针，对抗前臂旋转强度较弱，早期不宜做前臂旋转运动治疗。

2. Colles 骨折　Colles 骨折常将腕关节固定于屈曲、尺偏位，其目的是克服骨折向背侧及桡侧的移位趋势，因此骨折复位、固定后应经常检查固定体位有无失效。石膏外固定不宜将掌指关节及第一腕掌关节包括在内，而应早期鼓励这些关节运动治疗。这些关节的运动治疗除有利于增进患部血运循环、防止这些小关节僵硬外，还能通过软组织夹板协助维持复位或进一步矫正残余移位。如图 11-3-6 所示，桡骨远端背面有 4 个骨性腱沟，有伸肌腱通过，桡侧面有肱桡肌附着，并有拇短伸肌和拇长展肌的肌腱通过此处的骨纤维鞘管。腕关节做掌屈运动时，桡侧腕长、短伸肌肌腱和指总伸肌肌腱的张力增高，形成向下挤压桡骨远端的力，这有助于防止骨折向背侧再移位，或进一步矫正残余的背侧移位，也有助于恢复桡骨远端的掌倾角；当腕关节做内收（尺偏）运动时，拇短伸肌和拇长展肌肌腱的张力增高，形成向尺侧挤压桡骨远端的力，这有助于防止骨折向桡侧再移位，或进一步矫正残余的桡侧移位，也有助于恢复桡骨远端的尺偏角。

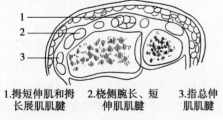

1.拇短伸肌和拇　2.桡侧腕长、短　3.指总伸
长展肌肌腱　　　伸肌肌腱　　　肌肌腱

图 11-3-6　桡骨远端与肌腱的关系

由于腕关节在屈曲位时，腕管内压力可随之增高，故应注意有无腕管综合征的发生，可通过检查手指的颜色、温度、感觉及活动情况等作出判断，及时予以调整外固定。

克氏针经皮内固定有助于维持碎骨片的

位置，但其总体固定强度不够，常需辅助外固定。接骨板内固定者，其固定可靠程度优于克氏针固定者，更优于石膏、夹板外固定者，但肌腱活动时在接骨板表面摩擦可妨碍肌腱活动，甚至导致肌腱断裂，应在骨折愈合后及早取除。

（三）骨病的运动康复

骨病的治疗常涉及植骨（骨缺损）和软组织重建，可分析所包含因素，参照骨折及关节脱位选择康复方法。

二、个性化运动康复处方的制订

（一）动态评价运动治疗安全性

1. 尺桡骨干双骨折　尺桡骨干双骨折非手术治疗患者，一般在骨折复位、固定后 2 周内每隔 2～3 天复查 1 次，对于不稳定性骨折尤应注意观察，有无骨折再移位。在此期间可做前臂及上臂肌肉的等长收缩练习、握拳练习，但应绝对避免前臂旋转运动。骨折开始愈合后（约为 2 周后），可增加肩关节活动。主动屈肘运动的动力主要来源于肱二头肌，肱二头肌在强力屈曲时还后旋前臂的作用，因此，骨折早期应注意避免。4 周后 X 线片示骨折处有骨痂生长时，可做主动屈肘练习和前臂旋转活动，也可做推墙练习。旋转练习与推墙练习均应循序渐进，逐步增量。推墙练习应在有保护情况下进行，以免发生意外。手术治疗患者，骨折处较稳定，各种运动治疗可较非手术治疗患者适当提前。一般 7～9 周后骨折可望临床愈合。实际应定期 X 线摄片，动态评价运动治疗安全性。

2. Colles 骨折　桡骨远端以松质骨为主，骨折愈合较快，但局部较少肌肉覆盖，肌腱及韧带直接暴露于骨折处，骨折出血，血肿机化极易导致粘连而影响功能，长期制动而未能积极运动治疗，尚有并发 Sudeck 骨萎缩的可能。Sudeck 骨萎缩又称反射性交感性骨萎缩，或称创伤后骨萎缩。其特点是腕和手指疼痛、肿胀、僵硬，皮肤红而薄，骨质脱钙、疏松。因此，及早运动治疗对于提高功能疗效很有必要。早期应加强患部远处的运动治疗，如肩关节、肘关节等。并根据移位机制做相应运动治疗（如前述）。骨折开始愈合后，若腕关节未固定于功能位，应及时更改固定体位，并加强反移位机制的运动治疗。4 周左右 X 线片证实骨折愈合后，应及时去除外固定，逐步全关节活动范围运动治疗。

（二）个性化评价运动治疗安全性

1. 尺桡骨干双骨折　前臂是骨筋膜室综合征的好发部位之一，采用夹板或石膏固定者早期尤应注意观察手指血运及感觉情况，及时调整外固定的松紧度。

尺骨与桡骨其中之一长度未恢复都会影响上或下尺桡关节的功能而影响前臂的旋转功能。使用不扩髓髓内钉固定，斜形或短斜形骨折与横形骨折相比者，前者推墙练习应稍推后，以免骨折处短缩移位。而接骨板固定者则较稳定。

旋转运动治疗应根据桡骨骨折处的愈合情况来决定。简单来说，前臂旋转是桡骨绕尺骨的运动，尺骨并不参与旋转运动，因此旋转运动治疗应根据桡骨骨折处的愈合情况来决定。

2. Colles 骨折　三柱理论将腕关节分为桡侧柱、中柱和尺侧柱。其中桡侧柱为稳定柱，包括桡骨桡侧、手舟骨、大多角骨、小多角骨和拇指腕掌关节，对腕部有稳定作用；中柱为承力柱，包括桡骨尺侧、月骨和头状骨及第 2、3 掌骨基底之间的关节，与腕关节的屈伸运动关系密切；尺侧柱为控制柱，包括三角纤维软骨盘、钩骨、三角骨及环指和小指腕掌关节，是控制腕部旋转的结构（图 11-3-7）。

Frykman I 型、III 型未涉及下尺桡关节，也无尺骨远端骨折，根据腕关节的三柱理论，即尺侧柱若受累，较之其他类型可适当提前做旋转运动治疗；由于中柱为承力柱，与腕关节的屈伸运动密切相关，故中柱受累者应推迟含有轴向挤压成分的运动，如手推墙、过大范围屈伸腕关节等；桡侧柱为肱桡肌的止点，血运丰富，且松质骨含量高，愈合快，早期鼓励做腕关节内收运动，除有助于恢复桡骨远端尺偏角外，还有助于降低桡侧桡骨远端与腕骨间各韧带的张力（Colles 骨折有桡偏畸形者，这些结构常有损伤），从而有利于这些结构的修复，这些结构的修复和桡骨远端尺偏角的恢复是恢复桡侧柱稳定腕关节作用的关键。

由于关节面、下尺桡关节及尺骨远端是否损伤或骨折与桡骨远端骨折的预后关系密切，因此骨折的粉碎程度常与预后不尽一致，运动治疗应根据以上理论，结合实际评定后制订运动治疗计划。

Colles 骨折多见于中、老年女性，由于绝经后雌激素水平下降，常合并有全身骨质疏松，这类患者骨折的愈合速度显然较慢，运动康复计划应做相应调整。

三、运动处方示例

简要病史：患者，女性，67 岁。腕关节功能障碍 30 天行康复治疗。

患者不慎摔伤左腕关节，当时感左腕关节疼痛，肿胀，畸形，活动不能。当地摄 X 线示左桡骨远端骨折（图 11-3-8），在全麻下行手法复位 + 夹板外固定术，持续夹板外固定 30 天，外固定后摄 X 线片（图 11-3-9）。

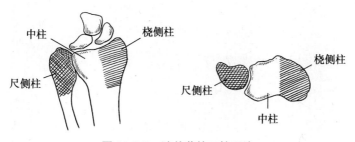

图 11-3-7　腕关节的三柱理论

初期评定： 左腕关节局部肿胀，左腕关节活动障碍。关节活动度范围主动运动／被动运动 5°～15°/8°～18°，前臂旋前主动运动／被动运动 0～10°/0～15°，前臂旋后主动运动／被动运动 0～10°/0～15°。

患者术后根据《骨科运动康复安全性评定表》(表 1-2-1) 评分如下：

1. 骨折的稳定性　较稳定骨折（相当于 AO 的 A 型），但患者高龄，有骨质疏松，评为 20～25 分。

2. 固定的可靠性　为夹板外固定，能被动运动，评为 15～20 分。

3. 软组织的完整性　合理手法复位（创伤小），韧带解剖对合修复牢固，评为 21～25 分。

术后 1～2 周：总分为 56～69 分，运动康复应慎重。早期进行非骨折邻近关节（肩、腕）的主动关节活动度及部分抗阻运动训练，防止制动造成关节僵硬及肌肉萎缩，肘关节周围肌群行等长肌肉收缩训练。

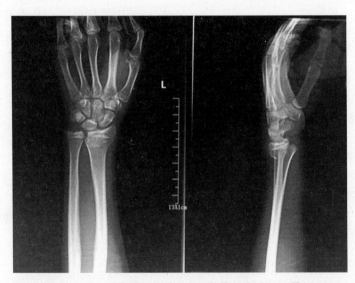

图 11-3-8　受伤时 X 线片示：左桡骨远端 Colles 骨折

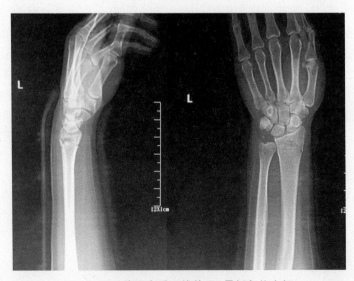

图 11-3-9　外固定后 X 线片示：骨折复位良好

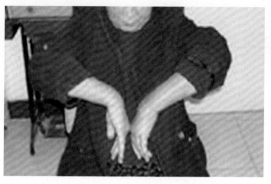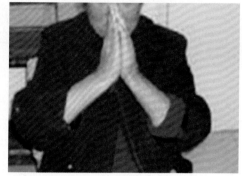

图 11-3-10　示术后 12 周患者左腕关节屈伸活动基本正常

术后 3～4 周：随着骨折周围血肿积化，骨折端形成纤维骨痂，周围软组织修复，《骨科运动康复安全性评定表》评分逐渐提高达到 80 分以上，运动康复较安全，可拆除夹板行腕关节周围被动轻度无痛范围内关节活动度训练；加强腕关节周围肌群的等张训练。

术后 5～8 周：随着骨折周围原始骨痂形成逐渐增多，《骨科运动康复安全性评定表》评分逐渐提高达到 90 分以上，运动康复安全。逐渐加强腕关节周围被、主动轻度无痛范围内关节活动度及松动术训练；逐步加强腕关节周围肌群的抗阻运动训练（运动治疗后行冷疗）。

中期评定：左腕关节局部肿胀，左腕屈肌肌腱触之较硬，左腕关节活动障碍，关节活动度范围主动运动 / 被动运动 10°～20°/12°～24°，前臂旋前主动运动 / 被动运动 0～50°/0～55°，前臂旋后主动运动 / 被动运动 0～60°/0～65°。

术后 9～12 周：随着骨折周围骨痂改造塑形期，《骨科运动康复安全性评定表》评分逐渐提高达到 90 分以上，运动康复安全。加强腕关节周围主动轻度无痛范围内关节活动度及松动术训练；逐步加强肘关节周围肌群的抗阻运动训练（运动治疗后行冷疗）。

末期评定：左腕关节活动度范围主动运动 / 被动运动 20°～30°/22°～35°，前臂旋前主动运动 / 被动运动 0～80°/0～85°，前臂旋后主动运动 / 被动运动 0～78°/0～80°（图 11-3-10）。

建议行运动康复治疗前行物理因子（温热治疗、音频等）治疗，成年人可加选超声波治疗，软化、松解手术区软组织瘢痕，注意避免暴力行关节活动度及松动术训练，防止造成二次损伤、骨化性肌炎及关节僵硬，运动康复处方骨折骨骼 - 固定物复合体所能承受的负荷则是逐渐增加的。运动治疗应遵循循序渐进的原则，动态评价骨折不同愈合时期的运动治疗安全性后，适时地调整运动治疗计划。

第十二章

手部运动康复

第一节　生理解剖基础

一、手部骨关节解剖概要

手部骨关节由掌骨和指骨构成，掌骨近端为掌骨底，远端为掌骨头；指骨近端为底，中间为体，远端为滑车。指骨分远、中、近节。拇指有两节指骨，其余指有三节指骨（图12-1-1）。

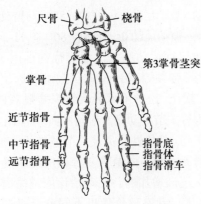

图 12-1-1　手部骨关节解剖

二、手部动力装置解剖概要

手指关节具备高度的灵活性，其运动形式包括屈伸、收展，各手指关节的运动还可联动，这与其周围韧带肌肉的分布位置形式是分不开的（表12-1-1）。

三、生理功能与解剖特点

（一）手部关节结构特点

掌、指骨之间构成掌骨间关节、掌指关节、指间关节。掌骨间关节为平面关节，仅有轻微活动。掌指关节由掌骨头与指骨底构成，关节囊薄而松弛，掌侧和两侧均有韧带加强，掌侧韧带厚而坚韧，由纤维软骨构成，两侧的侧副韧带从掌骨头连至指骨底的两侧，此韧带在屈指时紧张，伸指时松弛；掌指关节可做屈、伸、收、展及小幅的环转活动。指骨间关节共9个，拇指1个，其余各指各2个，由各指相邻指骨的底和滑车组成，关节囊松弛，掌侧和两侧由掌侧韧带和侧副韧带加强；指间关节为滑车关节，仅能做屈、伸活动（图12-1-2）。

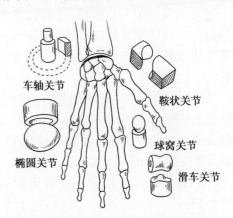

图 12-1-2　手部关节类型

（二）手部关节的稳定性

掌骨间关节的稳定性主要来自于关节囊和关节周围的韧带。掌骨之间存在各方向韧带包裹，掌骨与掌骨之间相互紧密连接，限制了掌骨的活动度。附着在掌骨上的骨间肌在掌骨运动时也可以起到动力稳定的作用。掌指关节为杵臼关节，能够进行多方向的活动，掌指关节两侧为坚强的侧副韧带加强，上下

表 12-1-1　前臂及腕关节各肌起止、作用及神经支配

肌名	起点	止点	作用	神经支配
拇短展肌	屈肌支持带及外侧附着点的浅层外侧	拇指近节指骨底	外展拇指	正中神经
拇短屈肌	屈肌支持带及外侧附着点的浅层内侧	拇指近节指骨底	屈拇指	正中神经
拇对掌肌	拇短展肌的深层	第1掌骨前面外侧部	使第1掌骨携带拇指对掌	正中神经
拇收肌	深侧拇对掌肌的内侧	横头起于第3掌骨前面斜头起于屈肌支持带桡侧	拇指近节指骨底内侧	尺神经
小指展肌	屈肌支持带及其内侧附着点浅层的内侧	小指近节指骨底	外展小指	尺神经
小指短屈肌	屈肌支持带及其内侧附着点浅层的外侧	小指近节指骨底	屈小指	尺神经
小指对掌肌	钩状骨的钩部和屈肌支持带	第5掌骨内侧缘	牵引第5掌骨使小指对掌	尺神经
蚓状肌	指深屈肌腱桡侧	第2～5指背腱膜	屈掌指关节并伸指间关节	正中神经
骨间掌侧肌	第2掌骨尺侧和第3、4掌骨的桡侧	指背腱膜和近节指骨底的内侧	使第2、4、5指向中指靠拢；屈掌指关节，伸指间关节	尺神经
骨间背侧肌	掌骨背侧相对面	同指近节指骨底的相应侧和背侧腱膜	使第2～4指远离中指	正中神经

分别有屈伸肌腱作为动力性稳定。指骨间关节除关节囊本身增强稳定性外，两侧的侧副韧带和掌侧韧带分别从三个方向加强，末节指间关节周围还有手指屈伸肌的肌腱在末节指骨附着点处得以加强。

（三）手部的运动特点

根据手的功能，手部骨关节系统大致可以分为四组：

第一组是手的固定部分，包括第2掌骨、第3掌骨、小多角骨和头状骨。它们相对稳定，是手部活动中心和支柱。其他三组围绕此组进行活动，故在临床治疗和康复训练过程中，恢复此组的正常解剖结构和运动功能至关重要。

第二组是拇指、第1掌骨和大多角骨，具有很大的活动幅度。鱼际肌群及拇指的屈、伸、收、展肌肉均附着在此组骨骼上，使拇指能适应各种活动。从手的整体功能上来说，拇指占了50%的功能。所以，在手外伤治疗时，拇指功能的恢复至关重要。

第三组是示指，它有单独的伸、屈肌，相对独立，和拇指配合能完成手部70%～80%的功能。

第四组是中指、环指、小指、第4掌骨、第5掌骨和钩状骨，对扩大手掌，协助拇指、示指的握、持等动作起配合作用。

从手部各关节的整体来分析，有休息位、功能位、保护位之分。手的休息位是腕关节背伸10°，示指至小指如半握拳状，拇指部分外展，拇指尖接近示指的远侧指间关节。手的功能位是手进行劳动时最常采用和功能最大的姿势，表现为腕关节背伸20°～25°，拇指外展、对掌，其他手指略分开，掌指关节及近侧指间关节半屈曲，而远侧指间关节微屈曲，相当于握小球的体位，该体位使手能根据不同需要迅速地做出不同的动作，发挥其功能。外伤后手的功能位固定即是以此为标准（图12-1-3）。保护位是为了保护或维持手部的功能而设，如虎口挛缩畸形在手术松解后，需将拇指放在最大限度的外展、后伸和对掌

位进行固定,使日后拇指有较大的活动范围;又如掌指关节整复手术后,宜将掌指关节固定在屈曲90°体位,以防其侧副韧带挛缩。

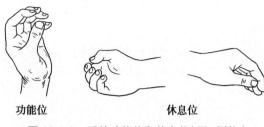

功能位　　　　休息位

图 12-1-3 　手的功能位和休息位(正、侧位)

第二节　常用运动康复方法

手指是人体最为灵活而较脆弱的器官,是人类使用劳动工具不可或缺的组织器官之一。手主要任务是完成各种动作,强调其主动灵活性,同样,灵活性和稳定性在运动中是相辅相成的。手指的稳定性较差,因此手指的康复训练相对稳定性而言,更为注重灵活性的恢复。

一、改善手关节活动度常用方法

(一)手指关节屈伸运动训练

1. 被动运动

(1)拇指掌指关节屈伸运动

1)目的与作用:牵张拇指掌指关节周围肌腱及肌肉,提高拇指掌指关节活动度。

2)动作要领:患者取仰卧或坐位,康复治疗师站于患肢侧,两手分别捏住拇指掌指关节两侧,带动拇指做掌指关节屈伸运动(图12-2-1)。

3)注意事项:被动活动的前提需拇指指关节稳定性可,被动活动的范围视患者疼痛感觉而定,疼痛明显应立即终止。

(2)拇指指间关节屈伸运动

1)目的与作用:牵张拇指指间关节周围肌腱、肌肉,提高拇指指间关节活动度。

2)动作要领:患者取仰卧或坐位,康复治疗师站于患肢侧,两手分别捏住拇指指间

关节两侧,带动拇指做指间关节屈伸运动(图12-2-2)。

3)注意事项:被动活动的前提需拇指指间关节稳定性可,被动活动的范围视患者疼痛感觉而定,疼痛明显应立即终止。

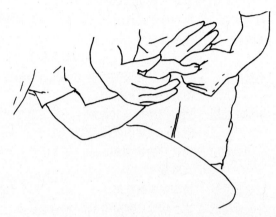

图 12-2-1 　拇指掌指关节屈伸运动

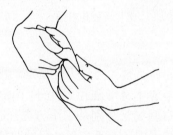

图 12-2-2 　拇指指间关节屈伸运动

(3)手指掌指关节屈伸运动

1)目的与作用:牵张手指掌指关节周围肌腱、肌肉,提高手指掌指关节灵活性。

2)动作要领:患者取仰卧或坐位,康复治疗师站于患肢侧,两手分别捏住其余四手指掌指关节两侧,带动手指做掌指关节屈伸运动(图12-2-3)。

3)注意事项:被动活动的前提需手指掌指关节稳定性可,被动活动的范围视患者疼痛感觉而定,疼痛明显应立即终止。

(4)手指指间关节屈伸运动

1)目的与作用:牵张手指指间关节周围肌腱、肌肉,提高手指指间关节灵活性。

2)动作要领:患者取仰卧或坐位,康复治疗师站于患肢侧,两手分别捏住手指指间

关节两侧，带动手指做指间关节屈伸运动（图12-2-4）。

3）注意事项：被动活动的前提需手指指间关节稳定性可，被动活动的范围视患者疼痛感觉而定，疼痛明显应立即终止。

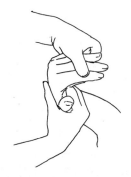

图12-2-3 手指掌指关节屈伸运动

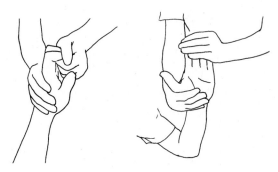

图12-2-4 手指指间关节屈伸运动

2. 助力运动或主动运动

（1）掌指关节屈伸训练

1）目的与作用：增强掌指关节屈伸灵活性。

2）动作要领：指间关节保持伸直，进行屈伸掌指关节运动（图12-2-5）。

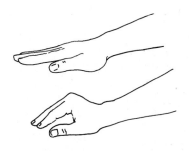

图12-2-5 掌指关节屈伸运动

3）注意事项：患者需在具备一定的主动屈伸基础上开始练习，需拇指、手指关节稳定性较好，循序渐进，以掌指、手指关节局部不产生明显疼痛为适。适于掌骨、指骨骨折及掌指间关节脱位、手指肌腱损伤后的早期康复训练。

（2）拇指、手指掌指、指间关节屈伸运动

1）目的与作用：维持改善拇指掌指关节活动范围，增进拇指掌指关节屈伸肌群肌力，更大程度改善拇指掌指关节屈伸活动度。

2）动作要领：与被动运动拇指掌指关节屈曲运动方法相同，患者取仰卧或坐位，拇指、手指近节或远节指间关节主动屈伸，当屈伸近节指间关节时需固定掌指关节及远节指间关节，屈伸远节指间关节时需固定掌指关节和近节指间关节（图12-2-6）。

3）注意事项：患者需在具备一定的主动屈伸基础上开始练习，需拇指、手指指关节稳定性较好，循序渐进，以掌指、手指关节局部不产生明显疼痛为适。适于指骨折、指间关节脱位和手指肌腱损伤后的康复训练。

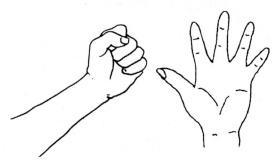

图12-2-6 拇指、手指掌指、指间关节屈伸运动

（3）掌指关节侧方运动训练

1）目的与作用：增强掌指关节侧向运动和分指、并指活动度。

2）动作要领：从拇指开始逐个手指尽可能向桡侧分开，分开后再逐个并拢，频率逐渐加快（图12-2-7）。

3）注意事项：患者需在具备一定的主动屈伸基础上开始练习，需拇指、手指指关节稳定性较好，循序渐进，以掌指、手指关节局部不产生明显疼痛为适。适用于指骨折、指间关节脱位和手指肌腱损伤后的康复训练。

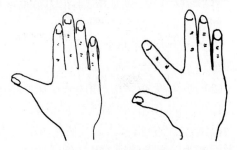

图 12-2-7 掌指关节侧方运动训练

（二）手指关节收展运动训练

（1）被动运动

1）目的与作用：牵张各手指指间肌腱、肌肉，提高手指收展灵活性。

2）动作要领：患者取仰卧或坐位，康复治疗师站于患肢侧，两手分别捏住两相邻手指，带动手指做指间关节收展运动（图 12-2-8）。

3）注意事项：被动活动的前提需各节掌骨稳定性可，被动活动的范围视患者疼痛感觉而定，疼痛明显应立即终止。

（2）助力运动或主动运动

1）目的与作用：维持或改善手指掌指关节活动范围，增进各手指掌指关节收展肌群肌力，更大程度改善手指掌指关节收展活动度。

2）动作要领：与被动运动手指收展活动方法相同，患者取仰卧或坐位，各手指以中指为中心在同一平面集拢或展开。活动患肢时腕关节保持在中立位（图 12-2-9）。

3）注意事项：患者需在具备一定的主动活动基础上开始练习，且需各掌骨稳定性较好，循序渐进，以各手指局部不产生明显疼痛为适。适于掌骨骨折、掌指关节脱位和手指肌腱断裂吻合后的康复训练。

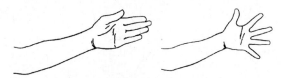

图 12-2-9 手指关节收展运动

（三）手指对掌运动

（1）被动运动

1）目的与作用：牵张拇指腕掌关节、掌指关节、指间关节周围肌腱及肌肉，提高拇指灵活性。

2）动作要领：患者取仰卧或坐位，康复治疗师站于患肢侧，两手分别捏住拇指近节指间关节两侧，带动拇指分别与各手指接触（图 12-2-10）。

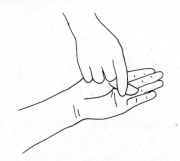

图 12-2-10 手指被动对掌运动

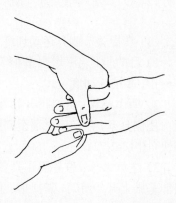
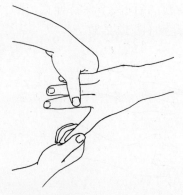

图 12-2-8 手指关节被动收展运动

3）注意事项：被动活动的前提需拇指腕掌、掌指关节稳定性可，被动活动的范围视患者疼痛感觉而定，疼痛明显应立即终止。

（2）助力运动或主动运动

1）目的与作用：维持或改善手指腕掌、掌指关节活动范围，增进各手指掌指关节对掌肌群肌力，更大程度改善手指掌指关节对掌活动度。

2）动作要领：拇指与其他手指相互接触、夹持完成对掌动作，患者应早期在允许活动范围内进行对掌运动（图 12-2-11）。

3）注意事项：患者需在具备一定的主动活动基础上开始练习，且需拇指腕掌、掌指关节稳定性较好，循序渐进，以拇指腕掌、掌指关节局部不产生明显疼痛为适。适于第 1 掌骨骨折或拇指掌指关节脱位后的康复训练。

（四）指浅屈肌腱滑动练习

1. 目的与作用　增强指浅屈肌腱滑动度和延展性。

2. 动作要领　屈掌指关节→屈近节指间关节→伸掌指关节、屈远近指间关节→屈掌指关节、指间关节、伸腕（图 12-2-12）。

3. 注意事项　患者需在具备一定的主动屈伸基础上开始练习，需拇指、手指指关节稳定性较好，循序渐进，以掌指、手指关节局部不产生明显疼痛为适。适于指骨折、指间关节脱位和手指浅肌腱损伤后的康复训练。

（五）指浅深屈肌腱滑动练习

1. 指浅深屈肌腱滑动练习

（1）目的与作用：增强指屈肌腱滑动度和延展性。

（2）动作要领：固定其余手指，屈伸掌指

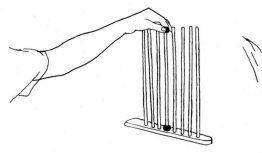
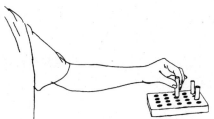

图 12-2-11　借助器具手指对掌运动训练

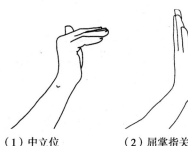

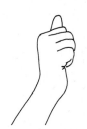

（1）中立位　　　　（2）屈掌指关节　　　　（3）屈近节指间关节

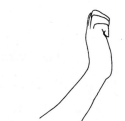
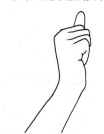

（4）伸掌指关节、屈远近指间关节　　　（5）屈掌指关节、指间关节、伸腕

图 12-2-12　指浅屈肌肌腱滑动练习

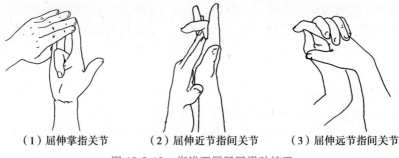

（1）屈伸掌指关节　　（2）屈伸近节指间关节　　（3）屈伸远节指间关节

图 12-2-13　指浅深屈肌腱滑动练习

关节、指间关节；固定掌指关节，屈伸近、远节指间关节；固定掌指关节、近节指间关节，屈伸远节指间关节（图 12-2-13）。

（3）注意事项：患者需在具备一定的主动屈伸基础上开始练习，需拇指、手指指关节稳定性较好，循序渐进，以掌指、手指关节局部不产生明显疼痛为适。适于指骨折、指间关节脱位和手指深肌腱损伤后的康复训练。

2. 借助梯格屈伸拇指、手指掌指、指间关节

（1）目的与作用：增强指深肌腱和指浅肌腱滑动度和延展性。

（2）动作要领：此项运动训练需借助梯格，手指在前，拇指在后，依次往上做爬梯运动（图 12-2-14）。

（3）注意事项：患者需在具备一定的主动屈伸基础上开始练习，需拇指、手指指关节稳定性较好，循序渐进，以掌指、手指关节局部不产生明显疼痛为适。适于指骨折、指间关节脱位和手指肌腱损伤后的康复训练。

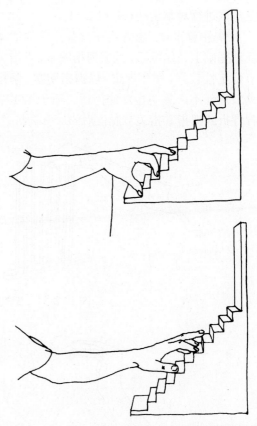

图 12-2-14　借助梯格屈伸拇指、手指掌指、指间关节

二、增强手关节稳定性常用方法

（一）拇指对掌训练

1. 目的与作用　增强拇指对掌肌力。

2. 动作要领　利用拇指指间关节牵引橡皮筋内收，保持掌指关节伸直，逐渐增加内收幅度和频率（图 12-2-15）。

3. 注意事项　骨折恢复早期可直接克服重力做屈伸运动，待具备一定的肌力后可以开始力量练习，力量练习可逐渐增量。

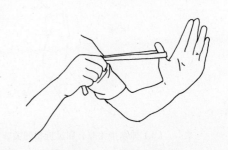

图 12-2-15　拇指对掌训练

（二）拇指屈指肌力练习

1. 目的与作用 增强拇指屈指肌力。

2. 动作要领 保持拇指掌指关节伸直，用远节拇指带动沙袋做屈伸动作，沙袋重量可逐渐增加（图12-2-16）。

3. 注意事项 骨折恢复早期可直接克服重力做屈伸运动，待具备一定的肌力后可以开始力量练习，力量练习可逐渐增量。

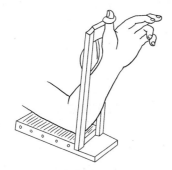

图12-2-16 屈指牵引架及屈指牵引

（三）拇指外展肌力练习

1. 目的与作用 增强拇指外展肌肌力。

2. 动作要领 保持拇指指间关节伸直，屈伸掌指关节牵引橡皮筋（图12-2-17）。

3. 注意事项 骨折恢复早期可直接克服重力做屈伸运动，待具备一定的肌力后可以开始力量练习，力量练习可逐渐增量。

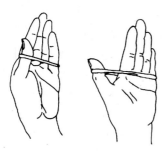

图12-2-17 拇指外展肌力练习

（四）手指关节屈伸抗阻运动训练

1. 目的与作用 患肢手指在一定外加阻力下完成屈伸动作，通过增强手指关节周围肌力来增加手指关节稳定性。

2. 动作要领 ①方法1：将手指平放于木板上，另一手向该手背面施加一定压力，被压手指逐渐背伸，克服所施加压力（图12-2-18）；②方法2：一手握住另一手手指，通过手指的屈伸来克服另一手所施加的压力。

3. 注意事项 骨折恢复早期可直接克服重力做屈伸运动，待具备一定的肌力后可以开始力量练习，力量练习可逐渐增量。

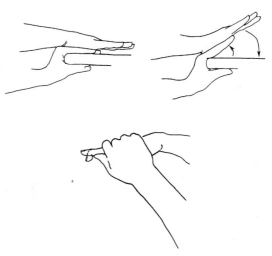

图12-2-18 手指关节屈伸抗阻运动训练

（五）手指关节收展抗阻运动训练

1. 目的与作用 通过手指的内收增强手指内收肌（骨间肌）肌力，外展增强手指伸展肌（蚓状肌、小指外展肌）肌力来增强手指关节稳定性。

2. 动作要领 ①内收：利用两个手指夹持弹性橡皮，力量逐渐增加［图12-2-19（1）］；②外展：分别在相邻两手指缚一根橡皮筋，手指尽力在同一平面分开，克服橡皮筋的束缚阻力［图12-2-19（2）］。

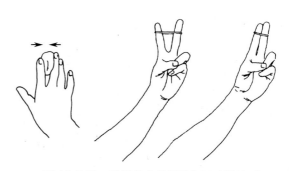

图12-2-19 手指关节收展抗阻运动训练

3. 注意事项　抗阻运动时需手指掌骨、近远节指骨稳定性好，待具备一定的肌力后可以开始力量练习，力量练习可逐渐增量。

（六）手指握力训练

1. 目的与作用　增强手指握力（指深浅屈肌、拇收肌、小指对掌肌）。

2. 动作要领　利用五指紧握弹力橡皮，再逐渐松开，掌指、指间关节均最大化屈曲，拇指、小指尽量内收（图12-2-20）。

3. 注意事项　抗阻运动时需手指掌骨、近远节指骨稳定性好，待具备一定的肌力后可以开始力量练习，力量练习可逐渐增量。

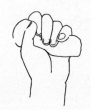

图 12-2-20　手指握力训练

（七）手指关节对掌抗阻运动训练

1. 目的与作用　患者拇指和其余手指两两相对，并相互施加一定压力，通过克服对方所施加阻力来提高手指的对掌力量。

2. 动作要领　两手各手指相互叉开，五指分别相对，两手同时发力，做两手手指靠拢、分离动作（图12-2-21）。

3. 注意事项　抗阻运动时需手指掌骨、近远节指骨稳定性好，待具备一定的肌力后可以开始力量练习，力量练习可逐渐增量。

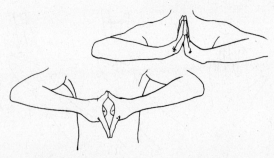

图 12-2-21　手指关节对掌抗阻运动训练

第三节　运动康复方法的选择

一、治疗目的与运动康复方法选择

手外伤是指腕关节以远的所有外伤。国内临床统计资料表明，在骨科急诊中手外伤患者约占就诊人数 1/4，发病率占创伤总数的 1/3 以上，右利手受损为 91.2%，男女受伤比例为 3.5∶1，16～30 岁为高发年龄，平均年龄 23.5 岁，多数发生在机器制造业、木工、建筑业等体力劳动者，人为因素（违规操作）占 70% 以上。在损伤类型上，切割伤和压砸伤最为多见。手外伤所带来的功能障碍是因瘢痕挛缩、肌腱粘连、肿胀、关节僵硬、肌肉萎缩、组织缺损、伤口长期不愈合等造成的运动和感觉功能障碍，给工作和生活带来严重的不便。从临床报道来看，康复治疗对不同性质手外伤术后功能恢复影响较大。一般神经、肌腱损伤是否进行康复治疗，其术后功能恢复的速度及程度均有较大差异，因此离断伤、血管、神经、肌腱损伤的患者对康复治疗需求明显高于单纯皮瓣修复缺损组织、先天畸形的患者对康复治疗的需求。随着显微外科的发展，手损伤的修复与再造取得了很大的进展，但手功能的恢复尚不能令人满意。所以，对手外伤修复术后进行全程的康复评估和康复治疗，加强患者的康复教育和康复治疗的主动参与性，越来越引起重视。同时，社会的不断进步，人们生活水平的逐年提高，人们对生活质量和健康水平的要求也越来越高。外伤后不单是要求外形完整和美观，更需要功能不影响生活质量和工作能力，所以康复治疗对手功能的恢复具有重要的意义。

（一）第一掌骨基底部骨折

骨折分为两种类型：①不经过关节的第 1 掌骨基底部骨折。复位后用石膏托一般固定 4 周，陈旧性骨折即使有轻度移位和成角畸形，对拇指功能影响不大。②通过关节的第 1 掌骨基底部骨折。复位容易，但固定困难，常需手术治疗，一般固定6周左右。

运动康复治疗要点：

固定期：患肢示指、中指、环指、小指主被动运动。开始以被动运动为主，用健手辅助伤手进行指间关节的屈伸运动。待局部疼痛消失后，以主动活动为主，每日3次，每次活动时间以局部无疲劳感为宜。并对伤手进行局部按摩，至皮肤发热为止。

骨折愈合后：拇指外展、内收、对掌及屈伸运动训练。开始以被动运动为主，用健手握住拇指练习，运动幅度不宜过大，以骨折部位不感觉疼痛为限，每日3次，每次30分钟。1周以后开始主动运动，运动幅度逐渐增大。

（二）掌骨干骨折

一般石膏固定4～6周。在早期固定后即可开始指间关节运动；石膏拆除后1周，开始进行掌指关节和腕关节活动，并逐渐增加幅度和力量。

经过手术内固定后的患者，术后即可开始主动运动手指指间关节、被动运动掌指关节，以促进水肿消除；2～3周可以开始主动运动掌指关节和腕关节；3周后可逐渐开始负重锻炼；6周后基本可完全负重锻炼。

（三）掌骨颈骨折

1. 骨折整复后石膏或夹板固定3～6周，维持腕关节15°～20°伸直位，MP关节70°屈曲，IP一般不固定（假如没有指骨旋转问题）。

2. 固定期以拇指和健指的被动运动为主。1周后可以主动运动，术后3～5天进行伤指的DIP和PIP关节的被动运动，禁止MP关节的主动和被动运动，防止骨折端剪力影响骨折愈合。腕关节和肘、肩关节可进行主动运动。

3. 活动期3～6周后去除固定，伤指MP关节开始运动，先进行被动附加运动，松动关节，继后改为主动加被动运动，当MP关节活动范围明显改善时，可开始主动抗阻运动训练。伤后8周，进行肌力、耐力训练。

（四）指骨骨折

1. 分型

（1）近节指骨骨折：骨折复位后，掌指关节屈曲45°，近节指间关节屈曲90°，用背侧石膏条固定4～6周。

（2）中节指骨骨折：骨折复位后，向掌侧成角者应屈曲位固定，向背侧移位者应伸直位固定4～6周。

（3）末节指骨骨折：整复后用石膏或夹板将近侧指间关节屈曲90°，远节指间关节过伸位固定6周。

2. 进行运动康复时注意要点

（1）固定期：①术后2天开始健指主动运动。若健指与伤指的屈伸运动没有牵连关系，则可以进行主动运动；若有牵连关系，则以被动运动为主。每次运动应达到最大活动范围。②固定后即可开始腕关节、肘关节的主动活动。③待伤指疼痛肿胀开始消退，开始伤指被动屈伸运动，活动范围应根据骨折的部位、稳定性、软组织破坏程度、固定的牢固程度综合分析。若中节、远节指骨骨折，MP关节活动范围可稍微大一些；若近节指骨骨折，MP关节活动会影响骨折愈合，所以不宜活动MP关节。

（2）外固定去除后：①重点是指间关节屈伸训练。若骨折愈合好，先进行被动附加运动。继之以被动生理运动为主，主动运动为辅。若骨折愈合不满意，活动时应先固定保护好骨折部位，然后进行指间关节的被动运动。②等指间关节的挛缩粘连松动后，以主动运动为主，助动运动为辅，直至各关节活动幅度恢复到最大范围。③远节指骨骨折，指端常合并过敏，需脱敏治疗，用各种不同物质摩擦、敲打指尖。

（五）肌腱损伤修复术后

1. 屈指肌腱损伤修复术后治疗与运动康复 术后用背侧石膏托屈腕位固定，维持腕关节45°屈曲，MP关节屈曲40°，IP关节伸直位，肘关节屈曲90°位。

（1）1～3周的练习原则：主动伸指、被动屈指、腕关节不能主动活动，每日数次，逐渐增加运动次数。①术后2天开始伸IP关节；②在MP、PIP屈曲位，轻柔被动活动DIP

关节；③在 MP 屈曲位，被动完全伸直 PIP 关节；④在 MP 屈曲 90° 位，被动屈伸 IP 关节。

（2）4～6 周练习原则：①调整背侧石膏托，维持腕关节 0 伸指位，MP 关节屈曲、IP 关节伸直位；②主动轻柔地屈曲（伸直）IP 和 MP 关节；③被动屈曲 / 伸直 IP 和 MP 关节；④第 5 周腕关节开始缓慢活动，屈指位伸腕、屈腕位伸指，但不能同时做伸腕伸指练习；⑤逐渐开始抗阻运动训练。

2. 伸指肌腱损伤修复术后治疗与运动康复　手背伸肌腱表浅，损伤率高，容易发生粘连。与屈指肌腱相比，伸肌腱较弱，开始主动活动时容易过分牵伸。因此，在活动第一周必须注意保护。伸肌腱扁、薄、阔，更容易断裂。伸肌腱活动范围小于屈肌腱，因此在长度方面的代偿能力小。伸肌腱长度的改变或粘连会影响力的传递，从而改变关节活动范围。另外，每个关节伸肌腱有骨性连接部位，所以伸肌腱几乎没有自身调节能力。伸肌腱修复术后，早期在控制范围内进行屈曲活动有助于瘢痕组织重新塑形，使得伸肌腱有较大的活动幅度，也可以防止粘连。

伸肌腱修复术后一般固定腕关节 30°～40° 伸直位，同时用橡皮筋牵引所有指间关节。嘱咐患者在固定范围内主动屈曲手指，依靠橡皮筋的弹力被动伸指（图 12-3-1）。术后 1～3 周，在固定控制的范围内练习主动屈指、被动伸指，禁止被动屈指和主动伸指。3 周以后，去除外固定，嘱咐患者继续主动屈指练习，继续依靠弹力橡皮筋进行被动伸指锻炼，并逐渐开始伸指主动练习。6～7 周后，开始伸指抗阻练习，阻力由小逐渐增大。

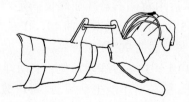

图 12-3-1　手指弹力屈伸训练

（六）断指再植术后的运动康复

1. 早期运动康复

术后 0～1 周：此时一般不宜进行运动康复，可进行全身功能锻炼，如深呼吸、健肢运动等，可有效防止血栓形成和提高机体氧交换能力。

术后 2～4 周：对未加制动的关节，可以开始做被动的屈伸活动，同时进行患侧的主动肩、肘关节活动，以免长期制动影响其他关节的活动。

2. 中期运动康复　中期康复自解除制动开始，一般在术后 5～8 周，运动康复的主要目的是减轻水肿，防止关节僵硬和肌腱粘连。此时可逐渐开始练习患指的屈、伸和钩指握拳等动作。动作应由轻到重，以患者自身能够耐受为度，避免过度活动损伤修复的组织。

3. 后期的运动康复　一般在手术后 9～12 周，此时骨折已愈合，肌肉、神经、血管愈合已比较牢固。此期可开始被动活动和抗阻训练。①关节活动度练习：主动做关节各方向的活动，运动动作平和轻柔，达到最大幅度后再轻度用力，使关节区域感觉到紧张或轻度酸胀；被动牵引活动时手法宜轻柔，切忌使用暴力或引起明显的疼痛；②可采取从轻到重的抗阻运动训练，促进肌力恢复的原则是使肌肉尽大能力收缩，以引起适度疲劳后适当休息，使肌肉在恢复及随后的超量恢复中恢复及发展其形态特点；③在关节活动度和肌力有一定恢复时，可及时开始日常生活活动和功能性活动练习。

二、个性化运动康复处方的制订

手部运动康复处方的制订要综合患者全身情况和局部情况综合分析。全身情况包括：患者年龄、全身体质情况、骨质疏松情况、对疼痛的耐受力、肢体协调能力、职业工种、生活习惯等。局部情况主要包括：骨折的稳定性、软组织完整性（包括皮肤、韧带、肌腱、关节囊及手术干预所造成的损伤）、固定的可靠性（包括内固定和外固定的可靠性）。

手部康复处方的制订要综合分析每位患者的具体情况,进行个性化评估。

(一)第1掌骨基底部骨折

未经过掌腕关节面的骨折,相对来说由于存在关节囊的约束作用,因此在保持拇指外展背伸的情况下,可以早期开始活动;3周左右可取掉支具或石膏进行主动锻炼。如果骨折线通过掌腕关节面(Bennett骨折、Rolando骨折),骨折稳定性大大降低,由于关节内骨折复位要求比较高,过早的活动和解除外固定会影响骨折的愈合。因此,如果采取了手术内固定,在固定较为可靠的前提下,在术后2~14天即可开始指间关节被动屈伸和腕关节主动活动,2~3周可开始活动掌指关节活动,但以上活动均禁止拇指的内收锻炼。3~4周后,若摄片显示骨折处出现骨痂,即可开始拇指的内收外展锻炼,并逐渐过渡到抗阻运动训练;若采取外固定的患者,应在骨折有一定程度的愈合后方能拆除外固定(一般在4~6周),外固定去除后开始锻炼,但在固定期间,可以行邻近手指和肘关节的锻炼。

(二)掌骨干骨折

长斜形骨折由于有周围掌骨及软组织保护,不易移位,而且愈合也快,因此可以早期锻炼;横断骨折稳定性相对差,锻炼时间和强度应适当推后和减轻。

(三)掌骨颈骨折

掌指关节侧副韧带在伸直位松弛,在屈曲位时紧张。因此,骨折复位和固定后应保持侧副韧带紧张维持骨折处的稳定性(图12-3-2、图12-3-3)。功能锻炼可在骨折基本愈合后方可行伸掌指关节训练。

(四)指骨骨折

指骨骨折由于缺乏周围软组织的保护,因此容易造成骨折移位,特别是侧方移位。外固定患者一般在3~4周后锻炼。内固定患者早期稳定性大大加强,可根据骨折类型和固定方式综合分析,进行早期锻炼。行克氏针固定者创伤较接骨板固定小,稳定性基

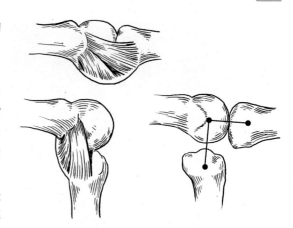

图12-3-2 掌骨颈周围韧带解剖关系

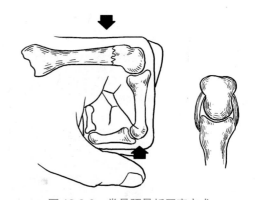

图12-3-3 掌骨颈骨折固定方式

本差不多,一般来说,可较接骨板固定者早期锻炼;外支架固定者,适当推晚锻炼时间,但可早期行邻近关节训练。

(五)断指再植术后

主要根据手术时间、手术技巧、固定方式、血运情况、伤口愈合情况等综合分析。早期一般以理疗为主,不宜进行运动康复。

三、运动处方示例

简要病史:患者,男性,39岁。左手外伤术后1周行康复治疗。

患者因外伤致左手疼痛,肿胀,畸形,活动不能。当地摄X线示左示指、中指骨折,左第4、5掌骨骨折。在臂丛麻下行切开复位+接骨板内固定,术后给予患者局部石膏外固定(图12-3-4、图12-3-5)。

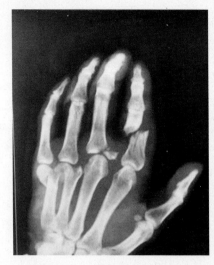
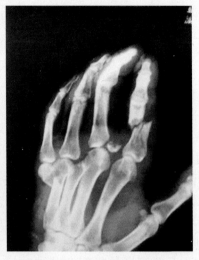

图 12-3-4　受伤时 X 线片示：第 2、3 近节指骨骨折，第 4 掌骨远端骨折

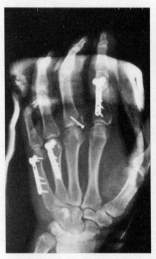
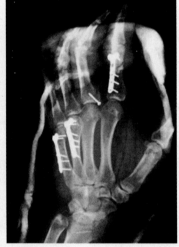

图 12-3-5　术后 X 线片示：骨折复位良好，内固定位置良好

初期评定： 左手第 3 掌指间关节局部肿胀，活动障碍，关节活动度范围主动运动 / 被动运动 75°～80°/70°～85°；左手第 4、5 掌指关节及左示指近侧指间关节稍肿胀，关节活动度范围主动运动 / 被动运动 0～60°/0～70°。

患者术后根据《骨科运动康复安全性评定表》（表 1-2-1）评分如下：

1. 骨折的稳定性　属于不稳定骨折（相当于 AO 的 C 型），左示指及第 4、5 掌骨评为 18～20 分，左中指评为 5～10 分。

2. 固定的可靠性　为接骨板内固定及石膏外固定，术中即能被动运动，评为 28～30 分，左中指螺钉固定评为 15～20 分。

3. 软组织的完整性　关节韧带缝合，术中部分对抗张力，评为 26～30 分。

术后 1～2 周：左示指及左第 4、5 掌骨骨折，术后评分总分为 71～80 分，运动康复较安全。而左中指术后评分总分为 46～56 分，运动康复应慎重。早期进行非骨折邻近关节的主动关节活动度及部分抗阻运动训练，防止制动造成关节僵硬及肌肉萎缩。

术后 3～4 周：随着骨折周围血肿积化，

周围软组织修复,《骨科运动康复安全性评定表》评分逐渐提高达到 70 分以上,运动康复较安全。可拆除石膏行第 3 掌指关节周围被动轻度无痛范围内关节活动度训练;加强关节周围肌群的等张训练。

术后 5~8 周:随着骨折周围原始骨痂形成逐渐增多,《骨科运动康复安全性评定表》评分逐渐提高达到 75 分以上,运动康复安全。逐渐加强关节周围被主动轻度无痛范围内关节活动度及松动术训练;逐步加强关节周围肌群的抗阻运动训练(运动治疗后行冷疗)。

中期评定: 左第 3 掌指关节局部仍有肿胀,节活动障碍,关节活动度范围主动运动 / 被动运动 40°~75°/30°~85°。

随着骨折周围骨痂改造塑形,《骨科运动康复安全性评定表》评分逐渐提高达到 85 分以上,运动康复安全。加强关节周围主动轻度无痛范围内关节活动度及松动术训练;逐步加强关节周围肌群的抗阻运动训练(运动治疗后行冷疗)。

末期评定: 左手各关节活动度范围主动运动 / 被动运动 0~90°/0~100°。

建议行运动康复治疗前行物理因子(温热治疗、音频等)治疗,成年人可加选超声波治疗,软化、松解手术区软组织瘢痕,注意避免暴力行关节活动度及松动术训练,防止造成二次损伤、骨化性肌炎及关节僵硬,运动康复处方骨折骨骼 - 固定物复合体所能承受的负荷则是逐渐增加的。运动治疗应遵循"循序渐进"的原则,动态评价骨折不同愈合时期的运动治疗安全性后,适时地调整运动治疗计划。

第十三章

髋部运动康复

第一节　生理解剖基础

一、髋关节解剖概要

髋关节是典型的杵臼关节，由股骨头和髋臼构成。髋臼周缘附有髋臼唇，以增加髋臼的深度，髋臼切迹被髋臼横韧带封闭。股骨头关节面约为球形的 2/3，几乎全部为髋臼包绕，与臼内的月状关节面相接触，髋臼内填满脂肪组织，以缓冲股骨头冲击。髋关节囊紧张而坚韧，上方附着于髋臼周缘和髋臼横韧带；下方附着于股骨颈，在前面达转子间线，后面仅包绕股骨颈的内侧 2/3，外侧 1/3 露在关节囊外。

关节囊周围有韧带加强（图 13-1-1）。

1. 髂股韧带起于髂前下棘向下呈人字形，经关节囊前方止于转子间线。

2. 耻股韧带起于耻骨上支，其与关节囊融合，附于股骨颈内侧 2/3 后方。

3. 坐股韧带起于坐骨体，与关节囊融合，

附于股骨颈内侧 2/3 后方。

4. 股骨头韧带一端连于髋臼横韧带，另一端附于股骨头凹。

从关节囊内面观，可见股骨颈有增厚的纤维环围绕，为轮匝带（图 13-1-2）。

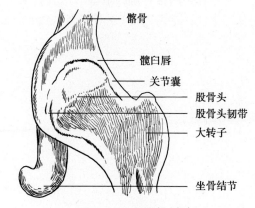

图 13-1-1　髋关节解剖

二、髋关节的生理运动方式

髋关节可做屈、伸、收、展、旋内、旋外和环转运动。膝在屈位时，屈髋可达 140°，膝在

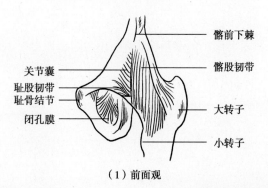

（1）前面观

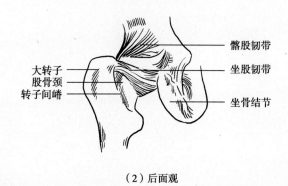

（2）后面观

图 13-1-2　髋关节周围韧带解剖

伸位时，屈髋可达 80°。受髂股韧带的限制伸髋约为 35°，收展总和为 45°，旋转范围约 50°。

三、髋关节动力装置解剖概要

髋关节周围韧带肌肉发达，因此具备较高的稳定性。在一定稳定性的前提下，髋关节也能做屈伸、收展和旋转运动。髋关节稳定性与灵活性的统一是由其周围的韧带肌肉决定的（表 13-1-1）。

四、髋关节生理功能与解剖特点

（一）髋关节结构特点

髋关节是人体最大、关节窝最深、最典型的杵臼关节，既坚固又灵活，由髋臼和股骨头构成，主要功能是负重及多方位运动，吸收和减轻振荡，在机体活动中起到杠杆作用。髋关节作为连接人体躯干与下肢的主要活动关节，具备一定的活动范围。股骨头与髋臼成

表 13-1-1 髋关节周围各肌起止、作用和神经支配

肌名	起点	止点	作用	神经支配
髂腰肌	腰 1~4 椎体侧面及横突，髂窝	股骨小转子	屈大腿，微外旋	腰 1~3 或腰 2~3 神经
股直肌	髂前下棘及髋臼上缘	胫骨粗隆	屈大腿	股神经
缝匠肌	髂前上棘	胫骨体上端内侧面和小腿筋膜	屈大腿	股神经
臀大肌	髂翼外缘，骶骨和尾骨后面、骶结节韧带	股骨臀肌粗隆，大部分借髂胫束至胫骨外侧髁	伸大腿及外旋	臀下神经
半膜肌	坐骨结节	胫骨粗隆内下方	胫骨内侧髁	坐骨神经
半腱肌	坐骨结节	胫骨粗隆内下方	胫骨粗隆内下方	坐骨神经
股二头肌	长头：坐骨结节 短头：股骨粗线外侧	腓骨头	伸大腿，屈小腿，微外旋	长头：胫神经 短头：腓总神经
臀中肌	介于臀前线和臀后线的骨面	股骨大转子	外展大腿，前部使大腿屈曲、内旋；后部使大腿后伸、外旋	臀上神经
臀小肌	介于臀前线与臀下线之间的骨面	股骨大转子前缘	外展大腿，微内旋	臀上神经
阔筋膜张肌	髂前上棘及其至髂结节的一部分髂嵴	髂胫束至胫骨外侧髁	屈大腿，伸小腿	臀上神经
耻骨肌	耻骨梳及其附近	股骨耻骨肌线	屈、内收并微外旋大腿	股神经和闭孔神经
长收肌	耻骨支前面和耻骨结节下方	股骨粗线内侧唇中 1/3 部	内收和外旋大腿	闭孔神经
短收肌	耻骨支联合部	股骨粗线内侧唇上 1/3 部	内收、外旋、微屈大腿	闭孔神经
大收肌	闭孔前下缘，坐骨结节	股骨粗线内侧唇上 2/3 部及收肌结节	内收、外旋、伸大腿	闭孔神经，胫神经
股薄肌	耻骨支联合部和耻骨下支	胫骨上端内侧面	内收、微屈大腿，屈小腿，微内旋	闭孔神经
梨状肌	骶骨前面	股骨大转子尖	外旋大腿，并助展与伸	骶 1~2 神经
闭孔内肌	闭孔膜及其周围骨面	股骨大转子尖	外旋大腿	闭孔内肌神经
闭孔外肌	闭孔膜外面及其周围骨面	股骨转子窝	外旋大腿，微内收	闭孔神经后支
股方肌	坐骨结节	转子间嵴	外旋大腿	股方肌神经

球面接触,决定了髋关节可向多个方向运动,膝在屈位时,屈髋可达 140°,膝在伸位时,屈髋可达 80°,伸髋约为 35°,收展总和为 45°,旋转范围约 50°。髋臼的前倾外展角使得髋关节的屈伸活动明显大于内收、外展活动。髋关节的关节类型、髋臼深度、关节盂唇的介入决定了髋关节的活动范围较小。

(二)髋关节稳定性

髋关节的稳定结构由骨性稳定结构及其周围的韧带软组织维持。与上肢关节相比,髋关节灵活度明显下降,但关节稳定性却明显加强。这与髋关节作为人体的主要负重关节是相适应的。

1. 髋关节骨性结构特点 髋臼前部低,后部隆起,下部有深而宽的缺口,有横韧带通过并封闭,形成半球形凹窝。周边有软骨组织形成的唇盂缘,加大了髋臼深度,使其面积超过球形的一半。其顶部是主要负重区,厚而坚实,后部亦较厚,可加强关节稳定性。与髋臼匹配的股骨头直径较大,与髋臼结合面差小,决定了髋关节是一个稳定的关节。

2. 髋关节囊及周围韧带结构特点 髋关节囊紧张而坚韧,上方附着于髋臼周缘和髋臼横韧带,下方附着于股骨颈下部,几乎完全包绕股骨颈,限制了股骨头在关节内的运动。髋关节囊周围有许多坚强的韧带加强固定,髂股韧带、耻股韧带、坐股韧带分别从髋关节的前方、前下方和后方覆盖并稳定关节囊;髋臼周围的髋臼横韧带可以防止股骨头的脱出;关节囊内的股骨头韧带,不但可提供股骨头的血供,还可以加强股骨头与髋臼的连接;股骨颈周围的轮匝韧带与髋臼周缘紧密套合,提高了股骨头的稳定性。

3. 髋关节周围肌肉 髋关节是人体最有力、最发达的自由关节,也是周围肌肉数目最多的人体关节,这些肌肉的存在进一步加强了关节稳定性。

股骨头与髋臼的结合方式、股骨头的大小、髋臼的深度、股骨头与髋臼结合的面差、关节囊周围的韧带、关节囊周围的肌肉等,决定了髋关节具有很牢靠的稳定性,成为人体负重和行走的主要关节。与肩关节相比,两者同为三轴关节,但由于股骨头深藏于髋臼内,关节囊紧张,又有坚强的韧带限制其活动,故髋关节的运动幅度远不及肩关节,而是具有较大的稳定性,以适应支撑功能。髋关节可做屈、伸、收、展、旋内、旋外和环转运动。关节囊前面的髂股韧带限制了髋关节的伸、展运动,其伸髋范围仅为 35°。由于髋关节内侧和外侧有大量的肌肉附着,且肌肉力量甚大,极大地约束了大腿的内收、外展运动。

(三)髋关节运动特点

髋关节作为人体直立行走、负重的关键下肢关节,稳定性对它的重要性是不言而喻的,作为下肢关节,它行使着重要的运动功能,如行走、弹跳、弯腰、摆腿,这些运动要求髋关节具有一定的活动度。髋关节是三轴关节,可做屈、伸、内收、外展、旋内、旋外、环转等运动,关节的运动轴与其周围的肌肉分布是一致的。髋关节周围肌肉可分为六组,除围绕冠状轴和矢状轴排列有屈伸、内收、外展肌外,还有排列在垂直轴相对侧的旋内、旋外两组肌。髋关节周围肌肉数目多,可分为髋肌和大腿肌,各自可分为多群,各群肌肉共同作用行使髋关节的功能。

1. 屈伸运动 髋关节的屈伸主要由髂腰肌、股直肌、阔筋膜张肌、缝匠肌完成,其拮抗伸肌有臀大肌、半膜肌、半腱肌及股二头肌长头。因为球窝关节能在冠状轴上做较大的屈伸活动范围,髋关节的屈曲角度为 140°。由于股二头肌、半腱肌、半膜肌止点位于胫骨上端,当髋关节屈曲时,膝关节处于伸直位将限制髋关节的屈曲范围,大约在 80°。由于髂股韧带较坚韧且位于关节囊的前方,限制髋关节的后伸,向后伸的角度为 35°,髂股韧带防止髋关节过伸的功能对于维持人体直立姿势有重大的意义。

2. 收展运动 髂腰肌是髋肌中主要的屈髋肌,在下肢固定时可使躯干屈,如仰卧起坐。髋关节的屈伸活动与下肢其他关节相偶联，形成人的直立行走。下肢的活动几乎都伴髋关节的屈伸活动，髋肌的后群肌如臀中肌、臀小肌及阔筋膜张肌与大腿的内侧群肌相互拮抗形成髋关节的内收、外展运动。由于球窝关节在矢状位上运动特征及对侧大腿的限制，使髋关节的内收、外展运动范围总和只有45°。如髋关节屈曲，关节囊周围的韧带将松弛，则内收、外展角度将增大。髋关节的内收、外展运动将有利于人体的变向运动。

3. 旋转运动 髋关节也能做旋转运动，由旋内和旋外两组肌肉拮抗完成。旋内肌有臀中肌、臀小肌的前份肌束，旋外肌有髂腰肌、臀大肌、阔筋膜张肌、闭孔内肌、梨状肌、股方肌、闭孔外肌及臀中肌、臀小肌的外侧份，旋外肌的力量明显强于旋内肌，所以髋关节的旋外范围大于旋内。髋关节在轴位的旋转运动受关节窝的影响，所以其角度约为50°。髋关节的旋转功能可使人体下肢具有多向运动性。

髋关节是人体稳定性最高的间接关节，关节的结合形态、韧带的附着、强大的肌肉保护，都使髋关节成为人体负重、行走的主要关节之一。由于稳定性与灵活性的彼消此长，因此髋关节的活动范围相对肩关节较小，但仍可满足人体运动的需要。可做多轴运动。

第二节　常用运动康复方法

髋关节是人体主要的负重关节，参与人体行走、跑跳运动。在具备坚强稳定性的同时，还有适度的活动度。因此在髋关节功能康复过程中，尽量提高关节稳定性的同时兼顾活动度的改善。

一、改善髋关节活动度常用方法

(一)髋关节屈伸运动训练

1. 被动运动

(1)直膝式

1)目的与作用：牵张髋关节周围韧带、肌肉，改善髋关节屈伸活动度。

2)动作要领：患者仰卧，双下肢自然放平，康复治疗师站在患肢侧，下方手握住患肢踝部，上方手稍用力顶住膝盖处，将患肢在关节活动的可能范围内移至身体前部即为屈曲，恢复原位即为伸(图13-2-1)。

3)注意事项：被动活动的范围视患者疼痛感觉而定，疼痛明显应立即终止。此动作适于髋关节周围骨折固定牢固后早期训练康复及髋关节置换术后的早期训练康复。

(2)屈膝式

1)目的与作用：牵张髋关节周围韧带、肌肉，改善髋关节屈伸活动度。

2)动作要领：患者仰卧，双下肢自然放平，康复治疗师站在患肢侧，下方手握住患肢踝部，上方手托住腘窝处，将患肢在关节活动的可能范围内移至身体前部即为屈曲，恢复原位即为伸(图13-2-2)。

3)注意事项：被动活动的范围视患者疼痛感觉而定，疼痛明显应立即终止。此动作适于髋关节周围骨折内固定术后早期康复及髋关节置换术后的早期训练康复。

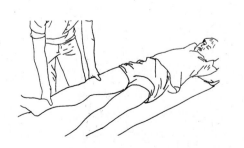
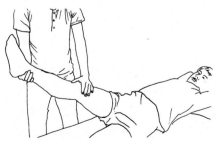

图 13-2-1 直膝式髋关节被动屈伸运动训练

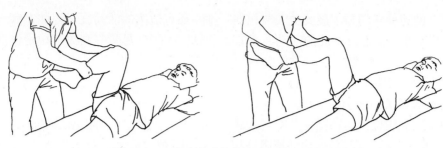

图 13-2-2 屈膝式髋关节被动屈伸运动训练

2. 助力运动或主动运动

（1）卧位式

1）目的与作用：维持或改善髋关节活动范围，增进髋关节屈伸肌群肌力，更大程度改善髋关节屈伸活动度。

2）动作要领：与被动运动髋关节屈曲活动方法相同，患者仰卧，双下肢自然放平，患者尽力将患肢在关节活动的可能范围内移至身体前部，往复数次，当患者髋关节活动超过主动屈曲范围时，康复治疗师可给予必要的助力帮助与保护（图 13-2-3）。

3）注意事项：患者需在一定的主动屈伸基础上开始练习，且需髋关节稳定性较好，循序渐进，以髋关节局部不产生明显疼痛为适。适于股骨或骨盆骨折、髋关节脱位中后期康复及髋关节置换术后的早中期训练康复。

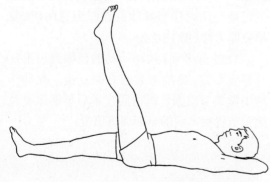

图 13-2-3 卧位式髋关节屈伸运动训练

（2）站立式

方法 1：扶墙髋关节主动屈伸运动训练

1）目的与作用：维持或改善髋关节活动范围，增进髋关节屈伸肌群肌力，更大程度改善髋关节屈伸活动度。

2）动作要领：患者自然站立，一手撑于墙壁，另一手自然下垂，患肢于同一平面，在关节活动的可能范围内前后摆动（图 13-2-4）。

3）注意事项：患者需在一定的主动屈伸基础上开始练习，且需髋关节稳定性较好，循序渐进，以髋关节局部不产生明显疼痛为适。适于股骨或骨盆骨折、髋关节脱位的中后期康复及髋关节置换术后的早中期训练康复。

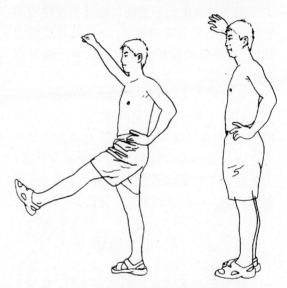

图 13-2-4 扶墙髋关节主动屈伸运动训练

方法 2：手扶横杆髋关节屈伸运动训练

1）目的与作用：维持或改善髋关节活动范围，增进髋关节屈伸肌群肌力，更大程度改善髋关节屈伸活动度。

2）动作要领：患者站立于一固定横杆旁，两足间距与肩等宽，左手扶于横杆，左大腿做屈伸摆腿动作，交替往复数次（图 13-2-5）。

3）注意事项：患者需在一定的主动屈伸基础上开始练习，且需髋关节稳定性较好，循序渐进,以髋关节局部不产生明显疼痛为适。适于股骨或骨盆骨折、髋关节脱位的中后期康复及髋关节置换术后的早中期训练康复。

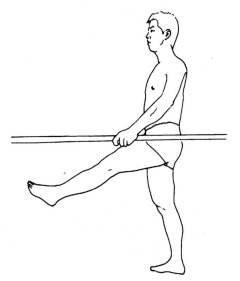

图 13-2-5 手扶横杆髋关节屈伸运动训练

方法3:髋关节压腿屈伸抗阻运动训练

1)目的与作用:增强股四头肌、股二头肌、半腱肌、半膜肌的肌力,加强髋关节前后方稳定性。

2)动作要领:患者站立于一隔栏架旁,将患肢搭于隔栏架上,做髋关节的屈伸运动(图13-2-6)。

3)注意事项:骨折恢复早期可直接克服重力做屈伸运动,待具备一定的肌力后可以开始力量练习,力量练习可逐渐增量。

(二)髋关节收展运动训练

1. 被动运动

(1)目的与作用:被动牵张髋关节周围韧带肌肉,改善髋关节屈伸灵活度。

(2)动作要领:患者仰卧,双下肢自然放平,康复治疗师站在患肢侧,下方手握住患肢踝部,上方手稍用力顶住膝关节外侧,将患肢在关节活动的可能范围内移至身体外侧即为外展,恢复原位并向对侧移动即为内收(图13-2-7)。

(3)注意事项:被动活动的范围视患者疼痛感觉而定,疼痛明显应立即终止。此动作适于髋关节周围骨折固定坚强后早期康复及髋关节置换术后的早中期训练康复。不适于髋关节脱位的早期康复。

2. 助力运动或主动运动

(1)卧位

1)目的与作用:维持或改善髋关节活动范围,增进髋关节收展肌群肌力,更大程度改善髋关节收展活动度。

2)动作要领:患者右侧卧位,双下肢自然放平,患者尽力在同一平面将患肢在关节

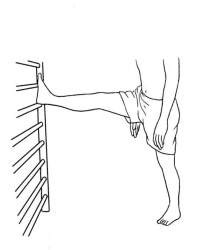

(1)右腿架于横杆上

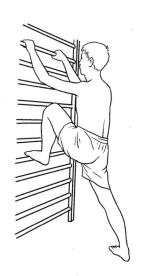

(2)手扶横杆、屈曲髋关节

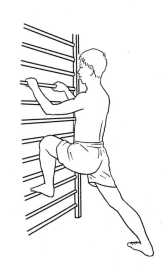

(3)下压大腿、进一步屈曲髋关节

图 13-2-6 髋关节压腿屈伸抗阻运动训练

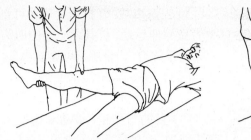
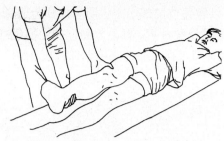

图 13-2-7　被动收展髋关节

活动的可能范围内往上移至身体侧方,交替往复数次(图 13-2-8)。

3)注意事项:患者需在一定的主动屈伸基础上开始练习,且需髋关节稳定性较好,循序渐进,以髋关节局部不产生明显疼痛为适。不适于人工关节置换患者康复,可用于髋关节周围骨折固定稳定和髋关节周围韧带损伤中后期康复及髋关节置换术后的早中期训练康复。

(2)站位

1)目的与作用:维持或改善髋关节活动范围,增进髋关节收展肌群肌力,更大程度改善髋关节收展活动度。

2)动作要领:患者取站立位于一固定横杆旁,两足间距与肩等宽,双手扶于横杆,左大腿做收展摆腿动作,两腿交替往复数次(图 13-2-9)。

3)注意事项:患者需在一定的主动屈伸

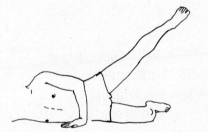
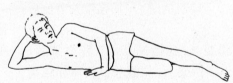

图 13-2-8　卧位式收展髋关节

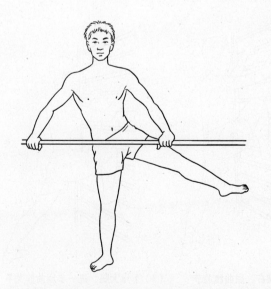
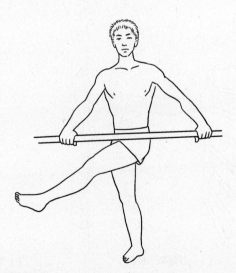

图 13-2-9　站立式收展髋关节

基础上开始练习，且需髋关节稳定性较好，循序渐进，以髋关节局部不产生明显疼痛为适。适于股骨或骨盆骨折、髋关节脱位的中后期康复及髋关节置换术后的早中期训练康复。

（三）髋关节内外旋运动

1. 被动运动

（1）直膝式

1）目的与作用：被动牵张髋关节周围韧带肌肉，改善髋关节内外旋活动度。

2）动作要领：患者仰卧，双下肢自然放平，康复治疗师站在患肢侧，下方手握住患肢踝部，上方手稍用力顶住膝盖处，将患肢在关节活动的可能范围内往内外旋转（图13-2-10）。

3）注意事项：被动活动的范围视患者疼痛感觉而定，疼痛明显应立即终止。此动作适于髋关节周围韧带肌肉结构完整或骨折固定牢靠的患者早期康复。对髋关节置换术后的患者，此运动要慎重，否则容易引起髋关节脱位。

（2）屈膝式

1）目的与作用：被动牵张髋关节周围韧带、肌肉，改善髋关节内外旋活动度。

2）动作要领：患者仰卧，双下肢自然放平，康复治疗师站在患肢侧，下方手握住患肢踝部，上方手托住腘窝处，将患肢在关节活动的可能范围内内外旋转（图13-2-11）。

3）注意事项：被动活动的范围视患者疼痛感觉而定，疼痛明显应立即终止。此动作适于髋关节周围韧带、肌肉结构完整或骨折固定牢靠的患者早期康复。对髋关节置换术后的患者，此运动要慎重，否则容易引起髋关节脱位。

2. 助力运动或主动运动

（1）目的与作用：维持或改善髋关节活动范围，增进髋关节内外旋肌群肌力，更大程度改善髋关节旋转活动度。

（2）动作要领：患者站立一墙角，两足间距与肩等宽，双手扶于两墙壁，左大腿做内外旋转动作，两腿交替往复数次（图13-2-12）。

（3）注意事项：患者需在一定的主动屈伸基础上开始练习，且需髋关节稳定性较好，循序渐进，以髋关节局部不产生明显疼痛为适。适于股骨或骨盆骨折、髋关节脱位的中后期康复。对髋关节置换术后的患者，此运

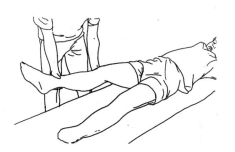
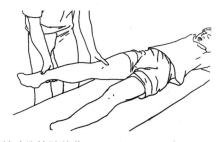

图13-2-10 直膝式被动旋转髋关节

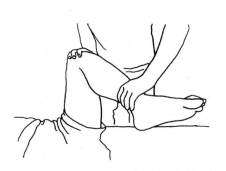
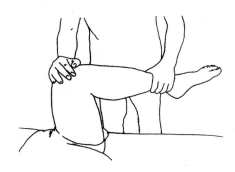

图13-2-11 屈膝式被动旋转髋关节

动要慎重，否则容易引起髋关节脱位。一般不用于髋臼骨折的早期康复。

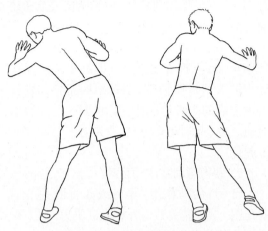

图 13-2-12　手扶墙壁旋转髋关节

（四）髋关节环转运动

1. 被动运动

（1）目的与作用：被动牵张髋关节周围韧带肌肉，增进髋关节周围肌群肌力，更大程度改善髋关节活动范围。

（2）动作要领：患者仰卧，双下肢自然放平，康复治疗师站在患肢侧，下方手握住患肢踝部，上方手顶于膝盖下方，双手用力将患肢往上顶，使患肢位于屈髋屈膝位，将患肢在关节活动的可能范围内做屈髋、外旋髋、展髋、内旋髋、伸髋、收髋运动（图 13-2-13）。

（3）注意事项：被动活动的范围视患者疼痛感觉而定，疼痛明显应立即终止。此动作适于髋关节各方向骨性结构、韧带肌肉较完整的患者及髋关节置换术后的后期康复训练。

2. 助力运动或主动运动

（1）目的与作用：主动活动髋关节，更大程度改善髋关节屈伸活动度。

（2）动作要领：患者取站立位，扶一横杆，做屈髋、外旋髋、展髋、内旋髋、伸髋、收髋运动（图 13-2-14）。

（3）注意事项：患者需在一定的主动屈伸基础上开始练习，且需髋关节稳定性较好，循序渐进，以髋关节局部不产生明显疼痛为适。可用于髋关节周围结构较为稳定的髋臼、股骨骨折内固定术后患者，主要用于病情恢复晚期全面活动功能的恢复及髋关节置换术后的后期康复训练。

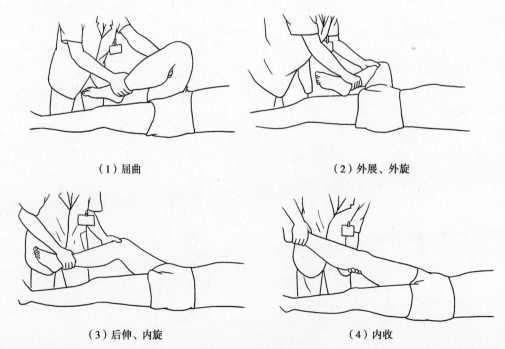

（1）屈曲　　　　　　　　　　　　　　（2）外展、外旋

（3）后伸、内旋　　　　　　　　　　　（4）内收

图 13-2-13　被动环转髋关节

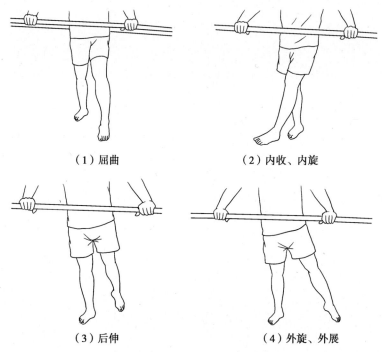

（1）屈曲　　　　　　　　　　（2）内收、内旋

（3）后伸　　　　　　　　　　（4）外旋、外展

图 13-2-14　立式髋关节环转运动

二、提高髋关节稳定性常用方法

（一）髋关节屈伸抗阻运动训练

1. 髋关节缚沙袋屈伸抗阻运动训练

（1）目的与作用：增强股四头肌、股二头肌的肌力，加强髋关节前后方稳定性。

（2）动作要领：患者取仰卧位，于患肢足踝部缚一个沙袋，做患肢的屈伸训练（图 13-2-15）。

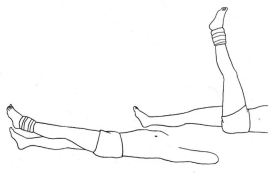

图 13-2-15　髋关节缚沙袋屈伸抗阻运动训练

（3）注意事项：骨折恢复早期可直接克服重力做屈伸运动，待具备一定的肌力后可以开始力量练习，力量练习可逐渐增量。可用

于由于髋关节脱位或骨折保守治疗长期固定出现肌肉萎缩的患者及髋关节置换术后的后期康复训练。

2. 扶椅起蹲屈伸抗阻运动训练

（1）目的与作用：增强股四头肌、股二头肌、半腱肌、半膜肌的肌力，加强髋关节前后方稳定性。

（2）动作要领：患者手扶于椅背，两足间距与肩等宽，慢速做起蹲动作（图 13-2-16）。

（3）注意事项：骨折恢复早期可直接克服重力做屈伸运动，待具备一定的肌力后可以开始力量练习，力量练习可逐渐增量。对于髋关节置换患者，座椅高度一定不能低于患者的膝关节。

（二）髋关节收展抗阻运动训练

1. 目的与作用　增强内收肌、股四头肌、髂胫束的肌力，加强髋关节侧方稳定性。

2. 动作要领　患者取站立位，于患肢足踝部缚一个沙袋，做患肢的收展运动训练（图 13-2-17）。

3. 注意事项　骨折恢复早期可直接克服重力做屈伸运动，待具备一定的肌力后可以开

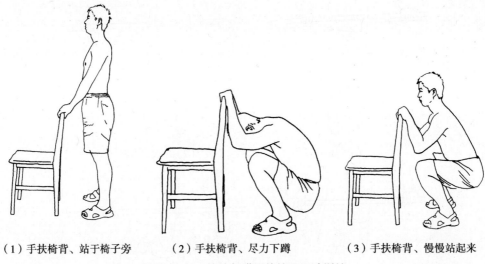

（1）手扶椅背、站于椅子旁　　　（2）手扶椅背、尽力下蹲　　　（3）手扶椅背、慢慢站起来

图 13-2-16　扶椅起蹲屈伸抗阻运动训练

始力量练习，力量练习可逐渐增量。可用于髋关节周围骨折固定后中后期的康复。不适于人工关节置换术后或关节脱位后肌力训练。

（三）膝关节屈伸对髋部屈伸力量的影响

起于骨盆骨的一些肌肉，跨越髋关节、膝关节，止于胫骨，行使着髋关节的屈伸。缝匠肌起于髂前上棘，止于胫骨体上端内侧面和小腿筋膜；股薄肌起于耻骨支联合部和耻骨下支，止于胫骨上端内侧面，主要功能为屈大腿；臀大肌起于髂翼外缘、骶骨和尾骨后面、骶结节韧带股骨臀肌粗隆，大部分借髂胫束止于胫骨外侧髁；半膜肌、半腱肌、股二头肌起于坐骨结节，分别止于股骨粗隆内下方和腓骨头，主要功能为伸髋。活动髋关节时，当膝关节屈曲时关节周围的屈肌初长度变长，肌肉收缩产生力量较大，同时伸肌初长度变短，肌肉收缩产生力量较小；而当膝关节伸直时，关节周围屈肌肉初长度变短，产生力量较小，伸肌初长度变长，产生力量较大。因此患者可根据自身肢体产生力量大小，选择屈伸膝关节进行功能锻炼。

1. 目的与作用　增强股四头肌、股二头肌、半腱肌、半膜肌的肌力，加强髋关节前后方稳定性。

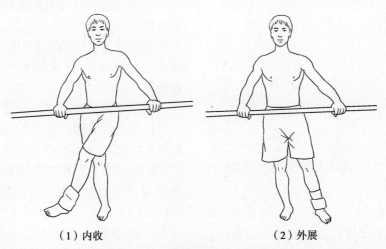

（1）内收　　　　　　　　（2）外展

图 13-2-17　髋关节收展抗阻运动训练

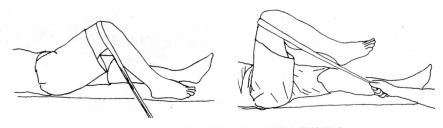

图 13-2-18　膝关节屈伸对髋部屈伸力量的影响

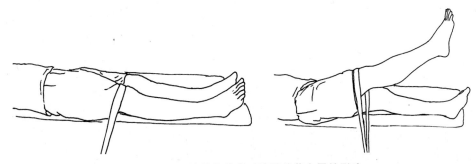

图 13-2-19　膝关节伸直对膝髋关节力量的影响

2. 动作要领　患者俯卧于训练床上，髋关节取屈曲（图 13-2-18）或伸直位（图 13-2-19），膝关节取屈曲或伸直位，用一根橡皮筋缚于患肢的大腿下端，做髋关节的屈伸运动。

3. 注意事项　骨折恢复早期可直接克服重力做屈伸运动，待具备一定的肌力后可以开始力量练习，力量练习可逐渐增量。对于髋关节置换术后患者，动作幅度不宜过大，一般屈髋小于90°。

第三节　运动康复方法的选择

一、治疗目的与运动康复方法选择

髋部疾病包括骨折、关节脱位及骨病等。髋部常见的骨折有股骨颈骨折、股骨转子间骨折及髋臼骨折。髋关节脱位亦较常见。髋部也是各种肿瘤的好发部位，对于髋关节功能来说无外骨骼的支持能力、关节的稳定性和关节的活动度，因而与髋部骨折与脱位有类似部分，此处从略，读者可参照分析、运用。

总的来说，髋部骨折的治疗，早期以骨折端的稳定为主要目的；关节脱位的治疗，早期以脱位关节复位后的稳定为首要目的。但两者的最终目的都是恢复髋关节的功能，即稳定是基础，活动是目的。运动康复的目的就是要在不影响稳定的基础上尽快并最大限度地恢复髋关节的活动功能。"不影响稳定"对于具体病例就要分析骨折、脱位的原始移位机制，了解骨折固定方式的原理，更为重要的是定期、正确评价骨折愈合程度及关节周围软组织的修复程度。

（一）骨折治疗与运动康复方法选择

1. 骨折的原始移位机制与运动康复　臀大肌止于股骨臀肌粗隆及髂胫束，有使大腿后伸及外旋的作用；臀中肌止于股骨大转子，有使大腿外展、内旋（前部肌束）和外旋（后部肌束）的作用；梨状肌也止于股骨大转子，有使大腿外展和外旋的作用；闭孔内肌止于股骨转子窝，股方肌止于股骨转子间嵴，它们都有使大腿外旋的作用；臀小肌止于股骨大转子前缘，有使大腿外展、内旋（前部肌束）和外旋（后部肌束）；闭孔外肌止于股骨转子窝，有使大腿外旋的作用。因此，当股骨颈骨折发生后，上述肌肉的止点均位于远折段，因而下肢呈外展、外旋位；另外，止于股骨小转子的髂腰肌和止于髂胫束及胫骨外侧髁的阔筋膜张肌及大腿股四头肌均有强有力的屈大腿作用,当股骨颈骨折发生后,远折段受这些肌肉的作用而出现向后呈角和(或)向后上短缩移位(或趋势)。

因此,股骨颈骨折患者将患肢置于屈髋位可降低上述屈髋肌群的张力,而将患肢置于旋转中立位以纠正远折段的向外旋转移位。运动治疗时应了解股骨颈骨折患者的这种移位机制。

2. 骨折固定方式的原理与运动康复 牵引治疗的基本原理是用持续施加的牵引力来对抗骨折移位的肌肉力量。如前述,局部肌肉拉力的方向造成了特定的移位趋势,故应根据远端对近端的原则,采取恰当体位以达到复位或维持复位的目的。牵引治疗期间还应注意以下几点:

(1)有无力学障碍:①牵引砝码重量是否合乎要求;②牵引砝码有无接触地面;③牵引绳有无受压;④滑轮装置是否顺滑;⑤对抗牵引是否合乎要求。

(2)力的方向是否正确。

(3)为避免牵引针眼感染,应以酒精滴针眼每天1~2次。

(4)定时检查下肢长度,是否复位或有无过牵,必要时床边X线摄片。

(5)经常检查下肢感觉及血运。

(6)患肢每1~2小时做肌肉收缩运动5~10次。

(7)注意全身运动治疗,如健肢活动、扩胸运动等,防止肺部感染、骨质疏松、肌肉萎缩等。

(8)预防压疮,定时翻身,注意骨突部位加软垫,同时可配合局部按摩,并注意牵引架有无局部压迫,如Braun架近端有无压迫会阴等。

(9)多饮水预防泌尿系感染和结石。

髋部骨折常见的内固定方式有空心拉力螺钉、动力髋、股骨近端锁定接骨板及股骨近端髓内钉(图13-3-1)。

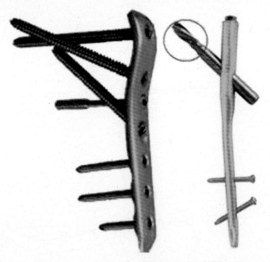

图 13-3-1 股骨颈骨折的各种内固定方法

空心拉力螺钉属于静力性固定,现多采用经皮穿针或进钉的方式,创伤小,也减少了感染的机会。其抗旋转能力较弱,早期可辅以防旋鞋固定下肢于旋转中立位(图13-3-2)。此固定方式不允许患肢早期负重。

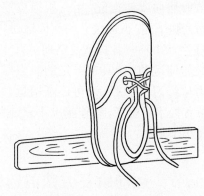

图 13-3-2 下肢防旋鞋

动力髋属于滑动式内固定,术后早期负重可使骨折端产生应力加压,有利于骨折愈合。因此,从运动治疗角度来说,显然动力髋较为理想。同时动力髋的固定可靠程度也较强,螺钉的抗拔出力也更大,但手术创伤相对前两者较大,感染机会也多。

股骨近端锁定接骨板是根据股骨近端外侧的解剖形态而设计的,其关键是螺钉接骨板之间的成角固定关系,可有效地预防螺钉逆转、滑动和退出,既可维持肢体的长度,又可控制旋转与轴向对位，降低了骨折复位丢失的可能性，有效防止骨折再次移位。

股骨近端髓内钉（PFNA）内固定术的特点是内固定坚强，有较高的稳定性和较强的把持力，抗剪切能力强，术后能早期进行功能锻炼。同时手术创伤小、出血少、易于耐受，在不稳定性骨折尤其是高龄患者治疗上更具优势。闭合复位对骨折断端血供干扰小，有利于骨折愈合。

（二）关节脱位治疗与运动康复方法选择

1. **髋关节脱位的原始机制与运动康复** 髋关节脱位分为前、后脱位和中心脱位三种类型，后脱位最常见（图13-3-3）。

后脱位是髋关节屈曲、内收时，受到来自股骨长轴方向的暴力，使得韧带撕裂，股骨头向后突破关节囊而造成后脱位。若髋关节在屈曲和轻度内收位，同样外力可使髋臼顶部后缘骨折，股骨头向后脱位。

若髋关节在中立位或轻度外展位，暴力可引起髋臼骨折，股骨头沿骨折处向盆腔方向移位，称为中心脱位。较少见。

若髋关节处于外展位，股骨大粗隆与髋臼上缘相顶撞，以此为支点继续外展，暴力沿股骨头长轴冲击，可发生前脱位。股骨头可停留在闭孔或耻骨嵴处。若在下蹲位，两腿外展，受暴力挤压时，也可发生前脱位。

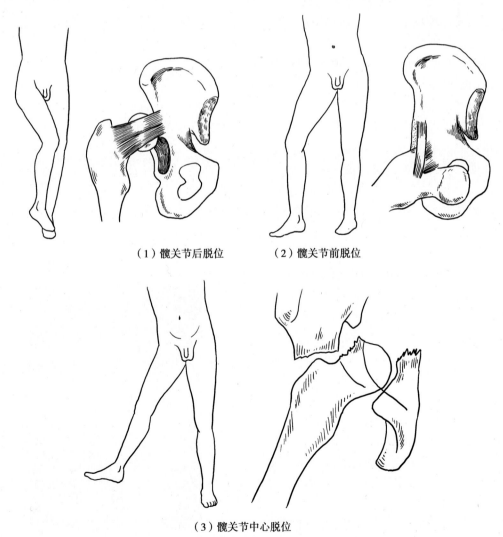

（1）髋关节后脱位　　　　　　（2）髋关节前脱位

（3）髋关节中心脱位

图13-3-3　髋关节脱位分型

屈曲、内收、内旋位是髋关节后脱位的主要机制，运动康复早期应避免。屈曲、外展、外旋位是髋关节前脱位的主要机制，运动康复早期亦应避免。髋关节中心脱位者，主要为暴力向髋臼方向，致使髋臼骨折产生，运动康复时应避免早期负重。

二、个性化运动康复处方的制订

（一）动态评价运动治疗安全性

股骨颈骨折愈合速度慢，不愈合率高，发生股骨头缺血性坏死者也较常见。早期应积极行患肢肌肉等长收缩及患肢远部位的运动治疗，预防卧床并发症的发生。定期 X 线摄片检查，了解骨折愈合情况，适时调整运动治疗计划。股骨颈骨折患者一般需要 6～12 个月后方能完全负重。

股骨转子间骨折一般较股骨颈骨折愈合速度快，也较少发生股骨头缺血性坏死。

髋臼骨折愈合速度相对前两者最快，常见的重建接骨板即可固定强度不足以支持早期负重，骨折愈合的程度是决定能否负重的重要依据，因而定期复查、评定极为重要。

髋关节置换术后的患者，应根据患者的身体及骨质条件、植入髋关节假体的牢固程度、周围软组织的张力等，个性化地制订运动康复处方。

（二）个性化评价运动治疗安全性

股骨颈骨折多见于老年患者。笔者认为，对于老年程度的判定应以生理情况为准，70 岁者可能尚能横渡长江，而 50 岁者可能已卧床数年，运动治疗计划的制订尤其应考虑患者的生理情况。老年人心肺功能情况、肌力情况，在骨折发生前，各人之间可能就差距甚远。例如，某一抗阻运动量对于有些患者来说可能只是其骨折前运动量的 1/10，而对于某些患者来说，可能骨折前就无法完成。因此，运动治疗计划的制订应充分考虑患者的实际情况。

对于选择内固定治疗的患者，股骨颈骨折的解剖类型直接影响到股骨头的血供及其愈合速度和愈合率。头下型者愈合速度慢，不愈合率也高，而基底型股骨颈骨折的愈合速度明显较头下型者快，运动治疗计划的制订及复查间隔时间等均应考虑到此因素。而对于选择髋关节置换的患者，主要考虑的是患者的全身情况、局部骨质条件、手术中假体的稳定程度及术后软组织张力等条件。大部分情况下，髋关节置换的患者可迅速恢复日常的活动能力。

在有些情况下，如患者年龄过大，体力极差，估计股骨颈骨折很难愈合，又不能耐受人工关节置换手术，其运动治疗计划显然不能以骨折愈合情况为标准。这时，应以早坐起、早扶腋杖下地活动以减少卧床并发症为其康复目标，至于骨折是否有畸形、是否愈合显然是次要的。

三、运动处方示例

简要病史：患者，男性，43 岁。右股骨颈骨折内固定术后行康复治疗。

患者工作时不小心滑倒，当时即感右髋关节疼痛，畸形，活动不能。急诊摄 X 线示右股骨颈骨折（图 13-3-4），3 天后在腰硬联合麻醉下行右股骨颈骨折闭合复位内固定术，术后摄 X 线片（图 13-3-5）。术后病情稳定，现予以康复治疗。

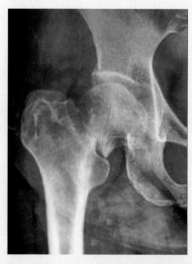

图 13-3-4 术前 X 线片示：右股骨颈经颈型骨折

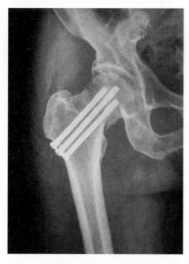

图 13-3-5 术后 X 线片示：内固定位置良好

康复评定： 右髋关节稍肿胀，切口愈合良好，左髋关节活动障碍。关节屈伸活动度范围主动运动/被动运动 0～90°/0～90°，内旋主动运动/被动运动 0～10°/0～15°，外旋主动运动/被动运动 0～10°/0～15°。

患者术后根据《骨科运动康复安全性评定表》（表 1-2-1）评分如下：

1. 骨折的稳定性 为不稳定骨折（相当于 AO 的 B 型），评为 15～20 分。

2. 固定的可靠性 移位骨折固定后术中即能被动运动，但因股骨颈骨折后，骨折端愈合缓慢，股骨头血运破坏，术后不能负重，评为 15～20 分。

3. 软组织的完整性 合理手术入路（创伤小），韧带解剖对合修复牢固，评为 20～25 分。

术后 1～3 月：总分为 50～65 分，运动康复应慎重。术后需卧床休息，可以进行关节（髋、膝、踝）的被动关节活动度训练，防止制动造成关节僵硬及肌肉萎缩，髋关节周围肌群行等长肌肉收缩训练。

术后 3～6 月：复查 X 线片，这时骨折基本能愈合，《骨科运动康复安全性评定表》评分逐渐提高达到 80 分以上，但由于股骨头血运恢复需较长时间，可扶双拐下地活动，患肢不负重，髋关节可以进行主被动轻度无痛范围内关节活动度训练；加强髋关节周围肌群的等张训练。

术后 6～9 月：复查 X 线片，这时股骨颈骨折基本愈合，股骨头血运逐步重建，仍需扶双拐行走，患肢可部分负重。髋关节可以进行主被动轻度无痛范围内关节活动度训练；加强髋关节周围肌群的等张训练。

术后 9～12 月：复查 X 线片，这时股骨颈骨折大部分完全愈合，股骨头血运基本能够重建，可扶单拐行走。髋关节可以进行主被动轻度无痛范围内关节活动度训练。

第十四章

大腿及膝关节运动康复

第一节 生理解剖基础

一、膝关节解剖概要

膝关节是人体最大最复杂的关节,由股骨下端、胫骨上端和髌骨构成(图 14-1-1)。膝关节的关节囊薄而松,附于各关节面的周缘。囊的前壁不完整,由被股四头肌包裹的髌骨填补。关节囊周围由韧带加强,以增加关节的稳定性。

1. 腓侧副韧带为一个独立圆索,不与关节囊相连,起自股骨外上髁,止于腓骨头。

2. 胫侧副韧带起自股骨内上髁,止于胫骨内侧髁的内侧面,与关节囊和半月板紧密相连。

3. 腘斜韧带为半膜肌的部分纤维形成,斜向外上编入关节囊。

4. 髌韧带为股四头肌腱的中央部纤维索,自髌骨向下止于胫骨粗隆。

5. 膝交叉韧带位于膝关节中央稍后方,非常强韧,由滑膜衬覆,分为前、后两条。

(1)前交叉韧带:起自胫骨间髁隆起的前方内侧,斜向后上外方,附于股骨外侧髁内侧。

(2)后交叉韧带:起自胫骨髁间隆起的后方,斜向前上内方,附于股骨内侧髁的外侧面。

关节囊的滑膜层附于各关节软骨的周缘、关节囊纤维层内面、半月板的上下面及交叉韧带的表面,其面积远远超过了纤维层。滑膜层或突入关节腔形成滑膜皱襞,或突至纤维层外面形成滑膜囊。在髌骨下方两侧,滑膜被覆脂肪向关节腔突入,形成翼状襞,以填充关节内的空隙。滑膜在髌骨上缘以上,沿股骨下端的前面和股四头肌腱的深面,向上突出 5cm 左右,形成髌上囊。在股骨内外侧髁与胫骨内、外侧髁的关节面之间,还有纤维软骨构成的半月板,内、外各一。半月板下面平坦,上面凹陷,外缘肥厚,内缘锐薄;外缘与关节囊的纤维层紧密相连,内缘游离,其两端借韧带附着于胫骨髁间隆起。内侧半月板

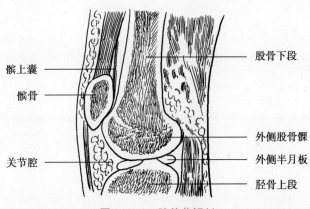

髌上囊
髌骨
关节腔
股骨下段
外侧股骨髁
外侧半月板
胫骨上段

图 14-1-1　膝关节解剖

较大，呈 C 形；外侧半月板较小，近似 O 形，两个半月板前缘借膝横韧带相连（图 14-1-2、图 14-1-3）。

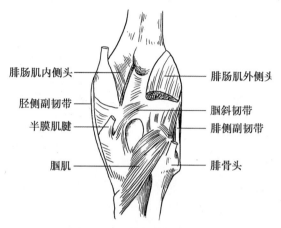

腓肠肌内侧头
胫侧副韧带
半膜肌腱
腘肌

腓肠肌外侧头
腘斜韧带
腓侧副韧带
腓骨头

图 14-1-2 膝关节后方韧带

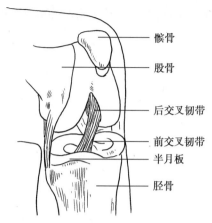

髌骨
股骨
后交叉韧带
前交叉韧带
半月板
胫骨

图 14-1-3 膝关节半月板、交叉韧带解剖

二、膝关节的生理运动方式

膝关节的运动主要为屈、伸运动，在半屈膝时还可以做旋转运动。

三、大腿及膝关节动力装置解剖概要

膝关节主要运动方式为屈伸运功，这主要是由膝关节的骨性解剖决定的。但膝关节周围的股骨端及胫骨上端为众多肌肉的起止点，决定的膝关节参与多种运动形式（表 14-1-1）。

四、膝关节生理功能与解剖特点

（一）膝关节结构特点

膝关节是人体最大、最复杂的关节，也是人体下肢较为灵活的关节之一。由股骨内外髁与胫骨内外髁及髌骨对应联合而成。虽为一关节，其为多个关节面组成，主要为股骨内髁与胫骨内髁组成的内关节面和股骨外髁与胫骨外髁组成的外关节面构成髌骨关节面。

表 14-1-1 膝关节周围各肌起止、作用和神经支配

肌名	起点	止点	作用	神经支配
阔筋膜张肌	髂前上棘及其至髂结节的一部分髂嵴	髂胫束至胫骨外侧髁	屈大腿，伸小腿	臀上神经
缝匠肌	髂前上棘	胫骨体上端内侧面和小腿筋膜	屈小腿，微内旋	股神经
股薄肌	耻骨支联合部和耻骨下支	胫骨上端内侧面	屈小腿，微内旋	闭孔神经
股直肌	髂前下棘及髋臼上缘	通过髌骨和髌韧带止于胫骨粗隆	伸小腿	股神经
股中间肌	股骨体前上 2/3 处	通过髌骨和髌韧带止于胫骨粗隆	伸小腿	股神经
股外侧肌	股骨粗线外侧唇和大转子下部	通过髌骨和髌韧带止于胫骨粗隆	伸小腿	股神经
股内侧肌	股骨粗线内侧唇	通过髌骨和髌韧带止于胫骨粗隆	伸小腿	股神经
股二头肌	坐骨结节	腓骨头	屈小腿，微外旋	长头：胫神经短头：腓总神经
半腱肌	坐骨结节	胫骨粗隆内下方	屈小腿，微内旋	坐骨神经
半膜肌	坐骨结节	胫骨内侧髁	屈小腿，微内旋	坐骨神经

以下几个因素决定了膝关节具有较大的活动范围。

1. 关节面　组成膝关节的骨性关节面面差小，股骨双髁在胫骨平台上滚动或滑动，骨间活动度大。

2. 关节囊　膝关节囊薄且松弛，附于各关节面的周缘，囊的外层为纤维层，内层的滑膜层为人体关节中滑膜面积之最。滑膜可以附于纤维层表面，封闭成一个囊性腔隙，有利于关节囊腔独立内环境的维持和稳定；关节滑膜还可以分泌大量的滑液，有利于多关节面运动之间的润滑，为膝关节高强度的运动提供保证。

3. 关节周围肌肉　相对髋关节跨越膝关节周围的肌肉数目较少且不够发达，大多肌肉都移行为肌腱，对膝关节活动限制作用较小。

髌骨的存在很大程度上限制了膝关节的背伸运动，关节囊周围附着的韧带也进一步地限制膝关节的多向大范围的运动。

（二）膝关节的稳定性

膝关节是一个较稳定的关节，是人体主要的重力传导关节之一。

1. 骨性结构　膝关节接触面积较大，有利于力量的分散，避免应力集中加速关节软骨的老化和破坏。

2. 韧带肌肉　关节囊周围和内部有韧带加强，膝关节韧带是维持膝关节稳定的重要结构。膝关节的稳定性由内源性和外源性因素决定，其中，韧带、关节囊和关节面等提供内源性稳定，肌肉、肌腱提供外源性的支持，避免膝关节向各个方向移位。如：①起自股骨外上髁、止于腓骨头的腓侧副韧带和起自于股骨内上髁、止于胫骨内侧髁内侧面的胫侧副韧带，在膝关节伸位时有效地防止股骨向内侧或外侧移位；②关节囊内起自胫骨髁间隆起前方、斜向外上方、附于胫骨外侧髁内侧面的前交叉韧带，能防止胫骨前移；起点位于髁间隆起后方、斜向前上方、止于股骨内侧髁外侧面的后交叉韧带，可以防止胫骨的后移。侧方韧带协助交叉韧带限制胫骨向前和

向后的异常移位和旋转，而交叉韧带同样在限制膝关节侧方弯曲方面起协助作用。临床内侧副韧带或外侧副韧带单独撕裂，仅能导致内侧面或外侧面方向的不稳，若前交叉韧带和内侧副韧带联合撕裂，则会导致内侧向前和前内侧旋转不稳。

（三）膝关节韧带特点

膝关节韧带显示出复杂的流变学特性，其单轴拉伸时的应力应变曲线凹面向上，即应力对应变的二阶导数大于零，韧带的这些力学行为可以高度地适应膝关节的功能。韧带刚开始受拉伸时，关节可在一定范围内发生位移，但当关节位移增加时，韧带的刚性也增加，从而提供更大的张力限制关节的运动。韧带纤维的波浪状排列起着缓冲作用，允许韧带稍稍伸长，而不损害胶原纤维，也对控制韧带张力提供一种机制，沿着韧带长轴起着振荡吸收器的作用。

1. 前交叉韧带　在无张力的影响下，分别测得前交叉韧带在矢状面与股骨长轴所成的角度为 $30°$，与胫骨长轴所成的角度为 $50°$，在冠状面与股骨长轴所成的夹角为 $21°$。前交叉韧带长度为 (41.7 ± 1.9) mm。前交叉韧带的最大拉伸强度为 (2020 ± 264) N，最大变形为 (15.9 ± 3.5) mm。

（1）前交叉韧带结构特点：在股骨附着区近似椭圆形，后缘紧邻股骨髁间软骨关节面，纵径（ACL 股骨附着区后上缘最突点到前下缘最突点）为 (19.186 ± 3.112) mm，横径为（前上缘最突点到后下缘最突点）(10.182 ± 1.192) mm。前交叉韧带胫骨附着区近似三角形，前宽后窄，前后径为 (16.186 ± 3.102) mm，横径为 (9.186 ± 1.188) mm，长度为 (41.12 ± 3.86) mm。前交叉韧带由许多附着部位不同、长度不同、方向不同的纤维束构成，在膝关节处于不同位置时，各纤维束的张力不同，扭曲程度不同：①膝关节 0 位时，前内部纤维紧张，后外部纤维松弛。随着屈膝运动，前交叉韧带的股骨附着区在矢状面上旋转，前内部纤维由紧张变松弛，后外部纤维由松弛变紧张。②膝关节

90°时，前内部纤维松弛，后外部纤维紧张。在膝关节活动过程中，前交叉韧带各纤维束交替处于紧张状态，使得前交叉韧带保持比较恒定的整体张力，以维持膝关节稳定、指导关节按一定的规律和方式运动。

（2）前交叉韧带运动特点：在膝关节活动过程中，前交叉韧带各纤维束交替处于紧张状态的形成机制和前交叉韧带的股骨、胫骨附着区的形态（尤其是股骨附着区的形态）及膝关节活动时股骨附着区在矢状面上的旋转（设胫骨固定）密切相关。可以想象，位于附着区中心的纤维其扭曲程度，张力变化极小。许多学者证实，前交叉韧带内存在"等长纤维"，"等长纤维"的附着点恰在"等长点"——股骨和胫骨附着区的中心点上。同时证实，位于股骨附着区"等长点"后上方的纤维在伸膝时紧张，屈膝时松弛，位于"等长点"前下方的纤维则相反。在前交叉韧带的前内部和后外部有明确的纤维走向。前内部纤维起于股骨附着区后上方，止于胫骨附着区的前内方；后外部纤维起于股骨附着区的前下方，止于胫骨附着区的后外方：①膝关节0位时，前内部纤维处于最紧张状态，后外部纤维处于松弛状态。当膝关节屈曲运动时，从矢状面观察（右膝），股骨附着区顺时针方向旋转（设胫骨固定），使前内部纤维变松弛，使后外部纤维变紧张。②当膝关节完全屈曲时，前内部纤维处于松弛状态，后外部纤维处于最紧张状态。

2. 后交叉韧带 后交叉韧带的大体形态呈两端粗大，中间细小，这种结构是与其功能相适应的，股骨、胫骨附着处较宽，纤维分散，使附着区的面积增加，附着更加牢固。由于关节腔的髁间窝狭小，中间细小的结构有利于避免PCL与ACL的撞击和摩擦。

3. 膝横韧带 膝横韧带起于内侧半月板的前缘，起点处呈扁圆形，水平位横行向外侧，止于外侧半月板的前缘，止点处呈圆索状，膝横韧带略呈圆索状，水平位横行连接内外侧半月板的前端，能够稳定两侧半月板，缓冲股骨

内、外侧髁对胫骨内、外侧髁的碾压作用。当两侧半月板被强力牵拉和股骨内、外侧髁对胫骨内、外侧髁过度碾压时，很容易造成膝横韧带损伤。膝横韧带的长度为（38±0.4）mm，宽（4.2±0.3）mm，厚（3.2±0.2）mm。这些韧带大大地增强膝关节的稳定性，但也很大程度上限制膝关节的活动性。

4. 膝关节关节盘 膝关节也是全身少见有关节盘的关节之一，关节盘的介入有利于关节的稳定。膝关节有两个相互分离的关节盘，称内侧半月板和外侧半月板。内侧半月板较大，呈C形；外侧半月板较小，近似O形。半月板上面凹陷，下面平坦，外缘厚，内侧薄，两端借韧带附于胫骨髁间隆起。半月板在关节运动中起重要作用：①它使关节面更为相适，也能缓冲压力，吸收振荡，起弹性垫的作用；②半月板还增大关节窝的深度，又能连同股骨髁一起对胫骨做旋转运动。半月板的位置随膝关节的运动而改变，屈膝时，半月板滑向后方；伸膝时，滑向前方；屈膝旋转小腿时，一个半月板滑向前，一个滑向后。例如，伸膝时胫骨两髁连同半月板，沿着股骨两髁的关节面向后滑动。由于股骨关节面后曲度较下部大，所以在伸的过程中，股骨两髁与胫骨两髁的接触面积逐渐增大，与此相反，两个半月板也逐渐向前方滑动。由于半月板随膝关节运动而移动，当膝关节在急骤强力动作时，常造成半月板损伤。例如，当急剧伸小腿并做强力旋转时，半月板尚未来得及前滑，被膝关节上、下关节面挤住，即可发生半月板挤伤或破裂。由于内侧半月板与关节囊及胫侧副韧带紧密相连，因而内侧半月板损伤的机会较多。

（四）膝关节运动特点

1. 膝关节的运动 膝关节的屈是指小腿向贴向大腿的方向运动，反之称为伸，这与一般的关节屈伸是相反的。膝关节的屈伸平面限制在水平面以下180°范围内，这是由关节面之间的接触面决定的。股骨髁后部的曲度较下部的大，关节面下部除髌骨关节面外不

能继续延伸,限制胫骨朝上的运动,其运动限制在水平面以下。膝关节正常功能是绕冠状轴做屈伸运动,膝关节内各解剖结构的功能性很强。在屈膝45°左右时,膝关节各支持韧带最松弛,膝关节稳固性下降,灵活性相对增强,此时小腿可做轻度的旋内、旋外运动。屈膝45°时,做屈伸运动时,膝关节受伸肌、屈肌的牵拉,膝关节应力加大,如果肌力弱小或肌力比例不当,肌肉拉力变向,使肌束变形,而导致膝关节正常功能位改变,容易造成韧带、肌腱、骨膜、肌肉等一些微细的损伤。

2. 膝关节运动与周围肌肉分布的关系 大腿具有发达、数目众多的骨骼肌,至膝关节肌肉远侧大部分延伸为肌腱。屈小腿肌有缝匠肌、股薄肌、股二头肌、半腱肌、半膜肌,这些肌肉都能屈伸大腿,由于跨越两个关节,因此也能屈曲小腿,其止点大部分位于胫骨内侧,收缩时可以使小腿微内旋。伸小腿肌有阔筋膜张肌、股中间肌、股外侧肌,其止点在胫骨外侧,具有微外旋小腿的功能。肌肉的收缩不但有利于下肢的弹跳、行走、跨越,也有利于下肢的变向运动,如旋内、旋外。髌骨作为膝关节的一个重要组成部分,其最主要的作用是为膝关节的运动提供一个支点,使下肢力线变向而使关节的运动成为杠杆运动。

3. 髌骨在膝关节运动中的作用髌骨是膝关节的重要组成部分,能传导股四头肌肌力到髌韧带,增加股四头肌的收缩力臂,从而使其伸膝能力增加50%,还可保护膝关节的深层组织,保护股四头肌不受摩擦力的损害。髌腱最大拉伸强度为(2600 ± 254)N,最大变形为(11.0 ± 0.8)mm。

第二节 常用运动康复方法

膝关节周围有众多坚强的韧带附着,有较强的侧方稳定性,在矢状位有较大的活动度,是人体站立行走的重要力量枢纽。功能运动康复时,以恢复关节稳定性为主,提高关节活动度为辅。

一、改善膝关节活动度常用方法

(一)膝关节屈伸运动训练

1. 被动运动

(1)目的与作用:牵张膝关节周围韧带肌肉,改善膝关节屈伸活动度。

(2)动作要领:患者仰卧,两臂自然置于体侧,康复治疗师站在患肢侧,下方握住患肢踝部,上方手握住患肢膝盖处,用力上举使患肢处于屈髋屈膝位,将患肢经体前在关节活动的可能范围内贴近腹部即为屈曲,恢复原位即为伸(图14-2-1)。

(3)注意事项:被动活动的范围视患者疼痛感觉而定,疼痛明显应立即终止。此动作适于胫骨平台骨折、股骨髁间骨折固定术后恢复早期康复。

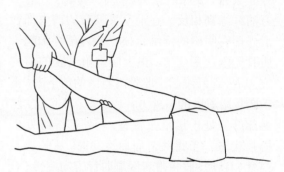

图14-2-1 膝关节被动屈伸运动训练

2. 助力运动或主动运动

(1)卧位式

1)目的与作用:维持或改善膝关节活动范围,增进膝关节屈伸肌群肌力,更大程度改善膝关节屈伸活动度。

2)动作要领:患者俯卧,两腿自然伸直,左下肢主动做膝关节屈伸运动,右下肢交替进行(图14-2-2)。

3)注意事项:患者需在一定的主动屈伸基础上开始练习,且需膝关节周围稳定性较好,同样需循序渐进,以膝关节局部不产生明显疼痛为适。可用于膝关节周围骨折内固定术或膝关节周围韧带损伤中后期康复训练。

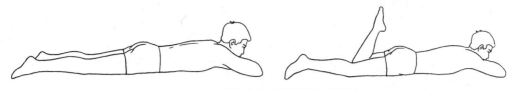

图 14-2-2　卧位式膝关节屈伸运动训练

（2）坐位式

1）目的与作用：主动活动膝关节，更大程度改善膝关节屈伸活动度。

2）动作要领：患者端坐于椅子或训练椅上，髋关节屈曲成 90°，膝关节在矢状面做屈伸运动。重复数次（图 14-2-3）。

3）注意事项：患者需在一定的主动屈伸基础上开始练习，且需膝关节周围稳定性较好，同样需循序渐进，以膝关节局部不产生明显疼痛为适。适于全膝关节置换或胫骨平台骨折术后康复训练。

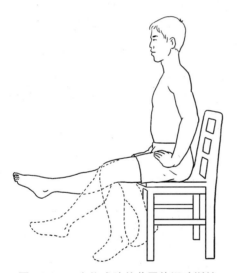

图 14-2-3　坐位式膝关节屈伸运动训练

二、提高膝关节稳定性常用方法

（一）膝关节屈伸抗阻运动训练

1．目的与作用　增强半腱肌、半膜肌、腓肠肌、股四头肌的肌力，加强膝关节关节前后方稳定性。

2．动作要领　患者取俯卧位，双手屈曲枕于下颌部，右下肢往背部弯曲，于右下肢后踝处缚一根橡皮筋。右膝关节在矢状面做屈伸运动。下肢交替数次（图 14-2-4）。

3．注意事项　骨折恢复早期可直接克服重力做屈伸运动，待具备一定的肌力后可以开始力量练习，力量练习可逐渐增量。

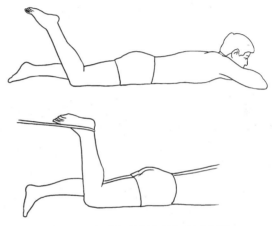

图 14-2-4　膝关节屈伸抗阻运动训练

（二）膝关节器械抗阻运动训练

1．目的与作用　增强半腱肌、半膜肌、腓肠肌、股四头肌的肌力，加强膝关节前后方稳定性。

2．动作要领　患者坐于多功能训练椅上，患者借助前踝负重做屈伸运动。下肢交替数次（图 14-2-5）。

3．注意事项　骨折恢复早期可直接克服重力做屈伸运动，根据膝关节周围肌力的大小决定活动范围，由小幅度到大幅度。待具备一定的肌力后可以开始力量练习，力量练习可逐渐增量。主要用于膝关节退变早期患者保守治疗康复。

（三）髋关节屈伸对膝关节力量的影响

膝关节主要完成屈伸功能。缝匠肌起于髂前上棘，止于胫骨体上端内侧面和小腿筋膜。股薄肌起于耻骨支联合部和耻骨下支，

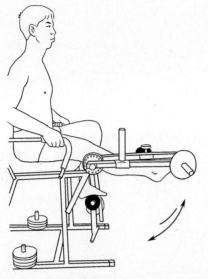

图 14-2-5 膝关节器械抗阻运动训练

止于胫骨上端内侧面，主要功能为伸小腿。阔筋膜张肌起于髂前上棘及其至髂结节的一部分髂嵴，止于髂胫束至胫骨外侧髁。半膜肌、半腱肌、股二头肌起于坐骨结节，分别止于股骨粗隆内下方和腓骨头，主要功能为屈小腿。当髋关节屈曲时，膝关节周围的屈肌初长度变短，伸肌初长度变长，屈肌收缩产生

力量较大，伸肌产生力量较小；当髋关节伸直时，膝关节周围屈肌初长度变长，伸肌初长度变短，屈肌收缩产生力量较大，伸肌产生力量较小。因此患者可根据自身肢体产生力量大小，选择屈伸膝关节进行髋关节功能锻炼。

1. 目的与作用 增强半腱肌、半膜肌、腓肠肌、股四头肌的肌力，加强膝关节前后方稳定性。

2. 动作要领 患者取俯卧位，髋关节取伸直（图 14-2-6）或屈曲（图 14-2-7）位，在小腿下段缚一根橡皮筋作为阻抗，做膝关节的屈伸运动，下肢交替数次。

3. 注意事项 骨折恢复早期可直接克服重力做屈伸运动，待具备一定的肌力后可以开始力量练习，力量练习可逐渐增量。

第三节 运动康复方法的选择

一、治疗目的与运动康复方法选择

大腿及膝部疾病包括骨折、关节脱位及骨病等。总的来说，骨折的治疗目的，早期以骨

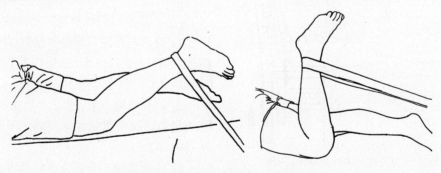

图 14-2-6 髋关节伸直对膝关节力量的影响

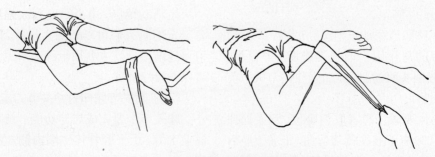

图 14-2-7 髋关节屈曲对膝关节力量的影响

折端的稳定为主要目的；而关节脱位的治疗目的，早期以脱位关节复位后的稳定为其首要目的。但两者的最终目的都是恢复大腿及膝关节的功能，即稳定是基础，活动是目的。运动康复的目的就是要在不影响稳定的基础上，尽快并最大限度地恢复大腿及膝关节的活动功能。"不影响稳定"对于具体病例，要分析骨折、脱位的原始移位机制，了解骨折固定方式的原理，更为重要的是定期、正确评价骨折愈合程度及关节周围软组织的修复程度。

1. 骨折的原始移位机制与运动康复　骨折移位的因素包括：①致伤力的大小、方向与性质；②肢体远端的重量；③肌肉拉力；④搬运或治疗不当。其中肌肉拉力始终存在，疼痛刺激可诱发肌肉收缩，从而增加此因素的作用。另外，各部位解剖结构各异，肌肉的起止、分布及其力臂的方向和大小也不相同，因而需具体分析。以下以大腿及膝部常见的股骨干骨折及髌骨骨折为例具体说明，其他骨折可参照分析、运用。

（1）股骨干骨折：骨折发生于股骨上1/3骨折时，近骨折段由于受髂腰肌、臀肌和梨状肌等其他外旋肌群的作用而屈曲、外旋移位，远骨折段则向上、向后、向内移位[图14-3-1（1）]。根据此原理，主动做患侧髋关节屈曲、外展或外旋运动，则有加重骨折移位的趋势，早期当然应避免。

骨折发生于股骨中1/3者，骨折移位与暴力的方向有关。两骨折段可有短缩移位外，当骨折端有接触而无重叠时，可由于内收肌的牵拉而向外成角[图14-3-1（2）]。可见，当骨折断端间有接触时，主动伸膝运动、被动抬高下肢等活动有助于抵消此移位倾向。

骨折发生于股骨下1/3者，由于腓肠肌的牵拉，骨折远端向后倾倒，有压迫、损伤腘血管和神经的可能[图14-3-1（3）]。因此，任何需腓肠肌主动收缩或被动牵张的运动均有加重此移位的趋势，如膝关节过伸及提踵运动等。

（2）髌骨骨折：髌骨骨折多发生于膝关节半屈曲位，股四头肌突然猛烈收缩，如高处跳落双足着地，股四头肌突然强力收缩以防跌倒等，股四头肌牵拉髌骨向上，髌韧带则固定髌骨下部，而股骨髁部向前顶于髌骨形成支点，这三种力量同时作用导致髌骨骨折。对于其他原因所致髌骨骨折者，虽非以上机制所致骨折，但这种机制仍然是造成骨折移位的重要因素（图14-3-2）。屈膝关节或股四头肌收缩即有以上移位趋势，髌骨骨折早期，若固定不可靠，不能对抗以上力量，应避免做这类运动。

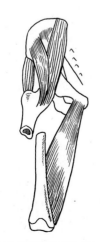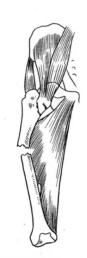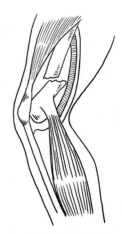

（1）骨折发生于上1/3　　　（2）骨折发生于中1/3　　　（3）骨折发生于下1/3

图14-3-1　骨折发生部位与骨折移位的关系

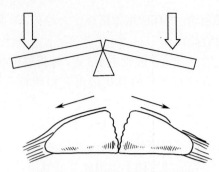

图 14-3-2　骨折机制与移位趋势

2. 骨折固定方式的原理与运动康复

（1）股骨干骨折：股骨干骨折的治疗方法有牵引法、外固定法及内固定法三类。前两类属非手术治疗方法。常用的外固定方法有夹板和石膏。单纯使用石膏或夹板外固定治疗股骨干骨折，即使包括上下两个关节，由于未能很好地抵消肌肉的牵拉力，常导致骨折畸形愈合，同时髋人字石膏固定后护理不便，并发症多，现多不提倡使用。夹板外固定常配合牵引治疗使用（图 14-3-3）；另有介于内固定与外固定之间的骨外固定支架，由于股骨干肌肉丰厚，使用外固定支架将影响肌肉收缩而妨碍肢体运动康复，因此应多考虑用内固定。牵引法既有复位的作用，又有固定的作用，也常作为手术治疗前的准备措施，常用的有以下几种：

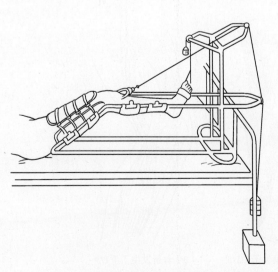

图 14-3-3　夹板配合牵引治疗股骨干骨折

Bryant 牵引适用于 3 岁以下儿童股骨干骨折。皮牵引条应上达大腿根部，下达踝部，并注意缠绕松紧合适，牵引重量应以患儿臀部刚刚离开床面为度，健侧肢体的牵引重量应稍轻于患侧（图 14-3-4）。

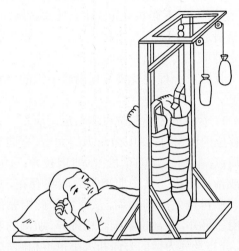

图 14-3-4　Bryant 牵引

Russell 牵引适用于 3～12 岁儿童（图 14-3-5）。此法护理较方便，牵引时宜将患肢置于外展中立位。需注意的是，由于重力的作用，骨折端有向后长角的趋势，应在骨折下方垫高，以维持股骨向前的弧度。

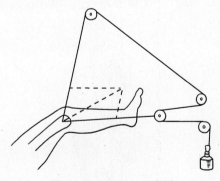

图 14-3-5　Russell 牵引

成年患者可选用 Thomas 架或 Braun 架牵引（图 14-3-6、图 14-3-7）。后者牵引装置较简单，但牵引期间仅能做抬臀等有限的运动治疗，不便于做膝关节运动治疗。

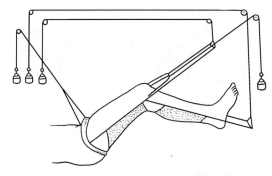

图 14-3-6　Thomas 架上的平衡牵引

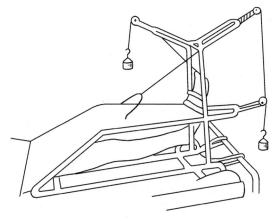

图 14-3-7　Braun 架上的滑动牵引

以上各种牵引既有骨折复位的作用，又有维持骨折复位的作用即固定作用。但这种固定并非一劳永逸，由于肌肉收缩作用力始终存在，骨折移位的可能将持续到骨折愈合（骨折端的连接强度足以抵抗这种力）。

股骨周围肌肉丰厚，肌力强，股骨干骨折发生后，一次手法复位往往较困难，持续牵引可同时达到复位与固定的目的，并可避免一次暴力牵引所引发的并发症。大腿肌肉丰厚、收缩力强，骨折在肌肉舒缩运动过程中自动复位的能力也强，同时下肢肢体重，骨干长，杠杆作用力也强，使其机械性生物适应能力也强。因此，在牵引期间应适时加强运动康复。

（2）髌骨骨折：髌骨骨折内固定的方法多种多样，常见的内固定方法有钢丝环扎固定（图 14-3-8）、Magnuson 钢丝固定（图 14-3-9）、横 U 形钢丝固定（图 14-3-10）、单纯松质骨螺钉固定（图 14-3-11）、记忆合金髌骨爪固定（图 14-3-12）和各种张力带钢丝固定（图 14-3-13）等。

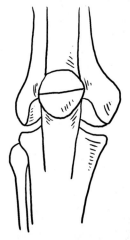

图 14-3-8　钢丝环扎固定

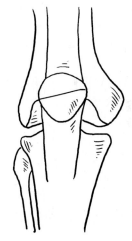

图 14-3-9　Magnuson 钢丝固定

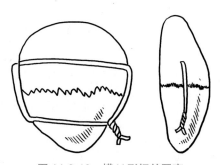

图 14-3-10　横 U 形钢丝固定

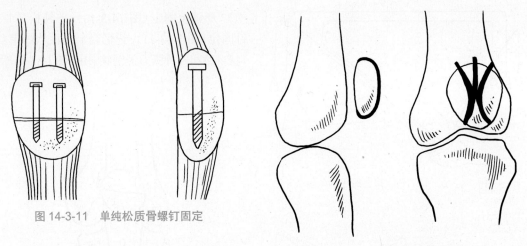

图 14-3-11   单纯松质骨螺钉固定

图 14-3-12   记忆髌骨爪固定

髌骨骨折因属关节内骨折，对关节面的复位要求较高，因而多采用切开复位、内固定。如上述，内固定方式多种多样，但可根据张力侧（前侧）强度分为两大类，一类是张力侧强度大的各种张力带固定形式，其余则为另一类。早期后者膝关节屈曲时，张力侧（前侧）不能提供足够的力，将张力转化为应力，髌骨前侧（即张力侧）有张开的趋势或可能（图 14-3-14）。值得注意的是，这种抵消张力的力，早期主要是张力带，也包括修复髌韧带扩张部的缝合材料，以后则加入髌韧带扩张部（其愈合后），再后则是髌骨骨折的愈合。

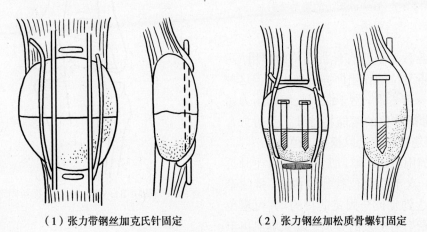

（1）张力带钢丝加克氏针固定   （2）张力钢丝加松质骨螺钉固定

图 14-3-13   各种张力带钢丝固定

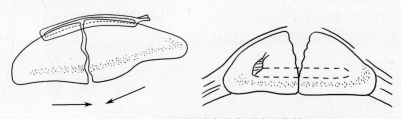

图 14-3-14   钢丝固定部位与固定可靠性

二、个性化运动康复处方的制订

（一）动态评价运动治疗安全性

运动治疗量不能超过骨折处所能承受的负荷，这是骨折患者运动治疗的基本原则。但骨折发生后，通过复位、固定后，骨折逐步愈合，骨折处稳定性是逐步增强的。如何根据骨折处的愈合程度，充分而恰当地指定运动治疗计划，这就需要动态评价每一位骨折患者不同时期的运动治疗安全性。对于股骨干骨折非手术治疗患者，由于骨折周围肌肉力量大，骨折愈合前，骨折处始终面临再移位的可能，但一味制动则可致关节僵硬、肌肉萎缩、骨质疏松等并发症。因此必须经常复查X线片，了解骨折愈合情况及骨折对位、对线情况。一般来说，牵引治疗的股骨干骨折患者早期可行踝关节背伸、股四头肌等长收缩运动及扩胸运动等；2周后骨折处开始愈合，可行髋膝关节活动；4～6周后骨折处X线片

上已有骨痂生长时，可加大髋膝关节的运动治疗活动范围；8周后可在有保护的情况下在床上以健肢站立（图14-3-15）。具体实施应根据X线片检查情况及患者肌力情况等而定。

膝关节长时间固定可致关节内外粘连、韧带挛缩等而影响关节功能的康复。对于非手术治疗者尤应注意定期复查，争取及早去除外固定，进行膝关节运动治疗；对于内固定不十分可靠而辅助外固定者，也应在骨折有一定程度愈合后及早去除外固定，行膝关节运动治疗；对于克氏针张力带固定者，可因克氏针尾顶于皮下影响膝关节活动，甚至顶破皮肤而继发感染，因此也应定期复查，待骨折愈合后及时取出内固定，以利膝关节运动治疗。一般非手术治疗者外固定4～6周，钢丝环扎固定或横U形钢丝固定等辅助外固定3周，张力带钢丝固定者术后可早期活动膝关节，其中以松质骨螺钉加张力带螺钉固定较可靠，可允许较早进行全膝关节活动范围运

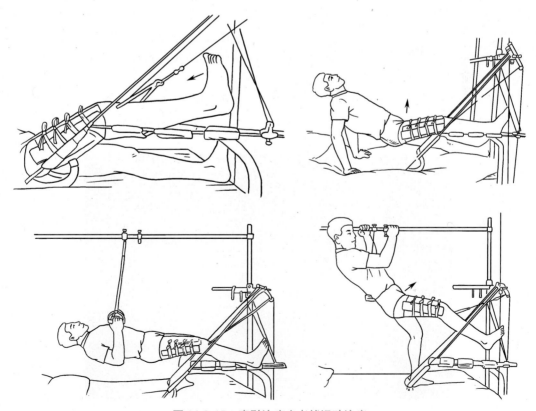

图 14-3-15　牵引治疗患者的运动治疗

动治疗。值得注意的是，髌骨骨折均有不同程度髌前筋膜和（或）髌旁腱膜的损伤，手术中应注意修复，术后运动治疗也应考虑这些结构的愈合程度。

如前所述，髌骨骨折（多数为横骨折）后，膝关节屈曲时，髌前侧为张力侧，有张开的趋势，抵消这种张力的力，早期主要是张力带，也包括修复髌韧带扩张部的缝合材料，以后则加入髌韧带扩张部（其愈合后），再后则是髌骨骨折的愈合。因此，具体病例须根据内固定形式、材料、髌前结构损伤与修复情况，定期评价髌前软组织修复程度及骨折愈合程度，最后综合评价后决定运动康复方式、量及时机。

（二）个性化评价运动治疗安全性

年龄是决定股骨干骨折的重要因素之一。如产伤所致股骨干骨折，以绷带固定大腿于胸腹壁2周，骨折大都已愈合；3岁以内儿童则需3～4周，而成人股骨干骨折多需8～10周。

膝关节屈曲时，髌骨前面承受张力，而其后面承受应力。这种情况不仅在骨折发生后存在，在正常情况下同样存在。正常情况下这种张力由髌前筋膜等结构中和，髌骨骨折后尤其有骨折明显移位时，这些结构必有损伤，甚至断裂，手术修复这些结构也是张力带固定的重要体现。一般术后或非手术治疗外

固定4周左右后才开始膝关节运动治疗，和这些结构的愈合时间有重要关系。无移位骨折，包括直接暴力所致的粉碎性骨折，这些结构往往保持完好或损伤不重，而明显移位的横行骨折往往意味着这些结构的完全断裂。因此，运动治疗计划的制订不能只注重骨折的严重程度而忽视周围软组织的损伤与修复程度。

此外值得注意的是，骨折处的骨性愈合是决定运动治疗安全性的根本的、决定性的因素。固定物的牢固程度都是暂时的，骨折不愈合，固定物承受反复加载的应力负荷，迟早会发生疲劳断裂，因此应根据实际的骨折愈合情况来决定运动治疗量。

三、运动处方示例

简要病史：患者，女性，46岁。左髌骨粉碎性骨折术后7天行康复治疗。

患者发生交通意外，当即感左膝关节疼痛，肿胀，活动不能。当地摄X线示左髌骨粉碎性骨折，在腰麻下行左髌骨骨折切开复位空心螺钉＋克氏针内固定术，术后给予患者局部石膏外固定，术后摄X线片（图14-3-16、图14-3-17）。

初期评定： 左膝关节肿胀，左膝关节活动障碍。关节活动度范围：屈伸主动运动／被

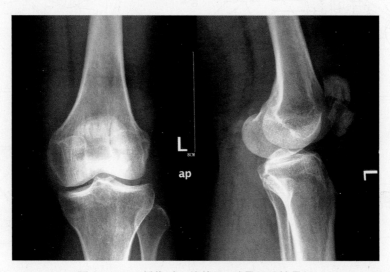

图14-3-16 受伤时X线片示：髌骨粉碎性骨折

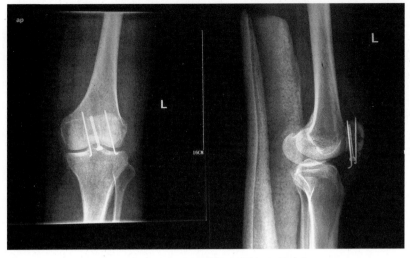

图 14-3-17　术后 X 线片示：骨折复位良好

动运动 10°～20°/5°～30°，屈膝内旋主动运动 / 被动运动 0～/5°，屈膝外旋主动运动 / 被动运动 0/5°。

患者术后根据《骨科运动康复安全性评定表》(表 1-2-1)评分如下：

1. 骨折的稳定性　髌骨粉碎性骨折且关节面不平整，即波及关节内的极不稳定骨折，评为 5～10 分。

2. 固定的可靠性　空心螺钉克氏针固定及石膏外固定，术中即能被动运动，评为 20～25 分。

3. 软组织的完整性　髌骨是人体内最大的籽骨，包埋于股四头肌腱内，粉碎性骨折后肌腱损伤，关节韧带缝合，术中部分对抗张力，评为 20～25 分。

术后 1～2 周：总分为 45～60 分，运动康复应慎重。早期进行非骨折邻近关节（髋、踝）的主动关节活动度及部分抗阻运动训练，防止制动造成膝关节僵硬及周围肌肉萎缩，膝关节周围肌群可行等长肌肉收缩训练。

术后 3～4 周：随着骨折周围血肿机化，周围软组织修复（图 14-3-18），《骨科运动康复安全性评定表》评分逐渐提高达到 70 分以上，运动康复较安全，可拆除石膏行膝关节周

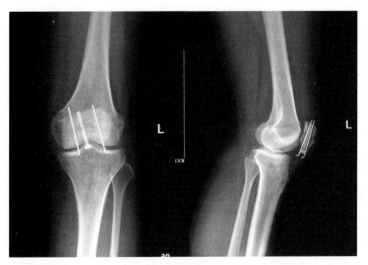

图 14-3-18　术后 4 周拆除石膏外固定

围被动轻度无痛范围内关节活动度训练；加强膝关节周围肌群的等张训练。

术后 5～8 周：随着骨折周围原始骨痂形成逐渐增多，《骨科运动康复安全性评定表》评分逐渐提高达到 75 分以上，运动康复安全，逐渐加强膝关节周围主被动轻度无痛范围内关节活动度及松动术训练；逐步加强膝关节周围肌群的抗阻运动训练（运动治疗后行冷疗）（图 14-3-19、图 14-3-20）。

中期评定： 左膝关节局部肿胀部分消退，左股四头肌肌腱触之较硬，左膝关节活动障碍。关节活动度范围：屈伸主动运动 / 被动运动 5°～40°/0～60°，屈膝内旋主动运动 / 被动运动 0/5°，屈膝外旋主动运动 / 被动运动 0/5°。

随着骨折周围骨痂改造塑形期，《骨科运动康复安全性评定表》评分逐渐提高达到 85 分以上，运动康复安全，加强膝关节周围主动轻度无痛范围内关节活动度及松动术训练；逐步加强膝关节周围肌群的抗阻运动训练（运动治疗后行冷疗）。

末期评定： 左膝关节活动度范围，屈伸主

动运动 / 被动运动 0～75°/5～80°，屈膝内旋主动运动 / 被动运动 5°/10°，屈膝外旋主动运动 / 被动运动 5°/15°。

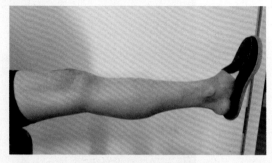

图 14-3-19 术后 8 周左膝关节伸直达到 0°～5°

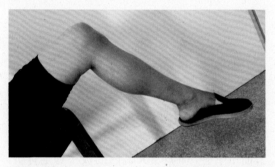

图 14-3-20 术后 8 周左膝关节屈曲达到 75°～80°

第十五章

小腿及踝关节运动康复

第一节 生理解剖基础

一、踝关节的解剖概要

踝和足是下肢支撑体重、保持身体平衡、传递冲击至地面的重要部分。踝关节又称距小腿关节，由胫、腓骨下端的关节面和距骨滑车连接而成。关节囊附着于各关节面的周围，两侧有韧带加强：①内侧是坚韧的内侧韧带即三角韧带，上方附着于内踝的下缘，向下呈扇形展开，附着于距骨内侧，跟骨载距突和舟骨；②外侧是外侧韧带，是三个独立的韧带，前为距腓前韧带，中为跟腓韧带，后为距腓后韧带。它们都自外踝开始，分别向前、向下、向后外，附于距骨和跟骨（图 15-1-1）。

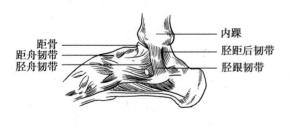
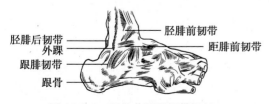

距骨　　　　　　　　　　内踝
距舟韧带　　　　　　　胫距后韧带
胫舟韧带　　　　　　　胫跟韧带

胫腓后韧带　　　　　　　胫腓前韧带
外踝　　　　　　　　　　距腓前韧带
跟腓韧带
跟骨

图 15-1-1　踝关节周围韧带解剖

胫、腓骨间仅有微小的活动，其连接包括三个部分：①胫骨外侧髁后下方的腓关节面与腓骨头关节面构成微动的胫腓关节；②胫腓两骨下端借韧带形成连接；③两骨干的骨间缘之间借坚韧的骨间膜连接。踝关节的主要运动方式是伸（背伸）和屈（跖屈）。

二、小腿及踝关节动力装置解剖概要

踝关节的骨性结构决定其侧方稳定而前后方向稳定差，也决定踝关节的主要运动方式为屈伸、内外翻，在骨性结构的周围附着大量的韧带和肌肉（表 15-1-1），决定踝关节在一定运动范围内也具备较高的稳定性。

三、生理功能及解剖特点

（一）胫骨解剖特点

据胫骨骨骼标本观察，胫骨嵴在胫骨的中下 1/3 交界处开始逐渐向内踝方向移行，胫骨内侧平面也随着与胫骨的前面相续，胫骨横断面在胫骨下端从三角形转变为四边形，胫骨的外侧纵嵴也逐渐移向前方，胫骨下端外侧失去平坦的骨面特征，胫骨踝关节面的后唇略比前唇低，关节面向上凹陷超过前后唇 2～3mm。

（二）踝关节解剖特点

踝关节由骨和韧带结构组成，其稳定性也是由骨和韧带系统共同支撑的。

1. **踝关节骨性结构**　踝关节骨性结构由胫、腓骨远端与距骨组成。①胫骨远端膨大向内下方突出的部分构成内踝，腓骨远端膨大部分构成外踝，胫骨下端后缘稍向后突，构成后踝。其中内踝的外侧面有关节软骨附着，构成内踝关节面，下胫腓后韧带加深了后踝，

235

表 15-1-1　踝关节周围各肌起止、作用和神经支配

肌名	起点	止点	作用	神经支配
胫骨前肌	胫、腓骨上端,骨间膜前面	内侧楔骨内侧面,第一跖骨底	足背屈、内翻	腓深神经
趾长伸肌	胫、腓骨上端,骨间膜前面	第2~5趾趾背腱膜	足背屈	腓深神经
踇长伸肌	胫、腓骨上端,骨间膜前面	踇趾远端趾骨底	足背屈	腓深神经
第三腓骨肌	腓骨下1/3前面,骨间膜	第5跖骨底背面	足背屈、外翻	腓深神经
腓骨长肌	腓骨外侧	内侧楔骨、第一跖底	足跖屈、外翻	腓浅神经
腓骨短肌	腓骨外侧	第5跖骨粗隆	足跖屈、外翻	腓浅神经
腓肠肌	内侧头:股骨内侧髁 外侧头:股骨外侧髁	跟骨结节	足跖屈	胫神经
比目鱼肌	胫骨、腓骨上端	跟骨结节	足跖屈	胫神经
趾长屈肌	胫、腓骨后面及骨间膜	第2~5趾远节趾骨底面	足跖屈	胫神经
胫骨后肌	胫、腓骨后面及骨间膜	足舟骨粗隆,内侧、中间和外侧楔骨	足跖屈、内翻	胫神经
踇长屈肌	胫、腓骨后面及骨间膜	踇趾远节趾骨	足跖屈	胫神经

从而限制距骨在踝穴中的后移。②距骨体呈前宽后窄形,其横径之差平均为 2.4mm,容纳于内外踝所形成的踝穴中。距骨体马鞍形顶与胫骨平台所构成的关节是踝关节的主要组成部分,其两侧的关节面还和相应的内、外踝构成关节。外踝比内踝在冠状面低 1cm 左右,且较内踝偏向后方 1cm 左右。在踝关节背屈时,距骨体外旋,前部较宽部分进入踝穴,同时腓骨发生向后外侧的移动及外旋活动以适应距骨的运动。当踝关节跖屈时,距骨体内旋,后部较窄的部分进入踝穴,故踝关节无论在什么位置上背屈或跖屈,距骨均与踝穴内各关节面紧密接触。踝关节的接触面积在踝关节处于中立位、背屈位和跖屈位时有所不同。背屈位时的面积大于中立位时的面积,而中立位的面积又大于跖屈位时的面积。

2. 踝关节韧带解剖特点　踝关节的结构主要包括两个韧带复合体,分别是下胫腓复合体和内外侧韧带系统。

(1) 踝关节的内侧副韧带:踝关节的内侧副韧带即三角韧带,被认为是踝关节最强壮的韧带。踝关节内侧韧带由深浅两层组成:浅层包括胫舟韧带、胫韧带和胫跟韧带;深层包括胫距前、后韧带。其中胫韧带、胫跟韧带

和深层的胫距后韧带是恒定的内侧韧带,胫韧带与胫跟韧带连接紧密,只能从止点的不同区分,胫韧带止于弹性韧带,胫跟韧带止于跟骨的载距突,深层的韧带主要起自内踝后丘部及前后丘部间沟,止于距骨滑车面的胫侧缘。踝关节位于跖屈位,三角韧带的功能是控制踝关节过度外翻。特别是其前部分,也阻止距骨过度外旋。胫韧带、胫跟韧带和深层的胫距后韧带是踝关节内侧较为重要的韧带,对于临床上踝关节内侧韧带完全损伤或韧带松弛的患者,应仔细修复重建深层的胫距后韧带、胫韧带和胫跟韧带,以加强关节的稳定性。

(2) 踝关节的外侧副韧带:关节外侧结构中,除腓骨和外踝外,尚有外踝韧带,其中又包括腓距前韧带、腓跟韧带和腓距后韧带:①腓距前韧带为踝关节囊增厚的部分,厚 2~2.5mm,起于腓骨远端的前缘,止于距骨颈,其方向随踝关节所处的位置不同而变化。屈曲时距腓前韧带与足纵轴平行,踝关节跖屈位时有限制足内翻活动的作用;而在踝关节中立位时,有对抗距骨向前移位的作用。腓距前韧带断裂以后,可以出现踝关节前抽屉试验阳性。②腓跟韧带位于腓骨肌骨腱鞘深面,关节囊外,呈圆形,跨过踝、距下关节,起

于腓骨远侧顶端,向后斜行,止于跟骨外侧的中部,该韧带较坚强,在踝关节 0 位时限制足内翻活动,同时也限制距骨向前移位。③腓距后韧带在踝关节外侧韧带中最为粗大,起于腓骨指状窝,止于距骨后方的外侧结节,在踝关节背屈、外旋、外展时紧张,可限制踝关节过度背屈,对内收无限制。

(3)下胫腓韧带:下胫腓韧带复合体使胫腓骨远端紧密连接在一起。主要包括三个部分。①下胫腓前韧带:将胫骨前结节与外踝连接在一起;②下胫腓后韧带:将胫骨后结节与外踝连接在一起;③骨间韧带:在腓骨切迹处连接胫骨和腓骨,并与小腿骨间膜相连续。上述三者中,骨间韧带最为强韧,下胫腓后韧带次之,下胫腓骨前韧带最弱。内外侧韧带从两侧加强踝关节囊,可以防止距骨在踝关节内的内、外翻的倾斜。

(三)踝关节运动特点

1. 踝关节骨性运动特点 踝关节是人体负重最大的关节,站立行走时全身重量均落在该关节面上。日常生活中的行走和跳跃等活动,主要依靠踝关节的背伸、跖屈运动。踝关节的稳定性和灵活性是对立统一的。踝关节运动的方式是由距骨体滑车决定的。距骨滑车为一个圆锥体,其底面朝向腓侧,顶端朝向内侧,圆锥体的轴心是内踝前丘稍下方与外踝尖端的连线,此连线由内上向外下倾斜,与胫骨纵轴相交成 79° 左右的角(胫距角)。故踝关节跖屈时距骨有内旋的活动,而背屈时距骨有外旋的活动。

2. 踝关节肌性运动特点 踝关节周围肌肉起于小腿前、后和侧方筋膜间隔。前方的肌腱自外向内依次是趾伸肌肌腱,踇背伸肌肌腱及胫前肌肌腱,使踝关节背伸。后方的肌腱主要包括:浅层的腓肠肌肌腱、比目鱼肌肌腱及跖肌肌腱和深层的趾屈肌肌腱、踇屈肌肌腱及胫骨后肌肌腱,使踝跖屈及内翻。外侧肌包括腓骨长短肌,使踝跖屈及外翻。由于踝关节的跖屈肌与足的内翻肌肌力强于踝背伸肌与足外翻肌,可以达到踝与足的稳定与平衡,对抗踝背伸与足外翻的活动,减少踝关节的损伤机会。

3. 踝关节杠杆运动特点 踝关节的运动主要是围绕横轴的跖屈、背伸活动,还有围绕纵轴的内旋、外展活动及围绕矢状轴的内翻和外翻活动。

(1)踝关节的背屈肌肉,由内侧向外侧依次是胫骨前肌、踇长伸肌、趾长伸肌和第三腓骨肌。肌腱附着点离关节运动轴越远,由于杠杆臂长,而越加省力。上述肌肉中,胫骨前肌的肌腱因远离踝关节额状轴,所以其背屈肌力最大,其次为踇长伸肌。除此之外,胫骨前肌和踇长伸肌的肌腱还位于足关节矢状轴的内侧,故有内收和足外翻的功能。胫骨前肌距足关节矢状轴较远,其肌力也较踇长伸肌要大。趾长伸肌和第三腓骨肌的肌拉力线及肌腱走行于踝关节额状轴前上方,也有背屈功能,同时这两块肌肉的肌腱还位于足关节矢状轴外侧,因此有使足关节外展和足内翻的功能。由于第三腓骨肌距关节矢状轴较远,故其肌力较趾长伸肌要大。由此可见,上述四块背屈肌在背屈功能上是协同的,而在内收外展、足内翻和足外翻功能上却是拮抗的。

(2)踝关节的跖屈肌共有 6 块,它们是小腿三头肌、胫骨后肌、踇长屈肌、趾长屈肌、腓骨长肌和胖骨短肌。这些肌肉的肌腱都位于踝关节额状轴的后方或下方。其中小腿三头肌为跖屈最有力的原动肌,该肌的三个肌腹中,有一个是单关节的,即比目鱼肌,它的解剖横断面为 $20cm^2$,收缩距离为 4.4cm,另有两个肌腹为双关节肌,即腓肠肌,它的解剖横断为 23cm,收缩距离仅为 3.9cm。三个肌腹向下在小腿远侧端会合成跟腱,止于跟骨后方的跟骨结节。比目鱼肌的环屈功能为单一的。而腓肠肌的功能则为踝关节跖屈和膝关节屈曲,因此其跖屈效果与膝关节的屈曲度关系密切。若伸膝位将腓肠肌被动拉长时其屈曲力量强,这是该肌有效牵张作用的结果。

（四）踝关节负重力学特点

正常踝关节受力的峰值约为体重的 4 倍之多。在内翻位时 22% 的负荷经胫距关节面内侧部分传导，当外翻时 10% 的关节负荷经关节面的外侧传导。正常踝关节的屈伸活动范围为 60°～70°，其中背伸活动范围为 20°，跖屈活动为 40°～50°。踝关节背伸时，踝关节可增宽 1.5～2.0mm，以容纳较宽的距骨体前面，使得下胫腓韧带紧张，距骨两侧关节面与内外踝关节面贴紧，使踝关节稳定。跖屈时，距骨体较窄的部分进入关节内，踝穴变窄。下胫腓韧带松弛，踝关节稳定性下降。距骨如果在踝穴内向外侧移位 1mm，则减小胫距关节的接触面积 42%，向外侧移位 3mm，关节接触面积减少 60%，随着关节接触面积的减少，局部应力增加，易导致关节面的损伤。距骨关节面的倾斜同样影响着关节面负重部位和大小距骨没有倾斜的情况下，主要的接触面在外侧；距骨倾斜，若外侧部分下降，则整个接触面积明显减小，其接触面主要位于内侧。

第二节　常用运动康复方法

踝关节的踝穴为前后走行，决定了踝关节在冠状轴上有较大的活动度，内外踝限制了踝关节只有轻度内外翻运动。踝关节是重要的下肢稳定关节，康复训练时以恢复其稳定性为主。

一、改善踝关节活动度常用方法

（一）踝关节屈伸运动训练

1. 被动运动

（1）目的与作用：牵张踝关节周围韧带肌肉，改善踝关节屈伸活动度。

（2）动作要领：患者仰卧，双下肢自然伸直，康复治疗师站在患肢侧，下方握住患肢足纵弓部，上方手握住踝部上方，将患踝关节在矢状位做背伸、跖屈运动（图 15-2-1）。

（3）注意事项：被动活动的范围视患者疼痛感觉而定，疼痛明显应立即终止，此动作适合于踝关节周围骨折内固定术后早期康复。

2. 助力运动或主动运动

（1）目的与作用：维持或改善踝关节活动范围，增进踝关节屈伸肌群肌力，更大程度改善踝关节屈伸活动度。

（2）动作要领：患者仰卧，双下肢自然伸直，患者踝关节在矢状位做主动背伸、跖屈运动。左右交替数次（图 15-2-2）。

（3）注意事项：患者需在一定的主动活动基础上开始练习，且需踝关节周围结构稳定

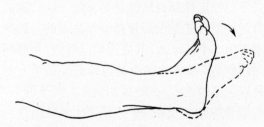

图 15-2-2　踝关节主动屈伸运动训练

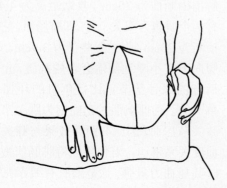
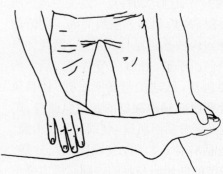

图 15-2-1　踝关节被动屈伸运动训练

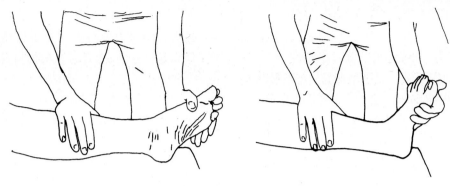

图 15-2-3　踝关节被动内外翻运动训练

性较好，同样需循序渐进，以踝关节局部不产生明显疼痛为适。不适于后踝骨折早期康复。

（二）踝关节内外翻运动训练

1. 被动运动

（1）目的与作用：牵张踝关节内外侧韧带肌肉，改善踝关节内外翻活动度。

（2）动作要领：患者仰卧，双下肢自然伸直，康复治疗师站在患肢侧，下方握住患肢足尖部，上方手握住踝部上方，将患踝关节在冠状位做内翻、外翻运动（图 15-2-3）。

（3）注意事项：被动活动的范围视患者疼痛感觉而定，疼痛明显应立即终止，不适于稳定性较差的内外踝骨折或内外踝韧带损伤早期康复。

2. 助力运动或主动运动

（1）目的与作用：主动活动踝关节，更大程度改善踝关节屈伸活动度。

（2）动作要领：患者仰卧，双下肢自然伸直，患者踝关节在冠状位做主动内外翻运动。左右交替数次（图 15-2-4）。

（3）注意事项：患者需在一定的主动活动基础上开始练习，且需踝关节稳定性较好，循

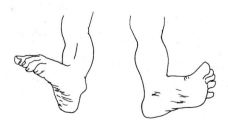

图 15-2-4　踝关节主动内外翻运动训练

序渐进，以踝关节局部不产生明显疼痛为适。适于内外踝骨折或韧带损伤固定良好后的中、后期训练康复。

二、提高踝关节稳定性常用方法

（一）踝关节屈伸抗阻运动训练

1. 目的与作用　增强腓骨长短肌、腓肠肌、比目鱼肌的肌力，加强踝关节前后方稳定性。

2. 动作要领　患者取坐位，左下肢稍抬起，将一根橡皮筋绕过左足底部，双手抓住橡皮筋另一端，让患肢在矢状位做屈伸运动。双下肢交替数次（图 15-2-5）。

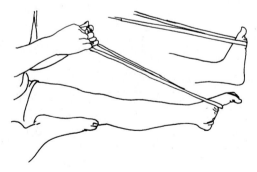

图 15-2-5　踝关节屈伸抗阻运动训练

3. 注意事项　训练前评估踝关节周围稳定，待具备一定的肌力后可以开始力量练习，力量练习可逐渐增量。不适于下胫腓联合韧带损伤患者早期训练，待韧带结构稳定后予以考虑。

（二）踝关节内外翻抗阻运动训练

1. 目的与作用   增强胫骨前肌、腓骨长短肌的肌力，加强踝关节侧方稳定性。

2. 动作要领   患者取坐位，左下肢稍抬起，将一根橡皮筋绕过左足底部，双手抓住橡皮筋另一端，让患踝在冠状位做内外翻运动（图15-2-6）。

3. 注意事项   训练前评估踝关节周围稳定，待具备一定的肌力后可以开始力量练习，力量练习可逐渐增量。不适于内外踝骨折固定术后早期康复，可用于胫骨近端骨折固定术后康复。

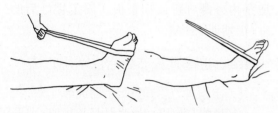

图 15-2-6   踝关节内外翻抗阻运动训练

（三）膝关节屈伸对踝关节屈伸力量的影响

腓肠肌内侧头起于股骨内侧髁，外侧头起于股骨外侧髁，止于跟骨结节，跨越了膝关节及踝关节，两者关节屈伸都影响着该肌的初长度。当膝关节屈曲时，该肌初长度变短，

肌肉收缩时力量较小；伸直时该肌初长度变长，肌肉收缩时力量较大。为了运动康复合理、有节奏地进行，患者可以根据自身肌力情况，决定屈膝还是伸膝的运动康复训练。

1. 目的与作用   增强腓骨长短肌、腓肠肌、比目鱼肌的肌力，加强踝关节前后方稳定性。

2. 动作要领   患者取俯卧位，膝关节取屈曲或伸直位，于踝关节远端缚一根橡皮筋，踝关节在膝关节伸直（图15-2-7）或屈曲（图15-2-8）时做踝关节的屈伸运动。

3. 注意事项   训练前评估踝关节周围稳定，待具备一定的肌力后可以开始力量练习，力量练习可逐渐增量。

第三节   运动康复方法的选择

一、治疗目的与运动康复方法选择

小腿及踝部疾病包括骨折、关节脱位及骨病等。总的来说，小腿及踝部骨折的治疗目的，早期以骨折端的稳定为主要目的；关节脱位的治疗目的，早期以脱位关节复位后的稳定为首要目的。但两者的最终目的都是恢复小腿及踝关节的功能，即稳定是基础，活动

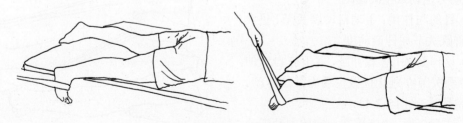

图 15-2-7   膝关节伸直对踝关节屈伸力量的影响

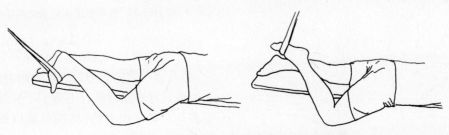

图 15-2-8   膝关节屈曲对踝关节屈伸力量的影响

是目的，运动康复的目的就是在不影响稳定的基础上，尽快并最大限度地恢复小腿及踝关节的活动功能。"不影响稳定"对于具体病例就要分析骨折、脱位的原始移位机制，了解骨折固定方式的原理，更为重要的是定期、正确评价骨折愈合程度及关节周围软组织的修复程度。

（一）骨折治疗与运动康复方法选择

小腿遭受暴力的机会较多，暴力的方向是决定骨折移位的重要因素。外力多来自外侧，此外，扭转的间接暴力多为身体向内旋而小腿向外旋，加之小腿的肌肉在胫骨的后、外侧，因而胫腓骨干双骨折多向内成角移位，足的重力则可使远骨折段向外旋转，而单纯胫骨骨折则往往向外成角。牵引或夹板等非手术治疗时间尤应注意这种原始的骨折移位趋势。由此可见，运动治疗时对于胫腓骨干双骨折者足内翻运动较外翻运动安全，而单纯胫骨骨折者则正相反。

Weber 等的 AO 分型将踝部骨折分为 A、B、C 三型（图 15-3-1）。

A 型：腓骨骨折位于胫腓联合韧带水平以

下，下胫腓韧带完整

　A1 型：单纯外踝骨折

　A2 型：伴内踝骨折

　A3 型：伴胫骨后踝内侧骨折

B 型：腓骨骨折位于下胫腓联合韧带水平

　B1 型：单纯外踝骨折

　B2 型：伴踝内侧部损伤（内踝骨折或内侧副韧带损伤）

　B3 型：伴踝内侧损伤及胫骨后踝外侧部骨折

C 型：腓骨骨折位于下胫腓联合韧带以上

　C1 型：简单腓骨干骨折

　C2 型：复杂腓骨干骨折

　C3 型：腓骨近端骨折

AO 分型之 A 型者通常为旋后 - 内收暴力所致。即足受伤时处于旋后位，强力的内翻外力使距骨内翻而外踝受牵拉，内踝则受挤压，可发生内外踝骨折。

AO 分型之 B 型者通常为旋后 - 外旋暴力所致。即足处于旋后位并负重的情况下，小腿内旋或距骨在踝穴内强力外旋，外踝受到向后外方向的挤压力而向后移位。

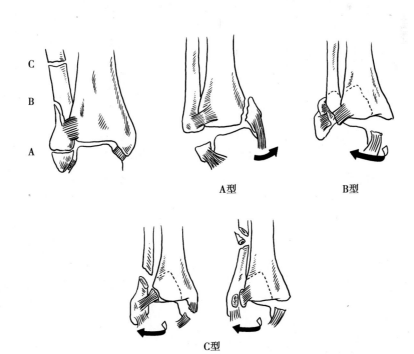

图 15-3-1　踝部骨折的 AO 分型

AO 分型之 C 型者通常为旋前 - 外旋暴力所致。即足在受伤时处于旋前位，此时三角韧带已被牵张，当距骨在踝穴内受到外旋暴力时，内踝首先发生横断撕脱骨折或三角韧带撕裂，距骨以其外侧结构为轴向前外侧旋转移位。

由此可见，踝部骨折运动治疗首先应详细了解受伤经过，并结合 X 线片综合分析，了解每一个实际病例的骨折及其移位机制，以"逆损伤机制"为原则制订运动治疗计划。

（二）骨折固定方式的原理与运动康复

1. 跟骨牵引与运动治疗　跟骨牵引和其他牵引一样，其原理是通过持续地沿骨纵轴施以牵引力，用以对抗肌肉的拉力，起到复位和固定的作用。小腿肌肉不如大腿丰厚，牵引时尤应注意有无过牵，牵引期间鼓励患者主动做小腿肌肉舒缩运动有助于避免过牵；跟骨牵引不利于膝、踝关节运动治疗，应及时改用其他固定形式；另外，跟骨牵引为跨关节牵引，即牵引力通过踝关节周围韧带、关节囊等传导后发挥牵引作用，长期牵引后可引起踝关节周围韧带、关节囊的松弛。

2. 固定形式力臂与运动治疗　从固定形式的力臂来看，髓内钉属中轴固定，而接骨板和骨外固定器属偏心固定，其中骨外固定器的力臂最大，在材料和负荷一定的情况下，骨外固定器相对最易断裂。由于胫腓骨骨折愈合时间长，骨折延迟愈合、不愈合较多见，因此在运动治疗中尤其应注意固定形式的力臂问题。

3. 张力带接骨板与运动治疗　使用张力带接骨板的目的是用最少的金属材料对骨折产生坚强的内固定效能。长管状骨的偏心位负荷使骨的一侧产生张力，而另一侧则产生压缩力（图 15-3-2）。接骨板置于产生压缩力的一侧，容易发生接骨板断裂或内固定松动。正常胫骨的张力侧在负重期不断改变，但从肌肉作用所造成的弯曲应力来考虑，则胫腓骨干双骨折者，多向内侧成角，内侧为张力侧，而胫骨单骨折时，则相反（图 15-3-3）。

因此从这一角度来讲，接骨板应置于胫骨的内侧或外侧，对于胫腓骨双骨折和胫骨单骨折各不相同（图 15-3-4）。从小腿运动治疗肌肉收缩力对骨折固定稳定性影响的角度来说，一般稳定性骨折内固定术后即可行肌肉、关节的运动治疗，并可拄拐下地部分负重；而对于不稳定性骨折则应避免过早负重，粉碎或有骨缺损者下地负重可能要至术后 8～12 周，尤其是偏心固定者，包括接骨板和骨外固定器。因对侧骨缺损或粉碎骨折片缺乏力学支撑，承受负荷后支点会向接骨板侧移动，缺损越大，支点越靠近接骨板，直至支点位于接骨板上，反复承受负荷后可造成接骨板疲劳断裂或螺钉拔除（图 15-3-5）。因此对于这类

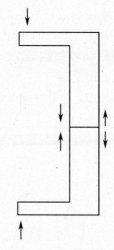

图 15-3-2　偏心负荷下的张力与压缩力

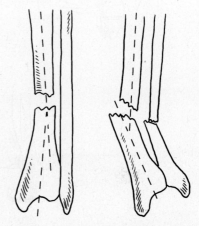

图 15-3-3　胫腓骨骨折的成角趋势

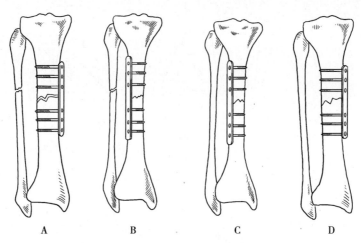

图 15-3-4 接骨板放置位置与运动治疗安全性
图中 A、C 情况的运动治疗安全性分别大于 B 和 D

骨折患者，早期应注意肌力的康复及关节活动范围的康复。随着对侧新生骨的生长，上述负荷支点会逐渐向接骨板对侧移动，应动态康复评定，根据对侧骨痂的生长情况，及时、适度地下地部分负重，增加骨折端的应力刺激，以促进骨折愈合。

锁钉，使之动力化，目的是增加骨折端的应力刺激，以促进骨折愈合（图 15-3-6）。因此运动治疗时，对于静力改动力固定者，应鼓励做增加骨折端应力刺激的运动，如患肢点地等，而不能认为一端锁钉未上，固定不可靠而减少运动康复量。

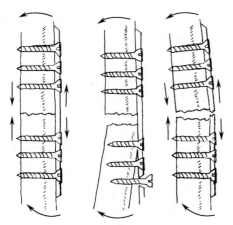

图 15-3-5 接骨板对侧骨质支撑情况及其趋势

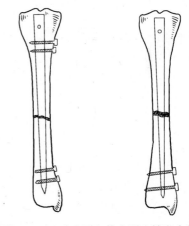

图 15-3-6 动力型和静力型交锁髓内钉

4. 髓内钉固定与运动治疗 胫骨骨折采用交锁髓内钉固定者日益增多，骨折两端均上锁钉者为静力型固定，其抗旋转等能力更强，而只上骨折一端锁钉者为动力型固定，其优点是使骨折端承受更多的应力刺激。胫腓骨骨折愈合时间长，延迟愈合者时有发生。静力型固定者，往往取出离骨折线较远侧的

踝部骨折常见内固定形式有松质骨拉力螺钉、张力带、接骨板等（图 15-3-7）。

内踝骨折、后踝骨折常见以拉力螺钉固定。拉力螺钉的前部有螺纹（1/2、1/4 等），而后部无螺纹，螺纹的外径大于无螺纹部螺杆的直径。固定骨折时，近侧骨折块对应无螺纹的螺杆，其钉孔称为滑槽孔；远侧骨折块对

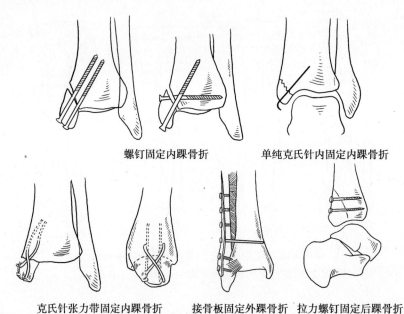

螺钉固定内踝骨折　　　　　单纯克氏针内固定内踝骨折

克氏针张力带固定内踝骨折　　接骨板固定外踝骨折　拉力螺钉固定后踝骨折

图 15-3-7　踝部骨折的常见内固定方式

应有螺纹部，其钉孔称为加压孔。若螺纹未完全通过骨折线，则拉力螺钉起不到"拉"的作用或加压的作用，骨折块间反可因螺钉的拧入而有分离的趋势。因此如 X 线片上显示拉力螺钉的螺纹未完全通过骨折线，当属骨折固定不确切，运动治疗量也应酌减。

二、个性化运动康复处方的制订

（一）动态评价运动治疗安全性

成年人胫腓骨干骨折愈合速度慢，一般多需 16 个月以上方能达到牢固愈合。早期由于胫腓骨干骨折并发症较多，康复评定宜较勤，以利及时发现并合理处理并发症；待骨折已有少量骨痂生成后，可能 1～2 个月康复评定才有明显进展；同时由于胫腓骨干骨折愈合速度慢，本书已多次述及，若骨折不愈合，再"牢固"的固定物承受长期、反复的负荷都有可能疲劳断裂，因此在胫腓骨干骨折延迟愈合时，应充分考虑加强运动治疗，以增加骨折端应力刺激和由此可能增加固定物疲劳断裂的矛盾。其总的原则是尽量以增加长骨纵轴的轴向应力，而尽可能避免其垂直方向的剪力。对于静力性交锁髓内钉骨折者，

应适时地改为动力固定，以增加骨折端的轴向应力刺激，促进骨折愈合。而对于骨折端有明显吸收、硬化及髓腔闭塞等骨折不愈合表现者，应及时、果断地再次手术，局部加植骨，一味地等待只能导致内固定物断裂，影响患肢运动治疗。

对于非手术治疗的不稳定性骨折而言，早期多采用跟骨持续牵引，此期间应反复检查骨折复位情况是否良好，有无过牵，并反复康复评定，待骨折端有纤维性骨连结（即骨折转变为相对稳定性骨折）后，应及时改换夹板等外固定，以免长期跟骨牵引造成踝关节周围韧带、关节囊的松弛，长期跟骨牵引也不利于膝、踝等关节的运动治疗。对于超关节石膏固定者，待骨折处有骨痂生长后应及时"解放"固定的关节，有时骨折确属不稳定者，可分次"解放"固定的膝、踝关节，如骨折位于胫腓骨上段可先"解放"踝关节，而骨折位于下段者则可先"解放"膝关节。

由此可见，运动治疗计划的制订必须动态地根据每个患者的实际情况，而这种动态变化着的患者的实际情况又是由当时引发骨折的暴力的大小、骨折的类型、软组织合并伤

的情况、治疗介入的时间、治疗的方法、骨折复位及维持情况、有无并发症的发生及患者的基础健康状况等决定的。这些因素都可能随时发生变化，如骨折发生当时其周围软组织可能损伤不大，以后可因搬运不当、复位或固定等进一步加重损伤，甚至闭合骨折转为开放骨折；前一段时间的康复情况也会改变整个病情的严重程度，如胫腓骨干骨折制动后未能很好地、及时地运动治疗，可能并发下肢血栓形成，轻者骨折延迟愈合，重者患肢缺血坏死而需截肢，甚至因血栓脱落而有生命危险。因此必须对每一患者反复行动态康复评定，适时评价运动康复的安全性，并据此及时调整运动治疗计划。

（二）个性化评价运动治疗安全性

胫骨的血运来自上下骨骺干动脉、滋养动脉和骨膜动脉。其中滋养动脉是胫骨干的主要血运来源。滋养动脉在胫骨上、中 1/3 交界处的后方经滋养孔进入髓腔，自上而下提供大部分骨干的血运。胫骨干的中、下 1/3 骨折可使滋养动脉断裂，远骨折段即丧失了大部分血液供应，仅有来自骨膜下血管网的血液供应，因而容易导致骨折延迟愈合或不愈合。因此胫腓骨干骨折的部位近或远直接影响着骨折的愈合速度。康复评定周期的制订应考虑到骨折发生的部位。

从骨科治疗的角度来说，内固定治疗有利于患肢早期运动治疗。从内固定方式来说，因胫骨前、内侧缺乏肌肉覆盖，切开复位内固定又进一步加重骨折周围的血供，易致骨折延迟愈合或不愈合，故以闭合插钉的交锁髓内钉为首选，但锁钉距离骨折线过近或位于一侧骨折段的髓内钉长度不够，骨折固定又不可靠。交锁髓内钉一般适于膝以下 7cm 至踝以上 4cm 范围内的胫骨骨折。开放骨折者应考虑感染的因素。对于外骨膜已有较严重损伤者，髓内钉进一步损伤内骨膜，显然对骨折愈合不利，应避免使用。外固定支架方便皮肤软组织损伤的处理，但有钉道感染的可能，跨关节使用对关节运动康复有一定影响，这些均应考虑在内。

三、运动处方示例

简要病史： 患者，男性，58 岁。右小腿外伤疼痛、畸形 1 天。

患者车祸伤致右小腿疼痛，肿胀，畸形，活动不能。当地摄 X 线示右胫腓骨远端粉碎性骨折（图 15-3-8、图 15-3-9），在全麻下行右胫腓骨骨折切开复位内固定。术后摄 X 线片（图 15-3-10）。

初期评定： 右踝关节局部肿胀，局部见张力性水疱，右踝关节活动障碍。关节活动度

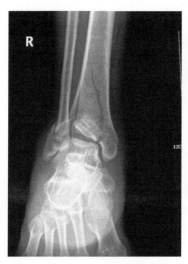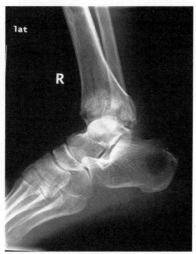

图 15-3-8 受伤时 X 线示：右胫腓骨远端粉碎性骨折

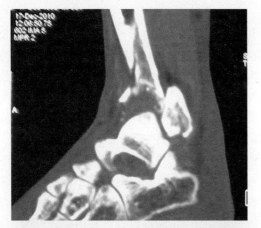

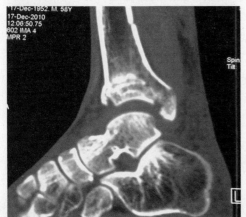

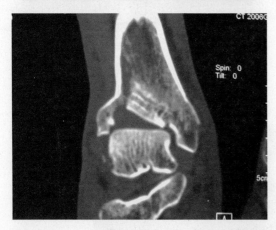

图 15-3-9　CT 示：骨折涉及内外踝、前后踝关节面及胫骨中段

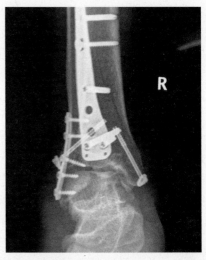

图 15-3-10　术后 X 线片示：骨折对位、对线良好，关节面复位良好

1. 骨折的稳定性　为不稳定骨折（相当于 AO 的 C 型），评为 6～10 分。

2. 固定的可靠性　接骨板固定术后能达到借助支具主动运动，评为 28～32 分。

3. 软组织的完整性　术前有软组织肿胀及张力性水疱，虽然采取合理手术入路（创伤小），但踝关节韧带对踝关节稳定性起重要作用，术中因软组织肿胀关节韧带缝合，术中不能对抗张力，评为 12～15 分。

术后 1～2 周：总分为 46～57 分，运动康复应慎重。早期进行非骨折邻近关节（膝、趾）的主动关节活动度及部分抗运动训练，防止制动造成关节僵硬及肌肉萎缩，踝关节周围肌群行等长肌肉收缩训练。

术后 3～4 周：随着骨折周围血肿机化，周围软组织修复，《骨科运动康复安全性评定表》评分逐渐提高达到 71～80 分以上，运动康复较安全，行踝关节周围被动轻度无痛范围内关节活动度训练；加强踝关节周围肌群的等张训练。

术后 5～8 周：随着骨折周围原始骨痂形成逐渐增多，《骨科运动康复安全性评定表》评分逐渐提高达到 83 分以上，运动康复安全。逐渐加强踝关节周围被主动轻度无痛范围内关节活动度及松动术训练；逐步加强踝

范围背伸运动 / 跖屈运动 15°～20°/20°～25°，内翻运动 / 外翻运动 0～10°/0～15°。

患者根据《骨科运动康复安全性评定表》（表 1-2-1）评分如下：

关节周围肌群的抗阻运动训练(运动治疗后行冷疗)。

中期评定：右踝关节局部肿胀，右胫前肌肌腱触之较硬，右踝关节活动障碍。关节活动度范围背伸运动 / 跖屈运动 20°～25°/25°～30°，前臂旋前主动运动 / 外翻运动 0～15°/0～20°，旋后主动运动 / 被动运动 0～60°/0～65°。

术后 9～12 周：随着骨折周围骨痂改造塑形期，《骨科运动康复安全性评定表》评分评逐渐提高达到 90 分以上，运动康复安全。加强踝关节周围主动轻度无痛范围内关节活动度及松动术训练；逐步加强踝关节周围肌群的抗阻运动训练(运动治疗后行冷疗)。

末期评定：右踝关节活动度范围背伸运动 / 跖屈运动 20°～30°/30°～35°，内翻运动 / 外翻运动 0～15°/0～20°。

建议行运动康复治疗前行物理因子治疗(温热治疗、音频等)，成年人可加选超声波治疗，软化、松解手术区软组织瘢痕，注意避免暴力行关节活动度及松动术训练，防止造成二次损伤、骨化性肌炎及关节僵硬，运动康复处方骨折骨骼 - 固定物复合体所能承受的负荷则是逐渐增加的。运动治疗应遵循循序渐进的原则，动态评价骨折不同愈合时期的运动治疗安全性后，适时地调整运动治疗计划。

第十六章

足部运动康复

第一节 生理解剖基础

一、足部解剖概要

足由跟骨、距骨、舟骨、骰骨、3块楔状骨、5块跖骨和14块趾骨组成（图16-1-1）。跟骨巨大而不规则，跟骨结节为躯体主要负重点，跟骨上方为载距突，承载距骨，并形成距骨滑车，和距骨形成关节面；前方和骰骨形成跟骰关节。跟距关节和跟骰关节仅有微动，周围有韧带加强。距骨是足部最为复杂的骨骼，分头、颈、体三部分，并与周围骨骼形成多个关节面，与踝穴形成的鞍状关节面构成踝关节的主要活动关节，其余关节均为微动关节；距骨颈是距骨解剖上的薄弱点，容易发生骨折；距骨周围关节软骨覆盖较多，血运供应较少，骨折后容易出现坏死。舟骨、骰骨、3块楔状骨借助韧带构成多个微动关节，

形成足弓的最高点。骰骨和5块跖骨构成关节，其中第二跖骨嵌入相对凹陷的中间楔状骨，使距骨和和跗骨之间形成牢固的跗跖关节复合体，如出现跗跖关节脱位，多合并第二跖骨基底骨折。跖骨由头、干、基底三部分组成，第5跖骨基底形成粗隆，为足中部的骨性标记，距骨和趾骨构成杵臼关节，第1、5跖骨头是足部的主要负重点。趾骨共14块，其中姆为2节，其他趾均由3块趾骨构成，分别为近节趾骨、中节趾骨、远节趾骨。

二、足部动力装置解剖概要

足部作为全身重量的最终承重点，具备高度的稳定性，除各足骨关节之间的骨性稳定外，各足骨周围有大量的韧带附着，进一步提高足部稳定性。各足骨之间有一定的微动，决定了足部具备一定的活动度，足部的运动形式很大程度上取决于其周围肌肉起止配备（表16-1-1）。

三、生理功能和解剖特点

踝关节以远为足，其基本结构似手，足部有跗骨7块、跖骨5块及趾骨14块。此26块骨形成众多的关节，以满足足部的不同功能要求。较大的关节有踝关节、距下关节、跗横关节及跖跗关节等。骨间连接十分的牢固，除关节囊外，尚有许多韧带加强。按足的功能解剖部位，足又分为前足、中足和后足。前足由5块跖骨和14块趾骨组成，中足由5块跗骨组成，即3块楔骨、足舟骨、骰骨，后足由跟骨和距骨组成。足还可以分为三柱；内

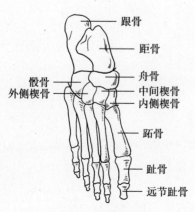

图16-1-1　足部解剖

图中标注：跟骨、距骨、舟骨、中间楔骨、内侧楔骨、跖骨、趾骨、远节趾骨、骰骨、外侧楔骨

表 16-1-1　足部周围各肌起止、作用和神经支配

肌名	起点	止点	作用	神经支配
踇伸肌	跗骨窦前方、跟骨上面与外侧面	踇趾近节趾骨底	伸踇趾	腓深神经
踇短伸肌	跗骨窦前方、跟骨上面与外侧面	第2～4趾近节趾骨底	伸2～4趾	腓深神经
踇展肌	跟骨结节内侧突	踇趾近节趾骨底内侧	外展微屈踇趾	足底内侧神经
踇短屈肌	外侧楔骨、骰骨跖面	踇趾近节趾骨底内侧	屈踇趾	足底内侧神经
踇收肌	斜头：第2～5跖骨底 横头：第3～5跖趾韧带跖侧	踇趾近节趾骨底	屈和内收踇趾	足底内侧神经
小趾展肌	跟骨跖面及跖腱膜	第5跖骨粗隆、小趾近节趾骨底	屈小趾并外展	足底外侧神经
小趾短屈肌	第5跖骨	第5跖骨粗隆、小趾近节趾骨底	屈小趾近节趾骨	足底外侧神经
蚓状肌	趾长屈腱	第2～5趾的趾背腱膜	屈跖趾关节，伸趾间关节	第一蚓状肌：足底内侧神经 其他的蚓状肌：足底外侧神经
趾短屈肌	跟骨结节	第2～5侧的中节趾骨底	屈第2～5趾	足底内侧神经
足底方肌	跟骨结节	趾长屈肌腱	助屈趾	足底内侧神经
骨间足底肌	第3～5跖骨内侧半	第3～5趾近节趾骨底和趾背腱膜	内收第3～5趾	足底内侧神经
骨间背侧肌	跖骨的相对面	第2～4趾近节趾骨底和趾背腱膜	外展第2～4趾	足底外侧神经

侧柱由第1跖骨内侧楔骨组成，中柱由2、3楔骨和中、外楔骨组成，外侧柱由4、5跖骨和骰骨组成。

1. 距下关节是保持足部稳定的枢轴　它承受并传导人体的体重，转换下肢的旋转应力，协同和辅助踝关节的运动，支配跗中关节和前足的活动。因此它是后足的力学中心。距下关节的关节囊薄，主要依靠韧带来维持关节的稳定。一般认为，维持跟距关节稳定的主要韧带为跟距骨间韧带。它由前后两束组成，前束附着于跟骨关节间沟，恰好于跟骨前关节面之后，前束纤维斜向上、向前、向外止于距骨关节间沟。后束位于前束的后方，也附着于跟骨关节间沟，恰好于跟骨后关节面之前，其纤维走向为斜向上、向后、向外止于距骨关节间沟，实际上跟距骨间韧带也是

其后方的跟距后关节和前方的跟距舟关节囊的一部分，并加强了关节囊的作用。因此当距下关节活动时，此韧带经受扭转和牵拉应力。距下关节各个方向活动时，此韧带均保持紧张，所以跟距骨间韧带对维持关节在活动和静止时的稳定性有重要意义。

2. 距下关节是由距骨和跟骨形成的关节　从功能上看，组成距下关节的各个小关节在活动时是统一的整体，围绕单一的运动轴运动，其活动轴是舟状骨内背侧到跟骨外侧的连线，此运动轴从后方、跖侧、外侧斜向前方、背侧和内侧，它通过跟骨的后外侧角，垂直穿过跗骨窦，最后穿过距骨颈的上内方，此轴线在矢状面上平均与水平线成42°，在横截面上相对于穿过第1、2趾间隙足的长轴偏离16°，距下关节的活动为内、外翻。其构造

类似于阿基米德螺旋的一段，即右距下关节像一个右手螺旋，而左距下关节像个左手螺丝。其活动范围各家的意见不一致，但内翻要比外翻明显。正常足在平地行走时，内外翻活动范围约为6°。踝关节和距下关节复合体被喻为万能关节，此复合体可在各种方向自由运动，当其中一个关节运动受到限制，另一个关节活动则增加，如踝关节在外旋位时，踝关节的活动减少，而距下关节的活动则增加。当踝关节内旋或处于中立位时，踝关节本身活动增加而距下关节活动则减少。关节复合体的形成使得足在各种不同的平面上可自如地行走及运动。之所以有这两个关节活动的相互代偿是因为这两个关节舟倾斜的关系并非固定。

3. 跗横关节即距舟和跟骰关节　又称中跗关节。其活动为内收及外展，并有轻微跖屈及背伸和旋前及旋后活动。中跗关节的主要功能是在步态中完成中足部的锁定和解锁。从足跟着地到全足的负重，距下关节外翻，距舟及跟骰关节轴变得相互平行，中跗关节被解锁，从而有一定的活动度，变得柔软，可更好地吸收应力。从跟抬起到趾抬起，距下关节内翻，此两个关节活动轴不再平行，中足被锁定，两关节的活动受限，中足变得坚硬，有效地推进了身体向前。由此可见，距舟关节、跟骰关节和距下关节在活动时有着密切的联系。

4. 跖跗关节及跗骨间关节之间很少有明显的活动　跖跗关节及跗骨间关节是足部比较稳定的部位，在骨间有强力韧带加强其稳定。第2跖骨又深入到第3楔骨所形成的马蹄样结构的中心，其在维持这个部位的稳定上有重要的作用。跖趾关节主要活动为跖屈及背伸。在行走时最大范围的背伸发生在起动前，而在正常行走时几乎无跖屈活动。趾间关节无背伸活动，行走时趾间关节处于伸直位。控制足部运动的肌肉有外在肌和内在肌。

足稳定性的维持有赖于骨骼构造的特点，使其相互间的接合十分严密。同时又有关节囊及韧带的加固及肌肉收缩所产生的动力作用，这使足部结构非常稳定。从骨性结构本身观察，在足底则形成内、外侧纵弓及横弓，内侧纵弓由跟骨、距骨、舟骨及内侧三排跖趾骨组成；外侧纵弓由跟骨、骰骨及外侧两排跖趾骨组成。足横弓存在于距骨头下。内侧纵弓在行走中可发生结构上的一些变化，并被认为是足的动力部分。外侧弓较稳定，是足的负重部分。足纵弓除在行走时可发生一定的变化外，还可由于胫骨、跟骨及前足的位置变化而相应发生一定的改变。如胫骨外旋、跟骨内翻及前足内收时纵弓可抬高，而胫骨内旋、跟骨外翻及前足外展时纵弓则较平坦。足横弓实际上只在非负重的情况下存在。足纵弓还可由距腱膜的作用而进一步得到稳定。距腱膜的功能类似于一个绞盘机制，起于跟骨结节，向前行而止在近节趾骨基底，当足趾背伸时，其就包绕在距骨头周围而导致足弓抬高，此种作用在足内侧较明显。此外，足内在肌也可帮助稳定足弓及抬高足弓。外在肌本身对足弓也有一定的影响，某些肌肉可使足内翻，因而可使足纵弓升高。当外在肌维持踝跖屈时，足趾的背伸就增强了距腱膜及内在肌的功能。此外，距舟关节的接触也对足的稳定有影响，在跖屈时，距舟关节接触面变大而相对稳定。足的整体运动是由足部各个关节运动的合力总称，也是众多关节的解剖结构特点的综合体现，足不仅可以围绕踝关节的额状轴做背伸，跖屈运动及在跖屈位围绕矢状轴所做的内收、外展的微动，足还可围绕着小腿的垂直轴及足本身的额状轴和矢状轴进行运动。足内收和外展是足沿小腿的垂直轴进行的。足内收即足趾尖向内缘方向移动；足外展即足趾尖向外缘方向移动，内收和外展的活动范围为30°～45°，足旋内和旋外是足沿着足自身在矢状轴（纵轴）进行的。足底朝内为旋外；足底朝外为旋内，其旋外和旋内的活动范围为50°～30°。实际上，在足的运动过程中并非如同上述那样单纯，而往往是每一个运动都伴随有其他两个平面内的运动，即足内收时往往有旋外和轻度的跖屈，形成了足部围绕其关节一个共同的运动轴运动，故又称为足内翻。同样足的外展又伴有旋内和背屈，又称为足外翻。

通常将控制足部活动的肌肉分为四组，即小腿前、外及后侧间隔肌肉和足内在肌。①小腿前间侧隔肌肉：包括胫前肌、踇长伸肌及趾长伸肌和第3腓骨短肌。通常还将伸踇长肌也纳入这一组。这些肌肉均在踝关节轴前方。可是足内翻、踝背伸、伸踇和伸趾，第3腓骨肌还可使足外翻。在行走时，这些肌肉在负重期的最后10%时限内及摆动期时使踝背伸。②小腿后侧间隔肌：包括腓肠肌、比目鱼肌、胫骨后肌、踇长屈肌及趾长屈肌。这些肌肉都在踝关节的后方，因而可将其视为一个功能单位。主要作用是踝跖屈、足内翻和屈踇及屈趾。在行走中，后侧间隔的肌肉在负重期的15%后开始活动，约该期的50%时停止活动。其功能位控制负重足的前移。③小腿外侧间隔肌：包括腓骨长肌和腓骨短肌，其功能为跖屈踝关节并可使足外翻。在步态分析中，其活动与小腿后侧间隔肌同时发生。④足内在肌：也作为一个整体发挥作用，主要肌肉有踇短外展肌、趾短屈肌、小趾外展肌、跖方肌、蚓状肌、踇短屈肌、踇内收肌、小趾短屈肌和骨间肌等。这些肌肉的活动在步态周期的30%时开始并持续到负重期结束。其功能主要是维持跖趾关节的稳定及维持足弓。

第二节　常用运动康复方法

足部关节大多数为微动关节，是人体行走、弹跳的主要组织器官。人体行走功能与足部的解剖结构密切相关，足部关节在一定活动度的前提下，主要维持着下肢的稳定功能，所以足部运动康复以足部稳定恢复为主要任务。

一、改善足关节活动度常用方法

（一）足趾的屈伸运动训练

1．被动运动

（1）目的与作用：牵张活动足趾关节周围韧带肌肉，改善足趾关节屈伸活动度。

（2）动作要领：患者仰卧，双下肢自然正立放置，康复治疗师站在患肢侧，下方握住患足跟部，上方手握住足趾，将患足足趾在关节活动的可能范围内贴近足底即为屈曲，恢复原位即为伸直（图16-2-1）。

（3）注意事项：被动活动的范围视患者疼痛感觉而定，疼痛明显应立即终止，此动作适合于足趾外伤骨折固定术后或肌腱韧带损伤恢复早期训练康复。

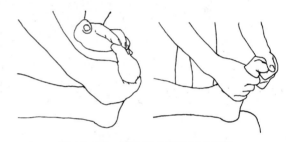

图16-2-1　足趾被动屈伸运动训练

2．助力运动或主动运动

（1）目的与作用：维持或改善足趾关节运动范围，增进足趾屈伸肌群肌力，更大程度改善足趾关节屈伸活动度。

（2）动作要领：患者仰卧，双下肢自然正立放置，患足足趾在关节活动的可能范围内主动贴近足底即为屈曲，恢复原位即为伸直（图16-2-2）。

（3）注意事项：患者需在一定的主动活动基础上开始练习，且需足趾关节周围稳定性较

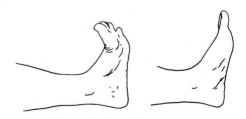

图16-2-2　足趾主动屈伸运动训练

好，循序渐进，以足趾关节局部不产生明显疼痛为适。可用于距骨、跟骨骨折早期运功康复。

（二）足趾的收展运动训练

1. 被动运动

（1）目的与作用：牵张活动足趾关节周围韧带肌肉，改善足趾关节收展活动度。

（2）动作要领：患者仰卧，双下肢自然正立放置，康复治疗师站在患肢侧，两手分别握住相邻足趾，将患足足趾在关节活动的可能范围内分离或合拢（图16-2-3）。

（3）注意事项：被动活动的范围视患者疼痛感觉而定，疼痛明显应立即终止，此动作适合于足趾外伤骨折固定后，骨间足底肌或骨间背侧肌损伤早期训练康复。

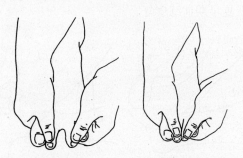

图16-2-3　足趾被动收展运动训练

2. 主动运动

（1）目的与作用：维持或改善足趾关节运动范围，增进足趾骨间肌群肌力，更大程度改善足趾关节收展活动度。

（2）动作要领：患者仰卧，双下肢自然正立放置，患足足趾在关节活动的可能范围内，于同一平面主动张开、合拢（图16-2-4）。

（3）注意事项：患者需在一定的主动活动基础上开始练习，且需足趾关节周围稳定性较好，循序渐进，以足趾关节局部不产生明显疼痛为适。此动作适合于足趾外伤骨折固定后，骨间足底肌或骨间背侧肌损伤中后期康复。

二、提高足关节稳定性常用方法

（一）足蹈趾屈伸运动训练

1. 目的与作用　增强蚓状肌、蹈短屈肌、蹈长伸肌、蹈短伸肌的肌力，加强足蹈趾关节稳定性。

2. 动作要领　患者将同侧手指按压于足蹈趾指甲处或勾于趾指腹处，并施加一定压力，蹈趾在压力阻抗下做屈伸运动，以此来增强足蹈趾肌力，提高稳定性（图16-2-5）。

3. 注意事项　训练前需评估蹈趾各关节稳定性，待具备一定的肌力后可以开始力量练习，力量练习可逐渐增量。适合于距骨、趾骨骨折或周围韧带损伤长期固定后屈伸蹈趾肌力的恢复。

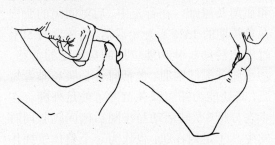

图16-2-5　足蹈趾屈伸抗阻运动训练

（二）足趾屈伸抗阻运动训练

1. 目的与作用　增强第2~4趾伸肌、屈肌肌力。

2. 动作要领　利用手指对抗足趾背伸和跖屈，力量逐渐增大，以足趾感觉疲劳为度（图16-2-6）。

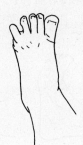

图16-2-4　足趾主动收展运动训练

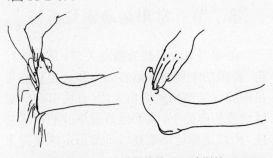

图16-2-6　足趾屈伸抗阻运动训练

3．注意事项　训练前需评估足趾各关节稳定性，待具备一定的肌力后可以开始力量练习，力量练习可逐渐增量（图16-2-6）。

（三）踩竹筒训练

1．目的与作用　增加足弓诸韧带的柔韧性和紧张度。

2．动作要领　用足底踩竹筒，来回滚动，至足弓最顶点时增加力量（图16-2-7）。

3．注意事项　训练前需评估足趾各关节稳定性，待具备一定的肌力后可以开始力量练习，力量练习可逐渐增量。适用于跖腱膜、足弓韧带损伤运动康复。

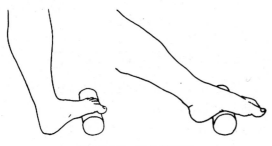

图 16-2-7　踩竹筒训练

（四）立足训练

1．目的与作用　增加距跖关节、中跗关节、踝关节周围韧带的韧性和柔韧度。

2．动作要领　利用足前部着地，逐渐将全足立起，承担身体重量，维持 5～10 秒后，逐渐放下，全足着地。开始时可用手扶单杠以减轻体重，逐渐至完全负重；立足的频率也逐渐加快（图16-2-8）。

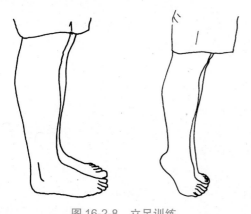

图 16-2-8　立足训练

3．注意事项　训练前需评估足趾各关节稳定性，待具备一定的肌力后可以开始力量练习，力量练习可逐渐增量。

第三节　运动康复方法的选择

一、治疗目的与运动康复方法选择

足的主要功能是行走和承担身体重量。因此，治疗和康复的主要目的是最大可能的恢复足的稳定性和生物学力线，而灵活性则是次要目的。在足部骨折后，运动康复可促进骨折尽快愈合，并调节足部韧带的松紧度，从而调节足弓的弹性。

1．距骨骨折　距骨骨折属关节内骨折，对位要求较高；距骨表面无肌肉和肌腱附着，其血运主要通过关节囊和滑膜进入距骨，一旦骨折移位，骨不连和骨坏死率高。因此，距骨骨折后固定时间偏长，早期锻炼幅度不宜过大。距骨骨折按部位可分为距骨头、距骨颈、距骨体骨折（图16-3-1）。

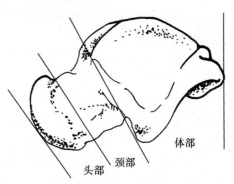

图 16-3-1　距骨解剖

其中距骨颈骨折最为常见，约占距骨骨折的 50%。距骨颈骨折后，一般需手术内固定。术后功能锻炼早期主要是肌肉等张收缩，肌肉的收缩锻炼可产生距骨周围关节内液压的变化，从而可增加软骨营养，防止软骨萎缩。3～4 周可开始逐渐踝关节及足趾主动活动；4～6 周开始抗阻力训练；6～8 周可非负重下地活动；10～12 周若 X 线显示骨折愈合，可逐渐适当负重，重量逐渐增加，直至正常。训练时以不感觉到明显疼痛为宜。

2. 跟骨骨折 跟骨骨折患者可较早期开始功能锻炼，有助于消除组织水肿和改善血运，防止血栓形成。1～3周可开始踝关节和足趾关节主动活动；4～6周可开始适当负重锻炼，并进行各关节的抗阻力训练；6～8周若X线显示骨折愈合，可逐渐开始正常负重，并进行足底训练。由于跟骨血运丰富，因此骨折愈合较快，但容易产生畸形愈合或由于跟骨结节关节角角度丢失出现扁平足，出现创伤性关节炎或距下关节炎。

3. 中跗关节损伤及跗骨骨折 中跗关节位于后、中足的交界处，又称跗横关节、Chopart关节，是由距舟、跟骰关节组成。中跗关节及周围的跗骨骨折一般为稳定骨折，骨折后不易产生严重移位，而且血运良好，愈合较快。损伤后1～3周以足趾被动锻炼为主；3周后可拆除外固定，开始踝关节和跗趾关节主动活动，并逐渐开始抗阻力训练；4～6周骨折基本稳定，可开始适当负重，并开始踩圆竹筒训练以恢复足弓周围韧带的张力；6～8周可开始立足训练，立足训练时足部负重力量要由轻到重，逐渐过渡到完全负重。

4. 跖跗关节脱位 跖跗关节又称Lisfranc关节，它在步行时完成重力由中足向前足的传导，并在步态各期中支持体重。当踝关节及前足强力跖屈时，如芭蕾舞演员用足尖站立的姿势。此时胫骨、跗骨、距骨处在一条直线上。因中足及后足有强有力的韧带及肌腱保护，而跖跗关节的背侧在结构上是薄弱区，其骨性稳定作用主要是由第2跖骨来提供，此时若沿纵轴施以压缩外力，就可导致跖跗关节脱位（图16-3-2）。跖跗关节脱位容易合并第2跖骨骨折，治疗上一般需手术修复。由于手术并不能完全修复跖跗骨间韧带，只能通过使用内固定使其达到稳定。因此，在跖跗关节骨折脱位的康复锻炼中，早期只宜行邻近关节轻微活动，踝关节背伸不超过30°；一般在3周后，活动度可逐渐增加，但不宜抗阻力；4～6周后开始抗阻力训练，直至

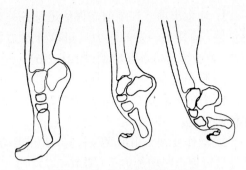

图 16-3-2　跖跗关节脱位解剖

活动正常；6～8周可开始由不负重渐渐过渡至部分负重下地行走，步速可逐渐增快；10～12周内禁止立足、跳跃。

5. 跖、趾骨骨折 治疗及运动康复可参见手部运动康复章节相关内容。

二、个性化运动康复处方的制订

足部损伤后运动康复处方的制订需根据骨折类型和作用机制灵活处理；手术治疗者，所采取手术方案的不同，康复方法也不相同。

1. 距骨骨折 距骨粉碎性骨折即使经手术治疗，远期效果也不尽如人意，容易产生创伤性关节炎。采取外固定者，在固定期间，可行远节趾间关节的主动活动及膝关节的活动以达到消除组织水肿、改善局部血运、改善软骨营养的作用；8～10周左右，摄片提示骨折开始愈合后，可拆除外固定，被动屈伸踝关节；10～12周，不负重下地行走，逐渐过渡到部分负重行走；12周以后若关节僵硬可行关节松动术。

距骨颈骨折保守治疗的康复锻炼可参照上述方法施行。单纯距骨颈骨折，通过拉力螺钉固定可获得满意的即刻稳定，在手术后3～5天即可开始主、被动活动踝关节和足趾关节；3周左右可开始抗阻力练习；4～6周后可扶拐不负重下地锻炼；只有在摄片显示骨折愈合后，足踝方可开始负重，并逐渐过渡到立足训练。

2. 跟骨骨折 跟骨骨折行手法复位、撬拨复位、切开复位后采取石膏外固定者，一般固定3～4周后拆除石膏，功能锻炼和距骨保

守治疗基本相同,但由于跟骨骨折愈合较快,锻炼幅度和力量可适度增加。跟骨骨折后3~4周,一般可开始抗阻力练习。

手术治疗后未行石膏固定者,术后3~5天可开始踝关节屈伸练习,3周后可开始抗阻力练习,4~6周后可开始不负重下地行走,6~8周可开始立足锻炼。

3. 中跗关节损伤　根据导致移位的外力作用方式,中跗关节损伤可分为5型。按常见顺序分别为纵向压缩型、内侧移位型、外侧移位型、跖屈型、碾轧型。

(1)纵向压缩型:足跖屈,距骨头受到纵向应力的作用,引起舟骨和骰骨骨折或脱位,也可伴有Lisfranc关节损伤。

(2)内侧移位型:由前足跖屈内翻应力所致。距舟关节可向内侧脱位,并可伴有距下关节脱位。

(3)外侧移位型:前足外翻应力造成中跗关节外侧损伤。在中跗关节内侧,由于胫后肌腱和弹簧韧带的牵拉,可致舟骨撕脱骨折,暴力进一步作用也可导致距下关节外侧半脱位。

(4)跖屈型:跖屈应力引起,中跗关节扭伤或跖侧脱位。可见舟状骨、距骨背侧缘撕脱骨折或跟骰关节跖侧压缩骨折。

(5)碾轧损伤型:常为开放性骨折,软组织损伤严重,骨折脱位类型不一。

中跗关节损伤,不管是否手术治疗,一般都需要石膏制动4~6周。石膏固定期间,主要为邻近关节锻炼(踝关节、指间关节)。解除石膏固定后,开始被动活动踝关节,并可行抗阻力练习,锻炼时要根据损伤类型进行个性化设计。总的来说,被动活动关节时,和损伤相同的方向不宜进行,以免加重骨折移位和韧带的损伤。6~8周以后,可开始不负重下地行走;8~10周开始立足训练。

4. 跖跗关节脱位　根据损伤后的X线片表现,将跖跗关节脱位分为三型:

(1)A型(同向型脱位):即所有5个跖骨同时向一个方向脱位,通常向背外侧脱位。常伴有第2跖骨基底或骰骨骨折。

(2)B型(单纯型脱位):仅有1个或几个跖骨脱位,常为前足旋转应力引起。可再分为两个亚型:B1型(单纯第1跖骨脱位)、B2型(外侧数个跖骨脱位,并向背外侧脱位)。

(3)C型(分离型脱位):第1跖骨与其他4个跖骨向相反方向移位。外力沿足纵轴传导,但作用点常在1~2趾之间,造成第1跖骨向内移,其余跖骨向背外侧移位。第1跖骨脱位部位可在第1跖楔关节,或者第1楔骨及舟骨的内侧部一同向内移位。根据波及外侧跖骨多少,可再分为C1型(只波及部分跖骨)和C2型(波及全部跖骨)(图16-3-3)。

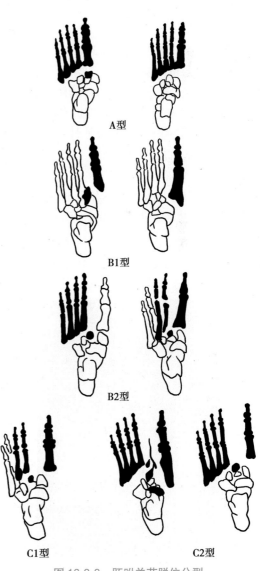

A型

B1型

B2型

C1型　　　　　　　　　　　C2型

图16-3-3　跖跗关节脱位分型

在治疗 lisfranc 损伤时,治疗的关键是解剖复位。复位后可采取克氏针固定或辅助以接骨板内固定。对内固定的选择,可根据骨折具体受伤机制而定。术后一般石膏固定4～6周,石膏固定期间以邻近关节主动活动为主;解除固定后,可根据受伤类型和固定方式选择合适的康复锻炼:1～3周以被动活动为主;3周后可以行抗阻力训练,并开始逐渐不负重下地;术后10～12周,可开始负重,并行立足训练,若关节僵硬,可行关节松动术。

5. 跖趾骨骨折 运动康复训练可见手部掌、指骨骨折。

三、运动处方示例

简要病史:患者,男性,34 岁。左跟骨骨折术后2个月行康复治疗。

患者于高处坠落致左跟部疼痛伴活动受限,当地摄 X 线示左跟骨粉碎性骨折(图 16-3-4),在持续硬膜外麻醉下行左跟骨骨折切开复位内固定术,术后摄 X 线片(图 16-3-5)。术后自由活动。

初期评定:左跟部局部肿胀,左踝关节活动障碍。关节活动度范围背伸运动 / 跖屈运动 5°～15°/10°～25°,踝关节内翻 2°～8°,外翻 5°～10°。

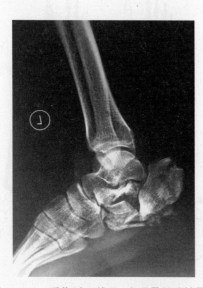

图 16-3-4 受伤时 X 线示:左跟骨粉碎性骨折

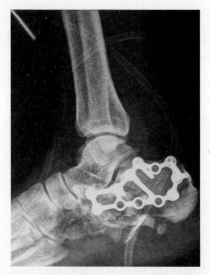

图 16-3-5 术后 X 线示:内固定位置良好

患者术后根据《骨科运动康复安全性评定表》(表 1-2-1)评分如下:

1. 骨折的稳定性 为不稳定骨折,评为7～10分。

2. 固定的可靠性 为接骨板内固定,术中即能被动运动,评为20～25分。

3. 软组织的完整性 合理手术入路(创伤小)韧带解剖对合修复牢固,评为25～30分。

术后1～2周:总分为52～65分,运动康复应慎重。早期进行非骨折邻近关节(踝)的主动关节活动度及部分抗阻运动训练,防止制动造成关节僵硬及肌肉萎缩,踝关节周围肌群行等长肌肉收缩训练。

术后3～4周:随着骨折周围血肿机化,周围软组织修复,《骨科运动康复安全性评定表》评分逐渐提高达到70分以上,运动康复较安全,加强踝关节周围肌群的等张训练(图 16-3-6)。

术后5～8周:随着骨折周围原始骨痂形成逐渐增多,《骨科运动康复安全性评定表》评分逐渐提高达到75分以上,运动康复安全,逐渐加强踝关节周围被动、主动轻度无痛范围内关节活动度及松动术训练;逐步加强踝关节周围肌群的抗阻运动训练(运动治疗后行冷疗)。

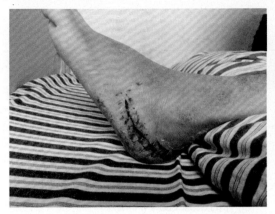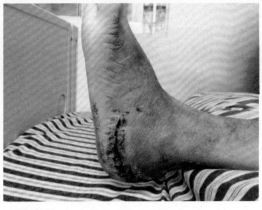

图 16-3-6 术后踝关节主动屈伸功能锻炼

中期评定: 左踝关节局部肿胀,左踝关节活动障碍。关节活动度范围背伸运动 / 跖屈运动 15°～20°/20°～25°。

随着骨折周围骨痂改造塑性期,《骨科运动康复安全性评定表》评分逐渐提高达到 85 分以上,运动康复安全,加强踝关节周围主动轻度无痛范围内关节活动度及松动术训练;逐步加强肘关节周围肌群的抗阻运动训练(运动治疗后行冷疗)。

末期评定: 左踝关节活动度范围背伸运动 / 跖屈运动 20°～30°/30°～35°。

第十七章

胸腹部运动康复

第一节 生理解剖基础

一、呼吸动力解剖概要

呼吸系统由呼吸道和肺组成。呼吸运动是由呼吸肌的舒缩而造成胸腔有规律的扩大与缩小相交替的运动，由胸廓、肺、膈肌、肋间内外肌、腹壁肌共同协同完成。

1. 胸廓　胸部由骨性胸廓及软组织构成，骨性胸廓是由12个胸椎及椎间盘、12对肋弓和胸骨所组成的骨架。骨性胸廓为身体三大骨腔之一，参与呼吸运动，骨骼间的关节活动性大，有许多肋间作为伸缩之余地（图17-1-1）。

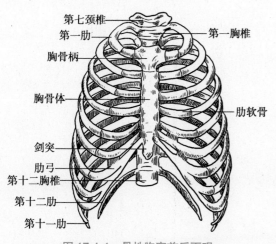

图 17-1-1　骨性胸廓前后面观

2. 胸固有肌　肋间外肌在最外层，起自上一肋骨的下缘，肌束斜向前下，下缘附于下

一肋骨的上缘（图17-1-2）。在肋软骨间隙处移行为肋间外膜。肋间外肌收缩时能提肋骨，使胸廓增大，助吸气。肋间内肌位于肋间外肌的深面，起自下位肋骨的上缘，止于上位肋骨的下缘，肌束方向与肋间外肌相反。作用为降肋助呼气。

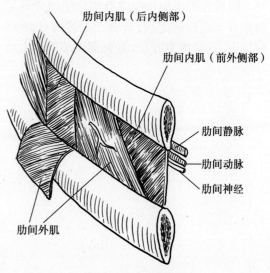

图 17-1-2　肋间外肌

3. 膈肌　膈是由颈部的肌节迁移至胸腹腔之间而形成的向上膨隆成穹隆形的扁肌。膈的肌纤维起自胸廓下口的周缘和腰椎前面，可分为三部：胸骨部起自剑突后面；肋部起自下6对肋骨和肋软骨；腰部以左、右两个膈脚起自上2～3个腰椎。各部肌纤维向中央移行于中心腱（图17-1-3）。

4. 腹前外侧群　前外侧群构成腹腔的前外侧壁，包括带形的腹直肌和3块宽阔的扁肌：腹外斜肌、腹内斜肌和腹横肌。

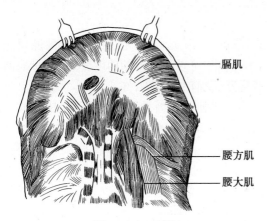

膈肌

腰方肌

腰大肌

图 17-1-3　膈肌

（1）腹外斜肌：位干腹前外侧部的浅层，以 8 个肌齿起自下 8 个肋骨的外面，与前锯肌、背阔肌的肌齿交错，肌纤维斜向前下，后部肌束向下止于髂嵴前部，其余肌束向内移行于腱膜至腹正中线终于白线。

（2）腹内斜肌：腹内斜肌在腹外斜肌深面。起始于胸腰筋膜，髂嵴和腹股沟韧带的外侧 1/2。肌束呈扇形，即后部肌束几乎垂直上升止于下位 3 个肋骨，大部分肌束向前上方延为腱膜，在腹正中线终于白线。

（3）腹横肌：在腹内斜肌深面，起自下 6 个肋软骨的内面，胸腰筋膜、髂嵴和腹股沟韧带的外侧 1/3，肌束横行向前延为腱膜，止于白线。

（4）腹直肌：位于腹前壁正中线的两旁，在腹直肌鞘中，上宽下窄，起自耻骨联合和耻骨嵴，肌束向上止于胸骨剑突和第 5～7 肋软骨的前面。腹前外侧群肌的作用：3 块扁肌肌纤维互相交错，结构如三合板，薄而坚韧，与腹直肌共同形成牢固而有弹性的腹壁，保护腹腔脏器，维持腹内压。腹内压对正常呼吸的维持和腹腔脏器位置的固定有重要意义。

二、动力装置的解剖概要

呼吸运动由胸部及腹部的呼吸肌共同参与，呼吸肌的力量很大程度上能改善呼吸功能，胸腹呼吸肌起止点的附着及肌束的走行与呼吸运动是分不开的（表 17-1-1）。

三、生理功能与解剖特点

1. 呼吸生理功能与解剖特点　呼吸运动是完成呼吸生理功能的必要条件，而胸廓、呼吸肌、膈肌起到了不可替代的重要作用。呼吸运动分为平静呼吸和深呼吸。

（1）平静呼吸：平静吸气时，胸骨柄上端和左右肋弓构成的肾形单位处于静止状态，第 2～7 肋弓间的肋间外肌可使肋骨沿肋椎关节的旋转轴转动面上抬，因此肋弓的中部

表 17-1-1　呼吸动力肌肉起止点作用及神经支配

名称	起点	止点	主要作用	神经支配
肋间外肌	上位肋骨下缘	下位肋骨上缘	提肋助吸气	肋间神经
肋间内肌	下位肋骨上缘	上位肋骨下缘	降肋助呼气	肋间神经
膈（胸骨部）	剑突后面	中心腱	膈穹隆下降	膈神经
膈（肋部）			扩大胸腔助吸气，增加腹压	
膈（腰部）	第 7～12 肋内面 第 2～3 腰椎体前面			
腹直肌	耻骨嵴	胸骨剑突第 5～7 肋软骨	脊柱前屈、增加腹压	肋间神经
腹外斜肌	下位 8 肋外面	白线、髂嵴、腹股沟韧带	增加腹压	肋间神经
腹内斜肌	胸腰筋膜、髂嵴、腹股沟韧带	白线	脊柱前屈、侧屈、旋转	髂腹下神经
腹横肌	下位 6 肋内面、胸腰筋膜、髂嵴、腹股沟韧带	白线		髂腹股沟神经

上升，而下缘外翻，这就使胸腔的横径加大，肋下角加宽。另外，肋间外肌尚可使肋弓的胸骨端上升及胸骨体向上移动，因而使胸腔的矢径增大。呼气时，肋间外肌松弛，肋骨及胸骨恢复原位。肋间内肌为呼气肌，收缩时肋骨向下，可加强呼气动作。

膈肌的前部和两侧附着于肋骨，肋骨上升时，它跟随上升，中间部因附着于上部腰椎弓状韧带和第12肋骨，同时为腰方肌固定，相当稳定。腹腔内压降低时，两侧的穹隆呈圈形，上升至中心腱平面以上。吸气时，膈肌收缩，肋膈窦加大，穹隆顶下降。深吸气时，穹隆顶下降更多，且中心腱明显下降，腹腔内脏器也跟随下降，因此胸廓的上下径加大。呼气时，膈肌松弛，穹隆顶恢复原位置，在第4～5肋骨水平。

平静吸气时，膈肌的穹隆约有1cm的上、下运动。但在中央腱下腔静脉穿过处保持固定状态。吸气时，口径加大，静脉血可以迅速回入心脏。

腹腔内压对于膈肌的运动有一定关系。腹腔内压增大时，腹壁肌肉特别是腹横肌和盆膈肌起着一定作用。身体的姿势和重力对膈肌的运动亦起一定影响：平卧同时使床尾抬高，膈肌的运动范围最大；水平位时，运动范围减小；直立时因腹肌对抗，亦减小；坐位时因腹肌松弛更减小，腹肌完全无力，如脐疝及脏器下垂时，膈肌的运动几乎完全停止，变为胸式呼吸；侧卧时，该侧膈肌的运动范围较对侧大。

（2）深呼吸：所有平静吸气时各动作均加大，不但三个斜角肌收缩时可以使第1～2肋弓提起，而且胸锁乳突肌的胸骨头尚可以使胸骨柄抬起，它们的收缩可将第1～2肋骨及胸骨柄向前上方提起，加强吸气动作。另外，肋提肌和后上锯肌亦起协助作用，后下锯肌可使下部肋骨稳定。腹壁肌肉的收缩增加腹内压，膈肌穹隆顶上升，也加强呼气动作。

在极度呼吸困难、打喷嚏、咳嗽而必须加深吸气动作时，胸小肌甚至胸大肌和前锯肌亦起协助作用。为使胸小肌起作用，肩胛骨必须固定。除此以外，骶棘肌和背部深层肌肉的收缩，可以使胸椎的曲度变直、肋骨向两侧展开，更有利于深吸气。

由于肺泡的弹性，腹横肌和肋软骨的缩回，呼气时，增大的胸腔各径线恢复原状，使空气排出。因吸气时肋骨在胸椎横突上旋转，肋骨与肋软骨连接之角变宽，可促使肋软骨在呼气时恢复原状。强力呼气时，腹斜肌和背阔肌亦起作用。

2. 腹部生理功能与解剖特点

（1）腹部生理功能：腹肌参与腹壁的构成，将腹腔脏器与外界隔离，具有保护腹腔脏器的作用。维持正常的腹内压，对呼吸及消化系统起到支持作用；参与呼吸运动，特别是深呼吸运动，是呼吸肌；能前屈脊柱，是躯干向前活动的重要肌肉。

（2）腹部解剖特点：3块扁肌肌纤维互相交错，结构如三合板，薄而坚韧，与腹直肌共同形成牢固而有弹性的腹壁，保护腹腔脏器，维持腹内压。腹内压对腹腔脏器位置的固定有重要意义。若这些肌张力减弱，可使腹腔脏器下垂。腹肌收缩时，可增加腹内压以完成排便、分娩、呕吐和咳嗽等生理功能，能使脊柱前屈、侧屈与旋转，还可降肋助呼气。

第二节　常用运动康复方法

一、改善肺活量

1. 目的与作用　改善呼吸潮气量，增进呼吸肌群肌力，加速肺部血液循环，避免肺部感染的产生。

2. 动作要领　患者可选择仰卧或坐位，用力吸气后用力呼出，停滞数秒，重复数次（图17-2-1）。

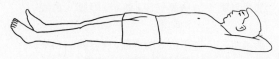

图17-2-1　卧位肺活量训练

3.注意事项 患者肺部换气功能需良好，适用于长期卧床的老年患者。

二、缩唇呼吸

1.目的与作用 提高呼吸肌的肌力，加强膈肌活动能力，改善患者肺部的通气换气功能。

2.动作要领 患者用力吸气后，口唇哆起，用力慢慢吹气，直至吹气完毕，停滞数秒，重复数次（图17-2-2）。

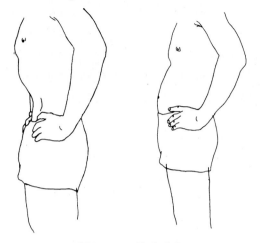

图 17-2-3 腹式呼吸

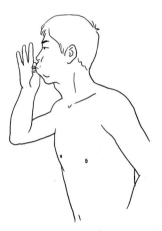

图 17-2-2 缩唇呼吸

3.注意事项 患者必须是吹气而不是呼气，适合于慢性阻塞性肺气肿患者运动康复，患者肺部换气功能需良好，适用于长期卧床的具有慢性支气管炎病史的患者。

三、腹式呼吸

1.目的与作用 增进腹部呼吸肌肌力，提高膈肌活动能力，改善患者腹式呼吸动力。

2.动作要领 患者通过膈肌的收缩、腹部的起伏，完成呼吸的过程，停滞数秒，重复数次（图17-2-3）。

3.注意事项 呼吸训练时患者胸廓固定，不随呼吸起伏，主要通过腹部的起伏完成呼吸，适用于胸廓畸形或胸廓扩张明显障碍影响呼吸的患者。

四、抗阻运动训练

1.目的与作用 提高前锯肌、肋间肌、膈肌、腹部肌的肌力，增强呼吸肌的呼吸原动力。

2.动作要领 患者可取仰卧或站位，将双手置于与呼吸运动相反的方向，即给予呼吸肌阻抗（图17-2-4）。

3.注意事项 患者腹部不随呼吸运动起伏，可用于肋骨骨折或胸腰段开胸手术治疗患者的中后期康复，阻抗运动需建立在胸廓具备一定稳定性的前提下，循序渐进，逐渐增加阻抗。

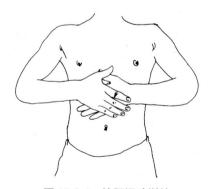

图 17-2-4 抗阻运动训练

五、立位呼吸体操

1.目的与作用 改善肺活量，增进胸腹呼吸肌肌力，加速肺部血液循环，避免肺部感染的产生。

2. 动作要领　患者选择站立位，依次完成图 17-2-5 所示动作，每个动作停滞数秒，重复数次。

3. 注意事项　可用于长期卧床、截瘫、肋骨骨折、胸腰段开胸手术的患者康复，患者肺部换气功能需良好，可用于慢性气道阻塞性疾病患者康复训练。

动作二

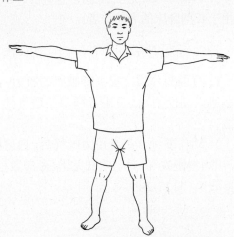

（1）立位，双上肢外展 90° 保持水平位

动作一

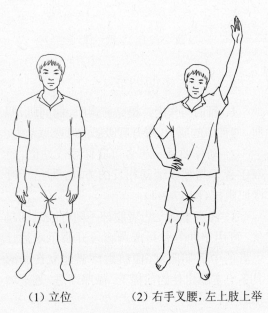

（1）立位　　　（2）右手叉腰，左上肢上举

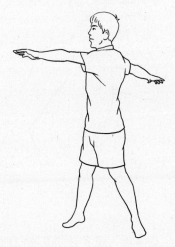

（2）保持身体重心，先向左侧进行双上肢的水平旋转运动

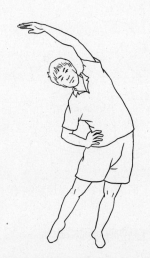

（3）上身向右侧屈，逐渐增加角度，保持重心平稳。复原，深呼吸，进行 8 次后再进行左侧屈

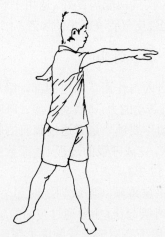

（3）以同样方法进行向右侧水平旋转后，复原

图 17-2-5　立位呼吸体操

动作三

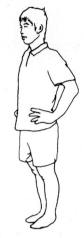 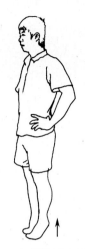

（1）站立位，双手叉腰　　（2）保持重心平稳，以双脚尖为支点进行提锤训练

动作五　胸部呼吸训练

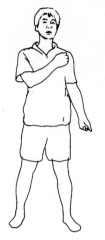 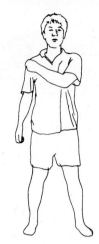

（1）拍打　右手掌拍打左胸前区，吸气　　（2）再用左手掌拍打右胸肺区，呼吸，交替进行，拍打的力量稍重为好

动作四

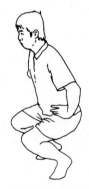

（1）立位，双手叉腰，进行下蹲训练

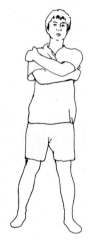

（3）扩胸：两手握拳，掌心向内肘平屈，左拳在上，拳稍微超过肘，吸气，两臂用力向胸两侧轻微挤压以自我感觉舒适为限

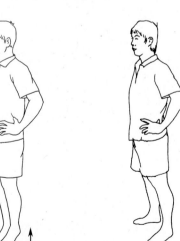 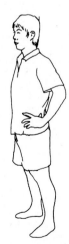

（2）保持重心平稳，以双脚尖为支点进行提锤训练　　（3）复原

图 17-2-5　立位呼吸体操（续）

动作六　胸部呼吸训练

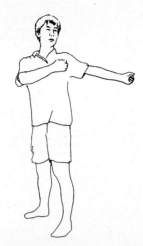
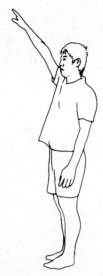

　　甩拳：两手握拳，腰向左转，左拳向左甩出，与肩平，吸气，同时右拳移向左胸处，头随着左拳转动，眼注视左拳的前方。然后腰向右转，用同样的方法甩右臂

　　抓空：两臂下垂左右体侧伸右臂，高举过头前方，手指松开，掌心向外，吸气，右手向头前方用力抓空握拳，立即使劲收回体侧原位，呼气。同样方法换左臂

图 17-2-5　立位呼吸体操（续）

六、坐位呼吸体操

　　1. 目的与作用　改善肺活量，加速肺部血液循环，避免肺部感染的产生。

　　2. 动作要领　患者选择坐位，依次完成

如图 17-2-6 所示动作，每个动作停滞数秒，重复数次。

　　3. 注意事项　患者肺部换气功能需良好，可用于慢性气道阻塞性疾病患者康复训练。

动作一

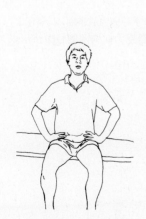
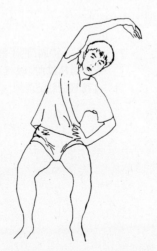
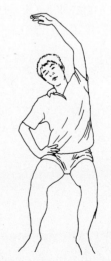

　　(1) 取坐位，双手叉腰

　　(2) "1"时右臂上举身体左弯，"2"时复原

　　(3) "3"时左臂上举身体右弯，"4"时复原，深呼吸，以上动作反复6次

图 17-2-6　坐位呼吸体操

动作二 动作三

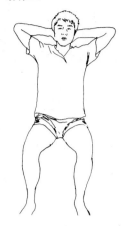 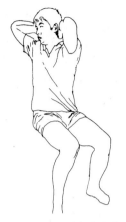 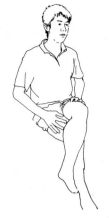

（1）取坐位，双手交 　　（2）"1"时上半身向 　　（1）"1"时左脚抬起向前一步落地
握在后枕部 　　右旋，"2"时复原

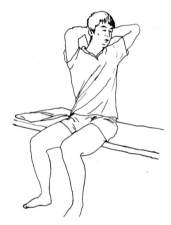 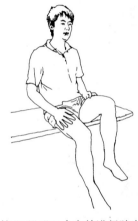

（3）"3"时上半身向左旋，"4"时复原 　　（2）按"1""2"口令交替进行踏步动作

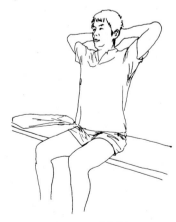 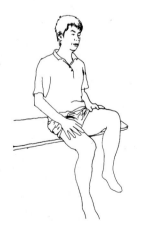

（4）"4"时复原 　　（3）复原，（接着进行右下肢）

图 17-2-6 坐位呼吸体操（续）

动作四

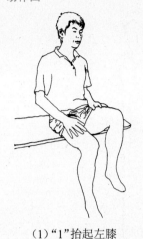 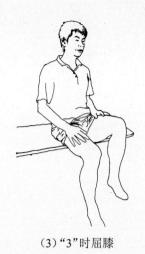

（1）"1"抬起左膝　　　　　　　　　（2）"2"伸膝　　　　　　　　　（3）"3"时屈膝

图 17-2-6　坐位呼吸体操（续）

七、卧位呼吸体操

1. 目的与作用　改善肺活量，加速肺部血液循环，避免肺部感染的产生。

2. 动作要领　患者选择仰卧位，依次完成如图 17-2-7 所示动作，每个动作停滞数秒，重复数次。

3. 注意事项　患者肺部换气功能需良好，可用于长期卧床老年患者康复训练。

动作一

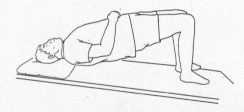 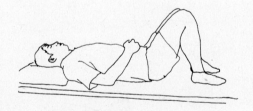

（1）让臀部高高抬起悬空，轻轻放下抬高的臀部，深呼吸。反复运动 3 次　　　　　　　　　　　（2）双手放在腹部，双膝尽量屈曲

动作二

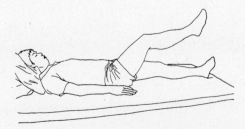

双下肢作骑自行车的动作，做深呼吸运动，注意：开始缓慢，逐渐加快，中间休息数次

图 17-2-7　卧位呼吸体操

动作三

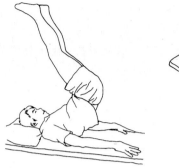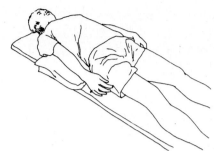

（1）双下肢向上抬高，
抬起后数5个数

（2）双下肢缓慢放平，深呼吸

图 17-2-7 卧位呼吸体操（续）

第三节 运动康复方法的选择

一、治疗目的与运动康复方法选择

对于肋骨骨折及胸骨骨折的患者，术后由于伤口牵涉痛，术后呼吸深度明显变浅，会加重肺部并发症的风险，因此，需要加强呼吸功能锻炼，预防并发症。

对于其他的骨科患者，很大一部分人术前、术后需要一定的卧床时间；由于长时间卧床，肺部感染等呼吸系统并发症的发生率较高。而胸腹部运动康复能增强卧床患者的呼吸功能，降低肺部感染等并发症的发生率。因此，术后个性化选择胸腹部康复运动是以减少患者术后呼吸系统的并发症为其首要目的。

1. 骨折的原始移位机制与运动康复

（1）肋骨骨折：肋骨骨折一般由外来暴力所致，暴力可分为直接暴力或间接暴力。直接暴力作用于胸部时，肋骨骨折常发生于受打击部位，骨折端向内折断，同时胸内脏器造成损伤；间接暴力作用于胸部时，如胸部受挤压的暴力，肋骨骨折发生于暴力作用点以外的部位，骨折端向外，容易损伤胸壁软组织，产生胸部血肿。老年人合并肋骨病理性改变（如骨质疏松、肋骨肿瘤等）的基础上发生骨折，称为病理性肋骨骨折。肋骨骨折多发生

在第4~7肋；第1~3肋有锁骨、肩胛骨及肩带肌群的保护而不易伤折；第8~10肋渐次变短且连接于软骨肋弓上，有弹性缓冲，骨折机会减少；第11、12肋为浮肋，活动度较大，甚少骨折，但当暴力强大时，这些肋骨都有可能发生骨折。

局部疼痛是肋骨骨折最明显的症状，并随着呼吸、咳嗽或体位变化等运动而加重。患者的疼痛感可使其降低呼吸深度，使呼吸动度受限、呼吸浅快和肺泡通气减少、不敢咳嗽、痰潴留，从而引起下呼吸道分泌物梗阻、肺实变或肺不张，在老弱患者或原有肺部疾患的患者尤应予以重视。

因此，对于肋骨骨折需要接受手术的患者，术前就应该进行胸腹部呼吸功能锻炼，同时术后尽早开始恢复呼吸功能，预防肺部并发症。

（2）胸骨骨折：胸骨骨折非常罕见，常因暴力直接作用于胸骨区或挤压所致。骨折常发生在靠近胸骨体与胸骨柄连接的胸骨体部，骨折线多为横向，若有移位，下折片向前方移位，其上端重叠在上胸骨片下端，胸骨后的骨膜常保持完整。

2. 骨折固定方式的原理与运动康复

（1）肋骨骨折：肋骨骨折主要治疗原则为镇痛、清理呼吸道分泌物、固定胸廓、恢复胸壁功能和防治并发症几个方面。对于单纯的肋骨骨折，骨折两端因有上下肋骨和肋间肌

支撑，发生错位、活动很少，多能自动愈合。固定胸廓主要是为减少骨折端活动和减轻疼痛，方法有：宽胶条固定、多带条胸布固定或弹力胸带固定（图17-3-1、图17-3-2）。对于连枷胸患者，当胸壁软化范围小或位于背部时，反常呼吸运动可不明显或不严重，可采用局部夹垫加压包扎。开放性肋骨骨折应及早彻底清创治疗，清除碎骨片，咬平骨折断端，以免刺伤周围组织。

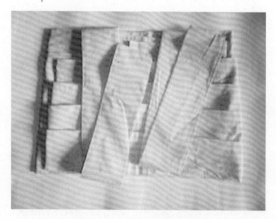

图 17-3-1　多条带胸布

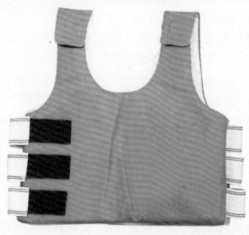

图 17-3-2　弹力胸带

由于肋骨骨折患者的呼吸功能减退，容易引起肺部并发症，因此对于老弱患者或原有肺部疾患的患者尤应予以重视，尽早开展肺部功能锻炼，于卧床阶段即在镇痛药物辅助下开展缩唇呼吸锻炼、腹式呼吸、抗阻运动训练、卧位呼吸体操，待下床后可开展立位呼吸体操等。

（2）胸骨骨折：临床表现为胸骨肿胀、疼痛，可伴有呼吸、循环功能障碍。单纯无移位者以卧床休息、镇痛为主，有移位者以手法或手术复位。手术治疗用于骨折移位明显、手法复位困难或胸骨骨折伴有连枷胸者。在骨折处正中切口，用骨膜剥离器或持骨器撬起骨折端，使之上、下端对合，然后在骨折上、下折段钻孔，以不锈钢丝固定缝合。

胸骨骨折患者同样因骨折部位的特殊性，会造成呼吸功能受限，容易引起肺部并发症，因此应该尽早开展肺部功能锻炼，于卧床阶段即在镇痛药物辅助下开展缩唇呼吸锻炼、腹式呼吸、抗阻运动训练、卧位呼吸体操，待下床后可开展立位呼吸体操等。

二、个性化运动康复处方的制订

1. 动态评价　运动治疗安全性对于一般的骨折术后需要卧床的患者，术后均应在床上行呼吸功能锻炼以增强呼吸功能，预防术后长期卧床引起的肺部并发症，包括缩唇呼吸锻炼、腹式呼吸、抗阻运动训练、卧位呼吸体操等；该类方案安全可靠，对于无胸腹部并发症的患者多数适用，尤其是老年患者或原有肺部疾患的患者尤应予以重视，尽早开展肺部功能锻炼。

对于肋骨或胸骨骨折的患者，应充分考虑到肺部情况。单纯骨折的患者，可尽早开展呼吸功能锻炼；合并血气胸、连枷胸的患者，可放置闭式引流，术后尽早开展肺部功能锻炼，但不能过量，可行咳嗽、深呼吸、缩唇呼吸等呼吸功能锻炼，增强呼吸功能，促进康复。

2. 个性化评价　运动治疗安全性整体来讲，胸腹部呼吸功能锻炼在绝大多数情况下是安全有效的，需根据患者具体情况采取个性化措施。在患者可耐受的情况下，尽早采取呼吸功能锻炼是促进卧床患者呼吸功能恢复、降低肺部并发症的有效手段。

三、运动处方示例

简要病史:患者,女性,47 岁。外伤致胸部疼痛并呼吸困难 2 小时入院。

患者 2 小时前因车祸致胸部剧痛,伴呼吸受限。入急诊摄胸部 CT 示多发肋骨骨折(图 17-3-3、图 17-3-4)。术后摄 X 线片(图 17-3-5)。

初期评定:呼吸功能受限。

患者术后根据《骨科运动康复安全性评定表》(表 1-2-1)评分如下:

1. 骨折的稳定性　多根多处肋骨骨折不稳定骨折,评为 10~15 分。

2. 固定的可靠性　切开复位内固定,固定较为牢靠,术后即能主动运动,评为 30~32 分。

3. 软组织的完整性　单一切较难完成手术,胸部肌肉软组织创伤较大,但对肌肉修复较好,评为 18~20 分。

术后 1~2 周:总分为 58~67 分,运动康复需慎重。早期可进行骨折部位的肌肉主动、被动活动,以胸腹部呼吸功能锻炼为主,防止因疼痛致呼吸较浅引起的并发症。

术后 3~4 周:随着骨折周围血肿机化,周围软组织修复,《骨科运动康复安全性评定表》评分逐渐提高达到 75 分以上,运动康复安全,可逐渐恢复到正常日常生活,避免剧烈活动。

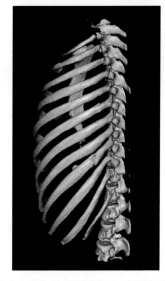

图 17-3-4　受伤时 CT 重建示:左侧多肋骨骨折

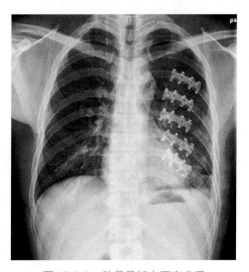

图 17-3-5　肋骨骨折内固定术后

术后 5~8 周:随着骨折周围原始骨痂形成逐渐增多,《骨科运动康复安全性评定表》评分逐渐提高达到 80 分以上,运动康复安全,适当进行有氧运动。

中期评定:随着骨折周围骨痂改造塑形期,随着骨折的愈合进程及功能锻炼,胸部肌群肌力基本恢复,手术节段较为稳定,《骨科运动康复安全性评定表》评分逐渐提高达到 85 分以上,运动康复安全。

末期评定:呼吸功能恢复,恢复正常生活功能。

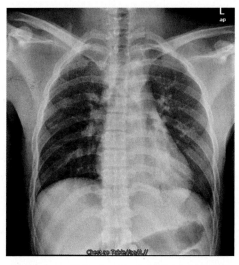

图 17-3-3　受伤时 X 线:可见左侧肋骨骨折

第十八章

腰背部运动康复

第一节　生理解剖基础

一、腰椎解剖概要

腰椎共 5 个椎体，生理曲度前凸。在所有脊椎骨中，体积最大。腰椎椎体横径和矢径自 $L_{1\sim4}$ 逐渐增大。腰椎具备一般椎体的共同特征，由椎体和椎弓组成（图 18-1-1）。椎体粗壮，横断面呈肾形，椎孔呈卵圆形或三角形，上下关节突粗大，关节面近似呈矢状位。棘突宽而短，呈板状，水平伸向后方。各棘突间隙较宽。椎弓根的厚度自上而下逐渐递增，L_5 为 L_1、L_2 的一倍。腰椎借助椎间盘和各韧带相互连接，周围有腰大肌、腰方肌、竖脊肌等肌肉附着于腰椎的横突或棘突，加强了腰椎的稳定性（图 18-1-2）。

二、生理运动方式

腰椎的主要运动形式为屈伸、侧屈、旋转。正常人腰椎活动范围为：前屈为 90°，后伸为 30°，左右侧屈各 30°，左右旋转各 30°。

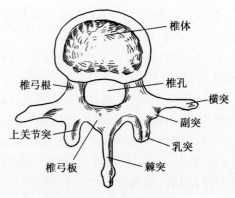

图 18-1-1　腰椎上面观

三、动力装置解剖概要

腰部肌肉较为发达，起止点大都附着于椎体横突或棘突，腰部主要肌肉为髂腰肌、腰方肌、竖棘肌（包括髂肋肌、最长肌、棘肌）、横突棘肌（包括半棘肌、多裂肌、回旋肌）、横突间肌、棘突间肌（表 18-1-1，图 18-1-2）。

四、生理功能与解剖特点

腰椎由 5 节椎骨组成，其间靠椎间盘连接。椎间盘由三部分组成，即环状的纤维环

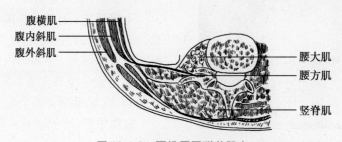

图 18-1-2　腰椎周围附着肌肉

表 18-1-1　腰背部肌肉起止、作用

肌名		起点	止点	作用
髂腰肌	髂肌	髂窝	股骨小转子	髋关节前屈和旋外，下肢固定时，使躯干和骨盆前屈
	腰大肌	腰椎体侧面和横突		
	腰方肌	髂嵴	第 12 肋、第 1～4 腰椎横突	降第 12 肋，脊柱腰部侧屈
竖棘肌	髂肋肌	骶骨背面、腰椎棘突、髂嵴后部及胸腰筋膜	肋骨、椎骨横突、棘突及颞骨乳突	一侧收缩脊柱侧屈，两侧收缩脊柱后伸
	最长肌			
	棘肌			
横突棘肌	半棘肌	下位椎骨横突	上位椎骨棘突	单侧收缩使脊柱转向对侧，双收缩伸脊柱
	多裂肌			
	回旋肌			
	横突间肌			脊椎侧屈
	棘突间肌			脊柱后伸

及其包绕髓核、椎体上下缘的软骨板。纤维环为致密的纤维软骨，它的纤维紧紧长入椎体骨质中，前后方非常坚强，但后侧方却较为薄弱，椎间盘髓核突出多发于此。腰椎在矢状面的过伸过屈运动常常被用来评定腰椎稳定性；每两个相邻腰椎和它们之间的软组织构成一个脊柱功能单位，它有 6 个运动自由度，由于每一个运动环节包括了两块有 6 个关节面的骨件及加固环节的多种韧带结缔组织，这就决定了该运动环节复合运动。沿着前后、左右、纵向作用，或者绕上述轴转动方向作用于脊柱功能单位的负荷和力矩，不但可引起单纯的轴上运动，而且还会伴随出现多轴上的平移和转动。将脊柱运动环节划分为前部、后部。前部包括椎体、椎间盘和前后纵韧带，以上结构为脊柱提供主要的支持并吸收撞击的能量，因此能限制脊柱的垂直平移运动。后部包括椎弓、突起和关节突关节，与椎间盘一起控制绕其他轴的运动。

腰椎的主要运动形式为屈伸、侧屈、旋转。正常人腰椎活动范围为：前屈为 90°，后伸为 30°，左右侧屈各 30°，左右旋转各 30°。但由于运动环节的存在，决定腰椎有几种运动耦合模式，如纵向转动与 y 轴正向平移之间的耦合，轴向转动与三自由度平移之间耦合及轴向转动、侧弯与屈伸运动之间的耦合等。由于脊柱是以矢状面对称的，不可能发生脊柱轴向转动与矢状面上的运动耦合。

腰椎最强有力的耦合运动模式是轴向转动与脊柱侧凸。在这一运动模式下，棘突尖指向侧弯同一方向，在腰骶关节处同样也存在轴向转动和侧弯的运动耦合模式关系。但在身体前屈时，轴向转动很小，关节定向几乎不影响转动幅度。

腰部的肌肉强大，可分为三组：一组为附着在椎板上的背伸肌；一组为腹肌及腰大肌；一组为旋转肌。其起止均在侧方，力量较强，每节椎骨之间靠上下关节突形成关节。腰椎周围大量的韧带、肌肉大大提高了腰椎的稳定性，同时也限制了腰椎的前后、侧方运动，但肌肉骨骼系统的运动能力不但只包括关节的稳定性，而且还包括柔韧性、力量及耐力。肌肉骨骼系统的运动协调破坏可能导致肌肉骨骼系统的运动障碍。

由于有较重的负载及运动需要，腰椎椎体粗大，关节突较长，其组成的椎间连接，既有较好的活动性，又有较好的稳定性；其生理前凸的存在，对于人体适应站、坐、卧三种姿势甚为重要；腰椎关节突、关节面的排列为半矢状位，横切面近似弧形，能做屈伸、侧屈运动,且较灵活;因关节囊肥厚而紧张,稳固性大,故遇暴力时,腰椎易发生关节突骨折而少见脱位,一旦脱位,易发生关节交锁现象;腰椎横突短而扁,其根部后下方有一小结节状的副突,在上关节突后缘有一卵圆形的乳突;L_4 的棘突可做定位之用,通常两侧髂嵴最高点通过 L_4 棘突,临床上可作为定位标志。

第二节   常用运动康复方法

腰部运动是腰椎间盘稳定性与灵活性的对立统一,腰椎在承受上身重力传导的同时,还承担着前屈、后伸、左右侧屈运动功能。腰部的活动度主要由下位腰椎决定。腰部的稳定性与活动度同等重要。在稳定腰椎稳定性的同时,还得最大限度地提升腰椎的活动度。

一、腰背部常用的康复方法

(一)体前屈训练

1. 卧位式

(1)目的与作用:维持或改善腰椎活动范围,增进腰部前屈肌群肌力,更大程度改善腰部的屈曲功能。

(2)动作要领:患者取仰卧位,双手抱单侧或双侧膝关节,腰背部尽量屈曲往双下肢靠近。交替数次(图18-2-1)。

(3)注意事项:患者需在评估腰椎稳定性前提下开始训练,椎体骨折、脱位者需有坚强的内固定后或坚强骨性愈合后才开始训练,不适于屈曲牵张型腰椎损伤患者的早期康复,活动范围以腰部局部不产生明显疼痛为适。

2. 站立式

(1)目的与作用:主动活动腰背部,更大程度改善腰部的屈曲功能

(2)动作要领:身体直立双腿分开,两足同肩宽,身体尽量前倾,双手上肢自然下垂,使手向地面接近。重复数次(图18-2-2)。

(3)注意事项:患者需在评估腰椎稳定性前提下开始训练,椎体骨折、脱位者需有坚强的内固定后或坚强骨性愈合后才开始训练,不

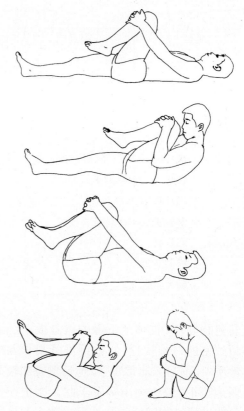

图 18-2-1   卧位式体前屈训练

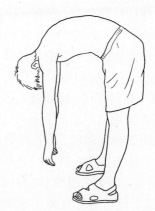

图 18-2-2   站立式体前屈训练

适于屈曲牵张型腰椎损伤患者的早期康复,活动范围以腰部局部不产生明显疼痛为适。

(二)体后伸训练

1. 卧位式

(1)目的与作用:主动活动腰背部,更大程度改善腰部的后伸活动度。

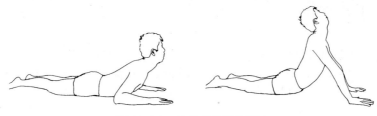

图 18-2-3　卧位式体后伸训练

（2）动作要领：患者取俯卧位，头部抬起，双手趴于地面，双手逐渐撑起，腰背部随着往后伸。重复数次（图 18-2-3）。

（3）注意事项：患者需在评估腰椎稳定性前提下开始训练，不适于伸直型腰椎损伤患者早期康复，活动范围以腰部局部不产生明显疼痛为适。循序渐进。

2. 站立式

（1）目的与作用：主动活动腰背部，更大程度改善腰部的屈伸功能。

（2）动作要领：身体直立双腿分开，两足同肩宽，以髋关节位轴，身体尽量后伸，双手可以叉于腰两侧，也可自然下垂，使手向地面接近，重复数次（图 18-2-4）。

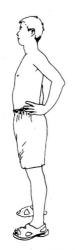

图 18-2-4　站立式体后伸训练

（3）注意事项：患者需在评估腰椎稳定性前提下开始训练，椎体骨折、脱位者需有坚强的内固定后才开始训练，不适于有明显神经

症状的急性损伤患者，活动范围以腰部局部不产生明显疼痛为适。

（三）体侧弯训练

1. 目的与作用　主动活动腰背部，更大程度改善腰部的侧方屈伸功能。

2. 动作要领　身体直立双腿分开，两足同肩宽，一手叉腰，一手扬起，身体尽量往左侧弯曲，右侧弯曲同前，重复数次（图 18-2-5）。

3. 注意事项　患者需在评估腰椎稳定性前提下开始训练，适于有坚强内固定的腰椎骨折患者或行椎间植骨及内固定的椎管狭窄患者早期康复。

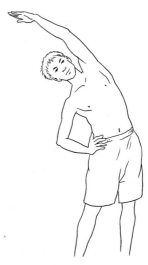

图 18-2-5　体侧弯训练

（四）腰旋转训练

1. 卧位式

（1）目的与作用：主动活动腰背部，更大程度改善腰部的旋转功能。

（2）动作要领：患者取俯卧位，头部抬起，双手趴于地面，双手逐渐撑起，头及上半身逐渐偏于一侧，腰背部随着往后伸。重复数次（图18-2-6）。

（3）注意事项：此运动适于腰椎间盘突出、椎管狭窄或轻度滑脱患者腰背肌肌力锻炼，不适于屈曲旋转或伸直旋转型腰椎损伤患者早期康复。

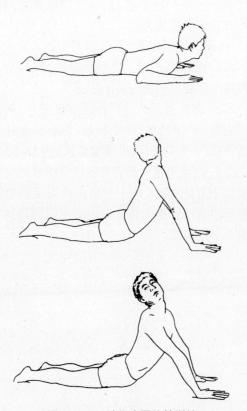

图18-2-6　卧位式腰旋转训练

2. 站立位

（1）目的与作用：主动活动腰背部，更大程度改善腰部旋转功能。

（2）动作要领：身体直立双腿分开，两足同肩宽，身体尽量往左侧弯曲同时腰部随之左侧扭动，双手可以叉于腰两侧，也可自然下垂，重复数次（图18-2-7）。

（3）注意事项：患者需在评估腰椎稳定性前提下开始训练，椎体骨折、脱位者需有坚强的内固定后才开始训练，不适于有明显神经症状的急性损伤患者，活动范围以腰部局部不产生明显疼痛为适。

（五）悬腰训练

1. 目的与作用　主动活动腰背部，更大程度改善腰部的活动功能。

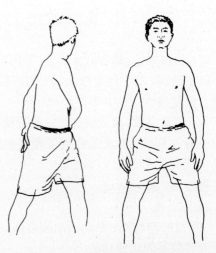

图18-2-7　站立式腰旋转训练

2. 动作要领　两手悬扶在门框或横杆上，高度以足尖刚能触地为宜，使身体呈半悬垂状，然后身体用力，使臀部左右绕环交替进行，疲劳时可稍事休息。重复进行3～5次（图18-2-8）。

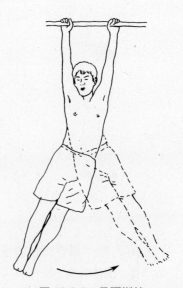

图18-2-8　悬腰训练

3. 注意事项　患者需在评估腰椎稳定性前提下开始训练,适于腰椎结构稳定、症状轻微或初次发作的椎间盘突出患者,不适于腰椎伸直型损伤患者早期康复。

（六）弓步行走

1. 目的与作用　主动活动腰背部,更大程度改善腰部屈伸活动功能。

2. 动作要领　右脚向前迈一大步,膝关节弯曲,角度大于90°,左腿在后绷直,此动作近似武术中的右弓步,然后迈左腿成左弓步,左右腿交替向前行走,上体直立,挺胸抬头,自然摆臂。重复训练（图18-2-9）。

3. 注意事项　患者需在评估腰椎稳定性前提下开始训练,椎体骨折、脱位者需有坚强的内固定后才开始训练,适于腰椎间盘突出保守治疗的患者,不适于有明显神经症状的伸直型急性损伤患者,活动范围以腰部局部不产生明显疼痛为适。

（七）腰背肌五点支撑法

1. 目的与作用　提高腰大肌、髂腰肌的肌力,增强腰椎的稳定性。

2. 动作要领　仰卧位用头、双肘及双足跟着床,使臀部离床,腹部前凸如拱桥,稍倾放下,重复进行（图18-2-10）。

3. 注意事项　患者需在评估腰椎稳定性前提下开始训练,适于通过增强肌力达到腰椎稳定的患者,可用于腰椎较稳定患者术后早期康复。

（八）腰背肌飞燕式训练法

1. 目的与作用　提高腰大肌、髂腰肌的肌力,增强腰椎的稳定性。

2. 动作要领　患者俯卧位,双手后伸置臀部,以腹部为支撑点,胸部和双下肢同时抬起离床,如飞燕,然后放松（图18-2-11）。

3. 注意事项　患者需在评估腰椎稳定性前提下开始训练,椎体骨折、脱位者需有坚强的内固定后才开始训练,适于腰椎椎间不稳者早期功能锻炼,不适于有明显神经症状的伸直型急性损伤患者,活动范围以腰部局部不产生明显疼痛为适。

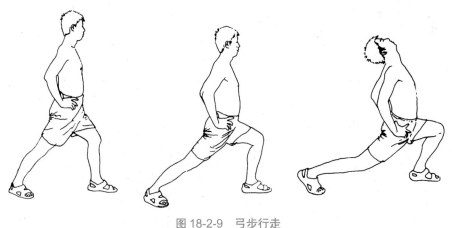

图 18-2-9　弓步行走

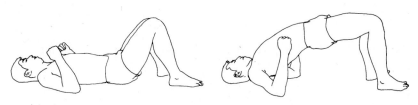

图 18-2-10　腰背肌五点支撑法

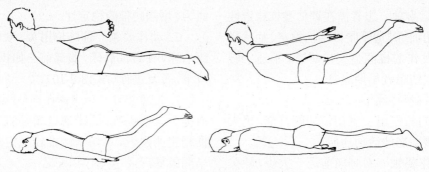

图 18-2-11　腰背肌飞燕式训练法

第三节　运动康复方法的选择

一、治疗目的与运动康复方法选择

腰背部疾病主要以胸腰椎骨折、椎间盘突出症为常见。在行手术治疗后患者常需要卧床休养，这加重腰背部的僵硬及术后神经根的粘连；因此，对于腰背部手术治疗的患者常需要加强腰背部功能锻炼，预防并发症。

（一）骨折的原始移位机制与运动康复

1. 屈曲压缩骨折　Ferguson 把屈曲压缩骨折分为三度。①Ⅰ度骨折：为单纯椎体前方楔形变，压缩不超过 50%，中后柱完好，是稳定性骨折；②Ⅱ度骨折：是椎体楔形变伴椎后韧带复合结构破裂，X 线片上可见到棘突间距加宽，可伴有关节突骨折或半脱位，属不稳定骨折；③Ⅲ度骨折：是前、中、后三柱均破裂，椎体后壁虽不受压缩，但椎体后上缘破裂，骨折片旋转进入椎管，可致截瘫，属不稳定骨折。

屈曲压缩性骨折的患者宜避免原始损伤运动的重现，即避免腰背部的前屈运动；以腰背部后伸训练为主，预防术后神经并发症的发生，同时行康复功能锻炼。

2. 爆裂骨折　受伤的瞬间脊柱处于直立位，垂直压缩暴力致椎体粉碎，伤椎前柱与中柱崩溃，椎体的骨折块向四周裂开，椎体后壁的高度也降低，椎体后壁骨片膨出或倾斜进入椎管，常致硬脊膜前方受压，但后纵韧带有

时仍完整，其后柱亦可受累，椎板发生纵行骨折，两侧椎弓根的距离加大，属不稳定骨折。

爆裂性骨折的患者宜注重患者腰背部的稳定性，只有当腰背部行坚强内固定后或腰背部骨折基本愈合后，才可行有效的康复锻炼。

3. 屈曲牵张型损伤　典型损伤机制为患者乘高速汽车，腰系安全带，在撞车的瞬间患者躯体上方部急剧向前移动并前屈，以前柱为枢纽，后柱、中柱受到牵张力而破裂张开。此类损伤也常见于从高处坠落或站立时背部受到撞击等，属不稳定骨折。

屈曲牵张型骨折的患者宜避免原始损伤运动的重现，即避免腰背部的前屈运动；以腰背部后伸训练为主，以预防术后神经并发症的发生，同时行康复功能锻炼。

4. 屈曲旋转型骨折脱位　前柱受到压缩力与旋转力作用，中柱与后柱受到牵张力与旋转力作用，通常是椎体骨折伴有关节突骨折或脱位，下一椎体的上缘有薄片骨折随上椎体向前移位，椎体后方骨折片可进入椎管，患者脊柱极不稳定，几乎均伴有脊髓或马尾损伤。

屈曲旋转型骨折脱位的患者宜注重患者腰背部的稳定性，只有当腰背部行坚强内固定后或腰背部骨折基本愈合后，才可行有效的康复锻炼。

5. 剪力型脱位　垂直于脊柱纵轴的水平暴力造成，椎体可向前、向后或侧方移位，亦可因过伸使前纵韧带断裂，常有硬脊膜撕裂和瘫痪，属不稳定骨折。

剪力型脱位的患者宜注重患者腰背部的稳定性，只有当腰背部行坚强内固定后或腰背部骨折基本愈合后，才可行有效的康复锻炼。

（二）损伤的部位与运动康复

脊柱胸腰段从每一节段的平面来讲，越靠近脊髓的损伤，其危险性也就越高。和颈椎损伤一样，脊柱胸腰段在急性损伤后的治疗中，恢复和保持脊柱的稳定功能是医疗措施的第一考虑。运动康复时应根据三柱理论分析其稳定性及可能后果，选择合适的运动康复方法与时机。

（三）稳定性与运动康复

脊柱胸腰段损伤后的运动康复必须考虑局部的稳定性，即局部在即刻所能负荷的运动康复量。这需要从两个方面来考量，一是损伤后局部的稳定性，另一方面即治疗后局部的稳定性。前者是指根据损伤分型，是稳定性损伤还是不稳定性损伤；后者是指治疗方法（常常是指内固定方法）的可靠程度。此外，运动康复时尤其应考虑损伤局部的愈合程度，这一点极为重要，因为再坚强的内植物，反复承受应力最终都会断裂。因此，治疗时常采用内固定加植骨融合，目的是促进局部的骨性愈合，使内固定物逐步减少所要承受的应力，直到损伤完全愈合，内固定物可以取出。

在评定损伤局部愈合情况的时候，除评定骨折愈合（或植骨融合）的程度外，运动康复量的把握还必须考虑到局部软组织的愈合程度。如屈曲型损伤时常伴有棘上韧带的损伤，甚至断裂，前柱的愈合提供的是支撑强度，而棘上韧带（包括棘间韧带等）提供的是抗张强度。在脊柱胸腰段屈曲时，这些后方的结构就像张力带一样，可将屈曲时局部的张力转变为应力，对脊柱的稳定性起着不容忽视的作用。运动康复时必须重视并利用这些结构的力学特性，合理选择运动康复的方法、时机及运动康复量。损伤治疗后，从前柱的支撑强度来说，一般达到完全骨性愈合最可靠，其次为使用椎间融合器（cage）而未达

到骨性融合者，单用椎间植骨及未植骨者，其可靠性依次递减。单用椎间植骨者根据其含皮质骨的面数支撑强度又有不同，皮质骨面数多者支撑强度大。

二、个性化运动康复处方的制订

（一）动态评价运动治疗安全性

对于一般的骨折术后需要卧床的患者，术后均应在床上行腰背部功能锻炼以增强腰背部功能，预防术后长期卧床引起的神经根粘连等并发症，包括卧位体前屈锻炼、卧位体后伸锻炼等。该类方案安全可靠，对于无腰背部神经并发症的患者多数适用，尤其是腰背部行坚强内固定的患者或者二次手术的患者。

对于胸腰椎骨折的患者，应充分考虑到神经功能损伤情况。单纯骨折的患者，可尽早开展腰背部功能锻炼；合并神经功能损伤的患者，须行手术治疗，解除神经压迫，术后腰背部功能锻炼应尽早开展，但不能过量，预防术后内固定松动及术后神经功能再次损伤，促进康复。

（二）个性化评价运动治疗安全性

整体来讲，腰背部康复功能锻炼在绝大多数情况下是安全有效的，需根据患者具体情况采取个性化措施。在患者可耐受的情况下，尽早采取腰背部功能锻炼是促进卧床患者腰背部功能恢复、降低神经系统并发症的有效手段。

三、运动处方示例

简要病史：患者，男性，41岁。腰骶部疼痛伴右下肢麻木70余天。

患者于70天前开始出现腰骶部疼痛伴左下肢麻木；无明显外伤病史，局部无红肿、无发热；劳累后疼痛加重，休息后症状稍有缓解；症状间断发作，但逐次加重；入院摄腰椎CT及MRI示：腰椎小关节退变，腰椎间盘突出（图18-3-1、图18-3-2）。

临床诊断：腰椎间盘突出症；腰椎小关节炎。患者经口服药物治疗无效后，遂入院全

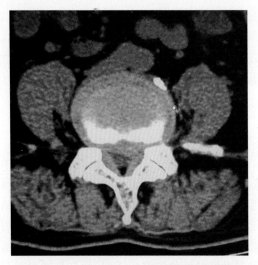

图 18-3-1　术前 CT：L$_{4/5}$ 椎间盘向左侧突出

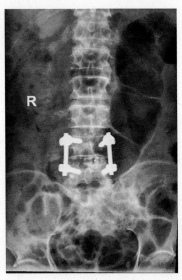

图 18-3-3　术后 X 线片：椎间盘切除椎间植骨融合内固定术

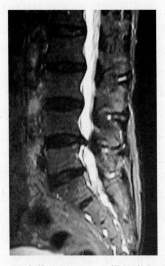

图 18-3-2　术前 MRI 示：L$_{4/5}$ 椎间盘向后方突出

麻下行腰椎间盘突出后路左侧椎板切除减压椎间盘切除椎间植骨融合内固定术，术后摄 X 线片（图 18-3-3）。术后给予腰椎支具辅助固定三个月。

患者术后根据《骨科运动康复安全性评定表》（表 1-2-1）评分如下：

1. 骨性结构的稳定性　相当于 A0 的 A 型，评为 25～28 分。

2. 内固定的可靠性　患者行钉棒系统固定，固定相对可靠，术后能达到借助支具功能主动运动，评为 21～25 分。

3. 软组织的完整性　患者行椎旁肌间隙入路，术中部分对抗张力，评为 11～15 分。

术后早期总评分 55～68 分，运动康复应慎重，可在腰部支具保护下行腰背部肌肉的抗阻力训练，等长收缩锻炼；并可行四肢肌力及关节的活动度训练。

初期评定：术后 1～4 周，患者手术切口愈合良好，腰骶部无压痛，局部僵硬感明显，腰椎活动范围主动运动 / 被动运动：前屈 25°/35°，后伸 10°/20°，侧屈 10°/15°，左右旋转各 10°/15°。

患者仰卧位可进行单侧下肢直腿抬高及双下肢踩单车式蹬腿运动；锻炼腰部肌群肌力，预防术后神经根粘连，增进腰部前屈肌群肌力，更大程度改善腰部的屈曲功能。注意：患者需在评估腰椎稳定性前提下开始训练，活动范围以腰部局部不产生明显疼痛为适。

中期评定：术后 5～8 周，腰骶部无压痛，局部僵硬感较前期已有明显改善。腰椎活动范围主动运动 / 被动运动：前屈 40°/50°，后伸 15°/25°，侧屈 15°/20°，左右旋转各 15°/20°。

可进行俯卧式体位后伸训练，增进腰部前屈与后伸肌群肌力，更大程度改善腰部的屈曲功能，活动范围以腰部局部不产生明显疼痛为适。

末期评定：术后 9～12 周，腰骶部无压痛，局部僵硬感较前期已有明显改善。腰椎活动范围主动运动／被动运动：前屈 50°/70°，后伸 20°/25°，侧屈 20°/25°，左右旋转各 20°/25°。

随着植骨融合良好，逐渐加大腰背肌训练及负重行走训练，逐步过渡到正常行走。

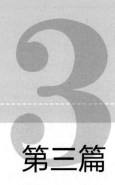

第三篇

骨科常见疾病的运动康复

第十九章

常见上肢骨折的运动康复

第一节 肩部损伤

肩关节是全身最为灵活的关节，关节活动度大，但稳定性较差，肩关节周围损伤包括：骨折、脱位、肩关节周围韧带损伤等。肩关节囊薄弱，肩关节的稳定性要靠韧带与肌肉协同作用，肩关节的功能是关节活动度和肌力并重的。因此，片面追求某一方面功能不但无法达到良好效果，更可能造成其他损伤或新的功能障碍，肩关节的生理解剖及关节活动度方法见第九章第一节和第二节。

一、肩部骨折

肱骨近端骨折是指包括肱骨外科颈在内及其以上部位的骨折，包括肱骨大结节骨折、肱骨上端骨骺分离、肱骨解剖颈骨折及肱骨外科颈骨折等，其中以肱骨外科颈骨折最常见。肱骨近端骨折临床较多见，可发生于任何年龄段，但以中老年患者居多，尤其是骨质疏松者。

（一）概述

1. 临床表现与诊断　肱骨近端骨折患者可表现为伤肩疼痛、肿胀、活动受限。受伤24小时后肩部出现皮下淤血，范围可波及胸背部。局部畸形可因肩部肿胀而不明显。主动和被动活动均可诱发疼痛加重。完全骨折者可能触及骨擦感和（或）骨擦音。

根据外伤史、局部表现及X线摄片诊断多不困难。但应注意有无合并肩关节脱位、锁骨骨折、肩袖损伤等。尤其应注意有无合并神经、血管损伤。

2. 分型　对于肱骨近端骨折分型，目前使用较多的是 Neer 分型。Neer 按骨骺的闭合线将肱骨近端分为解剖头、大结节、小结节和肱骨干骺端四部分。根据骨折的解剖部位、骨折块移位的程度和不同组合，对肱骨近端骨折进行分型（图19-1-1），但分类的主要依据是骨折移位的程度。一部分骨折是指移位小于1cm或成角畸形小于45°，无论骨折块的多少均认为是轻度移位骨折。二部分骨折为解剖颈骨折，骨折端间移位大于1cm或成角大于45°，肱骨头血液供应破坏，常发生肱骨头坏死，亦可有移位较小的大结节或小结节骨折，由于头干分离为两部分，故称为二部分骨折。三部分骨折是指有两个主要骨折块彼此之间及与另两部分之间均有明显的移位。四部分骨折是指肱骨近端四个骨块均有明显移位，形成四个分离的部分，此时肱骨头完全失去血液供应。Neer 认为肱骨近端伴有肱骨头向下半脱位或肱骨头的旋转不属于真正的骨折脱位。

3. 骨科治疗

（1）非手术治疗：对于一部分骨折（无移位或较小移位的骨折），多采用三角巾悬吊固定；对于二部分肱骨外科颈骨折，首选闭合复位治疗，并行超关节支具固定。

（2）手术治疗：手法复位失败者或年轻不稳定性骨折（二部分肱骨解剖颈骨折、二部分大结节骨折移位大于1cm及三部分骨折、四部分骨折），可根据骨折的类型不同，选择不同材料的切开复位内固定治疗。

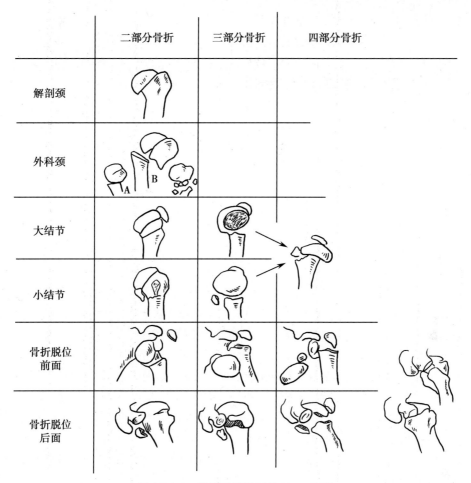

图 19-1-1　肱骨近端骨折的 Neer 分型

无论是非手术治疗或手术治疗,均应该早期康复训练,防止肩关节粘连。

（二）肩部骨折的运动康复

肩部骨折的运动康复根据骨折部位的稳定性、固定物的牢固程度及软组织损伤的程度进行运动康复骨科考量评定,并制订出个性化的运动康复处方(见第九章第三节)。

非手术治疗或手术治疗的患者可同时配合物理因子(超短波治疗、磁疗、冷疗)、康复工程的支具、作业治疗等来增加疗效。

1. 非手术治疗后运动康复　肩部骨折的非手术治疗主要是三角巾悬吊 4～6 周,骨折愈合后开始主动的肩关节运动,其运动疗法时间及运动量相对于骨折术后要谨慎得多,具体运动方法见第九章第二节。

2. 手术治疗后运动康复　早期应注意三角巾悬吊保护,不应负重,否则将会影响组织愈合及功能恢复。术后 0～3 周应用三角巾舒适体位悬吊保护,手术当天麻醉清醒后,开始活动手指、腕关节。卧床时于手术一侧手臂下垫枕头,使手臂保持稍前屈位,以减轻疼痛。

（1）术后 1 天:张手握拳"练习,用力、缓慢、尽可能大张开手掌,保持 2 秒,用力握拳保持 2 秒,反复进行(图 19-1-2)。在不增加疼痛情况的前提下尽量多做,一般每小时进

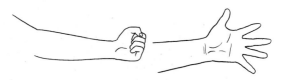

图 19-1-2　张手握拳练习

行 5～10 分钟。对于促进上肢的血液循环、消退肿胀、防止深静脉血栓有重要意义。

（2）术后 3～7 天

1）开始腕关节主动、被动屈伸练习（图 11-2-1～图 11-2-4）：尽量大范围活动腕关节，30 次 / 组，3～4 组 / 日。注意练习时在无或微痛前提下进行，动作宜用力，缓慢。

2）尝试肱三头肌等长收缩练习：患肢上臂背侧肌肉等长收缩练习，可在健侧肢体协助保护下进行，30 次 / 组，3～4 组 / 日。注意练习时在无或微痛前提下进行，动作宜用力，缓慢。

（3）术后 2～3 周

1）开始活动肘关节：保护下去除三角巾，先被动后主动、缓慢进行全范围屈伸肘关节（图 10-2-1、图 10-2-2）。20～30 次 / 组，2 组 / 日。练习后佩戴三角巾保护。

2）耸肩练习：双臂自然垂于身体两侧，向上耸肩至可耐受的最大力量，于最高位置保持 2 秒，放松 1 次，反复进行，30 次 / 组，3～4 组 / 日。可用健侧手拖住患侧肘部保护，在不增加肩部疼痛的前提下提前完成（图 19-1-3）。

（4）术后 4～6 周

1）由医生决定开始摆动练习：体前屈（弯腰）至上身与地面平行，在三角巾和健侧手的

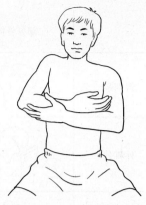

图 19-1-3 耸肩练习

保护下摆动手臂。首先是前后方向的，待适应基本无痛后增加左右侧向的，最后增加环绕（划圈）动作。逐渐增大活动范围，但不超过 90°（图 19-1-4）。每个方向 20～30 次 / 组，1～2 组 / 日，练习后即刻冰敷 15～20 分钟。

2）扩胸练习、含胸练习：①扩胸练习。双臂自然垂于身体两侧，双肩后张做扩胸动作，于最高位置保持 5 秒，放松 1 次，反复进行。5 分钟 / 次，2～3 次 / 日。可用健侧手拖住患侧（图 19-1-5）。②含胸练习。双臂自然垂于身体两侧，双肩向前做含胸动作，于最高位置保持 5 秒，放松 1 次，反复进行。5 分钟 / 次，2～3 次 / 日。可用健侧手拖住患侧（图 19-1-6）。

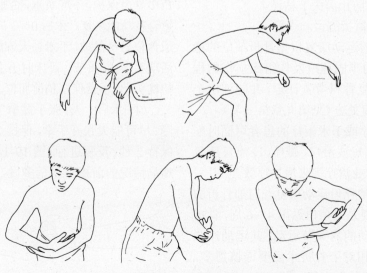

图 19-1-4 摆动练习

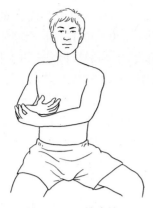

图 19-1-5　扩胸练习

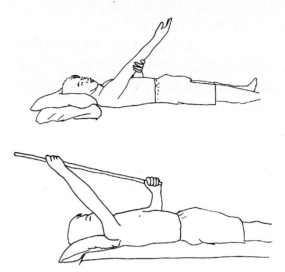

图 19-1-7　仰卧肩前屈练习

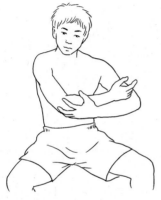

图 19-1-6　含胸练习

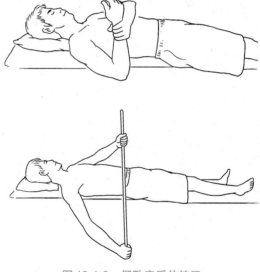

3）被动肩关节活动度训练：仰卧肩前屈、坐位肩外展、仰卧肩后伸练习（图 19-1-7～图 19-1-9）。至感到疼痛处保持并轻微颤动 1～2 分钟为 1 次，3～5 次 / 组，1～2 组 / 日。并逐渐增加被动活动角度。

图 19-1-9　仰卧肩后伸练习

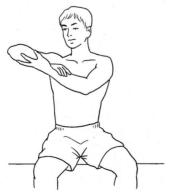

图 19-1-8　坐位肩外展练习

4）肌力练习：①前平举抗阻练习，早期肌力较差时可以屈肘前平举。即屈肘90°，手臂在体前抬起至无痛角度，不得耸肩，于最高位置保持10秒为1次。力量增强后伸直手臂同时手握一定负荷进行，20～30次/组，组间休息30秒，4组连续练习，2～3次/日（图19-1-10）。②侧平举抗组练习，早期肌力较差时可以屈肘前平举。即屈肘90°，在体侧抬起至无痛角度，不得耸肩，于最高位置保持10秒为1次。力量增强后伸直手臂同时手握一定负荷进行，20～30次/组，组间休息30秒，4组连续练习，2～3次/日（图19-1-11）。③负重耸肩练习：提重物进行，动作同图19-1-3。

（5）术后7～10周：继续加强活动度训练。①仰卧肩内、外旋练习（图19-1-12）；②仰卧外展位内、外旋练习（图19-1-13、图19-1-14），至感到疼痛处保持并轻微颤动1～2分钟为1次，3～5次/组，1～2组/日。并逐渐增加被动活动角度。外旋角度控制在30°～40°。术后8～10周基本达到全范围活动。

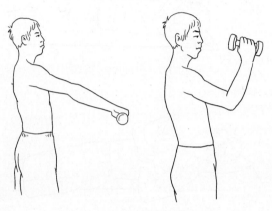

图 19-1-10　前平举抗阻练习

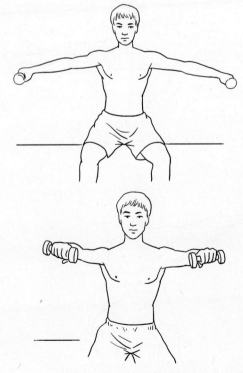

图 19-1-11　侧平举抗阻练习

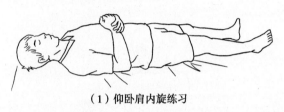

（1）仰卧肩内旋练习

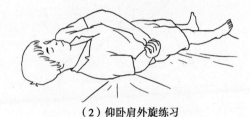

（2）仰卧肩外旋练习

图 19-1-12　仰卧肩内、外旋练习

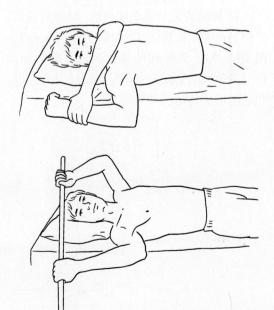

图 19-1-13　仰卧外展位内旋

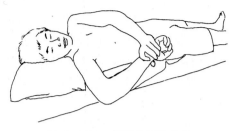

图 19-1-14 仰卧外展位外旋

（6）术后 10～12 周：开始强化肌力训练，进行各方向抗阻肌力练习，并逐渐增加负荷（图 9-2-11、图 9-2-12、图 9-2-14、图 9-2-16、图 9-2-17）。

（7）术后 13～21 周

1）用哑铃进行肩关节及上肢抗阻肌力练习：①仰卧飞鸟练习（肩水平内收）。仰卧于床上，双臂外展 90° 平伸在身体两侧，手臂伸直，双手拿一哑铃（中等负荷，即完成 20 次动作感觉疲劳的负荷量），经体前上举，使双手在眼前的正上方接触，完成动作为 1 次，20 次 / 组，2～4 组连续练习，组间休息 60 秒，2～3 次 / 日（图 19-1-15）。②俯卧飞鸟练习（水平外展）：俯卧床上，或坐位，上身保持正直前倾至 45°，双臂自然下垂，做扩胸动作至手臂外展 90° 平伸在身体两侧，完成动作为 1 次，

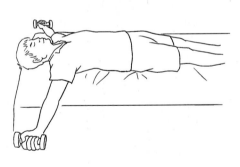

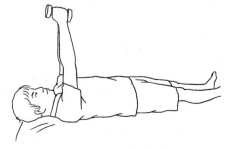

图 19-1-15 仰卧飞鸟练习

20 次 / 组，2～4 组连续练习，组间休息 60 秒，2～3 次 / 日（图 19-1-16）。③俯卧前平举练习：俯卧床边，双手臂肩部以上伸出床外，双手交叉或握一重物为负荷。上身保持不动，上臂伸直上举抬起，不得耸肩，尽量抬起至与身体成一条直线，至最大角度保持一定时间或完成动作为 1 次（图 19-1-17）。可空手、单手或握重物抗阻练习。

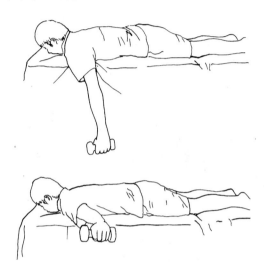

图 19-1-16 俯卧飞鸟练习

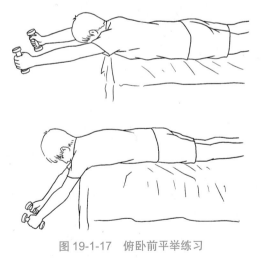

图 19-1-17 俯卧前平举练习

2）不可参加对抗性训练。

3）18～21 周开始间断体育活动。

（8）术后 21～26 周：继续力量及活动度练习；进行肌力检查，决定是否恢复运动或体力劳动。

二、肩周韧带损伤

肩部的肌肉由冈上肌、冈下肌、肩胛下肌和小圆肌组成。肩袖损伤又称肩袖创伤性肌腱炎、肩关节撞击综合征。患者疼痛出现在肩关节外展 60°～120° 时。肩袖损伤的治疗方法有两种。①非手术治疗：局部封闭治疗，肩关节外展 30° 固定或肩关节人字石膏固定；②手术治疗：多行关节镜手术，将损伤的肩袖的裂口缝合。根据撕裂的大小分为：小撕裂 <1cm，中撕裂 1～3cm，大撕裂 3～5cm。

（一）小到中撕裂肩袖修补术后运动康复

1. 术后 0～2 周 术后 0～3 周内采用三角巾舒适体位悬吊保护，不应负重及过分用力，否则将影响组织愈合及功能恢复。三角巾保护时间视疼痛、肌力情况而定。

（1）手术当天：麻醉消退后，开始活动手指、腕关节。卧床时于手术一侧手臂下垫枕头，手臂保持稍前屈位，以减轻疼痛。

（2）术后 1 天：张手握拳练习（图 19-1-2）。

（3）术后 3 天：①根据情况决定开始摆动练习（图 19-1-4），练习后即刻冰敷 15～20 分钟；②耸肩练习（图 19-1-3）；③扩胸、含胸等肩关节周围肌肉力量练习（图 19-1-5、图 19-1-6）。

（4）术后 1 周：保护下去除三角巾，开始活动肘关节，主动、缓慢、用力全范围屈伸肘关节，20～30 次 / 组，2 组 / 日，练习后戴三角巾保护。

（5）被动关节活动度练习（一些患者可根据情况术后第 2 天开始）：①仰卧肩前屈练习（图 19-1-7），角度控制在 90° 范围内，至感到疼痛处保持并轻微颤动 1～2 分钟为 1 次，3～5 次 / 组，1～2 组 / 日，并逐渐增加被动活动角度；②仰卧肩外展练习（图 19-1-8），在体侧沿水平方向举起患侧手臂，角度控制在 90° 范围内，至感到疼痛处保持并轻微颤动 1～2 分钟为 1 次，3～5 次 / 组，1～2 组 / 日，并逐渐增加被动活动角度；③仰卧肩外旋练习（图 19-1-12），角度控制在 45°～60° 范围内，至感到疼痛处保持并轻轻颤动 1～2 分钟为 1 次，

3～5 次 / 组，1～2 组 / 日，并逐渐增加被动活动角度；④仰卧肩后伸练习（图 19-1-9），至感到疼痛处保持并轻轻颤动 1～2 分钟为 1 次，3～5 次 / 组，1～2 组 / 日，并逐渐增加被动活动角度。

2. 术后 2～3 周 继续强化被动关节活动度训练，逐渐增加被动活动角度，开始肌力练习：①肩关节前屈肌力练习；②肩关节外展肌力练习；③负重耸肩练习。

3. 术后 3～6 周 继续并强化以上练习，练习时基本无痛或不感到疲劳可以不再继续。

（1）肩外展 45° 位内、外旋练习：平卧、屈肘 90°，摆放好外展 45° 位，健侧手握紧患侧腕部（患侧肢体完全放松，由健侧用力完成动作），向内和外两个方向下压，角度控制在 60° 范围内，至感到疼痛处保持并轻轻颤动 1～2 分钟为 1 次，3～5 次 / 组，1～2 组 / 日。并逐渐增加被动活动角度。

（2）继续并强化以上练习方法，选用适当重量的负荷，进行动力性练习，30 次 / 组，组间休息 30 秒，2～4 组连续进行，1～2 次 / 日。①抗阻内旋肌力练习：手握弹性皮筋一端，皮筋另一端固定于某处，向内侧用力牵拉皮筋，使手接近身体，于最大角度保持 10 秒为 1 次，20～30 次 / 组，组间休息 30 秒，4 组连续练习，2～3 次 / 日（图 19-1-18）；②抗阻外旋肌力练习：手握弹性皮筋一端，皮筋另一端固定于某处，向外侧用力牵拉皮筋，于最大角度保持 10 秒为 1 次，20～30 次 / 组，组间休息 30 秒，4 组连续练习，2～3 次 / 日（图 19-1-19）。

4. 术后 7～10 周 继续加强活动度练习，方法同以上描述过的方法，前屈角度逐渐至 170°～180° 基本接近正常。肩外展 90° 范围内、外旋练习，至较大角度时，可用治疗棒（任何粗细便于抓握的 1m 左右长棒均可代替）握住两端帮助健侧手完成更大角度练习，至感到疼痛处保持并轻轻颤动，1～2 分钟为 1 次，3～5 次 / 组，1～2 组 / 日，并逐渐增加被动活动角度。角度控制在外旋 75°～90°，内旋 75°～85°。

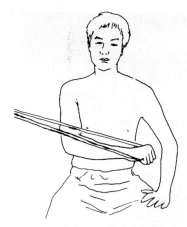

图 19-1-18　抗阻内旋训练

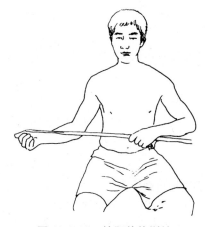

图 19-1-19　抗阻外旋训练

5．术后 8～10 周　强化以上描述的关节活动度练习方法，在术后 10 周基本达到全范围活动。可以用健侧手臂做比较，活动范围基本相同即为正常。

6．术后 10～12 周　以中等负荷（完成 20 次动作即感觉疲劳的负荷量）进行强化肌力练习，20 次／组，组间休息 60 秒，2～4 组连续进行，2～3 次／日。

7．术后 13～26 周

（1）强化肌力练习：①仰卧飞鸟练习（水平内收），选用中等负荷（图 19-1-15）；②俯身飞鸟练习（水平外展），选用中等负荷（图 19-1-16）；③俯卧前平举练习，可空手、单手或握重物抗阻练习（图 19-1-17）。

（2）术后 18～21 周开始尝试体力劳动或体育活动。

（3）术后 21～26 周继续力量及活动度练习。同时复查，决定可否恢复运动或体力劳动。

（二）中到大撕裂肩袖修补术后运动康复

由于肩袖撕裂范围较大，相对于小到中撕裂肩袖修补术后运动康复运动的时间、被动运动角度及主动运动的负荷量应推迟或减小，应根据患者的疼痛情况、手术修补的牢固程度制订个性化的运动康复处方，相关内容同"小到中撕裂肩袖修补术后运动康复"。

三、运动处方示例

简要病史：患者，男性，49 岁。车祸致右肩力弱半月，以右肩袖撕裂入院。

查体：右肩未见肌肉萎缩，Jobe（＋），Hug-up（＋），GT（＋）。MRI 示：冈上肌腱撕裂（图 19-1-20、图 19-1-21）。予镜下行肩袖缝合术，术后摄 X 线片（图 19-1-22）。

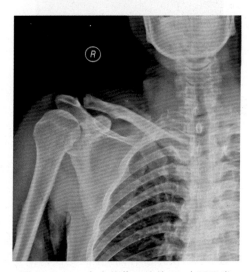

图 19-1-20　右肩关节 X 线片示：未见异常

初期评定：右肩关节局部肿胀较重，考虑患者肱骨大结节处肩袖缝合为软组织与骨性固定，早期不进行主动运动，被动活动范围尽量控制在有限范围。

患者术后根据《骨科运动康复安全性评定表》（表 1-2-1）评分如下：

1．骨折的稳定性　无骨折，评为 28～30 分。

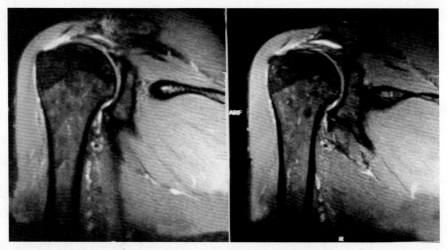

图 19-1-21　右肩关节 MRI 示冈上肌腱撕裂

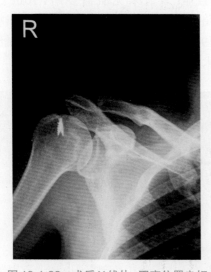

图 19-1-22　术后 X 线片：固定位置良好

2. 固定的牢靠程度　考虑肩袖缝合为腱骨愈合，早期仅为铆钉固定，固定仅为维持肩袖肌腱位置，需要支具辅助固定肩关节，不可对抗重力或者主动进行冈上肌腱收缩训练，评为 0～5 分。

3. 软组织的完整性　肩袖肌腱缝合，术中部分对抗张力，评为 15～20 分。

术后 6 周以内：总分为 43～55 分，早期进行非骨折邻近关节（肘）的主动关节活动度及部分抗阻运动训练，防止制动造成关节僵硬及肌肉萎缩，肘关节周围肌群行等长肌肉收缩训练；同时进行有限范围（弯腰前后左右轻摆肩关节）的被动肩关节活动训练，以免肩关节粘连。

术后 6～8 周：《骨科运动康复安全性评定表》评分提高至 65 分，运动康复较安全，可酌情去除支具，行肩关节周围主动无痛范围内关节活动度训练（小角度的肩外展及肩胛骨平面的前屈训练）。

术后 8～12 周：《骨科运动康复安全性评定表》评分提高至 80 分，运动康复安全，逐渐加强肩关节活动范围训练，至 12 周以后接近正常主动活动范围。

中期评定：右肩关节稍肿胀，肩关节支具固定时间 6 周，存在部分粘连可能，肩关节被动活动范围为前屈 / 外展 / 体侧外旋 130°/90°/20°，主动活动范围考虑软组织稳定性，暂未训练。

末期评定：右肩关节未见明显肿胀，至 12 周以后，随着腱骨愈合，逐渐加强主被动活动范围训练，右肩关节前屈 / 外展 / 体侧外旋 160°/90°/35°，主动活动范围 140°/90°/35°。

第二节　肘 部 损 伤

肘关节由肱骨下端和尺、桡骨上端构成。关节囊前、后薄而松弛，两侧有韧带加强，内侧为尺侧副韧带，外侧为桡侧副韧带。肘关节的主要运动方式为屈、伸。桡尺近侧关节和桡尺远侧关节可使前臂旋前和旋后运动。正常肘最大屈伸范围可达160°，旋前85°，旋后80°。肘关节屈伸运动轴位于肱骨中线的前面，和肱骨干构成40°夹角。

肘关节为上肢带骨的主要活动关节之一，它由三个关节复合而成。关节的构造层次较复杂。肘关节的活动是灵活性与稳定性的统一，在矢状位表现为高度的灵活性，而在冠状位具有较大的稳定性。与肩关节和腕关节的运动互为补充，在肩关节和腕关节的协同下也能完成一定范围的活动，而肘关节为上肢的力量运动提供了保证，肘关节的生理解剖及关节活动度方法见第十章第一节和第二节。

一、肘部骨折

肘关节周围骨折包括肱骨髁上骨折、肱骨内外髁上骨折、肱骨髁间骨折、桡骨头骨折、尺骨鹰嘴骨折等，其中肱骨髁上骨折是儿童期最常见的骨折之一，常发生于5～8岁儿童，以男孩多见。儿童期肱骨髁上部结构属薄弱区，并且是松质骨与皮质骨的交界区，同时肘关节囊及侧副韧带较牢固，故在肘部损伤时容易发生骨折而不易发生脱位。发生于成年人的肱骨髁上骨折，以直接暴力所致的粉碎性骨折多见，本节以肱骨髁上骨折为例进行叙述。

（一）概述

1.临床表现与诊断　患儿多有跌倒外伤史，肘部疼痛、肿胀，甚至出现张力性水疱，局部压痛，肘关节活动障碍。肱骨髁上部有异常活动和骨擦音。跌倒时手撑地外伤者，肘关节呈半屈曲位，肘后突出，肘前软组织向前突出，局部可触及骨折端；跌倒时肘关节处于屈曲位、肘后方着地者，肘上方压痛，肘后可触及骨折端，肘窝上方软组织向前突出。

根据外伤史，X线检查有助于诊断不全骨折或无移位骨折，并可进一步了解骨折的类型、移位情况等。观察手部的感觉、运动情况、皮肤温度和颜色有助于判断有无合并肱动脉损伤。

2.分型　根据暴力的形式和受伤时肘关节的体位不同，肱骨髁上骨折可分为伸直型、屈曲型两类。其中伸直型最多，占肱骨髁上骨折的90%以上。此外，若致伤暴力含有使肘外翻或内翻的作用倾向，则骨折远端可合并有尺侧或桡侧偏，因此上述两类骨折又分别可分为尺偏型和桡偏型。

3.骨科治疗

（1）非手术治疗：肱骨髁上骨折手法复位成功后可用夹板或石膏外固定。对于伸直型肱骨髁上骨折一般固定于肘关节屈曲90°～110°，以颈腕吊带吊于胸前。通常肘关节大于100°时，伸直型肱骨髁上骨折较稳定，但肘关节过度屈曲，肘前方皮肤等软组织凹陷，加之骨折后周围组织水肿可压迫肱动脉，故一般以能清晰触及桡动脉搏动且手部无感觉、运动障碍为度；对于屈曲型肱骨髁上骨折则在肘关节于屈曲40°～60°位行外固定。

（2）手术治疗：①对于污染不重的开放性骨折，在清创复位后可用两枚克氏针自肱骨内外髁钻入，交叉固定；②对合并神经、血管损伤，在探查神经、血管的同时可行复位内固定；③若有软组织嵌入手法复位无法解除者也应行手术治疗。

（二）肱骨髁上骨折的运动康复

由于肘部骨折的复杂性及固定方式的不同，肘部骨折的运动康复根据骨折部位的稳定性、固定物的牢固程度及软组织损伤的程度进行运动康复骨科考量评定，并制订出个性化的运动康复处方（见第十章第三节）。

肘关节骨折后，无论非手术治疗还是手术治疗，患者还需要肘关节制动，而肘关节制动后容易形成肘关节粘连，运动康复治疗是非常必要的。值得注意的是，肘部骨折并发骨化性肌炎的机会较多，因此运动康复后配合一定的物理因子治疗（冰敷、超声波、音频）等能更好地提高肘关节的功能。

1.非手术治疗后运动康复　运动治疗时

首先应考虑以上骨折的原始移位机制。对于伸直型者应以练习主动屈肘关节为主，而屈曲型者则应练习主动伸肘为主。此外，手部及前臂支撑（如推墙或手撑于桌子上等）可在伸直型的骨折处产生移位趋势；而肘部支撑（如以肘后撑于扶手上或做拉的动作）可在屈曲型的骨折处产生移位趋势。

（1）伤后 0～4 周：根据情况一般采用肘关节功能位石膏固定 4～6 周。石膏未拆除前，肘关节局部不能活动，以免造成新的损伤或影响组织愈合。

为避免整个上肢的功能下降过多及其他并发症的发生，应尽早并尽量多活动固定两端的肢体，即手和腕关节及肩关节，如腕关节的张手握拳练习、肩关节活动度和肩关节肌力练习（见第九章、第十一章的第二节）。

（2）伤后 4～12 周：去除石膏固定，开始逐步恢复肘关节功能。

1）被动肘关节屈曲活动度练习：患者充分放松，健侧手握住患侧腕关节，在患侧疼痛可耐受范围内逐渐增加屈曲角度。两周后达到屈曲 90° 范围以上，一般每周增加 10°。肌肉完全放松后，身体逐渐前倾，逐渐加大肩关节屈曲角度（图 19-2-1）。凡是涉及关节反复屈伸动作的练习结束后均应即刻予以冰敷 15～20 分钟，在平时有关节肿胀、疼痛、发热等不良感觉，可随时给予冰敷。

2）伸展练习（伸直肘关节）：坐位，伸肘，掌心向上，将肘部支撑固定于桌面上，小臂及手悬于桌外。肌肉完全放松，使肘在自重或重物作用下缓慢下垂伸直（必要时可于手腕处加轻小重物为负荷，加大练习力度）（图 19-2-2）。至疼痛处停止，待组织适应、疼痛消失后再加大角度，一般为 10～15 分钟 / 次，1～2 次 / 日。

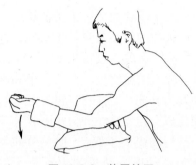

图 19-2-2　伸展练习

3）静力性肌力练习：①屈肘肌力（肱二头肌）练习（图 19-2-3）；②伸肘肌力（肱三头肌）练习（图 19-2-4），坚持至力竭放松为 1 次，5～10 次 / 组，2～4 组 / 日。

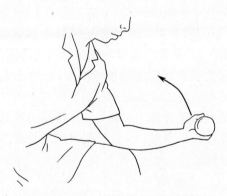

图 19-2-3　屈肘肌力（肱二头肌）练习

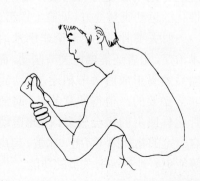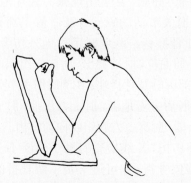

图 19-2-1　被动肘关节屈曲活动度练习

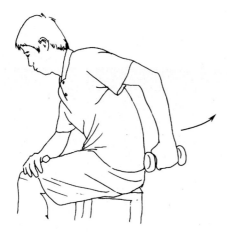

图 19-2-4　伸肘肌力（肱三头肌）练习

（3）3 个月后：①被动关节活动练习，继续以上练习，逐渐恢复正常关节活动度；②强化肌力练习，继续以上练习，并逐渐增加练习的强度。

（4）5 个月后：全面恢复关节活动角度及肌肉力量，开始对抗性专项练习，注意循序渐进，避免暴力动作。

2. 手术治疗后运动康复　由于肱骨髁上骨折儿童多见，使用接骨板固定，较粗的螺钉穿过骨骺可造成骨骺损伤而影响发育，故多采用克氏针固定。克氏针固定强度显然不如接骨板内固定，因此克氏针固定后多需辅以外固定，但相对单纯的石膏外固定来说，可较早去除外固定做全关节活动范围的运动治疗。而成年人肱骨髁上骨折多采用接骨板内固定，可提供术后较好的即时稳定性，术后即可开始全关节活动范围的运动治疗。

凡涉及骨折部位的肌力及关节活动度训练，要根据骨折的愈合情况选择个性化的运动康复处方，其时间、强度相对非手术来说均需提前。

（1）术后 0～1 周：由于长时间制动是造成肘关节骨折后关节僵硬的主要原因，因此肘部骨折只要手术固定牢靠，就应早期运动治疗。

为避免整个上肢功能下降过多及其他并发症的发生，应尽早并尽量多活动固定两端的肢体，即手和腕关节及肩关节，如腕关节的张手握拳练习、肩关节活动度和肩关节肌力练习。

（2）术后 2～3 周：由专业医生检查后开始肘关节的运动，早期主要以被动运动为主。①被动肘关节屈曲活动度练习（图 19-2-1）；②伸展练习（伸直肘关节）（图 19-2-2）；③CPM 运动：术后第 3 周可开始，在患侧疼痛可耐受范围内逐渐增加屈曲角度，两周后达到屈曲 90° 范围以上；④术后第 3 周根据实际情况可开始主动肘关节屈伸运动。

凡涉及关节反复屈伸动作的练习结束后均应即刻予以冰敷 15～20 分钟，在平时有关节肿胀、疼痛、发热等不良感觉，可随时给予冰敷。

（3）术后 4～8 周：①被动关节活动练习，继续以上练习，逐渐恢复正常关节活动度；②强化肌力练习，继续以上练习，并逐渐增加练习的强度。

（4）术后 9～12 周：全面恢复关节活动角度及肌肉力量，开始对抗性专项练习，注意循序渐进，避免暴力动作。

二、肘部韧带损伤

肘关节的韧带结构包括肘尺侧副韧带、桡侧副韧带复合体、环状韧带、关节囊及关节周围的肌肉腱性组织等。其中最常见的肘部韧带损伤是尺侧（内侧）副韧带损伤。

在运动中，任何使肘关节被动外翻、过伸或前臂屈肌、旋前圆肌突然主动收缩都可能造成肌肉或内侧副韧带损伤。急性肘关节内侧肌肉韧带装置断裂需要手术缝合。本节主要介绍肘关节内侧副韧带损伤的运动康复。

1. 0～3 周　根据情况一般采用肘关节伸直位石膏固定 3 周左右。石膏未拆除前，肘关节局部不能强行活动，以免造成新的损伤或影响组织愈合。为避免整个上肢的功能下降过多及其他并发症的发生，应尽早并尽量多活动固定两端的手、腕关节及肩关节。

（1）张手握拳练习（图 19-1-2）。

（2）肩关节活动度练习：由于不影响手术部位，故术后2天即可开始进行，以肩关节不过度疲劳为限（见第九章第二节）。

（3）肩部周围肌肉力量练习：主动肩关节前屈、后伸、外展、水平内收、水平外展等各方向运动，或使用皮筋等有弹性的器材进行抗阻运动训练（见第九章第二节）。每方向40～60次/组，1～2组/日。

2. 术后或伤后3～12周　去除石膏固定，开始逐步恢复肘关节功能。①被动肘关节屈曲活动度练习（图19-2-1）；②伸展练习（图19-2-2）。③静力性肌力练习：屈肘肌力（肱二头肌）练习（图19-2-3）；伸肘肌力（肱三头肌）练习（图19-2-4），坚持至力竭放松为1次，5～10次/组，2～4组/日。

注意：练习过程中绝对避免以反复屈伸作为练习方法，防止引发炎症及肿胀加剧，造成骨化性肌炎、骨折等严重后果。若有关节肿胀、疼痛、发热等不良感觉，可随时给予冰敷。屈曲与伸直练习应间隔2～3个小时进行，避免相互干扰影响效果及过多刺激关节局部。力量练习的重量应根据自身条件而定，练习时不应该有疼痛感，可勉强完成规定次数为宜。练后及时予以冰敷。

3. 术后3个月后　继续被动关节活动度练习，逐渐恢复正常关节活动度；继续强化肌力练习，并逐渐增加练习的强度。

4. 术后5个月后　全面恢复关节活动角度及肌肉力量，开始对抗性专项练习，注意循序渐进，避免暴力。

三、运动处方示例

简要病史：患者，女性，15岁。外伤致左肘关节肿痛伴活动受限2小时。

患者高处坠落，当感左肘关节疼痛，肿胀，畸形，活动不能，当地摄X线示左肘关节脱位，在局麻下行"左肘关节手法复位"，术后给予患者局部石膏外固定（图19-2-5、图19-2-6）。

初期评定：左肘关节局部肿胀，左肘关节活动障碍。关节活动度范围主动运动/被动

运动90°/100°，前臂旋前主动运动/被动运动10°/15°，旋后20°/30°。

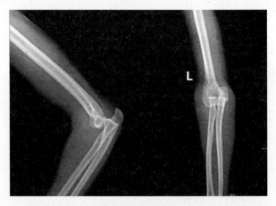

图 19-2-5　受伤时 X 线片示：左肘关节脱位

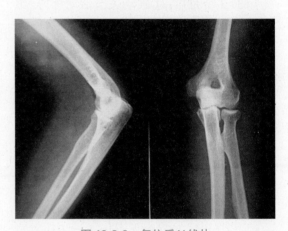

图 19-2-6　复位后 X 线片

患者术后根据《骨科运动康复安全性评定表》（表1-2-1）评分如下：

1. 骨折的稳定性　未见骨折，评为38～40分。

2. 固定的可靠性　肘关节复位后主被动活动立即恢复，给予颈胸悬吊即可，评为25～28分。

3. 软组织的完整性　考虑肘关节后脱位，前方关节有撕裂，评为22～25分。

复位后1～2周：总分为85～93分，运动康复应积极。早期进行肘关节的主动关节活动度训练，防止制动造成关节僵硬及肌肉萎缩。

术后3～4周：随着关节囊周围血肿机化，

周围软组织修复,《骨科运动康复安全性评定表》评分逐渐提高达到满分 100 分,运动康复较安全,可恢复至正常主被动及抗阻活动(图 19-2-7、图 19-2-8)。

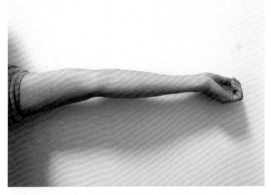

图 19-2-7　末期康复治疗后肘关节伸直角度

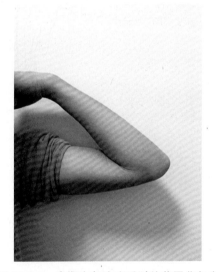

图 19-2-8　末期康复治疗后肘关节屈曲角度

第三节　腕部损伤

腕关节为手部和肢体的连接关节,属于椭圆关节,由手舟骨、月骨、三角骨组成椭圆形的凸面与桡骨下段的腕关节面和尺骨头下方的关节盘组成的关节凹面构成。腕关节具有较大的活动度,可做多轴多向运动,如屈、伸、内收、外展、环转运动。

腕关节常见的损伤包括两种。①骨折:如桡骨远端骨折(Colles 骨折、Smith 骨折)、舟状骨骨折、尺骨茎突、桡骨茎突骨折等;②运动损伤:腕管综合征、尺骨茎突腱鞘炎、桡骨茎突腱鞘炎。腕关节的生理解剖特点及关节活动度训练见第十一章第一节和第二节。

一、腕部骨折

Colles 骨折是指发生于桡骨远端 2～3cm 范围内的松质骨骨折,且远侧骨折段向背侧移位。Colles 骨折多发生于中老年,女性多于男性,是腕部最常见的骨折,多发生于跌倒时手撑地后或为直接暴力打击所致。

(一)概述

1. 临床表现与诊断　Colles 骨折患者伤后腕部疼痛、肿胀,伤侧腕关节活动障碍,患者常用健手托扶患手。体检可见局部青紫、肿胀,典型的 Colles 骨折患者正面观可见枪刺状畸形,侧面观可见餐叉状畸形,局部有压痛,可能触及骨擦感及骨擦音,桡骨茎突与尺骨茎突处于同一水平或桡骨茎突平面高于尺骨茎突平面,腕关节、前臂旋转活动和手指的活动均可因疼痛而活动受限。诊断根据受伤史及理学检查结果多不困难,X 线摄片检查可进一步了解骨折的类型、程度及移位情况。

2. 分型　①根据骨折线是否波及关节面可分为关节内骨折和关节外骨折;②根据受伤机制可分为伸直型和屈曲型,如伸直型桡骨远端骨折(Colles 骨折)、屈曲型桡骨远端骨折(Smith 骨折)。

3. 骨科治疗　Colles 骨折多采用非手术治疗。无移位者以石膏托固定腕关节于功能位 3～4 周;有移位者,绝大多数可通过闭合复位后外固定的方法治愈。常用的外固定方法有小夹板外固定及石膏外固定两类。

对于 Colles 骨折,目前主张切开复位者甚少,对于手法复位失败者,可采取 T 形接骨板、外固定支架等固定方法。

(二)Colles 骨折的运动康复

桡骨远端以松质骨为主,骨折愈合较快,

但局部较少肌肉覆盖，肌腱及韧带直接暴露于骨折处，骨折出血、血肿机化极易导致粘连而影响功能，长期制动而未能积极运动治疗尚有并发 Sudeck 骨萎缩的可能。Sudeck 骨萎缩又称反射性交感性骨萎缩、创伤后骨萎缩。其特点是腕和手指疼痛、肿胀、僵硬，皮肤红而薄，骨质脱钙、疏松。因此，及早运动治疗对于提高功能疗效很有必要。

1. 非手术治疗后运动康复　Colles 骨折常将腕关节固定于掌屈、尺偏位，其目的是克服骨折向背侧及桡侧的移位趋势，因此骨折复位、固定后应经常检查固定体位有无失效。石膏外固定不宜将掌指关节及第一腕掌关节包括在内，而应早期鼓励这些关节行运动治疗。这些关节的运动治疗除有利于增进患部血运循环、防止这些小关节僵硬外，还能通过软组织夹板协助维持复位或进一步矫正残余移位。

由于腕关节在屈曲位时，腕管内压力可随之增高，故应注意有无腕管综合征的发生，可通过检查手指的颜色、温度、感觉及活动情况等做出判断，及时予以调整外固定。

（1）伤后 0～2 周：早期应加强患部远处的运动治疗，如肩关节、肘关节、手指关节等关节的运动。

（2）伤后 2～3 周：石膏固定满两周后，由专科医生检查后，更换石膏，并将腕关节固定于功能位（背伸、桡偏位），继续上述关节活动度训练。

（3）伤后 4～8 周：经专科医生检查后，打开石膏，进行无痛范围的腕关节活动，必须轻柔有控制，不得引起明显疼痛，练习后即刻冰敷。①张手握拳练习（图 19-1-2），必须轻柔有控制，不得引起明显疼痛，练习后即刻冰敷；②腕关节活动度练习，被动活动腕关节，腕掌屈、腕背伸、腕桡侧屈、腕尺侧屈练习（图 19-3-1～图 19-3-4）；③可做轻微的抓握练习及手指关节活动度的练习，必须在无痛范围内，非常缓慢轻柔地练习。

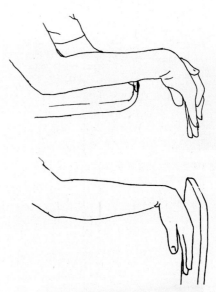

图 19-3-1　腕掌屈练习

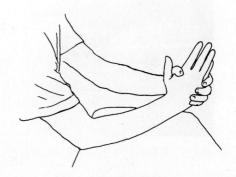

图 19-3-3　腕桡侧屈练习

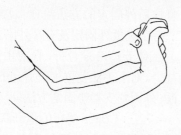

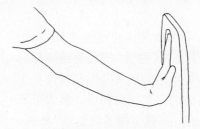

图 19-3-2　腕背伸练习

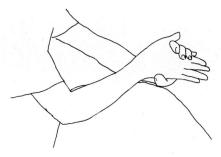

图 19-3-4　腕尺侧屈被动练习

（4）伤后 4～8 周：继续加强腕关节活动度练习。

1）腕关节肌力练习：腕掌屈、腕背伸、腕桡侧屈、腕尺侧屈练习（图 19-3-5～19-3-8），10 次 / 组，组间休息 30 秒，2～4 组连续练习，1～2 次 / 日。

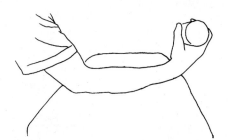

图 19-3-5　腕掌屈练习

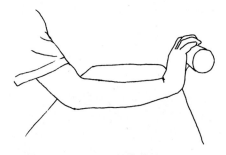

图 19-3-6　腕背伸练习

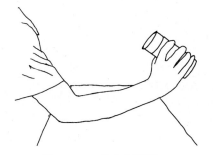

图 19-3-7　腕桡侧屈练习

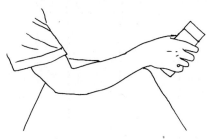

图 19-3-8　腕尺侧屈主动练习

2）旋转功能训练：拧毛巾练习（图 19-3-9），拧杯盖练习（图 19-3-10）。

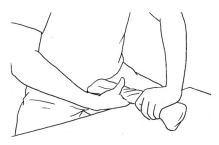

图 19-3-9　拧毛巾练习

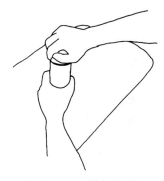

图 19-3-10　拧杯盖练习

（5）伤后 12 周：根据 X 线检查骨折愈合情况，逐渐恢复正常活动。

2. 手术治疗后运动康复

（1）术后 0～1 周：手指在疼痛耐受范围内，做握拳、伸拳、对指、对掌主动练习，张手握拳练习。必须轻柔有控制，不得引起明显疼痛。逐日增加动作幅度及用力程度。开始肩关节、肘关节、手指关节等关节的运动。

（2）术后 1～2 周：开始腕关节主被动活动腕关节练习：包括腕掌屈、腕背伸、腕桡侧屈、腕尺侧屈。必须轻柔有控制，不得引起明显疼痛。3～6 次 / 组，2 组 / 日。动作应缓慢、轻柔，以不引起明显疼痛为度。若骨折术后采取石膏固定或外固定支架，患者每天定时拆除外固定，开始此项练习。

（3）术后2～6周：继续加强上述腕关节活动度练习，在骨折3周后开始患侧上肢非骨折固定部位的肌力训练。

（4）术后6周：继续肩、肘、腕、手指关节的主动运动，并开始肩梯、高滑轮、棍棒操等运动。

加强腕关节各个方向的肌力训练，继续加强肩、肘、手指关节的肌力训练；开始拧毛巾练习、拧杯盖练习等日常生活的综合训练。

二、腕部韧带损伤

腕关节常见的运动损伤包括腕管综合征、尺骨茎突腱鞘炎、桡骨茎突腱鞘炎等。其中腕管综合征是最常见的损伤（见第二十四章第三节）。

三、运动处方示例

简要病史：患者，男性，27岁。右手舟状骨陈旧性骨折术后3个月行康复治疗。

患者于1年前因摔伤致右腕部疼痛，当时X线示右舟状骨骨折，行保守治疗后右腕部间歇性疼痛，活动后疼痛加重，活动受限。3个月前入院摄X线片示右舟状骨陈旧性骨折不愈合（图19-3-11）。在全麻下行右舟状骨骨折切开复位克氏针内固定术＋髂骨取骨术＋植骨术＋石膏外固定术，术后1个月、3个月摄X线片（图19-3-12、图19-3-13）。

初期评定：右腕关节疼痛伴活动障碍。关节活动度范围主动运动/被动运动0～5°/3°～8°，腕关节内翻主动运动/被动运动0～2°/0～4°，外展主动运动/被动运动0～2°/0～4°。

患者术后根据《骨科运动康复安全性评定表》（表1-2-1）评分如下：

1. 骨折的稳定性　为稳定骨折，评为27～30分。

2. 固定的可靠性　为克氏针内固定及石膏外固定，术中即能被动运动，评为20～23分。

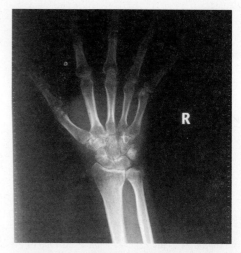

图19-3-11　陈旧性舟状骨术前X线片

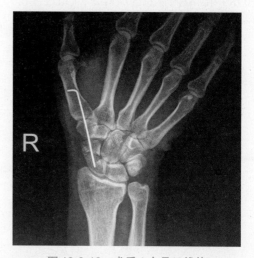

图19-3-12　术后1个月X线片

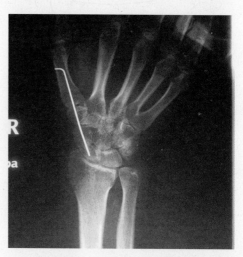

图19-3-13　术后3个月X线片

3. 软组织的完整性 合理手术入路（创伤小）韧带解剖对合修复牢固，评为27～30分。

术后1～2周：总分为74～83分，运动康复较为安全。早期进行非骨折邻近关节（腕）的主动关节活动度及部分抗阻运动训练，防止制动造成关节僵硬及肌肉萎缩，腕关节周围肌群行等长肌肉收缩训练。

术后3～4周：随着骨折周围血肿机化，周围软组织修复，《骨科运动康复安全性评定表》评分逐渐提高达到85分以上，运动康复较安全，加强腕关节周围肌群的等张训练。

术后5～8周：随着骨折周围原始骨痂形成逐渐增多，《骨科运动康复安全性评定表》评分逐渐提高达到90分以上，运动康复安全，逐渐加强腕关节周围被主动轻度无痛范围内关节活动度及松动术训练；逐步加强腕关节周围肌群的抗阻运动训练（运动治疗后行冷疗）。

中期评定：右腕关节轻微肿胀，右腕关节活动障碍。关节活动度范围主动运动/被动运动2°～6°/5°～10°，腕关节内翻主动运动/被动运动1～4°/2°～6°，外展主动运动/被动运动1°～4°/2°～6°。

术后石膏固定4周，术后8周拔除克氏针。随着骨折周围骨痂改造塑形期，《骨科运动康复安全性评定表》评分逐渐提高达到80分以上，运动康复安全，加强腕关节周围主动轻度无痛范围内关节活动度；逐步加强腕关节周围肌群的抗阻运动训练（运动治疗后行冷疗）（图19-3-14）。

末期评定：右腕关节活动度范围主动运动/被动运动30°～65°/45°～85°，腕关节内翻主动运动/被动运动5°～12°/8°～15°，外展主动运动/被动运动5°～12°/8°～15°。

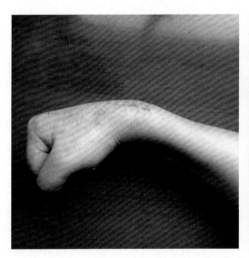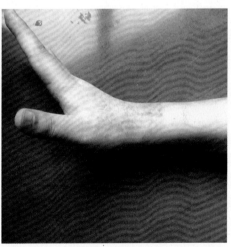

图19-3-14 术后3个月右腕关节屈伸活动

第二十章

常见下肢骨折的运动康复

第一节 髋部损伤

髋关节是连接人体躯干与下肢的主要活动关节，其主要功能是负重，将躯体的重量缓冲到下肢，同时能做相当范围的前屈、后伸、内收、外展、内旋、外旋和环旋运动，且有吸收、减轻震荡的功能，在机体活动中起到杠杆作用。髋关节是人体稳定性最高的关节，关节的结构形态，韧带的附着，强大的肌肉保护，都使髋关节成为人体负重行走的主要关节之一，与上肢关节相比，髋关节灵活度明显下降，但关节稳定性却明显加强，这与髋关节作为人体的主要负重关节相适应。

髋关节常见的损伤包括 2 种。①骨折：髋臼骨折、股骨头骨折、股骨颈骨折、股骨转子间骨折等；②软组织损伤：髋臼盂唇损伤、髋关节脱位、髋部肌肉韧带损伤（如急性腘绳肌损伤）、弹响髋、髋关节骨性关节炎等。

一、髋部骨折

股骨颈骨折与股骨转子间骨折是髋部骨折中最常见的类型，股骨颈骨折是指自股骨头下至股骨颈基底之间的骨折，多见于老年女性患者。股骨转子间骨折是发生于股骨大小转子之间的骨折。老年患者常有骨质疏松，轻微外力如平地滑倒，或从床上跌下等即可致股骨颈、股骨转子间骨折。

股骨颈骨折根据其解剖位置可分为：头下型、头颈型、经颈型和基底型。头下型骨折后，股骨头的血液循环大部中断，只保留圆韧带中小凹动脉的血供，因而此类骨折发生股骨头缺血性坏死可能性最大；基底型骨折后，股骨头的血运最好，骨折较容易愈合。股骨转子间骨折血运丰富，骨折后极少不愈合，但股骨转子间骨折多破坏股骨矩，故负重较股骨颈骨折偏晚。髋部的生理解剖及特点见第十三章第一节，本章以股骨颈骨折为例说明其运动康复的方法。

（一）概述

1. 临床表现与诊断　患者常有跌倒史，伤后诉患髋疼痛，不能站立及行走，伤侧足呈外旋畸形，患髋压痛，下肢活动后疼痛加重。体格检查可发现患肢短缩，肿胀常不明显，股骨大转子处可明显突出，腹股沟韧带中点下方常有压痛，患肢可有纵向叩击痛，两侧对比可发现骨传导音减弱。其他尚可有 Bryant 三角底边缩短、股骨大转子在 Nelaton 线之上及 Shoemaker 征阳性等。根据典型外伤史及力学检查结果诊断多不困难，X 线检查可进一步明确骨折的类型、有无移位及程度等。但应注意有些不完全性骨折或嵌插型骨折的患者伤后仍能行走，疼痛也可不明显，理学检查可有患肢的外旋畸形及纵向叩击痛。对于可疑病例应摄 X 线片检查，必要时随诊观察 2 周后再次 X 线摄片检查。若有骨折，此时由于骨折局部吸收，骨折线清晰可见，随诊观察期间按嵌插骨折处理。

2. 分型

（1）Pauwels 分型：Pauwels 角小于 30° 者为Ⅰ型，30°～50° 之间者为Ⅱ型，大于 50° 者为Ⅲ型。Pauwels 角是指股骨颈骨折的骨折线与两侧髂嵴连线所形成的夹角,Pauwels 角越大骨折越不稳定。

(2) Garden 分型:Garden Ⅰ型为不完全骨折;Ⅱ型为无移位的完全骨折;Ⅲ型为部分移位的完全骨折;Ⅳ型则指完全移位的完全骨折。

3. 骨科治疗　股骨颈骨折为受到巨大的剪切力和扭转力所致,除嵌插骨折外均属不稳定型骨折,即使是嵌插骨折也可向非嵌插骨折转化,而转变为不稳定性骨折。非手术治疗方法主要为持续牵引(包括皮肤牵引和骨牵引两种)。牵引期间若发现骨折移位应及时手术内固定。

由于股骨颈骨折多见于老年患者,非手术治疗需长期卧床。老年患者长期卧床可增加肺部感染、压疮、泌尿系感染及骨质疏松等并发症的发生机会,而对于青壮年患者亦难耐受长期卧床,加之有研究报道,延迟的骨折复位可明显增加股骨头缺血性坏死的机会。因此,目前多数学者主张早期内固定,非手术治疗只适用于一些不完全骨折(Garden Ⅰ型)、极高龄患者及不能耐受手术的患者。对于早期无移位的完全骨折患者,即 Garden Ⅱ型患者,近年来多数学者也倾向于早期内固定,以防非手术治疗过程中出现移位。对于 65 岁以上头下型股骨颈骨折患者可考虑行人工股骨头置换术或全髋关节置换术。

常见内固定方法包括 AO 空心拉力螺钉内固定及动力髋内固定等。

(二)股骨颈骨折的运动康复

1. 骨牵引治疗　股骨颈骨折多采用胫骨结节或股骨髁上牵引。

(1)固定期:骨牵引时间根据骨折愈合情况为 8～10 周不等。①活动足趾,在疼痛允许的情况下,进行踝泵练习;②股四头肌、腘绳肌等长收缩训练(图 20-1-1、图 20-1-2),大于 300 次 / 日,在不增加疼痛的前提下尽可能多做。

(2)早期:根据骨折愈合情况拆除骨牵引后。

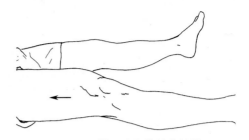

图 20-1-1　股四头肌等长收缩练习

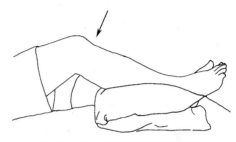

图 20-1-2　腘绳肌等长收缩练习

1)肌力、关节活动度训练:进行直抬腿练习(图 20-1-3),后抬腿练习(图 20-1-4),立位勾腿练习(图 20-1-5);髋关节、膝关节主动屈伸练习,力求 6～8 周膝关节屈曲达 120°,髋关节屈曲角度达 90°(见第十三章第二节)。

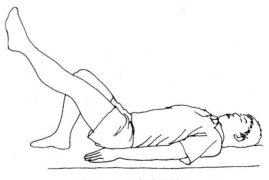

图 20-1-3　直抬腿练习

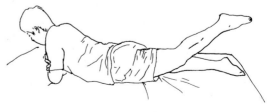

图 20-1-4　后抬腿练习

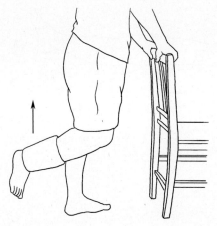

图 20-1-5　立位勾腿练习

2）CPM 运动：如骨折愈合良好，力求在 12 周左右膝关节屈曲达 120°，髋关节屈曲角度达 90°。

3）尝试下地扶拐行走，患肢开始逐步负重训练（小于体重 1/4），注意保护，不要摔倒。

（3）中期：复查 X 线片后确定可以开始负重。

1）负重及平衡练习：必须经过 X 线检查，在骨折愈合程度允许的前提下才能进行。负重由 1/4 体重→1/3 体重→1/2 体重→2/3 体重→4/5 体重→100% 体重逐渐过渡。可在踩秤上进行量化，逐步增加负重量，5 分钟 / 次，2～3 次 / 日。

2）坐位抱腿屈膝练习：必须在骨折愈合程度允许的前提下进行（图 20-1-6）。5～10 分钟 / 次，1～2 次 / 日。

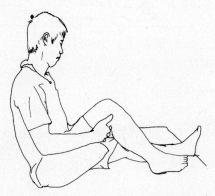

图 20-1-6　坐位抱腿屈膝练习

3）坐位直腿抬高抗阻练习：以沙袋或皮筋为负荷，在髋关节无痛的活动范围内进行。10 次 / 组，10～15 秒 / 次，每次间隔 5 秒，4～6 组连续练习，组间休息 30 秒（图 20-1-7）。

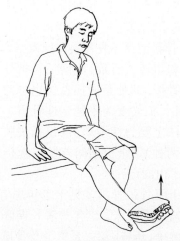

图 20-1-7　坐位直腿抬高抗阻练习

4）提踵训练：骨折愈合后进行，2 分钟 / 次，休息 5 秒，3～5 次 / 组，2～3 组 / 日（图 16-2-8）。

（4）后期：骨折完全愈合，并具备足够牢固程度。

1）静蹲练习：随力量增加逐渐增加下蹲的角度（小于 90°），2 分钟 / 次，间隔 5 秒，5～10 组连续练习，2～3 组 / 日（图 20-1-8）。

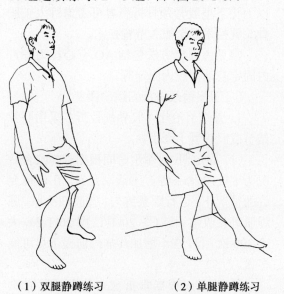

（1）双腿静蹲练习　　　　（2）单腿静蹲练习

图 20-1-8　静蹲练习

2）跨步练习：包括前后、侧向跨步练习。20 次 / 组，组间休息 45 秒，4～6 组连续练习，2～4 次 / 日（图 20-1-9、图 20-1-10）。

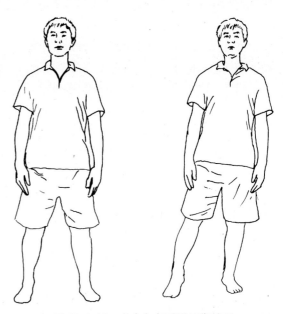

图 20-1-10　左右向负重及平衡练习

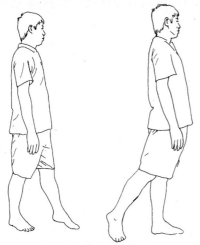

（1）前向负重平衡训练

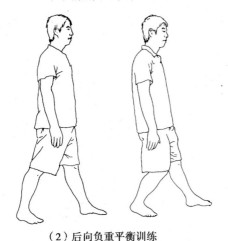

（2）后向负重平衡训练

图 20-1-9　前后向负重及平衡练习

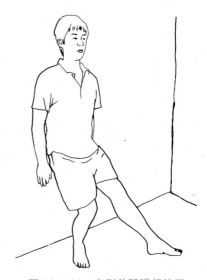

图 20-1-11　患侧单腿蹲起练习

3）患侧单腿蹲起练习：要求缓慢、用力、有控制（不打晃）。20～30 次 / 组，组间间隔 30 秒，2～4 次 / 日（图 20-1-11）。

2. 手术内固定后运动康复　股骨颈骨折术后应注意将患肢摆放于外展微屈髋位，可用枕头垫于腿下，以抬高患肢，预防肿胀。早期组织存在较为明显的炎性反应，且骨折易移位，故以髋关节周围肌肉等长收缩为主。练习中应绝对避免髋内收动作（交叉腿等）。

卧位时双腿之间垫枕头，使双腿不能并拢，不得向患侧翻身。向健侧翻身时应保护患腿，使其在整个运动过程中保持髋稍外展位，侧卧后双腿之间垫高枕头，使患腿保持髋稍外展位。

（1）术后 0～1 周：麻醉消退后立即开始活动足趾及踝关节，尽早开始踝泵练习。应在不增加疼痛的前提下尽可能多做，5 分钟 / 组，1 组 / 小时。

1）股四头肌、腘绳肌等长收缩训练：大于 300 次 / 日，在不增加疼痛的前提下尽可能多做（图 20-1-1、图 20-1-2）。

2）术后第 3 天开始 CPM 运动：由医务人员指导完成，30 分钟 / 次，2 次 / 日，练习后即刻冰敷 15～20 分钟，角度在无或微痛情况下逐渐增大，整个运动过程中保持髋稍外展位。

（2）术后 2～4 周：继续前述练习并逐渐增加强度。进行直抬腿肌力练习、后抬腿肌力练习、俯卧位勾腿练习，髋关节、膝关节主动屈伸练习。

（3）术后 5 周～3 个月：开始负重及平衡练习，逐渐可达到患侧单腿完全负重站立，5 分钟 / 次，2 次 / 日；坐位抱腿练习，5～10 分钟 / 次，2 次 / 日。

（4）术后 4～6 个月：骨折多已愈合，练习旨在强化肌力及关节稳定性，逐渐、全面地恢复日常生活各项活动，如静蹲练习、跨步练习、患侧单腿蹲起练习。

二、髋周韧带损伤

（一）概述

髂胫束挛缩（弹响髋）是发生于髋周韧带常见的损伤，髋部向外侧最突出的骨性隆起为股骨大转子，其外侧有髂胫束通过，当某种原因导致髂胫束的一部分肥厚或紧张或局部有滑囊炎时，就可能在髋关节活动时出现两者的相互摩擦而产生弹响，可伴有疼痛。

对于髂胫束挛缩的治疗方法一般采用非手术治疗，可以采用局部封闭、物理因子治疗等。非手术治疗无效可以行髂胫束松解手术。

（二）髂胫束挛缩松解术后运动康复

1. 手术当天　麻醉消退后，采用自由无痛卧位休息，可将下肢垫高以促进血液循环。可进行踝泵练习、股四头肌（大腿前侧肌群）等长练习、腘绳肌（大腿后侧肌群）等长练习，在不增加疼痛的前提尽可能多做，可达 1000 次 / 日。

2. 术后 1～3 天　继续并加强以上练习，可以开始下床活动，从如厕等生活必需活动开始，最初可以扶单拐或双拐，在疼痛可以耐受的前提下逐渐增加运动量。①直抬腿练习（图 20-1-3）：尽量伸直膝关节后直腿抬高至

足跟离床 15cm 处，保持至力竭为 1 次，5～10 次 / 组，2～3 组 / 日；②仰卧髋后伸、髋外展、屈髋、外旋练习（图 20-1-12～图 20-1-15）：至术后 2 周结束应与健侧腿相同高度；③床上坐起练习：逐渐增加坐起角度至屈髋 90°，逐渐延长坐位持续时间至 20～30 分钟，2～3 次 / 日。

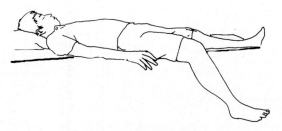

图 20-1-12　仰卧髋后伸练习

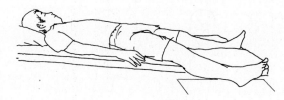

图 20-1-13　仰卧髋外展练习

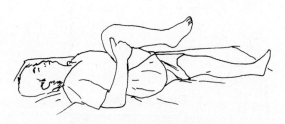

图 20-1-14　仰卧屈髋练习

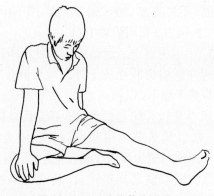

图 20-1-15　髋关节外旋练习

3.术后4~7天 继续并强化直抬腿等肌力练习。①坐位抗阻伸膝（图20-1-7）：使用沙袋等为负荷练习，30次/组，组间休息30秒，4~6组连续进行，2~3次/日；②坐位并腿训练（图20-1-16）：30次/组，组间休息30秒，4~6组连续，2~3次/日，或并腿逐渐下蹲练习，20次/组，2组/日；③侧卧髋关节内收练习（图20-1-17），健侧卧位，健侧腿屈曲，腰及骨盆固定，患侧腿在体前交叉向对侧，肌肉完全放松自然下垂，至感到疼痛处保持5~10分钟，待疼痛减轻后继续加大角度；④坐位髋关节内收练习（图20-1-18）：至感到疼痛处保持5~10分钟，待疼痛减轻后继续加大角度。

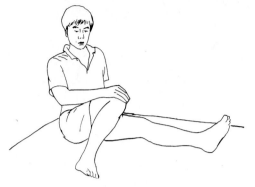

图 20-1-18　坐位髋关节内收练习

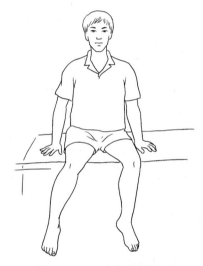

图 20-1-16　坐位并腿练习

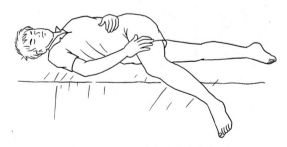

图 20-1-17　侧卧髋关节内收练习

4.术后1~2周 ①卧位或立位勾腿练习（图14-2-3、图14-2-4）：30次/组，组间休息30秒，连续4~6组，2~3次/日；②立位内收练习（图20-1-19）：30次/组，组间休息30秒，连续4~6组，2~3次/日；③保护下全蹲练习（图20-1-20）：3~5分钟/次，1~2次/日；④静蹲练习（图20-1-8）：2分钟/次，休息5秒，5~10次/组，2~3组/日；⑤前向跨步练习[图20-1-9（1）]：20次/组，组间间隔30秒，2~4组连续，2~3次/日；要求动作缓慢、有控制、上体不晃动；⑥后向跨步练习[图20-1-9（2）]：20次/组，组间间隔30秒，连续2~4组，2~3次/日；要求动作缓慢、有控制、上体不晃动；⑦侧向跨步练习（图20-1-10）：20次/组，组间间隔30秒，2~4组连续，2~3次/日。

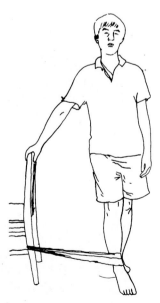

图 20-1-19　立位内收练习

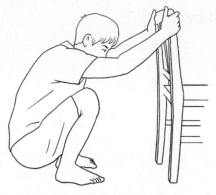

图 20-1-20　保护下全蹲练习

5. 术后 3～4 周　经复查后无特殊不适，无复发大转子滑囊炎，即可逐步恢复各项日常生活活动及体育运动。①单膝蹲起练习（图 20-1-11）：3～5 分钟 / 次，2～3 次 / 组，2～3 组 / 日；②台阶前向下练习（图 20-1-21）：20 次 / 组，组间间隔 30 秒，连续 2～4 组，2～3 次 / 日。

三、运动处方示例

简要病史：患者，男性，78 岁。因跌伤致右髋疼痛畸形活动受限 1 天入院。查体：右髋肿胀，右下肢外旋外展畸形，末梢血运正常。术前摄 X 线片示右股骨转子间骨折，AO 分型 A2.2（图 20-1-22），经改良股骨外侧入路选择

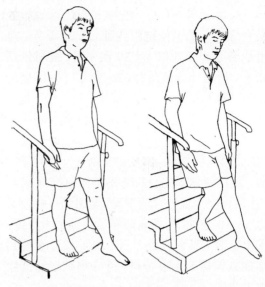

图 20-1-21　台阶前向下练习

臀中肌和阔筋膜张肌间隙进入，行动力髋螺钉（dynamic hip screw, DHS）固定（图 20-1-23）。

初期评定：患者术后根据《骨科运动康复安全性评定表》（表 1-2-1）评分如下：

1. 骨折的稳定性　转子间骨折 AO 分型 A2.2，骨折稳定性尚可，评为 21～25 分。

2. 固定的可靠性　转子间骨折使用 DHS 固定牢靠，术后可以借助双拐、扶拐不负重行走，评为 21～25 分。

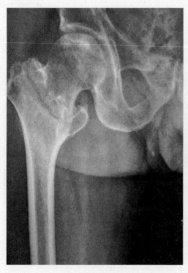
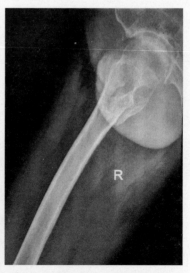

图 20-1-22　术前 X 线片示：右转之间骨折根据 AO 分型 A2.2

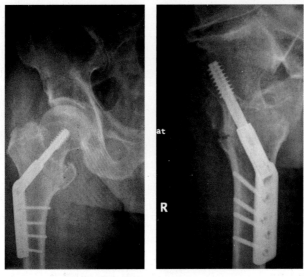

图 20-1-23　术后 X 线片示 DHS 固定

3. 软组织的完整性　经改良股骨外侧入路选择臀中肌和阔筋膜张肌间隙进入，术中对软组织损伤小，术中部分对抗张力，评为 15～19 分。

术后 1～2 周：总分为 57～69 分，运动康复应慎重。早期进行非骨折邻近关节（膝、踝）的主动关节活动度及部分抗阻运动训练，防止制动造成关节僵硬及周围肌肉萎缩，髋关节周围肌群可行等长肌肉收缩训练。

术后 3～4 周：随着骨折周围血肿机化，周围软组织修复，《骨科运动康复安全性评定表》评分逐渐提高达到 70 分以上，运动康复较安全，可在轻度无痛范围内关节活动度训练；加强髋关节周围肌群的等张训练。

术后 5～8 周：随着骨折周围原始骨痂形成逐渐增多，《骨科运动康复安全性评定表》评分逐渐提高达到 75 分以上，运动康复安全，逐渐加强髋关节周围主被动轻度无痛范围内关节活动度及扶拐不完全负重训练；逐步加强髋关节周围肌群的抗阻运动训练（运动治疗后行冷疗）。

随着骨折周围骨痂改造塑形期，《骨科运动康复安全性评定表》评分逐渐提高达到 85 分以上，运动康复安全，加强膝关节周围主动轻度无痛范围内关节活动度及松动术训练；

逐步加强膝关节周围肌群的抗阻运动训练（运动治疗后行冷疗）。

中期评定：术后 3 个月，右髋关节无明显肿胀，复查 X 线可见骨折线模糊，明显骨痂形成。右髋屈 110°，伸 15°，内收 30°，外展 30°，内旋 25°，外旋 30°。右髋 Harris 评分为 79 分。建议加强右髋关节活动度训练，逐渐弃拐承重。

末期评定：术后 6 个月，右髋关节无明显肿胀，复查 X 线未见明显骨折线，骨痂形成。右髋屈 120°，伸 15°，内收 30°，外展 40°，内旋 30°，外旋 35°。右髋 Harris 评分为 85 分。建议患者正常活动。

第二节　膝部损伤

膝关节是人体最大、最复杂的关节，也是人体下肢较为灵活的关节之一。其主要运动是屈伸。在屈膝 45° 左右时，膝关节各支持韧带最松弛，膝关节稳固性下降，灵活性相对增强，此时小腿可做轻度的旋内、旋外运动。膝关节也是全身少见有关节盘的关节之一，关节盘的介入有利于关节的稳定，在运动时起到缓冲压力，吸收震荡，起弹性垫的作用。膝关节内有前后交叉韧带，防止胫骨向前后滑动，起稳定膝关节的作用。髌骨是膝关节的重要组成部分，能传导股四头肌肌力到髌韧带，增加股四头肌的收缩力臂，同时还可保护膝关节的深层组织，保护股四头肌不受摩擦力的损害。有关膝关节的生理解剖见第十四章第一节。

膝关节是运动损伤最多的部位，包括两种。①膝关节骨折：股骨髁上骨折、胫骨结节骨折、胫骨髁间骨折、胫骨平台骨折等；②韧带损伤：前后交叉韧带损伤、内外侧副韧带损伤、半月板损伤、髌腱断裂等。

膝关节损伤无论是手术治疗还是非手术治疗，都可能引起膝关节粘连，影响膝关节的功能，其影响程度更甚于其原发病，所以膝关节损伤或手术后的康复治疗更为重要。膝关节损伤及术后康复的早期应以关节活动度为重点。在安全及手术情况允许的前提下，尽快恢复膝关节全范围的屈伸功能及髌股关节的正常活动度，这样才能有效避免损伤或手术后出血机化形成瘢痕、造成关节内粘连，或避免长期制动造成关节周围肌肉、肌腱、韧带的挛缩使关节活动度受限、关节僵直产生严重的伸屈受限，导致运动功能下降甚至丧失。

一、膝部骨折

膝关节附近可能因创伤等原因造成多种骨折，本章主要介绍常见的髌骨及胫骨平台骨折的运动康复。

(一) 髌骨骨折

1. 概述 髌骨是人体最大的籽骨，有保护膝关节和增强股四头肌肌力的作用。髌骨骨折约占全身骨折的 1.05%，多发生于 30～50 岁的成年人，儿童极少见。肌肉拉力和直接暴力是髌骨骨折的主要原因，其中肌肉拉力所致骨折居多，约占 60%。发生于直接暴力者多为星形、粉碎性骨折，而肌肉拉力所致髌骨骨折，多为横形骨折。

(1) 临床表现与诊断：髌骨骨折患者髌前可见青紫、肿胀，严重者可有水疱，局部压痛，骨折移位者可触及骨折间隙或阶梯状，患侧

膝关节屈伸障碍。髌骨位置表浅，诊断根据外伤史和局部理学检查结果多不困难，X 线摄片可进一步明确骨折的类型、移位情况及程度、关节面有无碎片及膝关节腔内有无碎骨折片等。此外常规的正侧位 X 线片不易诊断髌骨纵行骨折，对可疑者应摄髌骨轴位片，有时还需摄健侧髌骨 X 线片，用以鉴别髌骨边缘骨折与副髌骨。骨折者有压痛，且多为一侧，而副髌骨多发生在髌骨的外上角，无压痛，边缘光滑，多两侧对称存在。

(2) 分型：髌骨骨折的 Rockwood 分型（引自 Rockwood CA，1996）（图 20-2-1）。Ⅰ型：无移位骨折；Ⅱ型：横断骨折；Ⅲ型：下部或下极骨折；Ⅳ型：无移位的粉碎骨折；Ⅴ型：移位的粉碎骨折；Ⅵ型：垂直骨折；Ⅶ型：骨软骨骨折。

(3) 骨科治疗：髌骨骨折属于关节内骨折，因此其治疗的关键是恢复关节面的平整，加之非手术治疗，不利于膝关节的功能康复，故多需切开复位内固定。非手术治疗仅适于无移位的髌骨骨折和一些骨折分离小于 3mm 且关节面移位小于 2mm 者。常见的非手术治疗方法有抱膝圈固定法和石膏外固定法等。

2. 髌骨骨折的运动康复 膝关节长时间固定可致关节内外粘连、韧带挛缩等而影响关节功能的康复。对于非手术治疗者尤应注意定期复查，争取尽早去除外固定，进行膝关节运动治疗；对于内固定不十分可靠而辅助外固定者也应在骨折有一定程度愈合后及早去除外固定，行膝关节运动治疗；对于克氏针张力带固定者，可因克氏针尾顶于皮下影响膝关节活动，甚至顶破皮肤而继发感染，因此也应定期复查，待骨折愈合后及时取出内固定，以利膝关节运动治疗。一般非手术治疗者外固定 4～6 周；钢丝环扎固定或横 U 形钢丝固定等辅助外固定 3 周；张力带钢丝固定者术后可早期活动膝关节，其中以松质骨螺钉加张力带螺钉固定较可靠，可允许较早进行全膝关节活动范围运动治疗。值得注意的是，髌骨骨折均有不同程度髌前筋膜和（或）髌旁

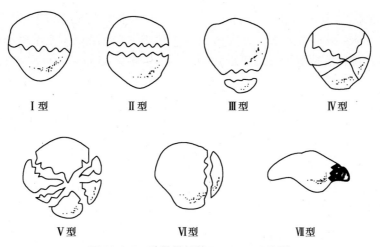

图 20-2-1 髌骨骨折的 Rockwood 分型

Ⅰ型：无移位骨折；Ⅱ型：横断骨折；Ⅲ型：下部或下极骨折；Ⅳ型：无移位的粉碎骨折；
Ⅴ型：移位的粉碎骨折；Ⅵ型：垂直骨折；Ⅶ型：骨软骨骨折

腱膜的损伤，手术中应注意修复，术后运动治疗也应考虑这些结构的愈合程度。关于髌骨骨折的个性化运动处方见第十三章第三节。

（1）石膏固定非手术治疗：髌骨骨折的非手术治疗主要是长腿石膏固定。

1）骨折后 6～8 周内：石膏固定期，主要运动训练是行踝泵训练，股四头肌、腘绳肌等长收缩训练，侧抬腿练习。可能因石膏托太重无法完成，30 次 / 组，2～4 组 / 日，组间休息 30 秒。行后抬腿练习（见本章第一节）。

根据骨折的情况及固定方式的不同，石膏托一般固定 6～8 周，过早屈伸可能造成骨折移位或延迟愈合，根据骨折愈合情况逐步开始负重及平衡功能训练，注意保护。

2）石膏去除～伤后 3 个月：根据专业医生开始膝关节屈伸练习。①CPM 运动：在专业人员指导下进行，从无或微痛范围内开始进行，30～45 分钟 / 次，1～2 次 / 日，练习后即刻冰敷 20～30 分钟；②坐位加压垂腿练习（图 20-2-2）：适于 0～95°，至极限处保持 10 分钟，1 次 / 日；③仰卧髋后伸练习（图 20-1-12）；④坐位抱腿练习（图 20-1-6）。以上练习顺序进行，每次角度稍有进步即可。注意，畏痛不前 2 周角度无进展即可造成关节粘连。因此，必须循序渐进，逐渐增大屈曲角度。

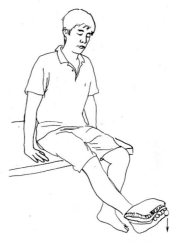

图 20-2-2 坐位加压垂腿练习

经 X 线复查后，决定是否开始主动屈伸练习并加强练习，以强化肌力及关节灵活性。后期可逐步开始肌力练习，如直抬腿练习，勾腿练习，前后、侧向跨步练习，提锤练习等。

3）伤后 3 个月后：逐步开始静蹲练习、患侧单腿蹲起练习、台阶前向下练习等。注意，此期间的髌骨骨折愈合尚不够坚固，故练习应循序渐进，不可勉强或盲目冒进，必要时可带护膝保护（见本章第一节）。

（2）张力带固定手术治疗

1）手术当天：麻醉清醒后开始踝泵及股四头肌、腘绳肌的等长训练。在不增加疼痛的情况下尽可能多做，500～1000次/日。

2）术后第2天：拔出引流条后可扶拐下地行走，开始侧抬腿、后抬腿练习。开始负重及平衡练习，5分钟/次，2次/日，至可轻松完成患腿单足站立，才可开始使用单拐（健侧负重）。若单腿站立1分钟无明显不稳，行走方可逐步脱拐。

3）术后1周：由专业医生开始膝关节的屈伸练习，先CPM被动运动，再开始主动运动，如坐位垂腿、仰卧垂腿练习，每次角度稍有进步即可，一般术后3个月膝关节被动屈曲角度与健腿完全相同即可，注意屈伸训练后即刻冰敷，练习结束后30分钟疼痛消退至练习前的程度。练习必须循序渐进，逐渐增加屈曲角度。

4）术后6周～3个月：随屈曲角度的增大，开始坐或卧位的抱膝练习，直抬腿练习、勾腿练习、前后及侧向跨步练习、提踵练习。

5）术后3个月：可视骨折愈合情况决定训练方式及强度。如仰卧牵伸、保护下全蹲、静蹲、患侧单腿蹲起、台阶前向下练习等。

（二）胫骨平台骨折

1. 概述　胫骨平台是膝的重要负荷结构，一旦发生骨折，使内外平台受力不均，将产生骨关节炎的改变。由于胫骨平台内外侧分别有内、外侧副韧带，平台中央有胫骨粗隆，其上有交叉韧带附着，当胫骨平台骨折时，常发生韧带及半月板的损伤。胫骨平台骨折的治疗以恢复关节面的平整和韧带的完整性，保持膝关节活动为目的。

2. 手术后运动康复　手术后患腿抬高放于枕头上，足尖向正上方，不能歪向一边，膝关节下方应空出，使膝关节处于过伸位，不得用枕头将腿垫成微弯位置（图20-2-3）。

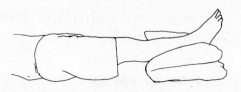

图20-2-3　膝关节过伸体位

（1）手术当天：踝泵练习、股四头肌及腘绳肌等长收缩练习，在不增加疼痛的前提下尽可能多做，500～1000次/日。

（2）术后1～7天：若疼痛不明显可开始直抬腿练习以避免腿部肌肉过快萎缩，疼痛明显则可推迟数天。①直抬腿练习（图20-1-3）；②侧抬腿练习（图20-2-4），10次/组，10～15秒/次，每次间隔5秒，4～6组/日；③后抬腿练习（图20-1-4），30次/组，4～6组连续，组间休息5秒，4～6组/日。

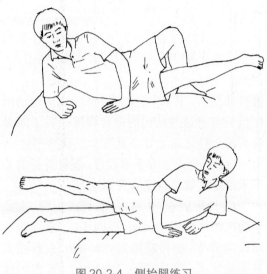

图20-2-4　侧抬腿练习

（3）术后1～3周：由专业医生操作开始膝关节屈曲CPM训练，从无或微痛范围开始，逐步增加角度，30～45分钟/次，1～2次/日，练习后即刻开始冰敷。①髌骨松动术：髌骨的活动度在很大程度上影响了膝关节的活动度，对髌骨活动度差的患者拆线后开始用手指指腹或掌根推住髌骨边缘，向上、下、左、右方向缓慢用力推动髌骨，每个方向20次，2～3次/日，可于屈曲练习前进行（图20-2-5）；②仰卧垂腿、坐位抱腿练习；③仰卧牵伸、保护下全蹲练习。

按以上练习顺序进行，每次角度稍有进步即可。一般术后3个月膝关节被动屈曲角度与健腿完全相同即可，进度过快将影响骨折的愈合生长。屈曲过程中的疼痛属于正常

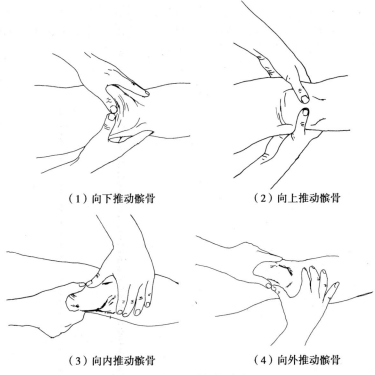

（1）向下推动髌骨　　　　　　（2）向上推动髌骨

（3）向内推动髌骨　　　　　　（4）向外推动髌骨

图 20-2-5　髌骨松动术

现象，一般以练习后 30 分钟疼痛消退至练习前的程度，即不会对组织造成影响。

（4）术后 4～6 周：根据专业医生的建议开始膝关节的伸展练习。伸展练习中肌肉及后关节囊的牵拉感及轻微疼痛为正常，不可收缩肌肉对抗，应完全放松。练习中采用的负荷重量不宜过大，应无明显疼痛，患膝应放松，持续至 30 分钟有明显牵拉感为宜。练习过程中不得中途休息，否则将影响效果。如坐位伸膝练习。

（5）术后 6～12 周：开始负重练习，必须经过 X 线检查，在骨折愈合程度允许的前提下才能进行。术后 6 周由 1/4 体重→1/3 体重负重，术后 8 周 1/3 体重，10 周 1/2 体重→2/3 体重，12 周 4/5 体重→100% 体重逐渐过渡。可在踩秤上进行量化，逐步增加负重量，5 分钟/次，2～3 次/日。并逐步开始前后及侧向跨步练习、提踵练习、静蹲练习、患侧单腿蹲练习、台阶前向下练习；肌力练习，术后 10 周根据专业医生建议开始，如勾腿练习、抗阻伸膝练习。

二、膝部韧带损伤

膝关节周围缺少肌肉保护，其稳定性主要依靠周边韧带来维持。由于膝关节活动度大，且承受身体的重量，运动中若受暴力冲击，便很容易损伤韧带。各条韧带的损伤症状及治疗有轻微的不同，同一暴力事故有可能损伤多条韧带。关节镜微创手术下重建前后交叉韧带是目前改善膝关节前后交叉韧带断裂后不稳的根本方法，而术后的运动康复干预是确保手术效果、促进关节恢复到损伤前的运动功能水平的关键。本节以前后交叉韧带的关节镜术后为例介绍运动康复的方法。

（一）前交叉韧带损伤术后运动康复

膝关节前交叉韧带（anterior cruciate ligament，ACL）的功能是防止膝过伸和防止胫骨前移，对抗内外翻应力，防止膝关节过度内外旋，故 ACL 损伤常见于减速性外翻旋转损伤和膝关节过伸的运动状态，目前对 ACL 断裂主张手术治疗。对 ACL 重建术后康复的方法一直存在争议,焦点在于膝关节在日常生活活动、康复训练和运动负荷时,移植韧带可能受到多大应力的影响。术后早期,移植韧带承受的应力较大,会对移植韧带固定、重塑和成熟产生生物学影响。术后康复计划设计与实施,注意既要尽可能早地进行关节伸屈运动,防止关节粘连和挛缩,又保护移植韧带在膝运动时不受牵拉。康复训练计划依据膝运动解剖与生物力学特点,有针对性地解决膝关节功能运动、肌萎缩及股骨、胫骨相对滑动和滚动对移植韧带的牵拉等问题。

（1）术后第1~2周：①支具制动及负重。在休息时必须锁定于完全伸直位。在支具完全伸直位保护下,撑双拐可根据耐受情况行部分直至完全负重。②肌力训练。股四头肌、腘绳肌、髋内收肌等长收缩练习,每天2次,每次15分钟。③活动度训练。用外力施加于髌骨的外侧,推移髌骨向内侧1~2cm,进行髌骨内推训练（图20-2-6）,每天2次,每次15分钟。

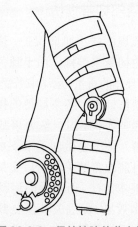

图 20-2-6　保护性膝关节支具

（2）术后第3~4周：①肌力练习。直腿抬高、腘绳肌抗阻收缩练习;提踵练习,并腿,前足掌着地负重,后跟离地,每天2次,每次15分钟。②关节活动度练习。膝关节全范围被动活动,膝关节屈曲角度每天增加15°,至膝关节屈曲≥120°;坐位顶墙屈膝关节练习（图20-2-7）,坐位,上身正直,患侧足尖顶墙

以固定不使足移动,缓慢移动身体以增加屈膝角度,至感到疼痛处保持10分钟,待疼痛减轻后继续加大角度,适用于早期屈曲60°~100°,每天2次,每次30分钟;仰卧髋后伸练习（图20-1-14）。③本体感受器训练。采用固定自行车架,主动锻炼膝关节的屈伸活动及股四头肌、小腿三头肌、腘绳肌肌力,每天2次,每次15分钟。

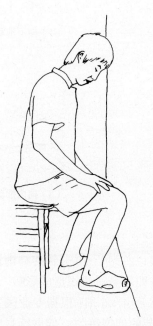

图 20-2-7　坐位顶墙屈膝关节练习

（3）术后第5~8周：①支具制动及负重。休息时必须锁定膝关节于屈曲10°位,用支具固定膝关节在屈曲10°,支具保护下完全负重。②肌力训练。带支具直腿抬高;膝关节屈曲10°~45°,每天2次,每次15分钟。③关节活动度训练。被动活动膝关节10°~90°,每天2次,每次30分钟。④本体感受器训练。采用固定自行车架,主动锻炼膝关节的屈伸活动（患侧单腿蹲起练习,必要时可双手提重物以增加训练难度,见图20-1-11）及股四头肌、小腿三头肌、腘绳肌肌力;平衡板或软垫上慢跑（单腿,支具限制活动0°~45°）,每天2次,每次15分钟。

（4）术后第9~12周：①支具制动及负重。去除支具,但行走时避免膝关节过伸。

②肌力训练。膝关节在屈曲 0～45°，每天 2 次，每次 15 分钟。③关节活动度训练。膝关节全范围被动活动（0～150°），俯卧牵伸膝关节练习（图 20-2-8），俯卧位，双腿自然伸展，用长毛巾或宽带子系于踝关节处，以便于牵拉，使膝关节屈曲，至感到疼痛及大腿肌肉有明显牵拉感处保持 5～10 分钟，待疼痛减轻后继续加大角度，可有他人帮助完成，但绝对禁止使用暴力，适于屈曲 100°～135°，每天 2 次，每次 15 分钟。④本体感受器训练。采用固定自行车架，主动锻炼膝关节的屈伸活动及股四头肌、小腿三头肌、腘绳肌肌力；平衡板（单腿，支具限制活动 0～45°）或在软垫上慢跑，每天 2 次，每次 30 分钟。⑤肌肉活动性训练。侧向踏台阶每天 2 次，每次 15 分钟。

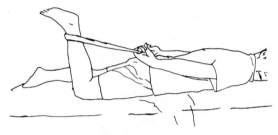

图 20-2-8　俯卧牵伸膝关节练习

（5）术后第 13 周～6 个月：①肌力训练。0～45°半蹲，每天 2 次，每次 15 分钟，逐步过渡到保护下全蹲练习（图 20-1-20）。②本体感受器训练。平衡板或在软垫上慢跑，台阶前向下练习（图 20-1-21），每天 2 次，每次 15 分钟。③灵活性训练。向前匀速慢跑，每天 2 次，每次 30 分钟。

（6）术后第 7～12 个月：①本体感受器训练。平衡板练习，每天 2 次，每次 15 分钟。②灵活性练习。侧向跑、后退跑、前向变速跑，每天 2 次，每次 15 分钟。

（二）后交叉韧带损伤术后运动康复

膝关节后交叉韧带（posterior cruciate ligament，PCL）起于胫骨平台髁间区后部胫骨骨骺处，止于股骨内髁外侧骨面前部。其向内、上、前方延伸，位于胫骨附着点后部的纤维在股骨附着点处扭转为外侧纤维。PCL 随膝关节的屈曲而逐渐拉紧，其功能是控制胫骨向后移位，防止膝关节过分伸直或屈曲。PCL 术后康复训练应充分考虑到其解剖、生理功能，如负荷训练应在第 6 周负重 25% 体重，第 7 周负重 50% 体重，第 8 周负重 75% 体重，完全负重应在 3 个月以后。

（1）术后第 1～2 周：①膝关节支具制动及负重；②患肢肌力训练；③膝关节活动度训练。具体方法同本节前交叉韧带损伤术后运动康复。

（2）术后第 3～4 周：①肌力训练。直腿抬高、腘绳肌抗阻收缩练习；提踵训练，并腿，前足掌着地负重，后跟离地，每天 2 次，每次 15 分钟。②关节活动度训练。膝关节全范围被动活动练习，根据个体差异的不同，膝关节屈曲角度进度根据实际情况增加，每天增加膝关节屈曲 15°，达到膝关节屈曲≥100°，每天 2 次，每次 30 分钟。③本体感受器训练。固定自行车，每天 2 次，每次 15 分钟。④肌肉牵张训练。外力作用于髌骨，使膝关节过伸位，维持小腿三头肌及腘绳肌一定的张力，每天 2 次，每次 15 分钟。

（3）术后第 5～8 周：①支具制动及负重。休息时必须锁定于膝关节完全伸直位，在支具保护下完全负重。②肌力训练。带支具直腿抬高，膝关节屈曲 10°～45°，每天 2 次，每次 15 分钟。③关节活动度训练。膝关节被动活动，被动屈曲角度达 110°～120°，每天 2 次，每次 30 分钟。④本体感受器训练。采用固定自行车架，主动锻炼膝关节的屈伸活动及股四头肌、小腿三头肌、腘绳肌肌力；平衡板或软垫上慢跑（双腿 - 单腿，支具限制活动 0～45°），每天 2 次，每次 15 分钟。⑤肌肉牵张训练。外力作用于髌骨，使膝关节过伸位，维持小腿三头肌及腘绳肌一定的张力，每天 2 次，每次 15 分钟。⑤步态训练。力求达到正常步态行走。

（4）术后第 9～12 个月：①支具制动及负重。12 周时根据复查情况决定可否去除支具。

②肌力训练。坐位抗阻伸膝，可使用沙袋等作为负荷进行练习，每天 2 次，每次 15 分钟。③关节活动度训练。膝关节全范围被动活动，被动屈曲角度达 120°～130°，可使用俯卧牵伸以强化膝关节活动度，每天 2 次，每次 15 分钟。④本体感受器训练。采用固定自行车架，主动锻炼膝关节的屈伸活动及股四头肌、小腿三头肌、腘绳肌肌力；平衡板（单腿，支具限制活动 0°～45°）或在软垫上慢跑，每天 2 次，每次 30 分钟。⑤肌肉活动性训练。侧向踏台阶，每天 2 次，每次 15 分钟。

（5）术后第 13 周～6 个月：①肌力训练。膝关节屈曲 0～45°，每天 2 次，每次 15 分钟。②本体感受器训练。平衡板训练，每天 2 次，每次 15 分钟；③灵活性训练。向前匀速慢跑，每天 2 次，每次 30 分钟。

（6）术后第 7～12 个月：①本体感受器训练。平衡板练习，每天 2 次，每次 15 分钟。②灵活性练习。侧向跑、后退跑、前向变速跑，每天 2 次，每次 15 分钟。

三、运动处方示例

简要病史：患者，男性，45 岁。因跌伤致右膝疼痛畸形活动受限 4 天入院。查体：右膝肿胀，屈伸活动障碍；右股骨远端压痛，末梢血运正常。CT 示右股骨髁间骨折，AO 分型 B1.1（图 20-2-9）。经改良的股骨远端外侧入路从股外侧肌进入，向上、向前弧形延伸至股四头肌扩张部外侧再到髌骨外侧缘，术后摄 X 线（图 20-2-10）。

初期评定：患者术后根据《骨科运动康复安全性评定表》（表 1-2-1）评分如下：

1. 骨折的稳定性　根据 AO 分型 B1.1，属于股骨髁间简单骨折，关节内骨折，评为 21～25 分。

2. 固定的可靠性　股骨髁间骨折使用髁部普通加压接骨板固定牢靠，术后可以借助双拐、扶拐不负重行走，评为 25～29 分。

3. 软组织的完整性　从股外侧肌进入，向上、向前弧形延伸至股四头肌扩张部外侧，再到髌骨外侧缘。术中将髌骨翻向内侧，直视下对骨折进行准确复位和固定，在股四头肌扩张部外侧切开，由于扩张部为腱性部位，切开后容易缝合，故并不影响伸膝装置。经改良的外侧切口呈 S 形，两侧皮肤张力不大，容易缝合，不会影响膝关节屈伸功能，术中能对抗张力，评为 21～30 分。

术后 1～2 周：总分为 67～84 分，运动康复较安全。早期进行非骨折邻近关节（髋、踝）的主动关节活动度以及抗阻运动训练，特别是

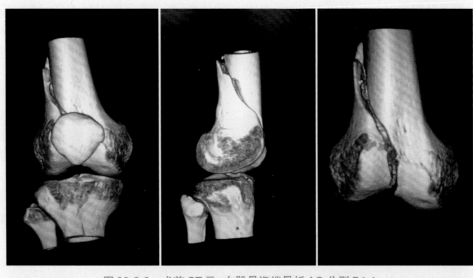

图 20-2-9　术前 CT 示：右股骨远端骨折 AO 分型 B1.1

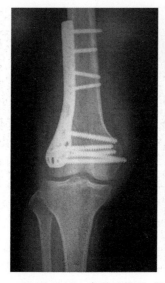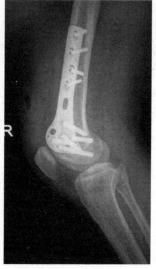

图 20-2-10　术后 X 线示：股骨髁部普通加压接骨板固定

早期进行膝关节抗阻屈伸活动锻炼，防止制动造成关节僵硬及周围肌肉萎缩，膝关节周围肌群可行等长肌肉收缩训练；膝关节活动度在术后 1～2 周需达到正常活动度（图 20-2-11）。

术后 3～4 周：随着骨折周围血肿机化，周围软组织修复，《骨科运动康复安全性评定表》评分逐渐提高达到 90 分以上，运动康复较安全，可在轻度无痛范围内关节活动度训练；膝关节 15kg 承重锻炼。

术后 5～8 周：随着骨折周围原始骨痂形成逐渐增多，运动康复更加安全，逐渐加强膝关节周围主被动轻度无痛范围内关节活动度及扶拐不完全负重训练；逐步加强膝关节周围肌群的抗阻运动训练（运动治疗后行冷疗）。

膝关节屈 / 伸 0～110°，内旋 0～20°，外旋 0～20°。能完成床上、床边股四头肌等张收缩训练。

中期评定：随着骨折周围骨痂改造塑性期，《骨科运动康复安全性评定表》评分逐渐提高达到 90 分以上，运动康复安全，加强膝关节周围主被动轻度无痛范围内关节活动度及扶拐不完全负重训练；逐步加强膝关节周围肌群的抗阻运动训练（运动治疗后行冷疗）。

术后 3 个月，右膝关节无明显肿胀，复查 X 线可见骨折线模糊，明显骨痂形成。右膝屈伸 0～125°，内旋 0～30°，外旋 0～40°。能完成床上、床边股四头肌等张收缩训练。建议加强右膝关节活动度训练，逐渐弃拐承重。膝关节 Merchan 评分优。

末期评定：术后 6 个月，右膝关节无明显

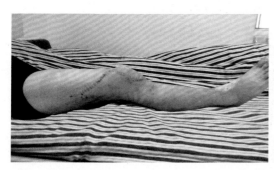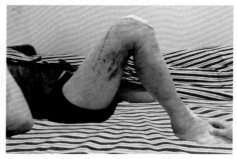

图 20-2-11　术后 1 周右膝关节屈伸活动良好

肿胀，复查 X 线未见明显骨折线，骨痂形成。右膝屈伸 0～130°，内旋 0～30°，外旋 0～40°。能完成床上、床边股四头肌等张收缩训练，已弃拐活动。膝关节 Merchan 评分优。建议患者回归社会，参加力所能及的劳动。

第三节　踝部损伤

踝关节由胫骨、腓骨下端的关节面和距骨滑车连接而成。关节囊附着于各关节面的周围，两侧有韧带加强，是人体负重最大的关节。其主要运动是围绕横轴的跖屈、背伸活动，围绕纵轴的内旋、外展活动及围绕矢状轴的内翻和外翻活动。

踝关节常见损伤包括两种。①骨折：跟骨骨折、距骨骨折、跖骨骨折等；②软组织损伤：内外侧副韧带断裂、跟腱损伤或断裂、跟腱挛缩等。

一、踝部骨折

踝部骨折多见于青壮年，男性多于女性，约占全身骨折的 4.2%，居关节内骨折之首，主要由间接暴力所致。根据解剖部位可分为单踝骨折、双踝骨折和三踝骨折。在所有踝部骨折中，单踝骨折（内、外踝孤立性骨折）占 2/3，双踝骨折占 1/4，三踝骨折占踝部骨折的 7% 左右，而开放性骨折约占 2%。

（一）概述

1. 临床表现与诊断　患者踝部肿胀，皮下淤血，可有内翻或外翻畸形，局部有压痛，严重者可出现开放性骨折脱位、踝关节功能障碍。诊断根据外伤史和局部理学检查结果多不困难。X 线摄片可进一步了解骨折的类型、有无移位及移位的方向和程度。值得注意的是，对于踝部骨折，详细地了解受伤史，对于明确受伤机制极为重要。

2. 分型　见图 15-3-1。

3. 骨科治疗

（1）非手术治疗：①外踝骨折轻度移位或无移位，且不伴内踝骨折的 AO-A 型骨折，石膏外固定 6～8 周；②稳定的 B 型骨折。

（2）手术治疗：①外踝骨折移位不稳定、外踝闭合复位失败或伴随内踝垂直骨折且胫骨后踝内侧骨折及踝关节内侧关节面嵌压骨折的 AO-A 型骨折，可行切开复位内固定；②不稳定 B 型骨折；③ AO-C 型骨折均为不稳定骨折，都需手术治疗。

踝部骨折常见内固定方法有松质骨螺钉内固定、张力带钢丝内固定及接骨板内固定等。

（二）踝部骨折术后运动康复

踝部骨折是关节内骨折，所以复位要求正确，固定要牢固，还要做早期功能锻炼。

1. 术后 0～2 周　根据损伤及手术特点，为使踝关节愈合牢固，有一些患者需要石膏托或支具固定 2～4 周。①术后 1～3 天：活动足趾、开始直抬腿练习。②术后 1 周：开始膝关节屈曲练习、膝关节伸展练习，开始腿部肌力训练。

2. 术后 2～4 周　如果患者没有石膏固定，即可开始下述练习；如果有石膏固定，经专科医生检查后，去除石膏或支具练习踝关节的活动，练习后继续佩戴石膏或支具。①开始踝关节主动关节活动度练习：主动屈伸和内外翻踝关节，缓慢、用力、最大限度，但必须在无或微痛范围内。练习前热水泡足 20～30 分钟，以提高组织温度改善延展性，加强练习效果（见第十五章第二节）。②被动踝关节屈伸练习：逐步开始被动踝关节屈伸练习，逐渐加力，并增加关节活动度，在 2～3 个月内使踝关节的活动度达到与健侧相同（见第十五章第二节）。③被动踝关节内外翻活动度练习：必须在无或微痛范围内，并逐步增加角度和活动度。

3. 术后 4～8 周　根据 X 线检查结果，拆除石膏或支具固定，由专业医生决定是否开始与下肢负重有关的练习。①开始踝关节及下肢负重练习：前向、后向、侧向跨步练习；②强化踝关节周围肌肉力量：抗阻勾腿、抗阻踝内翻、抗阻踝外翻练习（图 20-3-1）、坐位垂腿勾足练习。

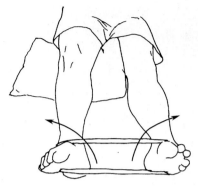

图 20-3-1 抗阻踝外翻练习

4. 术后 8 周 加强踝关节及下肢各项肌力练习,如静蹲练习、提踵练习、台阶前向下练习,强化踝关节活动度。

注意此期,踝关节骨折愈合尚在生长改建,故练习及训练应循序渐进,不可勉强或盲目冒进,注意练习时安全,绝对避免再次摔倒(见第十五章第二节)。

二、踝部韧带损伤

跟腱是人体最强大的肌腱之一,在剧烈运动如足球运动员射门、跟腱处于紧张的状态下,容易造成跟腱断裂。跟腱断裂多采用手术切开缝合跟腱,并术后行踝关节跖屈位石膏固定,让跟腱组织愈合。下面简单介绍跟腱断裂缝合术后康复方案,相关运动康复方法见第十五章第二节。

1. 术后 0~4 周 根据损伤及手术特点,为使跟腱愈合牢固,石膏托一般需佩戴 4~6 周。①手术当天:麻醉清醒后开始活动足趾,若疼痛不明显,可尝试收缩股四头肌,即大腿肌肉绷紧及放松,在不增加疼痛的前提下尽可能多做,大于 500 次/日;②术后 1 天:用力、缓慢、尽可能大范围地活动足趾,但绝对不可引起踝关节的活动,5 次/组,1 组/小时,并行股四头肌等长练习;③术后 2 天:继续上述练习,并可扶双拐患腿不着地行走,但只限去卫生间等必要活动。逐步开始直抬腿练习。

2. 术后 4~12 周 根据跟腱实际愈合情况,由专业医生于 4 周将石膏托去短至膝关节以下。注意除练习时取下石膏托,其余时间仍然需要佩戴以保护跟腱。①踝关节被动运动:由专业医生检查后开始被动踝关节的屈伸和内外翻运动,必须在无痛范围内进行,注意不要过度牵拉防止造成不良后果;②开始膝关节伸屈练习;③开始腿部肌力练习:卧位及立位勾腿练习、坐位抗阻伸膝练习;④术后 5 周:开始被动踝关节屈伸练习、踝关节内外翻练习;⑤术后 6 周:去除石膏,开始穿垫高后跟的鞋逐渐负重和恢复行走,以硬纸板剪成鞋后跟大小,垫在鞋后跟内约 3cm,开始扶拐行走,2~3 天撤掉一层纸板,2~3 周撤完,过渡到穿平底鞋行走(图 20-3-2);⑥术后 7 周:开始静蹲、抗阻勾腿、抗阻绷腿练习;⑦术后 8 周:力求达到正常步态行走,继续加强踝关节周围力量,强化下肢肌力。

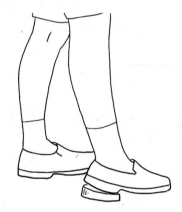

图 20-3-2 穿垫高后跟鞋逐渐负重训练

3. 术后 3 个月 开始由慢走过渡到快走练习,并开始提踵练习。①保护下全蹲、台阶前向下练习;②术后 6 个月开始恢复运动。

三、运动处方示例

简要病史:患者,男性,29 岁。因车祸伤致右踝疼痛、畸形、活动受限 3 小时入院。

查体:右踝肿胀明显,畸形明显,右踝周围皮肤淤青,皮肤轻度破损,患肢触痛明显,活动障碍。右足大蹒趾皮肤感觉略有减退,末梢血运可。影像检查示:右腓骨远端骨折,右后踝内踝骨折并踝关节脱位,右距骨撕脱性骨折(图 20-3-3、图 20-3-4)。

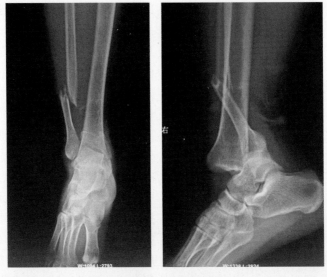

图 20-3-3　右踝关节骨折脱位 X 线片

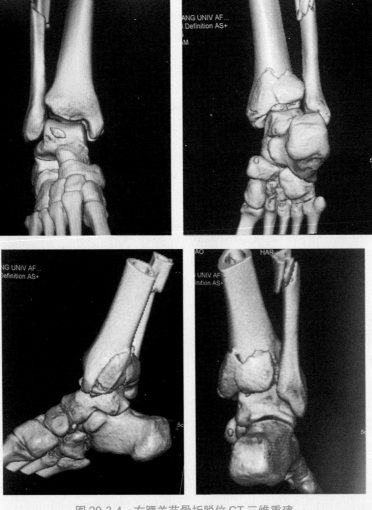

图 20-3-4　右踝关节骨折脱位 CT 三维重建

初期评定: 患者术后根据《骨科运动康复安全性评定表》(表1-2-1)评分如下:

1. 骨折的稳定性　右踝关节骨折脱位根据 Lauge-Hanse 分型旋前外旋型Ⅳ度,AO分型 C3.2,骨折稳定性差,评为 0~10 分。

2. 固定的可靠性　采用重建接骨板固定腓骨,铆钉固定修复下胫腓前韧带和距腓前韧带,后踝空心钉固定稳定骨性结构和下胫腓后韧带,内踝空心钉固定稳定内侧结构,内固定可靠(图20-3-5)。术后可以借助双拐扶拐不负重行走,评为 21~25 分。

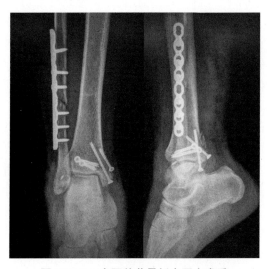

图 20-3-5　右踝关节骨折内固定术后

3. 软组织的完整性　从损伤机制、X线片及术中情况分析,本例患者下胫腓前韧带断裂、距腓前韧带断裂、胫腓骨骨间膜撕裂,软组织完整性欠佳,术中进行了修补,术中部分对抗张力,评为 11~15 分。

术后 1~4 周:总分为 32~50 分,建议谨慎行早期运动康复训练。早期进行非骨折邻近关节(髋、膝)的主动关节活动度及部分抗阻运动训练,抬高患肢有利于肿胀消退。防止制动造成关节僵硬及周围肌肉萎缩,待韧带软组织愈合后再考虑行抗阻运动训练,早期以维持踝关节中立位为主。

术后 4 周:右踝关节轻微肿胀,复查 X 线未见骨痂形成。右踝背屈 0°,跖屈 40°,内翻 0°,外翻 0°。建议加强右踝关节活动度训练,避免患肢承重,加抗阻运动训练。

术后 5~8 周:随着骨折周围血肿机化,周围软组织修复,《骨科运动康复安全性评定表》评分逐渐提高达到 70 分以上,运动康复较安全,逐渐加强踝关节周围主被动轻度无痛范围内关节活动度及扶拐不完全负重训练;逐步加强踝关节周围肌群的等张训练及抗阻运动训练(运动治疗后行冷疗)。

中期评定: 术后 8 周,右踝关节轻微肿胀,复查 X 线未见骨痂形成。右踝背伸 0,跖屈 40°,内翻 25°,外翻 25°。建议加强右踝关节活动度训练,避免患肢承重,行抗阻运动训练。

末期评定: 术后 6 个月,右踝关节无明显肿胀,复查 X 线未见明显骨折线,骨痂形成。右踝背伸 35°,跖屈 45°,内翻 40°,外翻 40°。建议加强右踝关节活动度训练,患肢逐渐承重,行抗阻运动训练,逐渐过渡到正常活动。

第二十一章

常见脊柱、骨盆骨折的运动康复

第一节 颈部损伤

颈部上承颅骨，下连躯干，负载较轻，所以颈椎椎体在各椎体中体积最小，$C_{2\sim7}$ 相邻关节突关节面为上下排列呈近似水平位，适合做屈、伸及旋转运动。颈椎容易发生创伤，颈椎骨折约占全部脊柱骨折的 30%，可直接威胁患者生命或出现高位截瘫。脊柱损伤中约 40% 的患者产生神经症状，约 10% 的创伤性脊髓损伤患者无明显脊椎损伤的 X 线证据。有关脊髓损伤的患者运动康复见第二十七章。颈椎的生理解剖见第八章，本节介绍颈椎骨折的相关运动康复。

一、颈椎骨折

（一）概述

1. 临床表现与诊断

（1）病史：多有暴力打击、高处坠落、车祸等外伤史。产后哺乳的女性及绝经后老年女性等，即使轻微坐跌也易发生压缩骨折。骤然猛烈的刹车，可因为惯性造成颈椎过伸或过屈损伤。

（2）症状与体征：出现疼痛及神经根和脊髓症状。外伤后局部损伤及出血水肿造成疼痛及运动功能受限，若损伤累及一侧神经根时会引起根性放射痛，在颈椎可引起枕后头痛、上肢放射痛。脊髓损伤可表现出不同类型，可即时出现脊髓休克，损伤平面以下出现运动障碍和感觉障碍，高、中位颈髓有四肢瘫，低位颈髓可表现为双下肢瘫痪，损伤平面以下肌张力低下或完全无张力状态，深浅感觉完全丧失，腱反射消失。损伤平面的棘突压痛和台阶样体征对损伤定位诊断有帮助。

（3）影像学检查：颈椎常需检查 X 线片正、侧位及张口位。对于寰椎骨折，张口位 X 线片可见寰椎的两侧块移位，可以同时向外侧分离移位，也可能为不对称的移位，移位的范围可达 $2\sim4mm$。判断侧块移位应参照 C_2 的棘突是否维持在中央，若棘突阴影在中央而有侧块移位，则表现并非因旋转所致侧块与齿状突距离的差异，咽后壁软组织肿胀阴影能在 X 线片上清晰显示出来，表示该部骨折出血性血肿。侧位 X 线片上寰齿间距的变化也需注意，测量方法是侧位 X 线片上寰椎前弓后缘中点及其与齿状突相对应点之间的距离。在正常情况下，成年人在 3mm 以内，儿童在 4mm 以内。如果距离为 $3\sim5mm$，提示横韧带断裂；距离 $5\sim10mm$，提示横韧带合并部分辅助韧带断裂；距离 $10\sim12mm$，提示全部韧带结构撕裂。

下颈椎的骨折脱位，侧位 X 线片上的典型征象为脱位椎体向前移位的距离为椎体前后径的 1/3，至多不超过 1/2，脱位椎体平面的关节突关系丧失，前后位上位颈椎的棘突偏离中央，向小关节脱位的一侧偏移，斜位可清楚显示小关节脱位或交锁现象，有时还会发现关节突骨折。若损伤不严重，则出现椎体不稳，伸屈动力性摄片显示损伤节段不稳：相邻椎体所形成的角度大于 11° 或椎体移动距离大于 3.5mm，提示不稳定的存在。

2. 分类 按损伤的机制分为：颈椎屈曲

型损伤、屈曲旋转型损伤、伸展型损伤、垂直压缩骨折、挥鞭样损伤。按损伤后稳定性分类：脊柱的稳定关键取决于中柱损伤情况，而两柱以上骨折也应视为不稳定骨折。脊柱中柱的定义包括后 1/3 椎体、椎间盘和后纵韧带、后关节突，即凡围绕椎管周围区包括椎体后 1/3 加上 2 个后关节的支撑点。按解剖部位分为：寰枕脱位、单纯寰椎骨折、寰枢椎脱位、枢椎骨折脱位、低位颈椎骨折脱位。

3. 骨科治疗　选择治疗方法时，应了解各种不同损伤的自然修复过程，根据骨折的损伤程度选择治疗方法，如颅骨牵引、枕颌带牵引、手术切开复位、植骨内固定等。

（二）颈椎骨折的术后运动康复

运动治疗必须在保证颈椎稳定性的情况下开始，遵循循序渐进及个体化原则，具体运动康复处方的考量见第八章第三节。

1. 稳定性颈椎骨折的术后运动康复　根据康复治疗的介入时机分为：

（1）急性期：术后需佩戴颈托保护。①术后第二天，床边四肢关节活动度维持训练；②四肢肌肉力量训练，注意训练时以不引起颈椎疼痛为限，可行颈部肌肉等长运动；③呼吸功能训练，包括深呼吸训练、辅助咳嗽训练、吞咽呼吸训练、胸廓运动训练等（见第八章第二节）。

（2）离床期：术后一个月，此时患者已可以逐渐离床进入运动治疗室行功能训练。

1）电动起立床训练，帮助患者逐渐摆脱长期卧床所带来的失用综合征及治疗体位性低血压，并逐步过渡到床边坐位训练。

2）继续维持各关节的活动度，加强颈部关节活动度训练；增强四肢肌肉力量及耐力训练：①肩部肌力训练，腹肌仰卧举腿练习（图 21-1-1），仰卧位，双腿并拢伸直，通过抬腿的高度控制强度（抬腿越高，强度越小），腰部不离开床面，于最用力位置保持一定时间或完成动作为 1 次，通过腹肌收缩来控制骨盆，以达到练习腹肌的目的；②空中自行车练习（图 21-1-2），平卧，双腿抬起，在空中模拟

骑自行车动作，动作要缓慢而有力，必要时可于踝关节处加沙袋等为负荷，20～30 次 / 组，间歇 20 秒，3～5 组连续进行，2～3 次 / 日；③飞燕练习（图 21-1-3），俯卧床上，双臂放于身体两侧，双腿伸直，然后将头、上肢和下肢用力向上抬起，不要使肘和膝关节屈曲，要始终保持伸直，如飞燕状，保持至力竭为 1 次，5～10 次 / 组，2～3 组 / 日；④屈腿仰卧起练习：双腿屈髋屈膝，双足平踩于床面，双上肢伸直，上身抬起，使肩胛骨离开床面，上身抬起不可过高，以免增加腰椎负荷，于最用力位置保持一定时间（力竭），或完成上身抬起动作为 1 次[图 21-1-4（1）]；若有一定力量基础的患者，可双手抱于胸前进行屈腿仰卧起练习[图 21-1-4（2）]。

3）平衡、步态功能训练。

4）医疗体操：待疼痛症状缓解后进行。

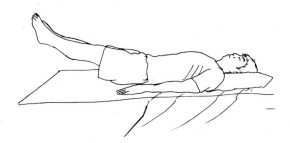

图 21-1-1　腹肌仰卧举腿练习

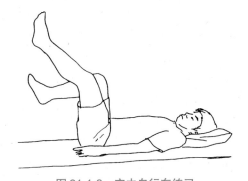

图 21-1-2　空中自行车练习

2. 不稳定颈椎损伤患者的术后康复治疗　适应证包括压缩性骨折超过 50% 以上，骨折脱位伴或不伴脊髓损伤和神经根损伤，即前柱损伤或三柱中两柱同时损伤，不能维

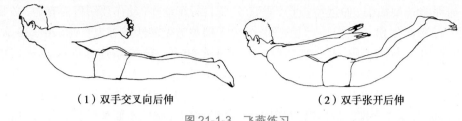

（1）双手交叉向后伸　　　　　　　　（2）双手张开后伸

图 21-1-3　飞燕练习

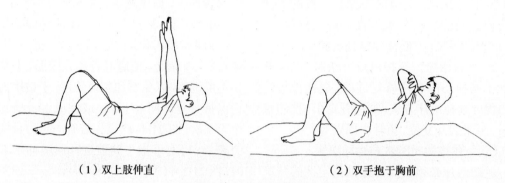

（1）双上肢伸直　　　　　　　　　（2）双手抱于胸前

图 21-1-4　屈腿仰卧起练习

持在稳定状态者。包括：颈椎椎体爆裂性骨折、颈椎骨折脱位及经手术治疗仍不稳定的颈椎损伤，如不稳定的颈椎损伤单纯行椎板减压术后等。

（1）术后当天至第 1 天：头颈部中立位在颈围外固定保护下卧硬板床休息，每两小时翻身一次，翻身时专人保护头颈部，可小范围、小强度的主、被动活动手、腿、胸、腰部。

（2）术后第 2 天：宜在牢靠颈围外固定保护下教会坐、站方法，在帮助下床边活动每天三次，可预防体质减弱和长久卧床可能引起的并发症。

（3）术后第 3～6 天：头颈部中立位牢靠颈围外固定，在帮助下离床步行，或床边椅上坐位，需要时走至卫生间。

（4）术后第 7 天至出院当天：头颈部中立位牢靠颈围外固定；观察独立安全的行走和排尿便、上楼梯，必要时予以帮助。在有限帮助下，能独立安全行走和排尿便、上楼梯，学会安全活动技巧。

（5）出院后：颈围固定 3 个月以上，并待植骨融合后拆除；逐渐增加独立安全的日常生活活动；康复科和脊柱外科随诊、定期复查，并接受康复治疗和康复训练。

颈椎损伤的康复治疗一定要注意始终使用牢靠的颈围固定头颈于中立位；注意四肢活动、肌力、肌张力、感觉和反射征及肛门张力和膀胱功能的变化，若出现神经症状加重的情况，要及时发现、进行动态评估和调整康复方案。对于术后患者的康复治疗还要关注心电监护（术后 24～72 小时），密切观察生命体征、呼吸道、伤口及四肢情况，注意伤口引流液的性质和量等。

二、颈部韧带损伤

颈部突然扭转或突然低头抖动或颈部侧弯过猛，均可引起颈椎后关节突、关节囊及颈部周围软组织损伤。患者常有多次扭伤史，表现为颈部疼痛、肌肉痉挛、活动受限。扭伤后疼痛引起的肌肉痉挛可造成局部软组织缺血、循环障碍，关节滑膜或椎间孔部位软组织挫伤水肿，甚至出现神经根炎，上臂、前臂出现放射性疼痛，尤其在有退行性关节变化及脊柱僵硬的老年人更易发生，但 X 线检查无明显关节脱位表现。诊断应根据病史及颈椎X 线检查，确定无明显骨质异常后，即可行对症治疗，如镇痛、口服激素类药物等。运动治疗主要是休息制动，配合轻柔按摩、物理因子治疗等。一般3～7日多可逐渐痊愈。

三、运动处方示例

简要病史：患者，女性，48岁。外伤致四肢麻木活动受限1天入院。

患者于1天前车祸致四肢无力及活动受限。查体：颈椎活动受限，颈椎棘突有压痛及叩击痛，上肢关键肌肌力2～3级，双下肢关键肌肌力3～4级，感觉减退。急诊入院行MRI检查示颈椎椎管狭窄并脊髓变性（图21-1-5），

完善术前检查后在全麻下行"颈椎前路椎体次全切植骨内固定术"（图21-1-6）。

初期评定： 颈椎挥鞭样损伤，活动受限，四肢肌力减退。

患者术后根据《骨科运动康复安全性评定表》（表1-2-1）评分如下：

1. 稳定性　挥鞭样损伤，颈椎MRI示颈椎失稳，评为20～25分。

2. 固定的可靠性　切开复位内固定，固定牢靠，术后可支具保护下部分负重，评为25～30分。

3. 软组织的完整性　颈椎合理手术创伤

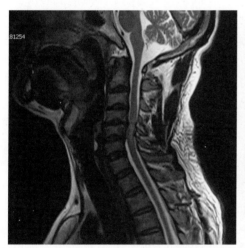
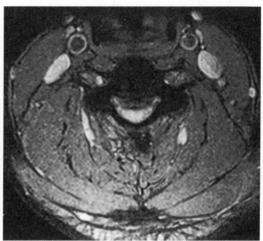

图21-1-5　术前MRI示：颈4/5椎间盘突出并压迫硬脊膜

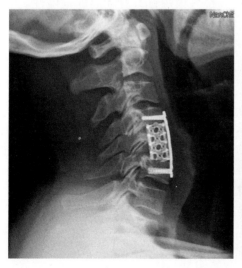
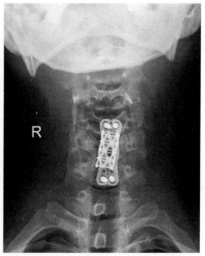

图21-1-6　术后X线片示：内固定位置良好

小,对肌肉修复较好,评为25～30分。

术后1～2周:总分为70～85分,运动康复较安全。早期可在颈围保护下颈椎部分负重,以及四肢的主、被动关节活动及抗阻运动训练,尽可能恢复关节肌力及活动范围,防止因关节活动受限造成关节僵硬及肌肉萎缩,同时预防下肢静脉血栓,力量恢复良好可支具保护下下床活动。

术后3～4周:随着骨折周围血肿机化,周围软组织修复,《骨科运动康复安全性评定表》评分逐渐提高到90分,运动康复安全,加强四肢功能锻炼,若四肢力量恢复良好,恢复生活功能。

术后5～8周:随着骨折周围原始骨痂形成逐渐增多,《骨科运动康复安全性评定表》评分在95分以上,运动康复安全,逐渐去除颈围开始恢复颈椎的主、被动关节活动度及松动术训练;逐步加强颈部肌群的抗阻运动训练。

中期评定:随着骨折周围骨痂改造塑形期,随着骨折的愈合进程及功能锻炼,颈部肌群肌力基本恢复,手术节段较为稳定,《骨科运动康复安全性评定表》评分逐渐提高,运动康复安全,继续加强颈椎主、被动关节活动度及松动术训练。

末期评定:颈部主、被动活动范围基本恢复,恢复正常生活功能。

第二节 胸椎骨折

一、概述

胸椎上连颈椎,下连腰椎,主要功能起承重、保护胸廓的作用。$T_{1～8}$部位因有胸廓的支持,具有较强的稳定性。胸椎骨折是一种比较少见的脊柱骨折,由于胸椎解剖的特殊性,临床上有别于常见的胸腰段骨折(见本章第三节)。

胸椎骨折脱位特点是:①胸椎损伤有强大的暴力作用,故骨折多涉及脊柱前中后三柱,损伤严重,单纯的压缩性骨折少,爆裂性骨折、多发性骨折及脱位者多;②由于胸椎椎管矢状径仅比脊髓略大,几乎无缓冲间隙,轻度的压迫即可造成脊髓损伤,而且多为不可逆损伤,预后不良;③受伤机制复杂,外力强大,常合并严重血气胸、胸腹联合伤、休克等其他系统器官伤,并可能直接影响脊柱脊髓的治疗。

因此,胸椎处的骨折常以治疗截瘫为主,而骨折仅占次要地位。

二、手术方法

1.胸椎骨折前路手术虽然能对椎管前方的压迫进行直接充分的减压,并保留后柱的稳定性,但对手术技巧和设备及医院综合实力要求高,手术费用也高。特别在胸椎骨折手术中需经胸腔进入,创伤大,当患者有合并伤时难于接受。

2.后路手术和前路手术相比,有明显优点:①简单易行,创伤小,术中出血少,费用较低,便于急诊开展,有利于神经功能的恢复;②通过椎弓根内侧对前方可进行减压;③通过内固定物的作用,撑开伸展,利用后纵韧带可牵动椎管前方的骨块复位,达到间接减压的目的。因此,后路手术在胸腰椎骨折中广泛得到应用和推广。但在上中胸椎骨折中,椎弓根螺钉具有较高的危险性。研究表明,胸椎椎弓根直径狭小,椎弓根横径从$T_{1～4}$逐渐减小,从$T_{5～12}$逐渐增大。在$T_{4～5}$邻近椎体由于椎弓根特别狭小,稍有不慎即可能损伤脊髓。对于此段脊柱骨折,可选用哈氏棒固定。它具有手术安全、操作简单的优点,加上胸椎本身具有一定的稳定性,胸椎的活动度要求较小,故哈氏棒固定仍然是一种有效可行的方法。

三、运动康复

对于胸椎骨折合并脊髓损伤的治疗与运动康复,在骨折愈合牢固的情况下主要是脊髓损伤的运动康复(见第二十七章)。

而对于单纯胸椎骨折的术后运动康复治疗，应充分顾及骨折类型及稳定性，是否合并其他损伤及其程度等来综合考虑。如合并血气胸影响心肺功能，需再行胸腔闭式引流、支气管镜吸痰、冲洗、呼吸机支持等治疗。病情稳定后加强吸痰、拍背、定时翻身等护理，早期活动其他四肢关节，减少长期卧床所带来的并发症。并加强卧位时呼吸体操的训练（见第十七章第二节）。

术后 2 个月左右，根据骨折愈合的情况，由专科医生检查后可考虑佩戴特殊的胸椎支具（图 21-2-1）进行逐步负重及平衡训练。

①早期下床活动减少卧床并发症的发生；②减少对骨折愈合不利的剪应力，增加能促进骨折愈合的压应力，促进骨折的愈合；③在支具的保护下可进行主被动功能锻炼。这对加速患者功能的恢复起到早期积极的作用。

四、运动处方示例

简要病史：患者，女性，47 岁。高处坠落伤致胸部疼痛并活动受限 6 小时入院。

患者于入院前 6 小时不慎从 3 米高处摔下，当感胸背部疼痛，活动不能。查体：胸椎棘突有压痛及叩击痛，双下肢感觉活动正常。急诊入院摄 X 线及 MRI 示胸椎骨折（图 21-2-2），完善术前检查后在全麻下行胸椎骨折切开复位内固定术（图 21-2-3）。

初期评定： 胸椎活动障碍，双下肢肌力正常，拒绝主被动活动。

患者术后根据《骨科运动康复安全性评定表》（表 1-2-1）评分如下：

1. 骨折的稳定性　未累及中后柱，为较稳定骨折（相当于 AO 的 B 型），评为 18~20 分。

2. 固定的可靠性　切开复位钉棒系统固定，固定较为牢靠，术中即能被动运动，评为 18~20 分，但患者合并轻度骨质疏松，固定可靠性需具体衡量。

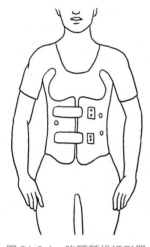

图 21-2-1　胸腰骶椎矫形器

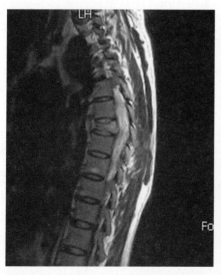
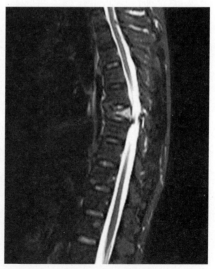

图 21-2-2　受伤时 MRI 示：胸 $_8$ 椎体压缩性骨折并脊髓受压

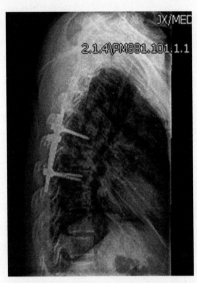

图 21-2-3　术后 X 线片示：内固定位置良好，压缩椎体高度恢复

3. 软组织的完整性　胸椎骨折开放手术对胸背部肌肉软组织创伤较大，但对肌肉修复较好，评为 17～20 分。

术后 1～2 周：总分为 53～60 分运动康复需慎重，早期可进行骨折部位的肌肉主、被动活动（如背部肌肉功能锻炼）及双下肢的主动关节活动及部分抗阻运动训练，防止制动造成关节僵硬及肌肉萎缩及预防下肢静脉血栓，卧床期间注意行胸腹部呼吸功能锻炼。

术后 3～4 周：随着骨折周围血肿机化，周围软组织修复，《骨科运动康复安全性评定表》评分逐渐提高达到 70 分以上，运动康复较安全，可支具保护下逐步负重，进一步锻炼背部肌肉功能。

术后 5～8 周：随着骨折周围原始骨痂形成逐渐增多，《骨科运动康复安全性评定表》评分逐渐提高达到 80 分以上，运动康复安全，逐渐胸椎支具保护下负重及双下肢肌肉力量恢复训练，逐步加强背部肌群的抗阻运动训练。

中期评定：随着骨折周围骨痂改造塑形期，随着骨折的愈合进程及功能锻炼，背部肌群肌力基本恢复，手术节段较为稳定，《骨科运动康复安全性评定表》评分逐渐提高达到

85 分以上，运动康复安全，可去除支具，并开始负重下胸椎主、被动关节活动度及松动术训练。

末期评定：腰部主、被动活动范围基本恢复，恢复正常生活功能。

第三节　腰部损伤

一、腰椎骨折

（一）概述

1. 临床表现与诊断

（1）病史：多有暴力打击、高处坠落、车祸等外伤史。产后哺乳的女性及老年人，即使轻微坐跌也易发生压缩骨折。原有的退变、结核或肿瘤也可因轻微暴力发生病理性骨折。

（2）症状体征：出现疼痛及神经根和脊髓症状。外伤后局部损伤及出血水肿造成疼痛及运动功能受限，如损伤累及一侧神经根时会引起根性放射痛。脊髓的损伤可表现出不同类型，可即刻出现脊髓休克，损伤平面以下出现运动障碍和感觉障碍，腱反射消失，损伤平面的棘突压痛和台阶样体征对损伤定位诊断有帮助。脊髓损伤的临床表现见第二十七章。

（3）影像学检查：在 X 线片检查中明确如下问题：①楔形压缩骨折应明确压缩程度；②有无脱位及脱位程度（从椎体后缘线计算）；③椎管矢状径改变，如爆裂骨折椎体骨块后移程度；④脊柱后突角的度数；⑤有无棘上、棘间韧带损伤；⑥有无椎板、关节突、横突、棘突骨折；⑦判断陈旧性脊柱损伤有无不稳定，应摄损伤节段脊柱的前屈与后伸位 X 线片。CT 检查可以显示 X 线片不清楚的问题，特别是椎体后缘骨折块，即 Denis 中柱损伤，向椎管内移位程度，关节突骨折移位，椎板骨折下陷突入椎管的程度，均可清晰显示。MRI 可清晰显示脊椎、椎间盘、黄韧带、椎管内出血及脊髓改变。

2. 机制与分类　根据受伤机制分为屈曲

压缩骨折、爆裂骨折、屈曲牵张型损伤、屈曲旋转型骨折脱位、剪力型脱位。

3. 骨科治疗

(1) 保守治疗：对于包括不伴有神经症状的稳定型脊柱骨折，如椎体前部压缩<50%且不伴有神经症状的屈曲压缩骨折，脊柱附件单纯骨折可行保守治疗。

治疗方法：①卧硬板床，在伤椎的后侧背部垫软垫，根据椎体压缩和脊柱后凸的程度及患者耐受情况，逐步增加软垫厚度，并行腰背肌功能锻炼，一般需卧床3～4周；②三点复位法、两桌复位法或悬吊过伸牵引法复位后立即石膏背心固定，现已少用。

过早下地负重的训练不宜提倡，因为有畸形复位的可能，尤其是老年骨质疏松症患者。临床上出现的慢性不稳定者，大多源于此，轻症者也多遗留慢性腰背痛。

(2) 手术治疗：椎体失稳、椎管狭窄、脊髓损伤的患者，应采用切开复位，并根据腰椎损伤的稳定程度选择内固定、植骨等固定方式。

(二) 腰椎骨折的运动康复

1. 稳定性腰椎损伤的运动疗法　稳定性腰椎骨折多采取保守治疗，早期主要是卧床休息，并加强腰背肌的功能锻炼，具体方法及时间选择如下：

适应证：不伴有神经症状的稳定性脊柱骨折，如椎体前部压缩<50%且不伴有神经症状的屈曲压缩骨折、脊柱附件单纯骨折。

(1) 挺胸、五点支撑法：在伤后1～2周进行，取仰卧位，两足、两肘及头部5点负重，使腰背部离开床面，背部尽力后伸。

(2) 三点支撑法：伤后2～3周进行，取仰卧位，两足及头三点负重，整个身体离开床面。

(3) 四点支撑法：伤后3～4周进行，取仰卧位，两足及两手用力将身体完全撑起，使身体呈拱桥形悬空。

(4) 背伸训练法：伤后4～5周进行，取俯卧位。第一步：两臂背伸，头颈抬起，胸廓离开床面；第二步：两下肢伸直，使两下肢离开床面；第三步：头颈、胸及两下肢同时抬起，仅有腹部与床面接触。

(5) 离开床面法：经过以上锻炼5周后，椎体压缩楔形变已基本恢复正常，骨折已达临床愈合，此时患者在支具保护下可离开床面活动锻炼。开始下床时必须保持脊柱过伸位，避免弯腰动作，行走时双手撑腰，动作缓慢，以后酌情增加活动量及强度，3周后摄X线片示骨折已达骨性愈合后去除支具。

患者早期康复运动时要加强四肢的主动运动，防止长期卧床造成的相关并发症，腰部的运动疗法遵循个体化原则，根据患者的损伤程度、年龄、精神状态等适当的调整运动次数和强度，做到灵活运用，能很好耐受为度，脊髓损伤的治疗见第二十七章。

2. 不稳定性腰椎损伤的运动疗法　不稳定性腰椎体骨折多伴有神经损伤而造成截瘫。截瘫患者分为完全性与不完全性截瘫。康复训练分为急性期与离床期。原则上在保证损伤椎体稳定的基础上越早进行功能锻炼越好。

适应证：椎体压缩性骨折超过>50%以上，骨折脱位，伴有或不伴有脊髓和神经根损伤，即前柱、后柱或三柱中两柱同时损伤，椎体不能维持在稳定状态者。

(1) 急性期：此期关键是使受伤部位安静固定，同时还要防止压疮、尿路感染、呼吸系统疾病及关节挛缩等并发症。此期主要的运动疗法为：①关节活动范围的训练。应注意急剧而过度的被动活动易导致软组织损伤，可引起异位骨化或疼痛，故应避免。②增加肌力。有必要加强上肢及躯干肌肌力。但注意，切勿影响脊柱的受伤部位。基本上应做等长运动及对称性运动，并限于不引起骨折部疼痛的强度，注意卧床期间加强四肢关节的主动运动训练。

(2) 离床期：为达到回归社会的目的，离床期训练是在专业康复治疗师的指导及帮助下完成的，主要包括：①起身训练；②坐位平衡训练；③转移训练及日常生活训练；④轮椅使用训练；⑤步行训练。

以上训练应在康复治疗师的指导下完成，不可盲目进行。详细的治疗方法见第十八章。

二、腰部韧带损伤

腰部扭伤是腰部软组织的常见损伤，腰部扭伤又分为急性腰扭伤和慢性腰背肌筋膜炎，其治疗与运动康复治疗见本章相关内容。

三、运动处方示例

简要病史：患者，女性，49 岁。外伤致腰部疼痛并双下肢活动受限 8 小时入院。

患者于入院前 8 小时因车祸致腰部疼痛，活动不能，并双下肢活动受限。入院查体：腰椎棘突有压痛及叩击痛，双下肢感觉减退，肌力明显减退。急诊入院摄 X 线示腰椎骨折，完善术前检查后在全麻下行腰椎骨折切开复位内固定术（图 21-3-1～图 21-3-3）。

初期评定：腰椎活动障碍，双下肢肌力减退，腰椎拒绝主被动活动。

患者术后根据《骨科运动康复安全性评定表》（表 1-2-1）评分如下：

1. 骨折的稳定性　累及前柱、中柱，较稳定骨折（相当于 AO 的 B 型），评为 15～20 分。

2. 固定的可靠性　切开复位钉棒系统固定，固定较为牢靠，术中即能被动运动，评为 20～25 分。

3. 软组织的完整性　腰椎骨折开放手术对腰背部肌肉软组织创伤较大，但对肌肉修复较好，评为 16～20 分。

术后 1～2 周：总分为 51～65 分，运动康复需慎重。早期可进行骨折部位的肌肉主、被动活动（如腰背肌功能锻炼）及双下肢的主动关节活动及部分抗阻运动训练，防止制动造成关节僵硬及肌肉萎缩及预防下肢静脉血栓，卧床期间注意行胸腹部呼吸功能锻炼。

术后 3～4 周：随着骨折周围血肿机化，周围软组织修复，《骨科运动康复安全性评定表》评分逐渐提高达到 70 分以上，运动康复较安全，可支具保护下逐步负重，进一步锻炼腰背部肌肉功能。

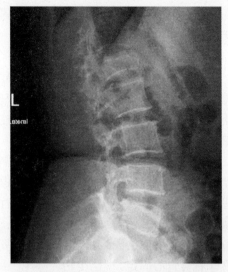

图 21-3-1　X 线示：腰 1 椎体骨折

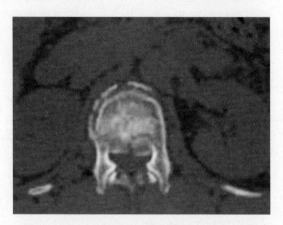

图 21-3-2　CT 示：腰 1 椎体骨折，压迫硬膜囊

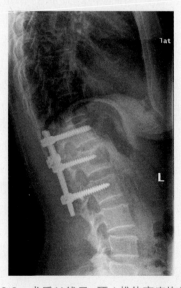

图 21-3-3　术后 X 线示：腰 1 椎体高度恢复良好

术后 5～8 周：随着骨折周围原始骨痂形成逐渐增多，《骨科运动康复安全性评定表》评分逐渐提高达到 80 分以上，运动康复安全，逐渐腰椎负重及双下肢肌肉力量恢复训练；逐步加强腰部肌群的抗阻运动训练。

中期评定：随着骨折周围骨痂改造塑形期，随着骨折的愈合进程及功能锻炼，腰部肌群肌力基本恢复，手术节段较为稳定，《骨科运动康复安全性评定表》评分逐渐提高达到 85 分以上，运动康复安全，可去除腰部支具，并开始负重下腰椎主、被动关节活动度及松动术训练。

末期评定：腰部主、被动活动范围基本恢复，恢复正常生活功能。

第四节 骨盆骨折

一、骨盆骨折

（一）概述

1. 骨盆的解剖结构 骨盆是一个完整的闭合骨环，由骶、尾骨和两侧髋骨（耻骨、坐骨和髂骨）构成。两侧髂骨与骶骨构成骶髂关节，并借腰骶关节与脊柱相连；两侧髋臼与股骨头构成髋关节，与双下肢相连。因此骨盆是脊柱与下肢间的桥梁，具有将躯干重力传达到下肢，将下肢的振荡向上传到脊柱的重要作用。骨盆的两侧耻骨在前方由纤维软骨连接构成耻骨联合。骨盆呈环状，其前半部（耻、坐骨支）称为前环，后半部（骶骨、髂骨、髋臼和坐骨结节）称为后环。在直立位时，重力线经骶髂关节、髂骨体至两侧髋关节，为骶股弓；坐位时，重力线经骶髂关节、髂骨体、坐骨支至两侧坐骨结节，为骶坐弓。另有两个联结副弓，一个副弓经耻骨上支与耻骨联合至双侧髋关节，以连接骶股弓和另一个副弓；另一个副弓经坐骨升支与耻骨联合至双侧坐骨结节连接骶坐弓。骨盆边缘有许多肌肉和韧带附着，特别是韧带结构对维护骨盆起着重要作用，在骨盆底部，更有坚强的骶结节韧带和骶棘韧带。

骨盆对盆腔内脏器、神经、血管等有重要的保护作用。当骨折时，也容易损伤这些器官。盆腔内脏器，虽男女不同，但其排列次序基本一致，由前至后为泌尿、生殖和消化三个系统的器官。位于前方的膀胱、尿道和位于后方的直肠极易损伤。盆腔内有骶神经丛，来源于第 4～5 腰神经和第 1～3 骶神经前支，位于骶骨的前外侧，发出坐骨神经、阴部神经和臀上、下神经。盆腔的血管主要是髂内动脉，在骶髂关节前方由髂总动脉发出后，很快即分为前后支；后支主要供应盆壁，又称壁支，分有闭孔动脉、臀上动脉、臀下动脉、阴部内动脉；前支除供应盆壁外，还供应盆腔内各脏器和外生殖器，又称脏支，分有膀胱上动脉、膀胱下动脉、直肠下动脉和子宫动脉。静脉分为壁静脉和脏静脉，前者与同名动脉伴行，后者构成静脉丛，最后都注入髂内静脉。由于盆腔内血管丰富，骨盆本身亦为血液循环丰富的松质骨，因而骨盆骨折时，常常出血很严重。

髋臼由髂骨、坐骨和耻骨的臼部构成，髋臼为一个不完全的半球形窝，倒马靴形的关节面围绕着无关节面的髋臼窝。髋臼窝由两个骨性支柱组成，前柱由髂嵴、髂棘、髋臼前半和耻骨组成，后柱由坐骨、坐骨棘、髋臼后半和形成坐骨切迹的密质骨组成，髋臼穹隆（又称臼顶）由髂骨下部构成，横跨于前后柱之间是髋臼的主要负重区，臼顶大部分偏前，臼口朝向外侧并向下倾斜，与股骨头构成髋关节。

2. 骨盆的生物力学 骨盆两个对称的髋骨和骶骨借骶髂关节和前方的耻骨联合连成一体，形成一个骨盆环。两髋臼连线将骨盆环分成前后两部分。骨盆后部是主要的承重弓，是由骶股弓和骶坐弓组成（图 21-4-1）。当人站立时，躯干的重力从骶骨的两侧骶髂关节传至髂骨后部，再向下传递到髋臼，形成骶股弓承重。坐位时，重力由骶骨经骶髂关节，向下传递至髂骨后部，再向下经坐骨上支至坐骨节，形成坐骶弓负重。骨盆前部由两侧

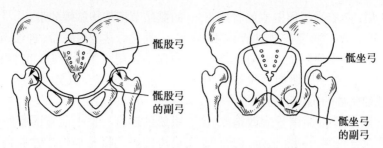

图 21-4-1　骨盆的骶股弓、骶坐弓及其副弓

耻骨上、下支与耻骨联合构成的弓形结构连接两侧承重弓称为约束弓，临床上简称为前环，其作用为防止承重弓向中线移位和分离，是稳定和加强承重弓的力学因素。

稳定性骨盆骨折为单纯的裂隙或撕脱骨折；不稳定的骨盆骨折包括旋转不稳和旋转及垂直不稳。旋转不稳定是指前后暴力挤压或侧方挤压造成的骶髂关节、耻骨联合分离或耻骨骨折。旋转及垂直不稳是指单侧或双侧骶骨骨折、骶髂关节脱位及伴有髋臼骨折的患者。

根据 CT 检查或 X 线，提供骨盆环存在旋转不稳的有：①耻骨联合分离＞2.5cm；②骶骨外侧和坐骨棘的撕脱骨折，也是旋转不稳的依据。提示垂直不稳的有：①半侧骨盆向头侧移位＞1cm；②第 5 腰椎横突的骶腰韧带附着点的撕脱骨折；③骶骨骨折伴有裂隙。

（二）骨盆骨折的运动康复

1. 稳定性骨盆骨折　如果骨盆骨折没有移位，可以采取保守治疗，卧床休息 4 周左右即可下床活动。卧床期间，注意髋关节微屈位下活动双下肢膝、踝关节，以不引起疼痛或致微痛为度。另应尽量避免同侧髋关节过度前屈、外展、外旋引起疼痛。

（1）伤后 2～3 周：主要是卧床休息。①踝泵练习：用力、缓慢、全范围反复屈伸踝关节，5 分钟 / 组，1～2 组 / 小时；②股四头肌（大腿前侧肌群）等长练习：500～1000 次 / 日；③腘绳肌（大腿后侧肌群）等长练习：500～1000 次 / 日；④床边股四头肌肌力练习：双膝下垫枕以使髋微屈，双小腿悬于床外，踝部以

沙袋、皮筋等作为负荷，踢腿至膝伸直位，缓慢落下，20～30 次 / 组，组间休息 30 秒，4～6 组 / 大组，2～3 大组 / 日；⑤强化上肢肌力：但必须在床上进行，必须确保练习时骨盆无受力和移动。

（2）伤后 3～4 周：可复查 X 线片，由专业医生确定骨折开始愈合后，方可开始练习。①开始轻柔的髋关节活动度练习：所有动作均应在床上仰卧进行，动过必须轻柔，不可勉强进行。整个练习过程中控制在无或微痛范围内，10～15 次 / 组，2～3 组 / 日。先练习髋关节屈、伸，再练习内、外旋，最后练习外展、内收动作。②开始直抬腿练习：仰卧位，尽量伸直膝关节后直腿抬高至足跟离床 15cm 处，保持至力竭为 1 次，5～10 次 / 组，2～3 组 / 日。③开始后抬腿练习：俯卧位，尽量伸直膝关节后直腿抬高至足跟离床 5cm 处，保持至力竭为 1 次，5～10 次 / 组，2～3 组 / 日。

（3）伤后 6～8 周：①侧抬腿练习。骨折愈合程度至牢固可侧卧时，侧卧位，尽量伸直膝关节后直腿抬高至无痛角度，保持至力竭为 1 次，5～10 次 / 组，2～3 组 / 日。②负重和平衡练习。根据骨折愈合的牢固程度，负重由 1/4 体重→1/3 体重→1/2 体重→2/3 体重→4/5 体重→100% 体重逐渐过渡。可在踩秤上进行量化，逐步增加负重量，5 分钟 / 次，2～3 次 / 日。③开始前后、侧向跨步练习。④恢复髋关节周围肌肉力量练习。要求动作缓慢、有控制、无或微痛，逐渐增加力度和运动量。20 次 / 组，组间间隔 30 秒，连续 2～4 组，2～3 次 / 日。

2. 不稳定性骨盆骨折 对于不稳定性骨盆骨折多采用手术治疗，手术方式有：

（1）外固定治疗：前部外固定架主要分为前部外固定架和 C 型骨盆夹两种。也有不少学者自行设计外固定架用于临床骨盆骨折的治疗。

（2）内固定治疗：①前环骨折。手术采用耻骨联合上方弧形切口或经髂腹股沟入路，术中使用骨盆重建板或动力加压接骨板。②后环骨折。后方入路主要用于治疗骶骨骨折、髂骨骨折或骶髂关节脱位，可直视骶髂关节后方，同时亦可触摸骶髂关节前方，固定方式可采用拉力螺钉、骶骨棒或骶骨接骨板。

骨盆骨折手术治疗后应卧床休息，卧床休息期间注意髋关节微屈位下活动双下肢膝、踝关节，以不引起疼痛或致微痛为度。另应尽量避免同侧髋关节过度前屈、外展、外旋引起疼痛。

卧床期：手术治疗患者依据骨盆稳定的程度、手术固定方式的牢固程度、手术方式由专业医师决定卧床时间。①踝泵练习、股四头肌等长练习、腘绳肌等长练习：在不增加疼痛的情况下尽可能多做，500～1000 次 / 日；②床外股四头肌肌力练习（图 21-4-2）：仰卧位，双小腿悬于床外，踝部以沙袋、皮筋等作为负荷，踢腿至膝伸直位，缓慢落下，20～30 次 / 组，组间休息 30 秒，8～10 组 / 日；③同时强化上肢肌力，以维持基本身体素质，为体位转移和下地扶拐行走等做准备，必须在床上进行，同时确保练习时骨盆无受力和移位。

活动期：伤后 2～3 周，患者损伤局部疼痛减轻，可以开始下述练习。①开始轻柔的髋关节活动度练习：先练习髋关节屈伸，再练习内外旋，最后练习外展、内收；②开始直抬腿练习：尽量伸直膝关节后直腿抬高至足跟离床 15cm 处，保持至力竭为 1 次，5～10 次 / 组，2～3 组 / 日；③开始后抬腿练习：尽量伸直膝关节后直腿抬高至足尖离床 5cm 处，保持至力竭为 1 次，5～10 次 / 组，2～3 组 / 日；④骨折愈合程度至牢固可侧卧时，开始侧抬

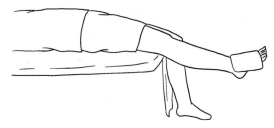

图 21-4-2 床外股四头肌肌力练习

腿练习：尽量伸直膝关节后直腿抬高至无痛角度，保持至力竭为 1 次，5～10 次 / 组，2～3 组 / 日。

行走期：经摄 X 线片后，经专业医师复查许可后，开始负重及平衡练习。随骨折愈合的牢固程度，负重由 1/4 体重→1/3 体重→1/2 体重→2/3 体重→4/5 体重→100% 体重逐渐过渡。可在踩秤上进行量化，逐步增加负重量，5 分钟 / 次，2～3 次 / 日。①开始前后、侧向跨步练习。②恢复髋关节周围肌肉力量练习：要求动作缓慢、有控制，无或微痛，逐渐增加力度和运动量。20 次 / 组，组间间隔 30 秒，连续 2～4 组，2～3 次 / 日。

二、骨盆韧带损伤

骨盆环是由各韧带将髂骨与骶骨连接而成，前环结构是耻骨联合和耻骨支，对骨盆的稳定作用占 40.0%，后环结构由骶髂复合体、骶棘韧带及骶结节韧带构成，其稳定作用占 60.0%。骨盆的稳定性取决于周围的软组织，尤其是韧带的完整性。当巨大外界暴力作用于骨盆上时，可能会造成骨与软组织的损伤。外旋暴力常常由暴力直接作用在髂后上棘致单髋或双髋强力外旋造成，并引起开书型损伤，即耻骨联合分离，若外力进一步延伸，骶棘韧带与骶髂前韧带可以损伤。内旋暴力或外侧挤压力可由暴力直接作用在髂嵴上产生，常常造成半骨盆向上旋转，或外力通过股骨头，产生同侧损伤。垂直剪力通过骶髂后复合骨小梁，而侧方挤压力引起松质骨嵌压，通常韧带结构保持完整；剪式应力可造成骨的明显移位和广泛软组织结构移

位，此种应力持续作用于骨盆，超出了软组织的屈曲强度，可产生前后移位的骨盆环不稳定。

骨盆韧带损伤的患者大多合并骨盆骨折。对于不稳定性骨盆骨折合并韧带损伤，多建议采取手术治疗；对于单纯韧带损伤，也可考虑采用保守治疗，如骶髂关节韧带损伤，可考虑牵引治疗，牵引时限不少于 6 周，配合踝泵练习、股四头肌等长练习等。

三、运动处方示例

简要病史：患者，男性，68 岁。外伤致右髋部疼痛并活动受限 5 小时入院。

患者于入院前 5 小时不慎从高处摔落，即感右侧髋部疼痛，活动不能，急诊入院摄 X 线示右髂骨骨折，右髋臼骨折（图 21-4-3、图 21-4-4），在全麻下行骨盆骨折切开复位内固定术，术后摄 X 线片（图 21-4-5）。

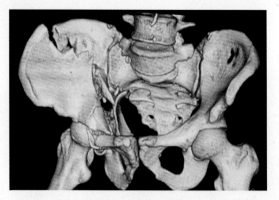

图 21-4-4 CT 三维重建片示：骨盆粉碎性骨折

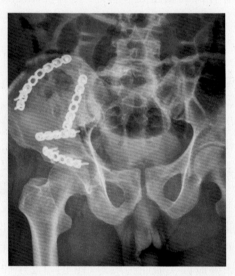

图 21-4-5 术后 X 线片示：骨折复位良好

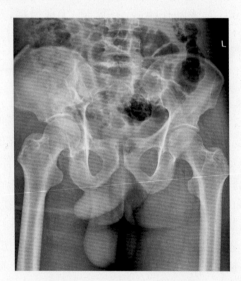

图 21-4-3 X 线片示：骨盆骨折

初期评定：右髋部局部肿胀，右髋关节活动障碍，拒绝主被动活动。

1. **骨折的稳定性** 较稳定骨折（相当于 AO 的 C1 型），评为 8～10 分。

2. **固定的可靠性** 切开复位重建板固定，固定较为牢靠，术中即能被动运动，评为 17～23 分。

3. **软组织的完整性** 骨盆骨折开放手术创伤较大，但对肌肉及韧带修复较好，评为 20～23 分。

术后 1～2 周：总分为 45～56 分运动康复应慎重，早期进行非骨折邻近关节（膝、踝）的主动关节活动度及部分抗阻运动训练，防止制动造成关节僵硬及肌肉萎缩，髋关节周围肌群行等长肌肉收缩训练。

术后 3～4 周：随着骨折周围血肿机化，周围软组织修复，《骨科运动康复安全性评定表》评分逐渐提高达到 70 分以上，运动康复较安全，可行髋关节轻度无痛范围内主、被动活动度训练；加强髋关节周围肌群的等张训练。

术后 5～8 周：随着骨折周围原始骨痂形成逐渐增多，《骨科运动康复安全性评定表》评分逐渐提高达到 75 分以上，运动康复安全，逐渐加强髋关节周围主、被动关节活动度及松动术训练；逐步加强髋关节周围肌群的抗阻运动训练（运动治疗后行冷疗）。

中期评定： 随着骨折周围骨痂改造塑形期，随着骨折的愈合进程及功能锻炼，髋关节周围肌群肌力基本恢复，关节较为稳定，《骨科运动康复安全性评定表》评分逐渐提高达到 85 分以上，运动康复安全，恢复髋关节活动范围并开始逐步负重，从轻度负重（约 1/4 体重）开始逐步增加重量，开始侧方跨步练习。

末期评定： 髋关节主、被动活动范围正常，并增加负重至全部自身重量。

第二十二章

脊柱微创术后运动康复

第一节　脊柱微创手术概述

脊柱微创手术(minimally invasive spine surgery, MISS),从广义上讲,是指所有和传统开放手术相比,创伤有所减小的手术。狭义上讲,是指经非传统手术途径并借助特殊手术器械、仪器或手段进行脊柱疾患的诊断和治疗的技术与方法。

一、脊柱微创手术发展史

(一)微创手术的理论基础

脊柱后路融合术已有整整100年的历史,该术式常规剥离双侧竖棘肌,而临床实践和大量研究已证实由此将导致脊柱肌肉的萎缩和功能丧失。当大家认为脊柱融合是治疗的金标准时,20%~40%的腰椎后路手术患者出现术后失败综合征,而肌肉创伤大和康复困难是其中的重要原因。

当前,对脊柱外科微创技术的定义,已从小切口这一外观定义逐渐向减少入路相关的肌肉创伤和避免不必要的骨韧带结构复合体损伤的理念转变。在2011年美国骨科医师学会(American Academy Of Orthopaedic Surgeons, AAOS)AAOS会议上,众多脊柱医生都认同了胸腰段脊柱微创就是减少手术创伤的同时保护肌肉和骨韧带复合体的理念。解剖和生物力学研究提示,多裂肌是脊柱功能单位中最为重要的动力性稳定因素。它主要起到后方矢状位的旋转力,并与前方的腹肌形成对抗。因此,减少对多裂肌的挤压创

伤、保护多裂肌的附丽点正成为胸腰段后路微创手术最为重要的理论基础。多数学者认为,多裂肌在脊柱手术中的损伤原因与长时间拉钩压迫挤压有关;此外失神经支配和进行椎板减压后的多裂肌附丽点缺如也是导致肌肉功能丧失的因素。而胸腰椎后路小切口通道微创手术由于多采用椎旁入路,能明显减少对肌肉的挤压,同时也保证了附丽点。此外,透视下的内植物植入过程也明显减少了由于乳突部位显露过大导致的腰神经后内侧支损伤。因此,对腰椎后侧肌群尤其是多裂肌创伤的重视,是微创手术对脊椎传统后路手术带来的革命性理念进步。肌肉的功能保留和良好康复效果有可能成为减少远期腰椎术后失败综合征的重要解剖动力性稳定基础。

(二)脊柱外科微创技术的分类及发展

近几十年来,微创脊柱外科以其将手术对于患者机体局部及全身伤害最小化、达到最佳治疗效果的核心理念,并伴随着医用手术器械高精技术、生物计算机技术、数码成像技术及人工智能化技术发展,得到迅猛发展,被患者广乏接受。目前,脊柱外科微创技术主要包括经皮穿刺技术、显微外科技术和内镜技术等。

其中,经皮穿刺技术应用于脊柱外科始于20世纪60年代,主要用于椎间盘突出的治疗。随着该技术的成熟,已逐步应用到椎体骨质疏松、骨折等疾病。目前大致包括:经皮酶溶解法治疗椎间盘突出症、经皮穿刺椎间盘切除减压术、经皮激光椎间盘汽化减压术、经皮椎间盘内电热减压术、经皮射频消融

髓核成形术、经皮椎体成形术和后凸成形术。

自 20 世纪 80 年代以来，由于第三代光纤内镜、显微摄像、图像传导系统及电视技术提供了高质量的图像和更好的放大率，以及三维影像系统的改进、手术器械的进展，同时人们对手术入路造成脊柱解剖结构破坏和生物力学干扰的探索不断深入，使内镜在脊柱外科中的应用得到很大发展。脊柱内镜微创外科技术临床应用主要包括脊柱胸腔镜、腹腔镜技术及内镜治疗椎间盘突出症。

二、脊柱微创手术优缺点

（一）脊柱微创手术的优点

与常规开放手术相比，脊柱微创手术有以下优点：

1. 手术创伤小、外观美　常规开放手术需要对腰背部肌肉广泛剥离和牵开，有时需打开胸腔和腹腔，对患者创伤很大，而脊柱微创手术切口更小，一般为 2～5cm，对椎旁肌肉的损伤小，瘢痕小，外形更美观。

2. 疗效满意　脊柱微创手术由于对椎旁肌肉等软组织损伤小，患者术后很少发生腰背部疼痛，疗效满意。

3. 恢复快　常规开放手术由于对脊柱的结构及对椎旁肌肉破坏大，术后容易引起脊柱的失稳，且切口局部疼痛持续时间较长，术后往往需要 1～3 个月的恢复期。而脊柱微创手术对脊柱结构和椎旁肌肉软组织破坏小，术后恢复更快。

4. 手术出血少　微创手术暴露小，切口小，出血少，往往不需要输血，有利于患者的恢复。

5. 住院时间短　可降低医疗费用。脊柱微创术后患者在医院住院时间短，可以较早地恢复工作，节约了有限的医疗资源。

6. 疾病复发和再发时更容易补救　不管是微创手术还是开放手术，术后都可能出现复发和再发的问题，而微创手术由于对脊柱和组织破坏少，再次手术时就简单，而且疗效也好。

（二）脊柱微创手术的缺点

1. 微创手术的风险和标准与开放手术相当，微创但并不是危险就小。

2. 不能完全摘除椎间盘，存在复发可能。

3. 从医生角度讲，掌握这项技术的学习曲线陡峭。

三、脊柱微创手术治疗原则

脊柱微创手术是治疗脊柱疾病一种新的趋势，具有创伤小、风险低、围术期短、康复快的特点。作为一次外科手术，同样须遵循外科手术治疗的原则。中国人民解放军总医院张西峰教授提出脊柱微创治疗的 5 个原则，值得参考。

1. 安全原则　医生对患者的态度是救死扶伤、治病救人。而患者就医的目的是在保证生命的前提下，解除疾病所带来的痛苦，提高其生活质量。因此，在做任何手术之前，必须反复检查患者是否有手术禁忌证，全面论证手术的可行性及手术的方式，绝不能盲从。

2. 创伤最小原则　手术治疗技术是为治愈疾病这个目的服务的，不能为炫耀技术本身的大、难而忽视手术方法本身的风险。因此，外科手术要遵循创伤最小和方法最简单的原则。在全椎板、半椎板、小开窗、通道手术、内镜手术可以达到缓解症状的情况下，医生选用创伤更小、方法更简单、合适的手术方法是治疗的一个重要原则。

3. 最低花费原则　任何活动都是以经济为基础，任何行为都要考虑成本和产出，不计成本是不符合客观经济规律和现实情况的。从经济学和社会学角度考虑，与开放手术相比，微创也是首先考虑的治疗方法。

4. 熟练原则　医生是外科疾病治疗最重要且直接的参与者，外科医生治疗技术水平的高低直接决定着手术的治疗效果。每种新技术都需要学习和掌握的过程，每名医生都有不同的学习掌握过程。从医生的角度讲，要不断学习和掌握新理论、新技术，用更熟练、创伤更小的技术为患者服务。

5. 阶梯治疗原则 不同的手术方法有不同的优势和最佳的手术适应证,而一种疾病在发生与发展的不同时期有不同的最佳治疗方法。时期病变的程度不同,尽可能使用相应阶段内的治疗方法是阶梯治疗原则的根本。

第二节 经皮穿刺技术

一、椎间盘突出症的治疗

腰椎间盘突出症(lumbar disc herniation, LDH)发病的主要原因是在椎间盘退变的基础上,尤其是当纤维环的退变较其包容的髓核退变加快时,易出现椎间盘膨出或突出。其治疗方法很多。传统的手术治疗方法创伤大,恢复时间长,术后伴有由腰椎不稳、粘连及瘢痕等所致的腰痛或坐骨神经痛。从 1963 年 Smith 将木瓜凝乳蛋白酶注入患者椎间盘,开始了微创治疗腰椎间盘疾病的新时代。随着微创技术的发展,微创治疗 LDH 已成为微创脊柱外科开展最为活跃的领域,且越来越广泛应用于临床。

(一)经皮酶溶解法治疗椎间盘突出症

1964 年,Smith 首先报道用木瓜蛋白酶进行髓核化学溶解术,开创了微创脊柱外科领域内最活跃的腰椎间盘病变微创治疗先河。它是在 X 线透视下用穿刺针进入病变椎间盘,后将木瓜蛋白酶注入使髓核组织溶解脱水,达到间接减压而治疗椎间盘突出症。

1968 年,美国哈佛大学矫形外科专家 Sussman 首次提出并证明,胶原酶可溶解术中切除的人体椎间盘组织,而对椎间盘周围组织没有破坏作用,在静脉内、脊柱旁、腹膜等处应用是安全的。突出的髓核和纤维环以胶原组织为主要成分,胶原酶在生理 pH 值及温度条件下能水解天然胶原蛋白,对髓核的退变胶原有特异的降解作用,达到消除占位突出物、恢复原有空间、松解神经根挤压的效果。但由于可导致过敏、不明原因的神经系统并发症和死亡,因而木瓜蛋白酶及胶原酶溶解法治疗椎间盘突出症应用受到影响。

(二)经皮穿刺椎间盘切除减压术

1975 年,Hijikata 首先采用经皮穿刺腰椎间盘切除减压术(percutaneous lumbardiscectomy,PLD),其方法是使用直径 5mm 的活检钳经后外侧入路进入椎间盘,在纤维环上钻孔、开窗,摘除部分髓核,降低椎间盘内压力,缓解对神经根及椎间盘周围痛觉感受器的刺激,从而达到治疗目的。PLD 不仅可避免硬膜外静脉丛出血及术后继发纤维瘢痕的形成,同时因未破坏后方纤维环,可免除开放手术术后复发的可能,保持了脊柱的稳定性。

1985 年,Onik 设计了切割、冲洗、抽吸为一体的经皮椎间盘自动切削系统。由于使用了更细的器械(切吸探头直径仅 2mm),避免了其他经皮系统的主要缺点。同年,美国矫形外科学会正式将这一方法列为安全有效的治疗非复杂性腰椎间盘突出症的手段,使得该技术得到更好的临床应用。该技术的适应证是轻到中度的包含型椎间盘突出,伴有影像学及临床上的神经根压迫且腿痛重于腰痛症状者。禁忌证是进行性的严重神经功能缺失,如足下垂或马尾综合征等;伴有严重腰椎管狭窄者。严重并发症主要是套管放置错误而引起的马尾损伤。

(三)经皮激光椎间盘汽化减压术

经皮激光椎间盘汽化减压术(percutaneous laser disc decompression,PLDD)的原理与其他经皮椎间盘切除减压术(PLD)的原理基本相同。在 PLDD 过程中,通过对椎间盘内压的显著降低,在突出椎间盘组织的前方,形成一个真空负压区,从而产生一个相对持续、恒定的向心吸力,使突出的髓核部分还纳,减少对神经根及马尾神经的压迫,达到治疗目的。它适用于膨出或突出的椎间盘。

(四)经皮椎间盘内电热减压术

1999 年,Kennedy 报道用椎间盘热疗(intradiscalelectrothermal modulation,IDET)治疗椎间盘源性下腰痛,方法是局麻下行椎间盘穿刺,置导丝于椎间盘后方的纤维环内层。加温导丝从 65℃至 90℃，持续 17 分钟，拔出导丝后注入抗生素，休息 3 周，避免久坐、弯腰和抬举重物。研究发现，椎间盘热疗对脊柱运动节段稳定性无影响。

（五）经皮射频消融髓核成形术

1996 年，Yeung 首先在经皮内镜的引导下，应用爱尔曼射频机的射频消融技术治疗腰椎间盘突出症。它使用以冷融切技术为基础的低温等离子消融技术，通过射频汽化棒在椎间盘中将射频能量通过棒尖端的等离子刀头发送，形成射频电场，产生等离子体薄层，使离子获得足够动能，打断髓核的有机分子键，引起低温下（40℃）髓核的分解、汽化、消融，形成数个消融孔道，而几乎同时，利用等离子刀的冷凝固作用，在 70℃下使髓核组织的胶原收缩固化，这样在低温下（40～70℃）将髓核组织的汽化、消融、收缩、固化在 3 分钟内完成，既确保使胶原蛋白分子螺旋结构收缩，又能保持髓核细胞的活力，使椎间盘髓核体积缩小，达到对椎间盘周围组织神经根、动脉、脊髓等的减压目的，以消除和缓解临床症状。髓核成形术并不使椎间盘直接热变性，而是改变了椎间盘的生化状态。在尸体研究中发现，髓核成形术使髓核减压不导致坏死，且组织汽化凝固仅局限于髓核内，终板和椎体不受影响，髓核成形术达到了对椎间盘的容积性摘除而又对周围组织没有显著的热或结构性损伤，故手术安全性高，可用作颈腰椎间盘减压术。由于射频汽化原理，对此项技术的适应证有一定限制，研究认为，60 岁以下患者椎间盘含水量多，射频消融汽化效果明显，同时纤维环弹性较好，突出的椎间盘回缩明显，可以很好地解除对神经根的压迫，对于脊柱和椎间盘严重退变、椎间盘脱出、髓核游离、侧隐窝狭窄、椎间隙狭窄等则为禁忌证。因此，该技术必须严格选择手术适应证，否则疗效不佳。

二、骨质疏松椎体压缩性骨折的治疗

骨折是骨质疏松症的严重并发症，最常累及椎体。骨质疏松引起的椎体骨折常表现为轴向压缩，故称为骨质疏松椎体压缩性骨折（osteoporotic vertebral compression fracture, OVCF）。治疗方法包括开放手术和微创手术，前者适用于椎管内有压迫引发神经功能障碍患者，后者主要以镇痛及适当矫形为目的。微创手术可减少手术创伤，优势明显且疗效显著。随着材料学及方法学的发展，各种新型微创手术系统和填充材料不断涌现，常用的微创治疗包括经皮椎体成形术和后凸成形术。

（一）经皮椎体成形术后凸成形术

1984 年，Galibert 首先应用经皮椎体内注射聚甲基丙烯酸甲酯的方法成功地治疗了 1 例长期疼痛的 C_2 椎体血管瘤患者，此手术被称为经皮椎体成形术（percutaneous vertebraplasty, PVP）。PVP 是一种在影像设备的协助下，采用经皮穿刺的方法，通过椎弓根或直接向椎体注入聚甲基丙烯酸甲酯及生物材料，增强椎体强度和稳定性，防止塌陷和椎体的进一步畸形，减轻患者腰背的疼痛，改善椎体功能的一种脊柱微创技术。广泛应用于临床治疗良恶性椎体肿瘤、骨质疏松性椎体骨折及预防性治疗骨折危险程度较高的椎体，取得了显著的临床疗效。关于注射聚甲基丙烯酸甲酯镇痛机制有作者认为，由于骨水泥的机械支撑作用，减轻了椎体的压应力；聚甲基丙烯酸甲酯化学性及热效应可能会使肿瘤组织坏死或使椎体内及周围组织中的神经末梢破坏。但这一技术要求在较高压力下将低黏滞度的聚甲基丙烯酸甲酯注入椎体，聚甲基丙烯酸甲酯渗漏率较高，文献报道达 30%～67%。

（二）经皮椎体后凸成形术

1998 年，一种可膨胀性气囊（inflatable bone tamp, IBT）获得美国 FDA 的批准。在 X 线透视下经椎弓根放置气囊于被压缩的椎体前 1/3，通过气囊充气来撑起被压缩的椎体，使骨折复位和（或）在骨松质内造成空腔，然后撤出气囊，注入聚甲基丙烯酸甲酯加固椎体。这种应用于在 PVP 基础上，辅以气囊治

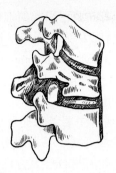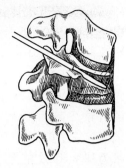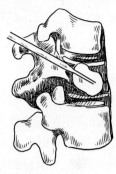

图 22-2-1　椎体后凸成形术示意图

疗骨质疏松性椎体压缩性骨折的方法称为经皮椎体后凸成形术（percutaneous kyphoplasty，PKP）（图 22-2-1）。PKP 弥补了 PVP 恢复椎体高度的作用不明显，也不能矫正脊椎后凸畸形的缺陷。PVP 和 PKP 目前已被广泛应用于骨质疏松性椎体压缩骨折患者的治疗。

（三）传统微创手术与其他术式的联合使用

对于严重压缩性骨折、椎体后壁破裂及伴有神经损伤的患者，椎板间显微外科手术联合 PVP 或 PKP 可在保证微创同时进行神经结构减压及椎体加固。经皮椎弓根钉棒内固定联合 PVP 或 PKP 手术的开展也肯定了多种微创术式联合使用的优势及前景。

第三节　脊柱内镜技术

内镜大致经过三个阶段的发展。1973 年 Kambin 使用 Craig 系统经皮行椎间盘摘除术。1986 年 Schreiber 和 Suezawa 发表了内镜监控下髓核减压手术。20 世纪 80 年代以来，由于第三代光纤内镜、显微摄像、图像传导系统及电视技术提供了高质量的图像和更好的放大率及三维影像系统的改进、手术器械的进展，同时人们对手术入路造成脊柱解剖结构破坏和生物力学干扰的探索不断深入，使内镜在脊柱外科中的应用得到很大发展。脊柱内镜微创外科技术临床应用主要包括脊柱胸腔镜技术、腹腔镜技术及内镜治疗腰椎间盘突出症三部分。

一、脊柱胸腔镜技术

1991 年，Lewis 首次应用电视辅助进行胸腔外科手术（video-assisted thoracic surgery，VATS）。1993 年，Mack 首次报道应用 VATS 技术行脊柱疾患及损伤治疗；他们把在猪体内的实践经验应用于诊断性组织活检和随后的胸椎旁脓肿引流。最初胸腔镜仅是用于椎体的活检、胸椎旁脓肿引流、脊柱侧凸或后凸畸形的前路松解、经胸微创椎间盘切除。如今，脊柱胸腔镜的作用得到扩展，已应用于包括椎体切除术、椎体重建术、内固定术、肿瘤（神经源性、脊柱和椎旁）切除术等。目前普遍认为，胸腔镜手术用胸壁锁孔代替长的手术切口，不需要切断背阔肌、前锯肌和肋间肌，对肩关节的活动和呼吸功能影响小，术后并发症少、恢复快、瘢痕小。

二、脊柱腹腔镜技术

1991 年 Obenchain 最先报道腹腔镜辅助下前路 $L_5 \sim S_1$ 椎间盘切除术。之后，椎间融合器的研制使得腹腔镜技术能够应用于脊柱外科。近 10 年来的研究表明，应用腹腔镜辅助下在 $L_5 \sim S_1$ 节段进行前路椎间融合手术，入路简单易行，并发症少，微创优势明显，已成为国外多中心定型术式。而对于 $L_{4 \sim 5}$ 及以上节段的融合，因大血管和髂腰静脉阻挡，输尿管、腹腔内容物和神经结构等因素影响，腹腔镜技术应用尚有争议。

三、内镜治疗腰椎间盘突出症

随着微创脊柱外科技术的迅速发展，脊柱内镜技术在腰椎间盘突出症的治疗上已经日渐完善，手术效果亦得到越来越广泛的认可。至今应用于临床的内镜手术方法主要有三种：后路经椎板间隙显微内镜椎间盘摘除术（microendoscopy discectomy，MED），经皮穿刺经后外侧椎间隙入路内镜腰椎间盘摘除术（percutaneoue endoscopic lumbar discectomy，PELD），椎间孔入路内镜下椎间盘摘除术（transformation endoscopic lumbar discetomy，TELD）。

1. 后路经椎板间隙显微内镜椎间盘摘除术（MED） 1997 年 Smith 和 Foley 首先开展这一将传统的开放椎间盘摘除技术与内镜技术相结合的微创脊柱外科手术。其手术途径与传统开放式腰椎间盘摘除术相同，均采用后方经椎板间隙入路，通过 16～18mm 工作管道直接导入内镜及手术器械，在黄韧带及上下椎板间直接开窗切取突出的椎间盘组织，不广泛剥离椎旁肌肉，只少量咬除椎板下缘，扩大椎板间隙，完全保留脊柱中、后柱结构，不干扰正常的脊柱生物力学结构。目前认为 MED 技术是将传统的开放椎间盘摘除技术与内镜技术的有机结合，因此它的手术适应证与传统手术方式基本相同，利用该手术系统可以完成腰椎间盘摘除、椎板切除、小关节内侧切除、椎间孔成形、侧隐窝减压等手术。由于许多脊柱外科医生更习惯在手术显微镜下操作，经改良后于 1999 年产生了第二代椎间盘镜系统即 METRx 系统。与第一代椎间盘镜系统相比，METRx 有很多优势：包括成像质量明显提高，内镜尺寸减小，扩张管内操作空间增加等。尤其是成像质量明显提高和扩张管内操作空间增加使手术更加简单、容易。该系统引入一组脊柱外科手术专用通道扩张器使工作通道扩大至 22mm，便于医生应用标准的显微外科技术，结合其他一些专用的配件，可以进行椎间融合，内固定物的置

入，椎间盘镜的手术适应证得到进一步扩大（图 22-3-1）。

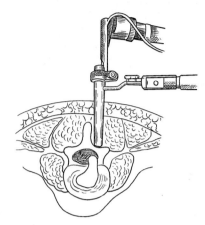

图 22-3-1 椎间盘镜示意图

适应证：①有单侧下肢持续性放射痛、麻木或无力；②有与影像学相符的体征，且为单间隙突出；③保守治疗 6 周无效（髓核脱垂及有神经根麻痹症状除外）。

相对适应证：①单间隙中央型突出，双下肢均有症状；②局限性椎间盘或后纵韧带骨化；③定位明确的神经根入口卡压或狭窄；④多间隙突出但受压神经定位明确；⑤关节突增生内聚；⑥经皮切吸、化学溶核、椎管内药物治疗无效。

禁忌证：①非椎间盘病变所致腰腿痛者，如严重脊柱退变、腰椎管狭窄、神经根管外口狭窄、感染等；②多节段椎间盘或后纵韧带骨化；③多间隙突出、神经定位不明确；④穿刺部位有炎症及椎管内该处曾有手术史等。

疗效评定参考 Macnab 标准（表 22-3-1）。

表 22-3-1 椎间盘镜疗效与评价（Macnab 标准）

程度	指标
优	无痛，活动自如
良	偶尔背或腿痛，休息后缓解，不影响正常工作和生活
可	间断性疼痛致功能障碍影响正常工作和生活，但较术前好转，功能得到改善
差	术前疼痛症状无减轻，功能无改善，需要再手术

2. 经皮穿刺经后外侧椎间隙入路内镜腰椎间盘摘除术（PELD）　1982 年瑞士 Schremiber 在经皮穿刺腰椎间盘切除减压术（percutaneous lumbar discectomy，PLD）基础上，首次在关节镜下经后外侧椎间隙途径进行了髓核摘除术，并称之为椎间盘镜。20 世纪 90 年代中后期，随着高分辨率光导纤维镜的出现，使得经内镜或关节镜髓核摘除成为可能，Kambin 开展了经后外侧椎间隙途径关节镜腰椎间盘切除术（arthroscopic microdiscectormy，AMD）。其在 X 线定位下，在椎间盘后外侧 Kambin 三角内置入 5mm 左右的工作套管，结合改良的关节镜在光源纤维摄像系统和监视器的帮助下，切除突出的椎间盘组织。1997 年，Yeung 研制出第三代脊柱内镜 YESS（Yeung endoscopy spine system），标志着这一微创技术逐步走向成熟。YESS 结合了经皮后外侧入路椎间盘内镜（YESS 镜）及 ELLMAN 射频机的双极电极射频消融技术。该手术结合了经皮切吸技术、椎间盘内镜技术和射频技术三者的优势，在直视下操作，通过从内向外逐渐减压，行纤维环成形术及髓核热成形术，不侵入椎管，不破坏脊柱骨性结构，麻醉简单易行，手术切口较小，出血较少，手术时间和卧床时间较短。经皮穿刺经后外侧椎间隙入路内镜腰椎间盘摘除术的微创优势是传统手术无法比拟的，但发生神经根、血管损伤概率较大，手术设备昂贵，且因不能进入椎管内将

脱出并压迫神经根的椎间盘摘除，手术适应证相对窄，操作困难等，使其广泛推广受到一定限制。

3. 椎间孔入路内镜下椎间盘摘除术（TELD）　20 世纪 90 年代，Kambin 首先提出可经椎间孔行腰椎间盘切除，但限于使用的手术器械为较粗的关节镜，且不能弯曲，故难以通过椎间孔行椎间盘减压手术。Hoogland 等将椎间孔镜技术进一步发展，并推出了经皮椎间孔镜（TESSYS）技术，使得该术式在临床上应用得到进一步的推广。该手术系统与 YESS 有相似的专用工作通道及手术器械，且同样结合了射频消融技术。与此同时，TESSYS 增加了特殊的钻孔器，从而可以对椎间孔的骨性结构行关节突部分切除，完成椎间孔成形术和侧隐窝减压术。在手术操作上，穿刺导针不是直接经 Kambin 三角区穿刺进入椎间盘内，而是穿过椎间孔，直接定位于椎间盘突出或脱出的部位，在直视下对其行直接摘除（图 22-3-2）。体表的穿刺点较 YESS 穿刺点更靠外侧，为棘突旁开 10～15cm，进针角度也更接近水平，为 10°～25°（图 22-3-3）。经皮椎间孔镜技术相比于 MED 技术，各种微创优势更加明显，并且和 YESS 手术相比，扩大了手术的适应证，可应用于各种类型的椎间盘突出和椎间盘破裂脱出，椎间盘源性腰痛，部分椎管狭窄，椎间孔狭窄，钙化等。但突出物严重钙化，非椎间盘病变

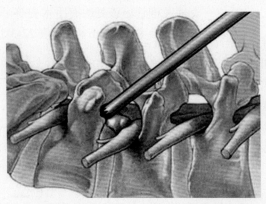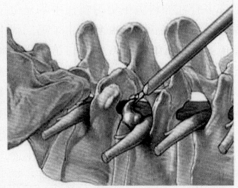

图 22-3-2　椎间孔镜操作示意图
环钻去除部分小关节突，在安全三角区摘除髓核碎片

所致的腰腿痛,脊柱滑脱与不稳患者,椎间盘术后硬膜囊、神经根粘连严重者仍然视为手术的禁忌证。

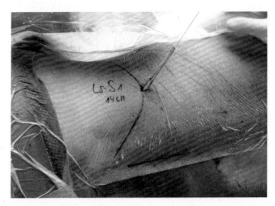

图 22-3-3　椎间孔镜体表穿刺操作示意图
首先沿着棘突标记正中线,然后标记髂嵴,如果进入 $L_5 \sim S_1$,进针点旁开 12～14cm

第四节　脊柱微创融合技术

20 世纪 90 年代,随着微创脊柱外科技术及相关手术器械的发展,采用微创方式进行腰椎融合的全新手术方式——微创腰椎椎间融合术诞生了。它为脊柱融合方式开辟了崭新的道路,并对传统的融合观念发起了挑战。微创腰椎椎间融合术的适应证与开放手术相似但较窄,其目的是采用不同的微创入路结合特殊的设备或手术器械,在取得优于或不低于传统手术疗效的同时减少术后恢复时间,以利患者早日康复。此类技术根据手术入路的不同可分为:微创前路腰椎椎间融合术(minimally invasive anterior lumbar interbody fusion,MIS-ALIF)、极外侧椎间融合术(direct or extreme lateral interbody fusion,DLIF/XLIF)、轴向腰椎椎间融合术(axial lateral interbody fusion,AxiaLIF)、微创经椎间孔腰椎椎间融合术(minimally invasive-transforaminal lumbar interbody fusion,MIS-TLIF)和微创后路腰椎椎间融合术(minimally invasive posterior lumbar interbody fusion,MIS-PLIF)等。

一、微创前路腰椎椎间融合术

自 1991 年 Obenchain 首次报道腹腔镜下经腹腔入路行腰椎前路融合,在腹腔镜下行腰椎前路融合术逐渐开展起来,随着金属 cage 的出现,前路腰椎椎间融合变得越来越普及。

腹腔镜下 ALIF 的优点:①可以避免后路对椎旁肌肉剥离与牵拉,不需要切除椎板和关节突,不需要进入椎管,可避免硬膜外静脉丛出血和瘢痕形成;②避免发生牵拉神经组织所引起神经损伤;③从前方切除椎间盘更完全,能够植入更大的椎间融合器,恢复椎间隙高度,间接达到椎管和椎间孔减压。腹腔镜下 ALIF 适应于有症状的退变性椎间盘疾病或伴有椎间孔狭窄、Ⅰ～Ⅱ度椎体滑脱后术后需要前路融合、腰椎间融合术后假关节形成、椎间隙感染引流术、后路手术失败的补救处理。

通过腹腔镜技术进行 ALIF 可有效减少对组织的损伤,但经腹腔的 ALIF 手术,需建立气腹,腹部充气并调整体位为头低足高位时会导致通气困难和气栓发生。此外,前路腰椎椎间融合术并发症还包括腹壁疝、腹部脏器损伤、大血管的损伤、动静脉的栓塞、医源性椎管内神经损伤、逆行射精及器械的断裂等。腰椎融合术后逆行射精的问题越来越引起人们的重视。这是由于在操作中损伤了位于下腰椎前方的支配下腹部的神经丛。

二、微创极外侧腰椎椎间融合术

2001 年,Pimenta 等人首次报道了内镜下 XLIF。Heim 和 Ozgur 等人分别对 XLIF 的手术技术进行详细的描述。MIS-XLIF 借助光源辅助下的手术通道系统,在尽可能充分显露手术视野的同时减小肌肉损伤,其优点:①手术医师从患者外侧经腹膜后入路,在直视下完成常规手术,避免背部肌肉、软组织及椎体后部结构的损伤;②可以放置较大的椎间融合器以撑开椎间隙和矫正侧弯畸形;③XLIF 在双光源照明下直视手术,手术野暴露充分；④术中采用自动电生理监测技术，提高了保护神经损伤的安全性。XLIF适用于：椎间盘源性腰痛、退变性椎间盘疾病伴不稳、复发性椎间盘突出症、椎板切除术后节段性不稳、退变性脊柱侧凸等。禁忌证包括严重中央型椎管狭窄、明显旋转脊柱侧凸、中重度脊柱向前滑脱患者。XLIF需要后方经皮椎弓根螺钉辅助内固定，也可以采用腰椎侧路接骨板直接固定。

三、微创骶前轴向椎间融合术

根据一系列尸体和临床研究，经皮从骶前间隙到达腰骶部，避免暴露脊柱前方、后方及侧方结构，不损伤后方肌肉、韧带及后部椎体结构，也不需进入腹腔或牵拉血管、内脏器官。同时双平面X线透视技术的应用，为术中减少并发症提供了可靠的保证。Cragg等人首先报道经皮骶前入路行L_5/S_1椎间融合：①在尾骨切迹旁做约4mm小切口，在X线透视导航下插入导针并沿骶骨前表面上行到达S_1椎体，建立工作通道工作；②切除L_5/S_1椎间盘并刮除软骨终板，椎间隙植骨；③应用特制的3D钛合金螺钉植入并恢复椎间隙高度，达到神经根孔自动减压；④从后方经皮固定：使$L_5 \sim S_1$获得即时360°固定。临床研究表明，AxiaLIF是一种安全、有效的方法。由于AxiaLIF需要专门的技术和非常规入路的解剖知识，医生不能在直视下直接行椎间盘切除和椎管减压，这对于手术医生来说是一种挑战。

四、微创后路腰椎椎间融合术

随着脊柱手术通道器械的发展，MIS-PLIF则应运而生。在对应病变节段后中线旁2.5cm处做一个约2.5cm小切口，用扩张器分离椎旁肌肉，安装METRx-tube通道和内镜系统，镜下减压、切除椎间盘、处理终板，椎间植骨融合及同时行后路椎弓根螺钉固定。MIS-PLIF主要用于退变性椎间盘疾病导致椎间盘源性疼痛、退变性腰椎不稳或滑脱等。Park等随

访比较单节段微创和开放PLIF患者，结果显示：两组病例在临床表现和影像学上没有差异，微创PLIF具有创伤小、失血量和输液量减少、术后疼痛轻、恢复快、卧床及住院时间短等优点。微创PLIF同开放PLIF一样，能增加椎间隙高度，提供良好的椎间融合环境，缩短融合时间，减少假关节形成。Kasis的一项前瞻性研究发现，与传统开放手术相比，有限暴露的MIS-PLIF手术能够获得更佳的临床效果和更短的住院时间。他认为该术式可以保留脊柱后方结构，避免向横突外侧剥离，能够完全切除双侧关节突关节，且有较少的神经损害并发症。

五、微创经椎间孔腰椎椎间融合术

MIS-TLIF最早由Blume和Rojas提出，Harms和Jeszensky推广。该技术是由Cloward最早提出的经后方腰椎椎间融合术（PLIF）演变而来。PLIF手术需要广泛的椎管减压，双侧神经根牵拉来显露椎间隙，而TLIF手术是经过椎间孔从单侧显露椎间隙。TLIF手术的一个主要优点是通过一个单独的后方切口可以同时完成后方的腰椎管减压和前方的椎间融合。Peng等比较了微创TLIF手术和传统开放TLIF手术的临床和影像学结果。两年随访结果相似，但微创组最初术后疼痛较轻，康复快，住院时间短，并发症低。临床研究发现MIS-TLIF具有传统微创手术的优点，术后患者腰腿痛明显缓解，生活质量得到显著提高。Slucky等对微创TLIF在体外行生物力学测试发现：单侧椎弓根螺钉固定对脊柱刚度稳定性明显较双侧椎弓根螺钉固定差，单侧椎弓根螺钉联合对侧关节突螺钉固定与双侧椎弓根螺钉固定对脊柱刚度稳定性没有统计学差异，提示微创单侧椎弓根固定TLIF可能会增加内固定物失败或假关节形成。

微创椎弓根螺钉植入可以采用经皮或旁正中小切口入路实现，其目的是为了尽量保护多裂肌的功能。经皮椎弓根螺钉植入技术是在透视引导下，采用套管针进行椎弓根穿

刺,将套管针置入椎弓根内后拔出穿刺针,沿套管插入导丝。沿导丝安放序列扩张导管将软组织扩开,然后在导丝的引导下进行攻丝和中空椎弓根螺钉的植入。连接棒可以采用经皮的方式安放以减少对软组织的损伤。微创小切口椎弓根螺钉植入技术是在椎弓根外侧缘稍偏外做一纵向切口,然后在多裂肌和最长肌之间进行分离。在对软组织进行逐级扩张之后,安放工作通道(图22-4-1),显露峡部及头侧和尾侧的乳状突,采用高速磨钻开口,然后以椎弓根探子锥入椎弓根。使用中空或非中空椎弓根螺钉植入椎弓根。在工作通道下可以对峡部、关节突关节、横突做去皮质处理以进行植骨融合。相比经皮椎弓根螺钉植入技术,微创小切口植入技术有如下2个优点:①可以直视下辨认解剖结构,使用中空或非中空椎弓根螺钉均可;②该技术可显露出较大的区域来进行后方植骨融合。然而,采用微创小切口植入技术有可能伤及脊神经后支的内侧支,该神经向下走行至尾侧节段的横突,向后方走行发出分支支配多裂肌、横突间肌和横突间韧带及头侧节段的关节突关节。因此经过乳突植入椎弓根螺钉时可能损伤脊神经后支的内侧支,使头侧节段的关节突关节失去了该神经的支配。

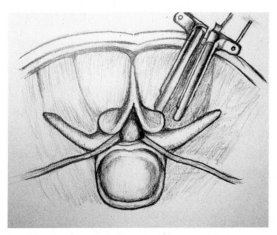

图22-4-1　腰椎可扩张通道置入示意图
从多裂肌与最长肌间隙置入可扩张通道进行操作,更好的保护多裂肌

第五节　脊柱微创术后康复

随着现代人生活、学习、工作、环境的方式改变,脊柱退变性疾病的发病率越来越高,需要手术和已经手术的患者也逐年增多。任何疾病的治疗都包括临床治疗过程和以后的康复保养过程,也就是大家常说的"三分治,七分养",可见手术后的保养和康复在整个疾病治疗过程中是非常重要的。手术后康复的目的一般是要为神经功能恢复或骨愈合提供合适和稳定的环境。手术到手术后3个月这段时间是手术后的早期阶段,不同的手术方式其术后康复方法不同。

一、脊柱微创术后注意事项

(一)术后卧床时间

对于接受PVP或PKP患者,手术中接受局部麻醉下,不需要复苏等过程。此外,手术伤口小,卧床只是为了止血,术后2小时后可以自由活动。椎间盘摘除术后,建议卧床4～6周。有的患者2周即可以胜任上班、游泳等生活和工作动作。有的患者3个月才可能完成上述动作。因此卧床时间因人而异,康复过程也是因人而异。

(二)反复期(康复期或水肿期)

1. 手术后第三天将开始出现所谓的"术后反应",表现为术前症状重现,甚至加重,也可以出现新症状,如麻木、疼痛、酸胀无力等。持续时间从几天到3个月甚至更长,术后约有30%患者会发生"反复期"的各种症状,严格遵医嘱可以减少或避免发生。

2. 反复期症状多种多样　一般表现为患侧腰痛、臀部疼痛、麻木、胀感,或切口部位的酸痛等,也有少数为对侧出现症状,多数为站立和坐位时明显,多数可以自行缓解或恢复。如果卧床无法缓解或症状持续进行性加重就应该复查MRI。

3. 术后3个月内用药和康复　目的是减少或缩短反复期,但目前还没有办法使得所有患者都免于"反复期"。

4. 影像学变化滞后　手术后症状首先改善，然后才能见到 MRI、CT 等影像变化，即所谓的"影像学变化滞后现象"。影像变化一般在半年后，影响因素主要包括年龄、病史长短、是否接受过其他过度治疗、突出程度及疾病的严重程度等。

（三）禁忌

1. 手术后 3 个月内不得喝酒，不得过劳，最好不要吃"发物"，如羊肉、海鲜等，均衡饮食，控制体重，建议戒烟。

2. 术后应使用硬质床垫，不得长时间卧床，卧床时间最好不要超过 10 小时，否则症状缓解缓慢。

3. 术后严格按照术后教育的"轴向翻身"原则在床上坐起或躺下，至少坚持 3 个月。

4. 1 年内避免腰部剧烈活动和长期弯腰活动；术后避免久坐（半小时左右起来活动 3～5 分钟），建议坐有靠背的椅子，避免坐沙发等低矮的座椅；排便用马桶，避免蹲坑，以免加重腰部负担；捡拾东西时宜先下蹲，再去捡拾物品，不宜直接弯腰，以免加重腰部负担；术后 6 周可以短时间开车，3 个月后可以正常开车，但不建议长途开车；女性避免术后 3 个月内穿高跟鞋或尽量少穿，高跟鞋会改变脊柱力线，增加腰部负担。

（四）建议

1. 手术后 3 个月内应与管床医生保持联系以便指导用药和康复锻炼。

2. 药物治疗　术后建议使用神经营养药、活血化瘀药、消炎镇痛药等 3 个月，以利于顺利渡过"反复期"。

3. 随访　手术后应该在第三个月、半年和一年的时间来复查、随访。随访内容包括简单的询问、查体、影像学检查等。

4. 手术后不得绝对卧床而没有任何锻炼，否则会有不良后果。

5. 术后康复训练应该循序渐进，遵医嘱进行，如果条件许可应该转入康复科进行。

6. 康复锻炼也可以自己进行，如太极拳、

慢跑及各种体操等都可以作为锻炼项目。

7. 如果因为康复不佳，用力不当等多种因素引起复发，可以再次接受微创手术，因为微创手术不像开放手术会遗留很多瘢痕，阻碍第二次手术或增加第二次手术的难度。二次微创手术会同第一次微创手术一样顺利。

二、椎间盘摘除术后康复

（一）康复治疗原则

1. 避免做疼痛的动作。如果哪个动作疼痛，就不做哪个动作。如术后左侧卧、伸直腿疼痛，就避免这个姿势，换不疼痛的仰卧、侧卧等姿势。内镜手术后当天多数患者即可下地，自行排尿便。如果下地疼痛，就不要下地，改为在床上排尿便。一直到下床时感觉不到无法忍受的疼痛。经皮脊柱内镜治疗腰椎间盘突出症的患者当天可以下地活动，根据临床症状逐步恢复日常活动，一般休息 4～6 周。

2. 康复锻炼开始的时间因人而异。如果锻炼后不疼痛，即可从第二天开始锻炼。否则锻炼开始的时间向后顺延。

（二）锻炼方法

1. 俯卧锻炼方法　俯卧的方法，也是最多见的"小燕飞"锻炼方法（图 18-2-11）。开始时是胸部或下肢离开床即可。每天 3 组，每组 20 次。增加强度的方法是：提高胸部或下肢离开床铺的高度，或胸和下肢同时离开床铺。

2. 仰卧锻炼方法　康复锻炼由仰卧开始，增加四肢静力性张力。具体方法是不做动作，而肌肉处在收缩状态中。每次坚持 1 分钟，每天 500 次。这个动作对大手术的患者特别有用，对于微创的患者，下面的动作更常用。就是 5 点支撑式锻炼方法，以头、两肘、两个足着床，臀部离开床的锻炼方法（图 18-2-10）。开始时，膝关节可以屈曲，锻炼的数量比较少，臀部抬高以离开床即可。每天 3 组，每组 20 次为宜。锻炼中、锻炼后疼痛不增加的患者，逐渐增加强度。否则取消，或者不增加。增加的方法为逐渐伸直膝关节，抬高臀

部，或者改为 3 点式。3 点式的方法是以头和两足着床。仰卧还有一种锻炼方法，就是空蹬自行车的方法，以不痛为限，每天 300～500 次。

3.下地锻炼的方法　可以慢走、快走、慢跑或游泳等，都以不痛为限。

三、融合内固定术后康复

（一）康复期注意事项

1.微创融合手术后下地活动时间　如果做的是脊柱微创融合内固定手术，则术后 3 天左右即可下地，一般 1 个月左右可以恢复一般较轻松的工作，如果要恢复难度较大的工作，则要 3 个月以后在植骨融合后方可。

2.腰围佩戴的时间　腰围对腰椎疾病患者来说具有十分重要的作用，它使用简便，对腰椎具有良好的制动和保护作用。一般来说在腰痛的急性期及腰椎患者在劳动和外出时可以佩戴腰围。但腰围使用的时间要注意，不能一天到晚都戴着腰围，如果腰部肌肉长期不运动的话，肌肉就会萎缩，这样反而会加重腰椎疾病。对于腰椎微创手术后一般在 3 个月以内外出及起来活动时都应该佩戴腰围，以起到保护作用，同时应该辅以腰背肌锻炼，以免造成腰肌失用性萎缩。

3.床垫的选择　过去很多医生会告诉患者，脊柱疾病应该卧硬板床。但这种概念并不正确。2003 年《柳叶刀》杂志上一个随机、双盲的多中心研究证实，中等硬度的床垫有利于腰痛患者的康复。同样，对于腰椎微创手术后的患者，采用太硬或太软的床垫均不利于腰椎疾病的恢复，而应该采用中等硬度的床垫最为合适。

（二）康复治疗参考方案

1.术后第 1～3 天　康复的目的是控制术后疼痛，预防术后并发症。卧床休息，协助轴向翻身，心理辅导和健康宣教，卧床上下肢主动运动训练，逐渐进行直腿抬高训练、腰伸肌等长收缩训练。症状明显缓解者可佩戴腰围床旁站立训练。训练时以不明显加重症状

为度。避免暴力直腿抬高。

2.术后第 3～7 天　康复的目的是控制腰部活动，开展四肢功能康复训练，开展康复教育。卧床上下肢主动运动训练，逐渐进行直腿抬高训练及仰卧位腰背肌训练，可佩戴腰围应用步行器行床旁站立及室内步行。避免腰椎负载及弯腰，指导坐姿。

3.术后第 2 周　逐渐开展上下肢肌力增强训练、直腿抬高及腰背肌训练，在腰围保护下逐渐离床活动。坐立时保持腰前凸，避免弯腰活动，避免久坐、久站及体力劳动。

4.术后第 3～6 周　在腰围保护下逐渐参加日常生活活动及工作，但要避免一些剧烈的体育锻炼，避免弯腰搬运、提拎重物、肩扛重物等工作。

5.术后第 6～8 周　独立完成日常活动，逐步参加一般工作。避免一些剧烈的体育锻炼，避免弯腰搬运、提拎重物、肩扛重物等工作。必要时行影像学检查。

四、运动处方示例

简要病史：患者，男性，43 岁。腰骶部疼痛伴左下肢麻木 2 个月。

患者于 2 个月前劳作后开始出现腰骶部疼痛伴左下肢疼痛麻木，当地医院口服抗炎镇痛药（具体不详）后有所缓解，但症状反复发作；近日弯腰劳作后疼痛加重，休息后症状无明显缓解；夜间疼痛，影响睡眠，症状逐渐加重；遂于我院门诊就诊，行腰椎间盘 CT、MRI 平扫示：L_5S_1 椎间盘向左后突出并呈唇样向下延伸，明显压迫硬膜囊，左侧椎间孔受压变窄（图 22-5-1）。

临床诊断：L_5S_1 椎间盘突出症伴椎管狭窄。于我院局麻下行"腰椎间盘突出椎间孔镜髓核摘除术"，术后给予腰椎支具辅助固定 6 周。术中和术后影像资料见图 22-5-2、图 22-5-3。

初期评定：腰部棘突无压痛、叩击痛，伤口局部可有明确压痛点，腰部前屈 30°，后伸 20°，左右侧屈各 15°，左右旋转各 10°。

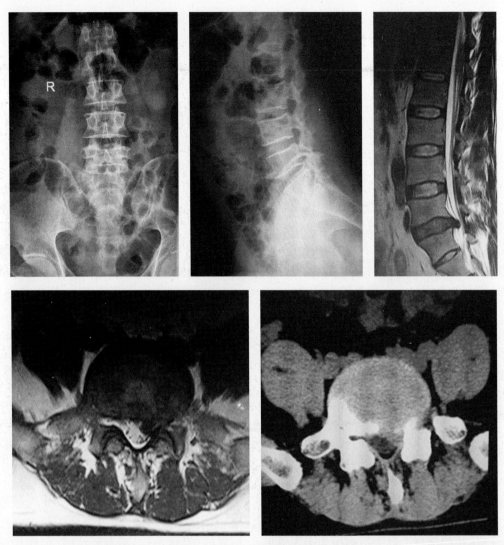

图 22-5-1　术前影像资料：X 线显示生理曲度存在；MRI 及 CT 显示 L_5S_1 椎间盘向左后突出

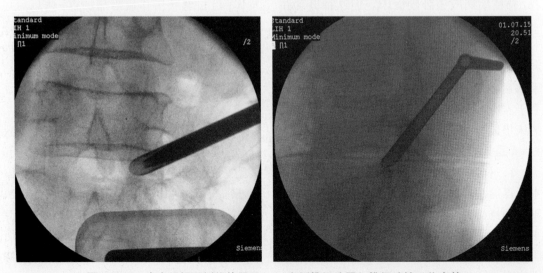

图 22-5-2　术中透视正侧位片显示 L_5S_1 左侧椎间孔置入椎间孔镜工作套管

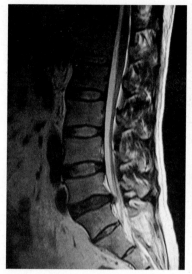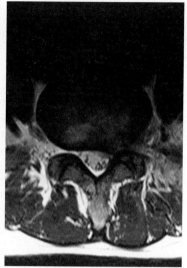

图 22-5-3　术后 MRI 显示突出椎间盘明显缓解

患者术后根据《骨科运动康复安全性评定表》(表 1-2-1)评分如下：

1. 骨性结构稳定，得 25～30 分。

2. 内固定的稳定性　患者微创手术未对骨骼稳定性产生破坏，固定可靠，得 38～40 分。

3. 软组织的完整性　患者因腰椎左侧椎旁 12cm 处存在 0.5cm 伤口，得 21～25 分。

总分为 84～95 分，运动康复较安全。

处置：腰椎椎旁肌紧张，局部压痛明显，考虑腰部伤口尚未愈合，建议腰背肌功能锻炼，局部热敷，同时配合物理治疗，并予口服非甾体抗炎镇痛药。在腰围保护下逐渐离床活动。

中期评定：患者腰部酸痛好转，局部压痛减轻。腰部前屈 45°，后伸 25°，左右侧屈各 20°，左右旋转各 20°。

处置：继续腰背肌功能锻炼，局部物理治疗；避免腰背部肌肉长时间僵硬劳累；保持正确的工作生活姿势。

末期评定：腰部酸痛消失，椎旁无压痛。腰部前屈 65°，后伸 25°，左右侧屈各 25°，左右旋转各 25°。

处置：平时注意腰背肌功能锻炼，避免长时间腰背部僵直，避免一些剧烈的体育锻炼，避免弯腰搬运、提拎重物、肩扛重物等工作。

第二十三章

周围神经损伤的治疗与运动康复

第一节 概 述

周围神经损伤是指周围运动、感觉和自主神经的结构和功能障碍，临床上相当多见。近20年来，显微外科技术的发展和神经营养因子的临床应用，使周围神经损伤的治疗效果大大提高，然而功能障碍的恢复离不开康复治疗。积极合理的康复处理不仅能预防和减轻并发症，而且能促进神经的修复与再生，最快地恢复原有的功能，减少残疾的发生。

一、周围神经的解剖结构

周围神经由神经细胞、施万细胞、结缔组织、血管、淋巴管及特殊支持细胞组成。神经细胞（神经元）是由胞体部分和突起部分构成，轴突是其中一个最重要的胞突，其末端反复分支后或与其他神经元接触，或远至其他器官参与构成效应器。施万细胞包绕轴突形成神经纤维。上万条纤维集中在一起形成神经束，一个或数个神经束由结缔组织联系在一起，就组成了周围神经（图23-1-1）。从功能上看，周围神经多为混合性神经，即含有感觉纤维、运动纤维、自主神经纤维。按其在中枢的起始部位可分为脊神经、脑神经和自主神经。

二、周围神经损伤后的病理改变

周围神经损伤后的病理改变取决于损伤的程度。第一度损伤可不出现组织形态学上的改变，或只出现损伤远端脱髓鞘反应。二度以上的损伤均出现神经纤维的变性。神经损伤后，其支配的组织失去神经的功能性作用和营养作用，会发生一系列组织形态学的改变。神经中断后，出现肌肉内的糖原合成减慢、蛋白质分解加速，肌肉逐渐萎缩。伤后第二周，肌肉出现纤维性颤动（纤颤），纤颤的后果是加速肌肉的能量消耗，加快肌肉萎缩。肌肉萎缩的晚期，纤颤消失，肌肉周围纤维组织沉积。一般说来，肌肉失神经支配1年，功能恢复效果就很差，失神经支配2年就更难恢复。神经损伤后，其感觉神经纤维分布区域的各种感觉均减退或消失，皮肤皱纹萎缩甚至消失，容易受伤而不易愈合，常形成慢性溃疡。

周围神经损伤后神经纤维在一定的条件下可以再生。神经纤维的变性和再生过程是同时发生的，如施万细胞增生。远端轴突和髓鞘裂解成颗粒状后，被施万细胞和吞噬细胞清除。然后，施万细胞开始分裂，在原来的神经内膜管内形成很多纵行排列的细胞柱。此后增生良好的施万细胞柱维持静止状态一个时期，等待轴突生长。若长时间无轴突生

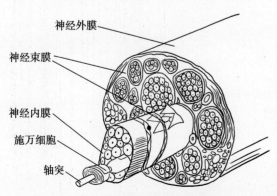

图 23-1-1 周围神经的解剖结构

神经外膜
神经束膜
神经内膜
施万细胞
轴突

长,细胞柱就开始萎缩塌陷。近端轴突在神经中断数小时后开始芽状增生。若神经内膜管完整,可为再生轴突通过损伤处提供通道,引导轴突长入终末器。若神经已断裂,则伤后10天左右,近侧断端再生许多轴芽,向各个方向寻找远端。远端神经对轴突有趋化作用,使其易于长入远端的神经内膜管中。若神经断端未修复,近段轴突不能长入远段神经,与瘢痕组织混杂生长,形成假性神经瘤。神经修复后,终末器官及运动终板可以再生。由于轴突不能全部长入远段,所以感觉和运动功能的恢复不能达到正常水平。

三、周围神经损伤的常见原因和分类

神经损伤的原因众多,损伤的程度不一。不同程度的损伤,其预后、治疗方法亦不相同。因此,应充分了解神经致伤的原因,熟悉神经损伤的分类。开放性损伤、牵拉伤和骨折脱位造成的损伤是临床上最常见的神经损伤原因。

(一)Seddon分类法

1943年Seddon将周围神经损伤分为三类,即轻度、中度、重度损伤。

1. 神经失用　多由轻度挫伤或牵拉引起,表现为暂时性的神经传导功能丧失,常以运动麻痹为主。神经轴突和鞘膜完整,神经纤维不出现明显的解剖和形态上的改变,远端神经纤维不出现退行性改变。大多在数日至数周内自行完全恢复。

2. 轴突断裂　多为挤压或牵拉伤引起,表现为神经完全性损伤,运动和感觉功能部分或完全丧失。神经外膜完整,神经轴突部分或完全断裂,远端神经纤维发生退行性改变,由于轴突需自损伤部位向远端再生,神经恢复需时较久。

3. 神经断裂　多为严重拉伤或切割伤所致神经束或神经干完全断裂,或为瘢痕组织分隔,导致运动和感觉功能完全丧失并有营养性改变。不能自行恢复,必需修复神经后才可不同程度地恢复功能。

(二)Sunderland分类法

1951年Sunderland根据神经损伤的程度将其分为五度。

1. 第一度损伤　传导阻滞。神经纤维的连续性保持完整,无沃勒变性。通常在3～4周内自行恢复。

2. 第二度损伤　轴突中断,但神经内膜管完整,损伤远端发生沃勒变性。可自行恢复,轴突以每天1～2mm速度向远端生长。

3. 第三度损伤　神经纤维(包括轴突和鞘管)横断,而神经束膜完整。有自行恢复的可能性,但由于神经内膜瘢痕化,恢复常不完全。

4. 第四度损伤　神经束遭到严重破坏或断裂,但神经干通过神经外膜组织保持连续。很少能自行恢复,需手术修复。

5. 第五度损伤　整个神经干完全断裂。需手术修复才可能恢复。

Sunderland分类法中的第三、四、五度损伤与Seddon分类法中的神经断裂相当,只是神经损伤程度上有所差异。

第二节　周围神经损伤后的临床表现

周围神经损伤后的表现主要为受损神经支配区域不同程度的感觉障碍、运动障碍,同时可有交感神经损伤引起的肢体神经营养障碍。

一、运动障碍

出现弛缓性瘫痪、肌张力降低、肌肉萎缩、抽搐及某些功能性活动能力障碍,如臂丛神经损伤者,由于上肢运动障碍可不同程度地影响进食、个人卫生、家务活动及写字等手精细动作,坐骨神经损伤者可出现异常步态或行走困难。

二、感觉障碍

包括主观感觉障碍和客观感觉障碍。一

般情况下，患者的主观感觉障碍比客观感觉障碍多而且明显，在神经恢复过程中，患者感到的灼痛、感觉过敏往往难以忍受。

1. 主观感觉障碍　是在没有任何外界刺激的情况下出现的感觉障碍，又包括：①感觉异常，如局部麻木、冷热感、潮湿感、振动感，以麻木感多见；②自发疼痛，是周围神经损伤后最突出的症状之一，随损伤的程度、部位、性质的不同，疼痛的性质、发生时间、程度也千差万别，常见的有刺痛、跳痛、刀割痛、牵拉痛、灼痛、胀痛、触痛、撕裂痛、酸痛、钝痛等，同时伴有一些情感症状；③幻痛，周围神经损伤伴有肢体缺损或截肢者有时出现幻肢痛。

2. 客观感觉障碍　包括：①感觉丧失，深浅感觉、复合觉、实体觉丧失；②感觉减退；③感觉过敏，即感觉阈值降低，小刺激出现强反应，以痛觉过敏最多见，其次是温度觉过敏；④感觉过度，少见；⑤感觉倒错，如将热的误认为是冷的，较少见。

三、反射障碍

反射是神经活动的基础，分为浅反射和深反射两大类。刺激皮肤或黏膜引起的反射是浅反射，而刺激作用于肌肉、肌腱、骨膜和关节的本体感受器而引起的反射是深反射。周围神经病损后，其所支配区域的深浅反射均减弱或消失。常见的反射说明见表23-2-1。

四、自主神经功能障碍

出现皮肤发红、皮温升高、潮湿、角化过度及脱皮等，还可表现为皮肤发绀、冰凉、干燥无汗或少汗、菲薄，皮下组织轻度肿胀，指甲（趾甲）粗糙变脆，毛发脱落。

第三节　周围神经损伤的治疗

一、外科手术治疗

神经损伤后，原则上越早修复越好。锐器伤应争取一期修复，火器伤早期清创时不作一期修复，待伤口愈合后3～4周行二期修复。锐器伤若早期未修复，亦应争取二期修复。二期修复时间以伤口愈合后3～4周为宜。但时间不是绝对的因素，晚期修复也可取得一定的效果，不要轻易放弃对晚期就诊患者的治疗。

（一）神经松解术

神经瘢痕组织包埋应行神经松解术。若骨折端压迫，应予解除；若为瘢痕组织包埋，应沿神经纵轴切开瘢痕，切除神经周围瘢痕组织，完成神经外松解后，若发现神经病变部位较粗大，触之较硬或有硬结，说明神经内也有瘢痕粘连和压迫，需进一步作神经内松解术。即沿神经切开病变部神经外膜，仔细分离神经束间的瘢痕粘连。术毕将神经放置在健康组织内，加以保护。

表23-2-1　常见的神经反射

反射	反应	神经	节段定位
角膜反射	闭眼睑	三叉神经第一支，面神经	大脑皮层，脑桥
咽反射	作呕，软腭上举	舌咽神经，迷走神经	延髓
腹壁反射	腹壁收缩	肋间神经	$T_{7\sim12}$
足底反射	足趾跖屈	坐骨神经	$S_{1\sim2}$
肛门反射	外括约肌收缩	肛尾神经	$S_{4\sim5}$
肱二头肌反射	肘关节屈曲	肌皮神经	$C_{5\sim6}$
肱三头肌反射	肘关节伸直	桡神经	$C_{6\sim7}$
膝腱反射	膝关节伸直	股神经	$L_{2\sim4}$
跟腱反射	足跖屈	坐骨神经	$S_{1\sim2}$

（二）神经吻合术

1. **显露神经丛**　神经正常部位游离至断裂部位，注意勿损伤神经分支。

2. **切除神经病变部位**　先切除近侧端2～3cm，直至切面露出正常的神经束，再切除远侧的瘢痕组织，亦切至正常组织，但又不可切除过多，否则因缺损过大，不易缝合。切除前要做好充分估计，固定关节于屈曲位。4～6周后去除石膏固定，逐渐练习伸直关节，使神经延长，3个月后再次手术即可切除不健康的神经组织。

3. **克服神经缺损**　切除神经病变部位后，可因缺损而致缝合困难。克服办法是游离神经近远两端并屈曲关节，或改变神经位置，如将尺神经由肘后移至肘前，使神经两个断端接近。缝合处必须没有张力。断端间缺损较大，对端吻合有张力时，应作神经移植术。在断肢再植或骨折不连接时，若神经缺损较大，可考虑缩短骨干，以争取神经对端吻合。

4. **缝合材料和方法**　缝合材料可用7-0、8-0尼龙线。缝合方法有神经外膜缝合法（图23-3-1）和神经束膜缝合法（图23-3-2）。前者只缝合神经外膜，若能准确吻合，多可取得良好效果，后者是在显微镜下分离出两断端的神经束，缝合相对应的神经束的束膜，此法可提高神经束两端对合的准确性。但在手术中如何准确鉴别两断端神经束的性质（区别运动和感觉纤维），目前尚无迅速可靠的方法。因此，束膜缝合也存在错对的可能性，且束间游离广泛可损伤束间神经交通支。在良好的修复条件下，两种吻合方法效果并无明显差别，一般情况宜行外膜缝合，因其简便易行，不需要特殊设备和技能。在神经远侧端有自然分束的部位，宜采用束膜缝合法，对部分神经损伤，在分出正常与损伤的神经束后，可用束膜缝合法修复损伤的神经束。晚期神经损伤（一年以上未修复的神经损伤），也有修复价值。

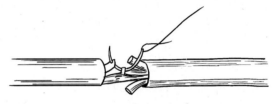

图23-3-2　神经束膜缝合术

（三）神经转移术和移植术

因神经缺损过多，采用屈曲关节、游离神经等方法仍不能克服缺损，对端吻合有明显张力时，应做神经转移术或移植术，但神经移植的效果总体不如对端吻合满意。

1. **神经转移术**　在手外伤，可利用残指的神经转移修复其他神经损伤的手指神经。在上肢，可用桡神经浅支转移修复正中神经远侧的感觉神经或尺神经浅支。在臂丛根性损伤时，可用膈神经转移修复肌皮神经、颈丛运动支转移修复腋神经或肩胛上神经等。

2. **神经移植术**　首选自体神经移植，常用作移植的神经有腓肠神经、隐神经、前臂内侧皮神经、股外侧皮神经及桡神经浅支等。数条大神经同时损伤时可利用其中一条修复其他重要的神经。在上臂损伤时，如正中、尺、桡及肌皮神经均有较大缺损，不能作对端吻合，可取用尺神经分别移植修复正中、肌皮和桡神经。

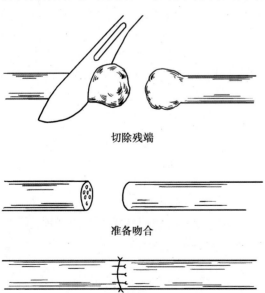

切除残端

准备吻合

缝合鞘膜

图23-3-1　神经外膜缝合术

（1）单股神经游离移植法：用于移植的神经与修复的神经应粗细相仿，如利用皮神经或废弃指的神经修复指神经，可采用神经外膜缝合法，将移植的神经与需修复神经作外膜吻合。移植神经的长度应稍长于需修复神经缺损的距离，使神经修复后缝合处无张力。

（2）电缆式神经游离移植法：如用于移植的神经较细，则须将数股合并以修复缺损的神经。先将移植的神经切成多段，缝合神经外膜，形成一较大神经，再与待修复的神经缝合，此法因神经束对合不够准确，效果不肯定。

（3）神经束间游离移植法：在手术显微镜下操作。操作技术与神经束膜缝合术相同，即先将神经两断端的外膜切除1cm，分离出相应神经束，切除神经束断端的瘢痕至正常部分，然后将移植的神经束置于相对应的神经束间作束膜缝合。

（4）神经带蒂移植法：较细的神经移植后，一般不会发生坏死。取用粗大的神经作移植时，往往由于神经的游离段缺血，发生神经中心性坏死，导致束间瘢痕化，影响移植效果。带蒂法移植可避免上述情况发生。如将正中神经及尺神经近段假性神经瘤切除并作对端吻合，再将尺神经近侧神经干切断而尽量保留其血管，6周后将尺神经近端切断缝合于正中神经远段。

（5）带血管蒂神经游离移植法：多用带小隐静脉的腓肠神经作游离移植，将小隐静脉与受区一知名动脉吻合，以使移植段神经获得血液供应。

3. 肌肉转移术　在神经损伤不能修复时，施行肌肉转移术重建功能。如桡神经损伤不能修复时，可转移屈肌代替伸拇肌、伸指总肌和伸腕肌；尺神经不能修复时，可用指浅屈肌转移代替骨间肌和蚓状肌；正中神经鱼际肌支不能修复时，可用环指浅屈肌、尺侧腕伸肌或小指外展肌转移代替拇对掌肌；肌皮神经不能修复时，可用背阔肌的一部分或胸大肌转移代替肱二头肌等。

4. 术后处理　用石膏固定关节于屈曲位，使吻合的神经不受任何张力。一般术后4～6周去除石膏，逐渐伸直关节，练习关节活动，按摩有关肌肉，促进功能恢复。但伸直关节不能操之过急，以免将吻合处拉断。还应注意保护患肢，防止外伤、烫伤和冻伤（见本章第四节）。

二、药物治疗

（一）神经营养药物

主要应用维生素类药物，通过加速神经纤维合成所需的蛋白质、磷脂等的合成，从而有益于神经纤维的合成，以促进神经再生。临床常用药物有四种。①维生素 B_1：又名硫胺素。是维持神经系统和消化系统正常功能的水溶性维生素。维生素 B_1 缺乏时，α-酮酸的氧化受阻，血液和组织中丙酮酸和乳酸堆积，组织的能量供给减少，出现感觉异常，肌肉酸重，肌力下降等周围神经炎症状，同时影响心肌代谢。用量：10～30mg，每天三次。②维生素 B_6：又名吡多辛。能促进氨基酸吸收和蛋白质合成，并参与脂肪代谢。有报道认为，正中神经卡压及其他周围神经卡压与吡多醇缺乏有关。用量：10～20mg，每天三次。③地巴唑：对脊髓等中枢神经系统有兴奋作用，用于神经疾患。用量：10mg，每天三次。④甲钴胺：为维生素 B_{12} 在体内两种辅酶活性形式之一，也是维生素 B_{12} 在体内的活性代谢产物，其钴原子与甲基相连。增强神经细胞内核酸和蛋白质合成，促进髓鞘的主要成分卵磷脂合成。用法：糖衣片成人每天三次，每次1片（含500μg钴宾酰胺）；注射液成人每天1次，每次500μg。

（二）神经营养因子

神经营养因子（neurotrophic factors, NTFs）是一组能对中枢和周围神经系统发挥营养作用的特殊物质。常为靶组织产生的特异蛋白分子，经过轴突逆行运转至神经胞体，并与特定的受体结合，激活细胞代谢，从而发挥作用。

根据其来源和特点，神经生长因子（nerve

growth factor，NGF）对神经的生物效应为：保护神经元、促进神经元生长和轴突长芽、促进移植的神经组织生长。

碱性成纤维细胞生长因子（fibroblant growth factor，FGF）分为酸性（aFGF）和碱性（bFGF）两类。目前临床应用的为基因重组的 bFGF，能促进神经再生和晶体再生、加速伤口愈合。因此 bFGF 对创伤引起的周围神经损伤很适用。用药途径有两种，一为肌内注射，二为局部导入。方法为阳极导入，电流可采用直流电、极性较强的低频电流（如间动电）或半波中频电流。阳极衬垫中加入适量药物，置于神经病损部位，阴极与之对置或并置于远端。每次 20～30 分钟，每天一次。

注射用鼠神经生长因子（恩经复，NOBEX）是国家一类新药，为纯化的神经生长因子，它是特异的、高效的、生理状态下就存在的神经营养因子，是生物活性制品。它是由成年小鼠颌下腺提纯而成，是目前国内市场首家获国家药品监督管理局（State Drug Administration，SDA）批准上市的神经生长因子产品。其主要功效表现在促神经分化、神经营养、神经损伤时的保护和促神经再生作用。对周围神经疾病和损伤表现出一定的疗效。对中枢神经系统疾病和损伤也有良好的应用前景。用于骨科常见周围神经损伤性疾病，如挫伤、神经断裂及神经再植等。常用方法：2ml 注射用水溶解，肌内注射，一天一次，每次 2000～9000U，4 周为一个疗程，根据病情轻重可遵医嘱多疗程连续给药。

（三）神经节苷脂

神经节苷脂是细胞膜脂层的正常成分，外源性神经节苷脂体内应用可促进周围神经再生，其作用方式主要是促进施万细胞增殖并增强其吞噬功能，为神经再生创造条件并刺激轴突出芽。目前神经节苷脂注射液已应用于临床，其商品名为康络素。其适应证为：各种神经损伤神经吻合术后，各种卡压性周围神经疾病，多种慢性周围神经病变，大剂量可用于治疗脑、脊髓损伤、脑卒中等。

（四）激素类

大量试验证实某些激素如胰岛素样生长因子、生长素介质、三碘甲状腺原氨酸等可促进神经细胞体的蛋白合成，促进轴突生长速度和再生轴突的成熟。促肾上腺皮质激素、雄激素等也具有促进神经再生的作用。

第四节　周围神经损伤的康复治疗

一、功能评定与康复目标

（一）功能评定

1．运动功能评定　包括观察有无畸形、肌肉萎缩肿胀程度及肌力和关节活动恢复情况。

2．感觉功能评定　周围神经损伤后感觉消失区较实际损伤小，且感觉消失区边缘存在感觉减退区。

3．日常生活功能评定　周围神经损伤后，会不同程度地出现 ADL 困难。可采用 Bathel 指数评定。

4．神经肌肉电生理检查　包括：①直流感应电测定；②强度 - 时间曲线；③肌电图检查；④神经传导速度的测定。

在整个康复过程中，应定期检查评定，及时掌握病情变化，调整康复计划（见本书第四章）。

（二）康复目标

康复目标可分为短期目标和长期目标。

1．短期目标　周围神经损伤后的早期，康复目标主要是消除炎症、水肿、促进神经再生、预防伤肢的失用性改变，特别是肌肉萎缩和关节挛缩畸形。恢复期的康复目标是通过各种治疗和康复手段促进神经再生，恢复神经的正常功能，矫正畸形。

2．长期目标　促进功能代偿，或通过使用支具及特殊用具，最大限度地恢复原有的功能，恢复正常的日常生活和社会活动，重返工作岗位或从事力所能及的工作，提高患者的生活质量。

二、周围神经损伤的康复

（一）急性期的康复

早期的康复主要是针对致病因素去除病因，消除炎症、水肿，减少对神经的损伤，预防挛缩畸形的发生，为神经再生准备一个良好环境。治疗时应根据具体病情制订康复方法。

1. 运动疗法　运动疗法在周围神经病损的康复中占有非常重要的地位，应注意在神经损伤的急性期，动作要轻柔，运动量不能过大。为了预防关节挛缩，应将损伤部位及神经所支配的关节保持良好的姿势。关节活动度受限时，应指导患者进行该关节的主动运动。肌力不足不能做大幅度运动时，借助治疗师、器械的力量或用健康部位帮助患处进行运动。被动运动主要为保持和增加关节活动度，防止肌肉挛缩，还可以改善局部循环，减轻水肿。在周围神经损伤后肌肉出现微弱的收缩时，就应该开始主动运动，2级肌力时做助力运动或无负荷运动，3级肌力时做静力或动力性主动收缩练习，4级肌力时做抗阻力运动。各主要肌群分别选择适当方式依次进行训练，运动由助力运动→主动运动→抗阻运动顺序渐进，动作应缓慢，范围应尽量大。肌力在2～4级以上，在早期也可进行主动运动。注意运动量不能过大，尤其是在神经创伤、神经和肌腱缝合术后。

2. 物理因子治疗

（1）温热疗法：早期应用短波，每天1～2次，可以消除炎症、促进水肿吸收，有利于神经再生。应用热敷、蜡疗、红外线照射等，可改善局部血液循环、缓解疼痛、松解粘连、促进水肿吸收。治疗时要注意温度适宜，尤其是有感觉障碍和局部血液循环差时，容易发生烫伤。

（2）激光疗法：常用氦-氖激光（10～20mW）或半导体激光（200～300mW）照射病损部位或沿神经走向选取穴位照射，每部位照射5～10分钟，有抗炎、促进神经再生的作用。

（3）水疗法：用温水浸浴、漩涡浴，可以缓解肌肉紧张，促进局部循环，松解粘连。在水中进行被动运动和主动运动，可防止肌肉挛缩。水的浮力有助于瘫痪肌肉的运动，水的阻力使在水中的运动速度较慢，防止运动损伤发生。

3. 康复工程　周围神经病损特别是损伤后，由于神经修复所需的时间很长，很容易发生关节挛缩。因此早期就应将关节固定于功能位。矫形器常用来固定关节。矫形器应合身，要注意矫形器对骨突部位特别是无感觉区的压迫，防止发生压疮。应根据患者的具体情况选择合适的矫形器，相同的神经损伤并不都用相同的矫形器，也并不是每个患者都需要矫形器，不必要的关节固定也是引起关节僵硬的原因。常见的周围神经病损及其主要症状所适用的矫形器见表23-4-1。

（二）恢复期的康复

急性期炎症水肿消退后，即进入恢复期。此期康复的重点在于促进神经再生、保持肌肉质量、增强肌力和促进感觉功能恢复。

1. 运动疗法　①当肌力为1～2级时，使用助力运动。方法有：治疗师帮助患者做；患者健侧肢体辅助患侧肢体运动；借助滑轮悬吊带、滑板、水的浮力等减轻重力运动；②当肌力为2～3级时，采用范围较大的助力运动、主动运动，逐渐减少辅助力量，但应避免肌肉过度疲劳；③当肌力增至3～4级时，就进行抗阻运动，同时进行速度、耐力、协调性和平衡性的训练。可用哑铃、沙袋、弹簧、橡皮条，也可用组合器械来增加阻力。增加肌力的抗阻运动方法有：渐进抗阻运动、短暂最大负载等长收缩练习、等速练习。

2. 物理因子疗法　广泛的各种电光热的方法在康复治疗恢复期均可采用。促进炎症消退，浅层可选用红外线、紫外线，深层用超短波等。扩张血管改善局部血液循环，浅层可用蜡疗、水疗、白炽灯，深部可用短波或微波等治疗。温水浴、蜡疗、电光浴等可减少水肿，必须注意温度不能太高，以免烫伤感觉缺失的部位。表层神经痛用草乌、普鲁卡因等

表 23-4-1　常见的周围神经病损及其矫形器的应用

症状或功能障碍部位	神经损伤	矫形器
肩关节	臂丛神经	肩关节外展支具
全上肢麻痹	臂丛神经	肩外展支具、上肢组合支具
指间关节、腕关节	桡神经	上翘支具、Oppenheimer 支具
指关节伸直挛缩	正中、尺神经	正向屈指器
指关节屈曲挛缩	桡神经	反向屈指器
拇对掌受限	正中神经	对掌支具
猿手畸形	正中神经	对指支具、长拮抗支具
爪形手	尺神经	短拮抗支具、反向屈指器
下垂足、马蹄内翻足	腓总神经	足吊带、AFO、踝支具
膝关节	股神经	KAFO、KO、膝框支具
屈膝挛缩	股神经	KO、KAFO 膝铰链伸直位制动
外翻足、踝背伸挛缩	胫神经	AFO、矫正鞋

药物离子导入达到镇痛的效果，对深层神经痛可选用低频脉冲或中频电疗。神经肌肉电刺激使失神经肌肉收缩，延迟萎缩的发生；肌肉收缩能改善血液循环，减轻水肿或失水的发生，抑制肌肉纤维化；给予适当的电刺激后，神经恢复的速度加快。电流强度能引起肌肉最大收缩，但不能引起患者不适。每次治疗分为三段，每段为 5～20 个收缩，两段之间休息 5～10 分钟，每天治疗 1～3 次。超声波疗法、音频电疗可以松解粘连、软化瘢痕、增加纤维组织的弹性和柔韧性。直流电碘离子、透明质酸酶导入也能软化瘢痕、促进慢性炎症吸收，适用于浅组织的瘢痕或粘连。

3. 作业疗法　原则上根据功能障碍的部位及程度、肌力和耐力选择一组日常生活有代表性、有实用价值、有一定难度、通过患者努力可以完成的项目。例如，一些精细项目如编织、打字、玩纸牌、装配器件等，粗大项目如使用木工的锯、磨，书法、绘画等。治疗中不断增加训练的难度与时间，以增强肌肉的灵活性和耐力。应注意防止由于感觉障碍而引起机械摩擦性损伤。

4. 心理治疗　周围神经损伤的患者，往往伴有心理问题，担心病损后不能恢复、就诊的经济负担、产生的家庭和工作等方面的问题。主要表现有急躁、焦虑、忧郁、躁狂等。可采用医学教育、心理咨询、集体治疗、患者示范等方式来消除或减轻患者的心理障碍，使其发挥主观能动性，积极地进行康复治疗。也可通过作业治疗来改善患者的心理状态。必须让患者认识到单靠医生和治疗师，不能使受伤的肢体完全恢复功能，患者应积极主动地参与治疗。早期就应在病情允许下，在肢体受限范围内尽早活动，以预防水肿、挛缩等并发症。

三、常见的周围神经损伤的康复

（一）臂丛神经损伤

臂丛神经损伤的常见原因有上肢的过度牵拉或伸展、锁骨骨折、第 1 肋骨骨折、肩关节脱位、锁骨上窝的外伤、产伤、刀刺伤及颈部手术等。早期常出现全臂丛麻痹，2～3 周后逐渐恢复其部分功能，此时才能查明真实的损伤范围。

1. 臂丛上部瘫痪（上臂型）　为颈 $_{5～6}$ 神经损伤，较多见，称 Erb-Duchenme，引起腋神经和肌皮神经功能障碍及桡神经部分功能障碍。特点为上肢近端瘫痪，前臂外侧面有感觉障碍，肱二头肌反射及桡骨骨膜反射减弱或消失，上臂外展，外旋及前臂屈曲困难。可采用外展支架保护患肢，手部戴外展支具，同时可按摩患肢各肌肉，被动活动患肢各关节，并可用温热疗法、电疗法。当受累肌肉出现主动收缩时，应根据肌力选用辅助运动，主动运动及抗阻运动。

2. 臂丛下部瘫痪（前臂型）　颈$_8$～胸$_1$神经损伤，较少见，引起尺神经、臂及前臂内侧皮神经功能障碍及正中神经部分功能障碍。上肢远端瘫痪，颈交感神经纤维受损则出现 Horner 综合征。用支具使腕关节保持在功能位，患肢腕关节及掌指、指间关节的被动运动，同时视病情选用康复方法。

3. 混合型（全臂型）　臂丛神经束从颈$_5$～胸$_1$都有不同程度的损伤，不局限于任何一个神经束，比较严重而少见。引起整个上肢下神经源性瘫痪及感觉障碍，肌腱反射消失，肌肉萎缩，自主神经功能障碍及 Horner 综合征。患肢各关节的被动运动及配合其他康复治疗。如患肢不能恢复，应训练健肢的代偿功能。

（二）桡神经损伤

臂丛神经中，桡神经最易受损。肱骨上部骨折，上肢置于外展位的手术，肱骨中下 1/3 骨折或髁上骨折，用臂枕头或臂垂挂床边睡觉，桡骨颈骨折及陈旧性骨折，大量骨痂生成等皆可损伤桡神经。高位损伤时（如腋部），产生完全的桡神经麻痹，上肢各伸肌皆瘫痪。肱三头肌以下损伤时，伸肌力量尚保存，肱桡肌、桡侧腕伸肌、肘后肌及前臂部伸肌瘫痪。肱桡肌以下损伤时，部分旋后能力保留。前臂区损伤时，各指伸肌瘫痪。腕骨区损伤时，只出现手背区感觉障碍。桡神经损伤后出现"垂腕"，指关节屈曲及拇外展不能。桡神经损伤后感觉障碍不明显，但运动障碍很严重。

康复的重点为恢复运动功能。应用支具使腕背伸 30°、指关节伸展、拇外展，以避免肌腱挛缩，进行关节被动活动，主要训练伸腕伸指功能。应用电疗如三角波、干扰电。

（三）尺神经损伤

尺神经损伤常见的原因有肱骨髁上骨折、肱骨内上髁骨折、肘关节脱位、腕部切割伤及枪弹伤等。尺神经在上臂区损伤时，尺侧腕屈肌、指深屈肌、小鱼际肌、骨间肌、第 3 蚓状肌、第 4 蚓状肌功能丧失。在腕部损伤时，小指及环指尺侧半感觉丧失，小鱼际肌、骨间肌肌萎缩，各指不能内收、外展动作，小指、环指掌指关节过伸，指间关节屈曲而呈"爪形手"。

康复训练主要是在受累肌出现收缩之前行屈腕、屈伸指、分指、并指等被动活动，并行相关肌肉的按摩。在出现主动收缩后重点训练肌力。矫正爪形手，可用关节折曲板使掌指关节屈曲到半握拳状，也可用带弹簧的手夹板使手处于伸展位。此外，还可在尺神经相应的肌肉运动点上给予电刺激。

（四）正中神经损伤

肱骨髁上骨折、肘关节脱位、肩关节脱位、腕部锐器割伤、腕部骨质增生等均可导致正中神经损伤。正中神经在上臂受损时，前臂旋前肌、桡侧腕屈肌、屈拇肌、屈中、示指深肌功能丧失，鱼际萎缩，出现"猿手"畸形，拇指不能对掌，握力低下，桡侧三个半指感觉障碍。损伤平面位于腕关节时，出现拇指对掌功能丧失，鱼际萎缩及桡侧三个半指感觉障碍。

由于正中神经损伤后不仅影响屈拇屈指及对掌功能，而且实体感丧失对手的功能有很大影响，因此恢复感觉功能是很重要的任务。对于感觉减退可以让患者触摸各种不同形状、大小、质地的物体，如绒布、硬币、钥匙等日常用品，先在直视下，然后在闭眼时练习，使患者逐渐能辨认不同的物体。对感觉过敏，需采用脱敏治疗。具体可采取教育患者多使用敏感区，对敏感区自我按摩，用不同材料的物品刺激敏感区等；教育患者保护感觉障碍区，不要用患手去触摸危险的物体，防止发生烫伤、刺伤、压迫溃疡；当手指肌力恢复到 1～2 级时，应指导患者多做手的精细动作练习和 ADL 练习。康复训练主要根据不同病情，选择被动运动，主动运动及各种理疗。为纠正猿手畸形应用夹板支具是必要的。

（五）股神经损伤

股神经损伤的常见原因有股部的外伤、腹后壁的血肿、腰大肌脓肿、髂窝中的肿瘤压迫股神经，耻骨上支骨折、疝修补术、大隐静脉的手术可误伤股神经。股神经支配耻骨肌、缝匠肌、股四头肌、膝关节肌及股前、股内侧皮肤。损伤后表现为伸小腿、屈大腿无力，不能登阶梯和跳跃，容易跌倒，股四头肌萎缩，膝反射消失，股前及小腿内侧感觉障碍。

患者应进行伸膝、屈髋被动运动和主动锻炼。肌力在1～2级以下时，患者健侧卧位，用悬吊带托住患侧小腿，进行减重屈髋伸膝练习，配合以神经肌肉电刺激。肌力在2级以上时，可利用股四头肌训练器、功率单车进行抗阻练习，也可以练习下蹲起立和上下台阶。为防止屈膝挛缩，可佩戴髋膝矫形器（HKO）或护膝架。

（六）腓总神经损伤

膝关节外侧脱位、膝外侧副韧带撕脱伤、腓骨头骨折、小腿石膏固定太紧、臀部注射等造成腓神经损伤，也是下肢神经损伤中最多见的。损伤后胫前肌、趾长伸肌、拇长伸肌、趾短伸肌、腓骨长短肌瘫痪，出现足与足趾不能背伸，足不能外展，足下垂并转向内侧而成为马蹄足。

采用被动运动、助力运动、主动运动及抗阻运动的方法。做被动屈髋、屈膝、屈踝、屈趾、伸趾动作。活动过程中对关节稍加牵拉，活动最后对关节稍加挤压，让患者用意识冲动来主动收缩肌肉完成运动或动作。当肌力达1～2级以上时，应鼓励患者用正确方式进行主动肌肉收缩。当肌力达4级时，为争取肌力的最大恢复，应进行抗阻运动。做勾脚尖的动作如踢球、踢沙包、骑车等有趣的练习，可训练胫前肌和腓骨长肌。胫神经损伤的患者做点脚练习，训练跟腱动作。低频脉冲治疗，选择坐骨神经支配区域的肌肉三四块，顺序进行运动点的刺激，强度为运动阈上，每天1次，每次20分钟，此方法持续运用到肌力达3级。可用足托或穿矫形鞋使踝关节保持在90°。

（七）胫神经损伤

胫神经损伤后可出现足趾不能跖屈、踝关节不能跖屈和内翻、足底和足趾跖面皮肤感觉缺失、小腿后侧肌肉萎缩等。

重点是预防足畸形，可用小腿矫形器或穿矫正鞋。训练足跖屈动作，做足跟提起练习。重视感觉障碍的康复和患者教育，防止足底压疮和溃疡的发生。控制灼性疼痛症状，可采用TENS或经络导平治疗、中频电疗、超声波治疗、封闭，若无效可进行脊髓电刺激治疗。

（八）坐骨神经损伤

坐骨神经损伤多是外伤或肌内注射不当引起。损伤后：①常为部分性损伤，早期可表现为完全性损伤，2～3周后逐渐恢复部分功能；②臀部或股部损伤而有腓总神经或胫神经受损或两者同时受损症状；③股二头肌麻痹，膝屈曲乏力；④股后肌群萎缩。

坐骨神经损伤术后功能恢复较上肢困难，所需时间长，这与下肢长、损伤部位至靶器官的距离远有关，易出现并发症。早期行踝关节被动活动，小腿肌肉及足部按摩，使踝关节保持正常活动范围，防止关节囊及其周围韧带挛缩，延缓失神经支配的肌肉萎缩，避免肌肉萎缩而纤维化，而使神经再生为有效再生，肢体功能得到满意恢复。足底感觉恢复不容忽视，足底感觉丧失，患足着地有踩棉花团样感觉，影响其行走，而行走训练本身是足底感觉再训练。电刺激对神经再生的影响已被许多学者注意及认识，应用神经损伤治疗仪行低频直流电刺激治疗则可促进神经水肿、血肿的吸收，软化瘢痕，增加血液循环，改善神经营养状况，电刺激能提高神经-肌肉的兴奋性，唤醒部分因受压而功能暂停的神经细胞，从而促进神经功能的恢复。

四、出院计划及家庭康复措施

周围神经损伤后的恢复过程很长，可以说是最慢、最不完全的，其费用较高。因此康复治疗不仅应尽可能使患者恢复功能,也应从节约着手。故患者很难从发病或外伤起到完全恢复都住院治疗,出院后继续康复治疗是很重要的。

在出院计划中,医生应根据患者的神经病损的程度、范围、部位、目前的功能状况、院外治疗的条件等,详细制订院外康复计划。计划中应包括五个方面的内容。

(一)随访

有条件的患者可以每天或隔天来医院治疗,以后可以1~2周来一次,接受医生或治疗师的指导。一旦出现病情加重、矫形器不适、皮肤破损等,就应立即就诊。

(二)患者的再教育

患者的再教育对出院患者非常重要。患者必须意识到和学会在日常生活和工作中保护无感觉区,必须经常想到无感觉区。每天检查几次看有无受伤,注意皮肤有无发红、水疱、烫伤、青肿、抓伤等,农村患者要特别注意不要被荆棘和碎片刺伤。对皮肤有自主神经功能障碍者,可在温水内浸泡20分钟,然后涂上油膏,每天1次,可防止皮肤干燥和皲裂。如果已有伤口,就不要再按摩、不要再涂油,要尽快去医院诊治。

注意手足的保护,劳动或工作时戴手套,在拿热的杯、壶、金属勺子时,用手套、厚棉布或毯子包着拿。工具的把手要光滑,可在把手上包一块橡皮,然后再包块布。足的保护,选购或定做合适的鞋,内有一层厚而软的垫子,不要让鞋带在足上磨来磨去。行走距离不要太长,经常歇歇。不要光着足在滚烫的石头或沙子上行走。注意坐的姿势。

(三)家庭康复

患者积极地参与家务活动,如打扫卫生、煮饭、种花及尽量生活自理,是一种有效的功能训练。其他的一些作业活动,如缝纫、木工、工艺、娱乐等均可在家里进行。在家庭康复措施中,家庭成员的参与和配合很重要。有时家属必须学会一些被动活动、简易器械牵引的方法,使患者能在家里继续治疗。

(四)社区康复

已建立社区康复网络的地区,患者应充分利用社区资源进行康复治疗。这是既节约资金,又行之有效的方法。

(五)职业康复

对严重的神经病损,如臂丛损伤的患者,职业康复是必须考虑和接受的问题。应当充分利用患者的才能和兴趣,给予患者相应的训练,并为他们创造学习和就业条件,取得就业机会。

五、运动处方示例

简要病史:患者,男性,32岁。右上臂桡神经吻合术后一周行康复治疗。

患者因右肱骨干骨折切开复位术后出现垂腕、各掌指关节不能伸直,摄X线示肱骨干骨折术后,在全麻下行右上臂桡神经探查+断裂神经吻合术,术后给予患者局部石膏外固定于肘关节功能位。

初期评定:右上臂桡神经已行断裂吻合,石膏外固定维持肘关节功能位,腕关节、掌指关节伸直位,拇外展的功能位。

患者术后根据《骨科运动康复安全性评定表》(表1-2-1)评分如下:

1. 骨折的稳定性 不涉及骨折或骨折术后已经稳定,评30分。

2. 固定的可靠性 术中神经吻合避免牵拉,故术后给予石膏外固定,评16~19分。

3. 软组织的完整性 术中部分肌肉切断缝合,术中部分对抗张力,评15~20分。

术后1~2周:总分为61~69分,运动康复应慎重。早期进行被动腕关节、掌指关节伸直活动,防止关节僵硬及肌肉萎缩。

术后3~4周:随着断裂神经吻合中及周围软组织修复,《骨科运动康复安全性评定表》评分逐渐提高达到70分以上,运动康复较安全。可拆除石膏行肘关节周围被动轻度无痛范围内关节活动度训练;加强肘关节周围肌群的等张训练,同时仍坚持进行被动腕关节、掌指关节伸直活动。

术后5～8周:《骨科运动康复安全性评定表》评分逐渐提高达到75分以上,运动康复安全,逐渐加强肘关节周围被主动轻度无痛范围内关节活动度及松动术训练;逐步加强肘关节周围肌群的抗阻运动训练(运动治疗后行冷疗),仍坚持进行被动腕关节、掌指关节伸直活动。

中、末期评定:右肘关节活动度完全恢复。右肘关节活动自如。《骨科运动康复安全性评定表》评分逐渐提高达到85分以上,运动康复安全,加强肘关节周围主动轻度无痛范围内关节活动度及松动术训练;逐步加强肘关节周围肌群的抗阻运动训练(运动治疗后行冷疗)。

第二十四章

常见慢性劳损疾病的运动康复

第一节 肩 周 炎

一、概述

肩周炎是肩关节周围肌肉、肌腱、滑囊、韧带及关节囊等软组织的慢性无菌性炎症，包括冈上肌腱炎、肱二头肌长头腱炎、粘连性腱鞘炎、肩峰下滑囊炎、盂肱关节囊炎及肩锁关节和肩胸关节、胸锁关节病变等，是一种多部位、多滑囊的病变。又称肩关节周围炎，俗称凝肩、五十肩。本病的好发年龄在 50 岁左右，女性发病率略高于男性，多见于体力劳动者。

(一) 临床表现与诊断

1. 临床表现　肩周炎一般起病较为缓慢，病程较长，病史多在几个月甚至 1～2 年，临床上出现肩痛、怕冷、肩关节功能活动受限和肩部肌肉萎缩等症状。肩周炎的临床分期大致可分为疼痛期、冻结期和恢复期。

(1) 疼痛期：又称早期、急性期或冻结进行期。持续时间为 10～36 周。该期主要的临床表现为肩关节周围的疼痛。疼痛剧烈，夜间加重，甚至因此影响睡眠。压痛范围较为广泛，在喙肱韧带、肩峰下、冈上肌、肱二头肌长头腱、四边孔等部位均可有压痛表现，伴有肌肉痉挛和肩关节活动受限。但主要是局部急骤而剧烈的疼痛反向性地引起肌肉痉挛。因此，肩关节本身还有一定范围的活动度，一般外展为 45°～75°，后伸 10°～30°，外旋 30°，上举 110°。

(2) 冻结期：又称中间期、慢性期或僵硬期。持续时间为 4～12 个月。该期患者疼痛症状减轻，但压痛范围仍较为广泛。由疼痛期肌肉保护性痉挛造成的关节功能受限已发展到关节挛缩性功能障碍，肩关节功能活动严重受限，肩关节周围软组织广泛粘连、挛缩，呈"冻结"状态。各方向的活动范围明显缩小，以外展、外旋、上举、后伸等最为显著，甚至影响日常生活，如梳理头发、穿脱衣服、举臂抬物、向后背系扣、向后系腰带等动作均有一定程度的困难。做外展及前屈运动时，肩胛骨随之摆动而出现"扛肩"现象，严重者可见三角肌、冈上肌、冈下肌等肩胛带肌，尤其是三角肌的失用性萎缩。

(3) 恢复期：又称末期、解冻期或功能恢复期。持续时间为 5～26 个月。该期不仅疼痛逐渐消减，而且随着日常生活、劳动及各种治疗措施的进行，肩关节的活动范围逐渐增加，肩关节周围关节囊等软组织的挛缩、粘连逐渐消除，大多数患者的肩关节功能恢复到正常或接近正常。不过肌肉的萎缩则需较长时间的锻炼才能恢复正常。虽然肩周炎是自限性疾病，但其症状总的持续时间可达 12～42 个月。由此表明，肩周炎即使可自发地恢复，但这一过程需要相当长的时间。一般认为，疼痛期时间的长短与恢复期时间的长短相关，即疼痛期时间短者，其恢复期相对也较短，反之则长。症状的严重程度与恢复期时间长短没有相关性，即症状重者，不一定恢复期长，症状轻者，不一定恢复期短。恢复过程也并非呈直线型发展，肩关节功能运动的改善有时会出现起伏,甚至停滞。

2.影像学表现　X线检查早期的特征性改变主要是显示肩峰下脂肪线模糊变形乃至消失,中晚期肩部软组织钙化、骨质疏松等。MRI示喙突下囊、肩峰下囊、肱二头肌长头腱滑膜囊处 T_1WI 呈低信号、T_2WI 呈高信号,肩关节周围肌肉、韧带和深筋膜处 T_1WI 呈高信号、T_2WI 呈高、低混杂信号。

（二）运动康复评定

1.一般状况评定　①肩关节活动范围;②肌力的评定;③感觉和反射的测定;④疼痛与压痛点的测定;⑤影像学的评定;⑥ADL能力评定(见第五章)。

2.专项评定　肩关节功能评分见表24-1-1。

ASES评分是近年来为统一标准化评分系统而制订的一套评分,包括患者自我主观评估和医师客观评估2个部分,疼痛和稳定度按100分级进行自我评定,功能评分通过10个日常生活活动的完成情况进行评定。医师客观评估包括活动度、肌力、稳定性及是否存在各种体征(如局部压痛、撞击等),最后评分仅由自我主观评估部分的得分计算得出(疼痛50%、功能50%)。

二、肩周炎的运动康复

肩周炎的治疗原则是针对肩周炎的不同时期,或是其不同症状的严重程度采取相应的治疗措施。一般而言,应以保守治疗为主,若诊断及时治疗得当,可使病程缩短,运动功能及早恢复。

1.早期　由于本期病变主要位于关节囊,以炎症造成疼痛为主,关节活动因疼痛而受限,所以本期的治疗目标是以缓解疼痛、避免造成粘连为主。主要运动手法是关节活动度(ROM)练习,以促进肩关节周围血液循环,加速炎性物质代谢,缓解局部组织的痉挛。下面以右侧肩部为例进行介绍。

（1）摆动练习:首先是肩关节的前屈、后伸方向的摆动,待适应基本无痛后增加内收、外展方向的摆动,最后增加环绕(划圈)的动

表 24-1-1　美国肩肘协会肩关节评分（ASES评分）

（满分100分）

指标	分数
（1）肩部疼痛程度	
无疼痛	（5分）
轻微疼痛	（4分）
一般活动后疼痛	（3分）
中度疼痛	（2分）
明显疼痛	（1分）
肩关节由于疼痛功能完全丧失	（0分）
（2）肩关节功能情况(4分=正常;3分=轻度影响;2分=困难;1分=需要帮助下才能完成;0分=不能完成):	
男性患者手插后裤兜,女性患者戴胸罩	
会阴部清洁卫生	
沐浴时洗对侧肩头	
用餐具进餐	
梳头发	
手和上臂能够在肩部水平活动	
手提5kg重物	
穿衣	
睡向患肩	
推门	
超过头顶手的动作	
投掷	
搬重物	
做日常工作	
日常体育活动	
（3）肌力测定(5分=正常;4分=良好;3分=可以;2分=差;1分=肌束颤动;0分=瘫痪)	
三角肌前群	
三角肌中群	
外展肌群	
内旋肌群	
（4）稳定性(5分=正常;4分=痛苦试验阳性;3分=偶尔半脱位;2分=复发脱位一次;1分=反复脱位;0分=脱位状态)	
前方稳定性	
后方稳定性	
下方稳定性	

作，一般每个方向 20～30 次 / 组。疼痛明显时在健侧手的保护下摆动手臂（图 19-1-4）。

（2）耸肩练习：双臂自然垂于身体两侧，向上耸肩，于最高位置保持 5 秒，放松 1 次，反复进行，5 分钟 / 次，2～3 次 / 日。可用健侧手拖住患侧肘部保护，在不增加肩部疼痛的前提下提前完成（图 19-1-3）。

（3）扩胸练习：双臂自然垂于身体两侧，双肩后张做扩胸动作，于最高位置保持 5 秒，放松 1 次，反复进行，5 分钟 / 次，2～3 次 / 日。可用健侧手拖住患侧（图 19-1-5）。

（4）含胸练习：双臂自然垂于身体两侧，双肩向前做含胸动作，于最高位置保持 5 秒，放松 1 次，反复进行，5 分钟 / 次，2～3 次 / 日。可用健侧手拖住患侧（图 19-1-6）。

2. 冻结期　在肩周炎的冻结期，关节功能障碍是其主要问题，疼痛往往由关节运动障碍所引起。治疗重点以恢复关节运动功能为目的。在这一阶段，应坚持肩关节的功能锻炼。除被动运动之外，患者应积极主动地配合，开展主动运动的功能训练，主动运动是整个治疗过程中极为重要的一环。

（1）仰卧肩前屈：至感到疼痛处保持并轻微颤动 1～2 分钟为 1 次，3～5 次 / 组，1～2 组 / 日，并逐渐增加被动活动角度（图 19-1-7）。

（2）坐位肩外展：至感到疼痛处保持并轻微颤动 1～2 分钟为 1 次，3～5 次 / 组，1～2 组 / 日，并逐渐增加被动活动角度（图 19-1-8）。

（3）仰卧肩后伸：至感到疼痛处保持并轻微颤动 1～2 分钟为 1 次，3～5 次 / 组，1～2 组 / 日，并逐渐增加被动活动角度（图 19-1-9）。

（4）仰卧外展位外旋：至感到疼痛处保持并轻微颤动 1～2 分钟为 1 次，3～5 次 / 组，1～2 组 / 日，并逐渐增加被动活动角度（图 19-1-13）。

（5）仰卧外展位内旋：至感到疼痛处保持并轻微颤动 1～2 分钟为 1 次，3～5 次 / 组，1～2 组 / 日，并逐渐增加被动活动角度（图 19-1-14）。

（6）水平内收：至感到疼痛处保持并轻微颤动 1～2 分钟为 1 次，3～5 次 / 组，1～2 组 / 日，并逐渐增加被动活动角度（图 24-1-1）。

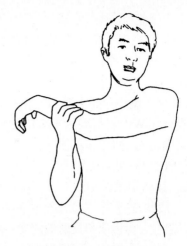

图 24-1-1　水平内收

（7）水平外展：至感到疼痛处保持并轻微颤动 1～2 分钟为 1 次，3～5 次 / 组，1～2 组 / 日，并逐渐增加被动活动角度（图 24-1-2）。

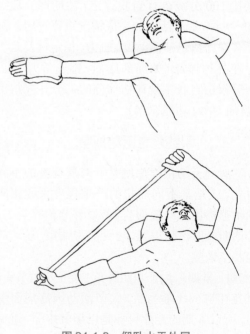

图 24-1-2　仰卧水平外展

（8）手背后：至感到疼痛处保持并轻微颤动 1～2 分钟为 1 次，3～5 次 / 组，1～2 组 / 日，并逐渐增加被动活动角度（图 24-1-3）。同时强化肌力训练，以提高肩关节主动活动的范围，并加强关节的稳定性。

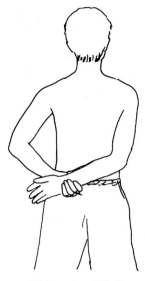

图 24-1-3　手背后

（9）前平举抗阻运动训练：早期肌力较差时可以屈肘前平举。即屈肘 90°，手臂在体前抬起至无痛角度，不得耸肩，于最高位置保持 10 秒为 1 次。力量增强后伸直手臂同时手握一定负荷进行。20～30 次 / 组，组间休息 30 秒，4 组连续练习，2～3 次 / 日（图 19-1-10）。

（10）侧平举抗阻运动训练：早期肌力较差时可以屈肘前平举。即屈肘 90°，在体侧抬起至无痛角度，不得耸肩，于最高位置保持 10 秒为 1 次。力量增强后伸直手臂同时手握一定负荷进行。20～30 次 / 组，组间休息 30 秒，4 组连续练习，2～3 次 / 日（图 19-1-11）。

（11）抗阻外旋训练：手握一弹性皮筋一端，皮筋另一端固定于某处，向外侧用力牵拉皮筋，于最大角度保持 10 秒为 1 次。20～30 次 / 组，组间休息 30 秒，4 组连续练习，2～3 次 / 日（图 19-1-18）。

（12）抗阻内旋训练：手握一弹性皮筋一端，皮筋另一端固定于某处，向内侧用力牵拉皮筋，使手接近身体，于最大角度保持 10 秒为 1 次。20～30 次 / 组，组间休息 30 秒，4 组连续练习，2～3 次 / 日（图 19-1-19）。

3. 恢复期　在恢复期以消除残余症状为主，主要以继续加强功能锻炼为原则，增强肌肉力量，恢复在先期已发生失用性萎缩的肩胛

带肌肉，恢复三角肌等肌肉的正常弹性和收缩功能，以达到全面康复和预防复发的目的。

（1）抱头张肩训练：后背靠墙站立。上身保持中立位，双手交叉抱于头后，肘关节用力向后张开，以手臂和肘去接触墙面。20～30 次 / 组，组间休息 30 秒，4 组连续练习，2～3 次 / 日（图 24-1-4）。

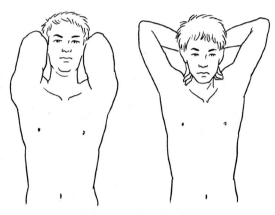

图 24-1-4　抱头张肩训练

（2）推桌子训练：保持身体的前倾及双上肢平行按于桌边，既不能扩胸，也不能含胸。1～2 分钟 / 次，3～5 次练习连续为 1 组，2～3 组 / 日（图 24-1-5）。

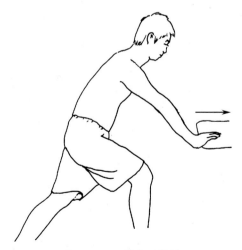

图 24-1-5　推桌子训练

除针对不同病程采取不同的治疗措施外，还应针对病情的严重程度考虑治疗措施。在这一点上，国外观点认为，可根据被动运动

试验中因疼痛而造成的运动局限和终末感觉来判定其严重程度并指导治疗。如果被动运动中，患者的疼痛发生于终末感觉前，此时肩周炎往往是急性的，不宜采取主动运动体疗；如果患者的疼痛发生于终末感觉的同时，可适当采用主动运动体疗，当达到终末感觉时无疼痛，应采用主动运动体疗。

4. 关节松动治疗 关节松动治疗是通过被动运动手法，松解关节粘连，增加软组织的弹性，缓解肌肉痉挛（见第三章第一节）。

对于肩周炎患者，疼痛期采用Ⅰ级手法，僵硬期疼痛明显时采用Ⅱ、Ⅲ级手法，疼痛不明显时采用Ⅳ级手法。松动治疗20分钟/次，1次/日。操作手法要轻柔，活动关节速度要慢，患者应基本无疼痛，可配合物理治疗。松动治疗后应进行主动关节运动以巩固疗效。

第二节　肱骨外上髁炎

一、概述

肱骨外上髁炎是骨科的一种常见病，又称网球肘。多见于35～50岁男性。疾病的本质是肱骨外上髁部伸肌总腱的慢性损伤性肌筋膜炎。腕部持重或活动过度与发病有直接关系。中老年人受凉也可诱发本病，不一定有明显损伤史。

肱骨远端外侧的外上髁处是伸指、伸腕肌肉的附着点。手部用力及腕关节活动过度会损伤肌肉附着点，造成伸肌总腱的肌筋膜炎。该处有一根细小的血管神经束，从肌肉、肌腱深处发生，穿过肌膜或腱膜，最后穿过深筋膜，进入皮下组织。肌肉附着处的肌筋膜炎可造成该神经血管束的绞窄，是引起疼痛的主要因素。

肱骨外上髁肌肉附着点受到较大暴力时可造成肌腱及筋膜撕裂，也是引起疼痛的原因。损伤后可形成纤维增生和粘连。纤维粘连进而可刺激肘关节外侧的侧副韧带和环状韧带，损伤可反射性地造成肱桡关节滑膜炎。

因此，肱骨外上髁炎不同患者损伤程度可能是不同的，受累组织可能是广泛的。

肱骨外上髁炎发病与职业有关。不仅见于网球运动员，家庭妇女、木工、建筑工人等需手和腕反复用力劳动的人群易患此病。

（一）临床表现与诊断

1. 症状 肘关节外侧疼痛。起病缓慢，无急性损伤史。但劳累可诱发疼痛，如一次大量洗衣、拎重物等是中老年肱骨外上髁炎的常见诱因。疼痛为持续性，呈顿痛、酸痛或疲劳痛。疼痛可放射到前臂外侧。严重时握力下降，拧毛巾时疼痛尤甚，是该病的特点之一。

2. 体征 可见肱骨外上髁或桡骨头处或伸腕肌的肌间沟压痛明显，或有伸腕肌紧张或痉挛或轻度肿胀，或触及桡骨头轻度移位。腕部抗阻力背伸试验阳性（使患者腕屈曲，医者一手压于患者手背部，令患者用力背伸，若出现肘外侧疼痛为阳性）。前臂伸肌腱牵拉试验（Mills征）（图24-2-1）阳性（患者半握拳，肘微屈，腕尽量屈曲，前臂完全旋前，再伸直，若肘外侧疼痛为阳性）。

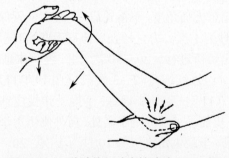

图24-2-1 前臂伸肌腱牵拉试验（Mills征）

3. 影像学表现 X线检查多无明显改变，少数病例有骨膜不规则和骨膜外少量钙化点或肱骨外上髁处骨质增生等改变。

（二）运动康复评定

1. 一般情况 ①肘关节活动范围；②肌力的评定；③感觉和反射的测定；④疼痛与压痛点的测定；⑤影像学的评定；⑥ADL能力评定（见第五章）。

2. 专项评定　肘关节功能评分见表 24-2-1。

表 24-2-1　Mayo 肘关节功能评分　（满分 100 分）

指标	得分
疼痛（满分 45 分）	
无疼痛	45
轻度疼痛	30～44
中度疼痛	15～29
重度疼痛	0～14
活动范围（满分 20 分）	
≥100°	20
50°～100°	10～19
<50°	5～9
稳定性（满分 10 分）	
稳定	10
中度不稳定	5～9
完全不稳定	0～4
ADL 能力（满分 25 分）	
梳发	0～5
能自己喂饭	0～5
个人卫生	0～5
穿衣	0～5
穿鞋	0～5

Mayo 肘关节功能评分从患者的关节疼痛、活动度、稳定性及 ADL 能力等方面进行综合分析。该评分系统满分为 100 分，如患者总分≥90 分为优，总分 75～89 分为良，总分 60～74 分为可，总分 <60 分为差。疼痛采用目测类比评分法进行临床疼痛测定，0 分代表无疼痛，10 分代表疼痛剧烈、难以忍受，让患者根据自己的实际疼痛情况打分

二、肱骨外上髁炎的运动康复

1. 非手术治疗　早期，避免负重，不要长时间拎重物行走。一次洗衣服不宜过多，防止肱骨外上髁肌筋膜劳损。严重者可采取物理因子治疗（红外线局部照射、超短波治疗、超声波治疗、TENS 治疗），痛点封闭效果较好，可服镇痛剂，并配合肌力训练等。

2. 手术治疗　经过正规保守治疗半年至 1 年后，症状仍然严重、影响生活和工作可以采取手术治疗。手术方法有微创的关节镜手术和创伤亦不大的开放性手术，以清除不健

康的组织，改善或重建局部的血液循环，使肌腱和骨愈合。

（1）术后 0～3 天

1）张手握拳练习：用力、缓慢、尽可能大张开手掌，保持 2 秒，用力握拳保持 2 秒。反复进行，在不增加疼痛情况的前提下尽量多做，一般每小时进行 5～10 分钟（图 19-1-2）。

2）肩关节活动度训练及肩关节肌力训练（图 24-1-5～图 24-1-15）。

（2）术后 4 天～4 周

1）肘关节屈曲活动度练习：坐位，屈肘，肌肉完全放松，用健侧手握住患侧手腕，用力拉向自己，或手顶在墙或桌边固定，肌肉完全放松，身体逐渐前倾，使拳与肩头的距离接近，加大屈肘的角度（图 19-2-1）。两种方法均至疼痛处停止，待组织适应疼痛后再加大角度，一般为 10～15 分钟/次，1～2 次/日。

2）伸展练习：坐位，伸肘，拳心向上，将肘部支撑固定于桌面上，前臂及手悬于桌外。肌肉完全放松，使肘在自身重力或重物作用下缓慢下垂伸直，至疼痛处停止，待组织适应疼痛后再加大角度。一般为 10～15 分钟/次，1～2 次/日（图 19-2-2）。

3）静力性肌力训练：①屈肘肌力（肱二头肌）练习，坚持至力竭放松为 1 次。5～10 次/组，2～4 组/日（图 19-2-3）；②伸肘肌力（肱三头肌）练习，强度同屈肘肌力练习（图 19-2-4）；注意力量练习的重量应根据自身条件而定，练习时不应该有疼痛感，可勉强完成规定次数为宜，练习后应及时给予冰敷。

（3）术后 4 周

1）恢复前臂的旋转活动度：①旋前，至疼痛处停止，待组织适应疼痛后再加大角度。一般为 10～15 分钟/次，1～2 次/日（图 24-2-2）。②旋后，强度同旋前运动（图 24-2-3）；两组动作用力要均匀，缓慢，不可使用暴力。

2）恢复前臂的旋转肌力：前臂抗阻旋转练习，至最用力处保持 10～15 秒或完成动作为 1 次，10 组/次，组间休息 30 秒，2 组连续练习，1～2 次/日（图 24-2-4）；每次组动作必

须非常小心，在无痛或微痛范围内活动，以避免再次损伤。

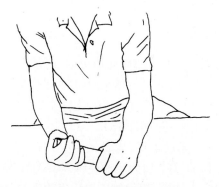

图 24-2-2 前臂旋前训练

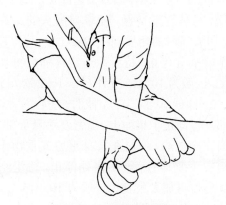

图 24-2-3 前臂旋后训练

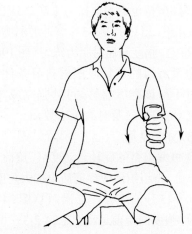

图 24-2-4 前臂抗阻旋转练习

3）肘关节支具保护：运动、劳动时佩戴肘关节保护支具，可减少肌肉收缩时对伸肌的过度反复牵拉，可有效地缓解症状，避免复发。

第三节 腕管综合征

一、概述

正中神经在腕管内受压，发生手指麻木、疼痛和（或）鱼际肌萎缩，称腕管综合征（图 24-3-1）。中年女性及妊娠期女性多发，右侧多于左侧。

腕掌侧的腕骨沟两侧均为骨性隆起，其间由腕横韧带相连，构成腕管。腕管内有屈拇长肌腱、屈指浅肌腱、屈指深肌腱及正中神经通过。在此骨性纤维鞘管内，所通过的组织排列十分紧密。任何原因引起腕骨内压力增高，均可使正中神经受损而发生功能障碍。腕部慢性劳损、腕管内腱鞘囊肿、脂肪瘤、腕骨骨折、关节炎、肢端肥大症、黏液性水肿、淀粉样变性等均可使腕管变窄、腕横韧带增厚而引起腕管综合征。

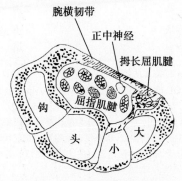

图 24-3-1 腕管综合征示意图

（一）临床表现与诊断

1. 症状 腕管综合征以中年女性多见。多为单侧，也可双侧发病。常为多年从事手工劳动的工人、家庭妇女和农民。最先出现手掌和手指的麻木、针刺、烧痛感。手劳动后加剧，休息后减轻。感觉异常可仅限于桡侧三个手指，也可能五个手指都累及。刺痛感可向上放射。症状常在夜间加剧而影响睡眠。可能持续多年，而仅有桡侧三个手指的轻度感觉减退。仅晚期病例可有外展拇短肌等正中神经支配的手部小肌肉萎缩和无力。

2. 体征 检查时可见患侧手掌桡侧伴及上述三个手指感觉减退，手力减退。拇指无力表现最突出。鱼际肌萎缩，拇指对小指障碍。感觉减退区皮肤营养差，干燥、脱屑。

怀疑有腕管综合征时应进一步行如下检查以明确诊断：

（1）Tinel 征：在腕韧带近侧缘处用手指叩击正中神经部位，拇指、示指、中指有放射痛者为 Tinel 征阳性。

（2）屈腕试验：双肘搁于桌上，前臂与桌面垂直，两腕自然掌屈。此时正中神经被压在腕横韧带近侧缘，腕管综合征者很快出现疼痛。

（3）可的松试验：在腕管内注射氢化可的松，若疼痛缓解则有助于确诊。

（4）止血带试验：将血压计充气到收缩压以上 30～60 秒即能诱发手指疼痛者为止血带试验阳性。

（5）伸腕试验：维持腕于过伸位，很快出现疼痛者为伸腕试验阳性。

（6）指压试验：在腕横韧带近侧缘正中神经卡压点用指压迫能诱发手指疼痛者为指压试验阳性。

（7）正中神经传导速度：正常时正中神经从近侧腕横纹到拇对掌肌或拇短展肌之间的运动纤维传导速度短于 5 微秒。长于 5 微秒为异常。腕管综合征可达 20 微秒，表明正中神经受损。传导时间大于 8 微秒者应考虑手术治疗。

（二）运动康复评定

一般情况包括：①腕关节活动范围；②前臂、手部肌力的评定；③感觉和反射的测定；④疼痛与压痛点的测定；⑤影像学的评定；⑥ADL 能力评定（见第五章）。

二、腕管综合征的运动康复

1. 非手术治疗 包括支具制动和皮质激素注射等。

首先，要保持腕关节休息，可戴护腕或用支具固定，保持在中立位，限制腕关节活动，促进腕管内组织水肿的消退。理疗对消肿、镇痛有一定疗效。也可用醋酸氢化可的松局部封闭，但不建议反复、多次进行。目前普遍认为低剂量激光、超声波、超短波及中频电、磁疗等物理治疗均有一定疗效，尤其以超声波治疗效果显著。

2. 手术治疗 保守治疗无效或多次复发的患者需手术治疗。因骨折、脱位或占位性病变致腕管综合征者也应手术治疗。手术切开腕横韧带，使正中神经得到减压。有骨折、脱位者行切开复位或行必要的矫形治疗。有占位性病变时应切除。随着内镜技术及手术器械的发展，内镜下腕管松解减压术近年受到广泛应用，可采用单切口或双切口等多种术式。

（1）术后 0～7 天：为避免整个上肢的功能下降过多及其他并发症的发生，应尽早并尽量活动肩关节、肘关节、手指。

1）张手握拳：必须轻柔有控制，不得引起明显疼痛，在不增加疼痛情况的前提下尽量多做，一般每小时进行 5～10 分钟（图 19-1-2）。

2）轻柔活动肩关节和肘关节，做关节活动度训练。

（2）术后 7～14 天：开始腕关节活动度训练。

1）腕掌屈：用健侧手握住患侧手背，被动做腕掌屈动作，患侧手指放松，缓慢用力，至动作极限保持 10 秒，10 次/组，2 组/日（图 19-3-1）。

2）腕背伸：用健侧手握住患侧手心，被动做腕背伸动作，患侧手指放松，缓慢用力，至动作极限保持 10 秒，10 次/组，2 组/日（图 19-3-2）。

3）腕桡侧屈：手臂平放床上或桌上，手悬出床/桌之外，手掌与桌面呈垂直方向，用健侧手握住患侧手掌，向大拇指方向做被动抬手腕动作，至感到疼痛处停止 2～3 分钟，待疼痛减轻后继续加大角度，不得反复进行（图 19-3-3）。

4）腕尺侧屈：手臂平放床上或桌上，手悬出床/桌之外，手掌与桌面呈垂直方向，用健侧手握住患侧手掌，向小拇指方向做被动推动手腕动作，至感到疼痛处停止2～3分钟，待疼痛减轻后继续加大角度，不得反复进行（图19-3-4）。

5）可做轻微的抓握练习及手指关节活动度的练习。

（3）术后2～4周：开始小负荷的抗阻肌力训练。

1）腕掌屈：坐位，前臂置于桌面，手心向上，手中握一重物作为负荷，如哑铃、水瓶等，腕屈曲到最大范围坚持5秒，再缓慢放下为1次，10次/组，组间休息30秒，2～4组连续练习，1～2次/日（图19-3-5）。

2）腕背伸：坐位，前臂置于桌面，手心向上，手中握一重物作为负荷，如哑铃、水瓶等，做腕背伸动作，强度同腕掌屈（图19-3-6）。

3）腕桡侧屈：坐位，前臂置于桌面，腕关节伸直，拇指在上，手中握一重物作为负荷，如哑铃、水瓶等，做腕桡侧屈动作，强度同腕掌屈（图19-3-7）。

4）腕尺侧屈：坐位，前臂置于桌面，腕关节伸直，拇指在上，手中握一重物作为负荷，如哑铃、水瓶等，做腕尺侧屈动作，强度同腕掌屈（图19-3-8）。

5）做强化被动关节活动度练习（图19-3-1～19-3-4）。

（4）术后4～6周：在继续强化关节活动度练习的基础上，继续加强力量的练习，并开始功能化的练习。

1）拧毛巾练习：双手握住毛巾，同时向相反方向转动手腕到最大范围。双手互换方向到最大范围为1次。此练习加强腕关节旋转，提高腕关节灵活性（图19-3-9）。

2）拧杯盖练习：患侧环状握紧瓶盖，向顺时针方向转动到极限后再向逆时针方向转动1次（图19-3-10）。

第四节　腰肌劳损的运动康复

一、概述

腰肌劳损是腰部肌肉及其附着点筋膜或骨膜的慢性损伤性炎症。又称功能性腰痛、慢性下腰损伤、腰臀肌筋膜炎等，是腰痛的常见原因之一。主要症状是腰或腰骶部胀痛、酸痛，反复发作，时轻时重。疼痛可随气候变化或劳累程度而变化，如日间劳累加重，休息后可减轻。是临床常见病、多发病，发病因素较多。劳累后加重是慢性腰肌劳损的特点。

经常的、反复的积累性轻微损伤（劳损）可引起肌肉附着点、骨膜、韧带等组织的充血、水肿、渗出、纤维组织增生和粘连等病理改变，刺激和压迫神经末梢导致腰痛。病变发生以后，为减少病变部位的活动，一些肌肉常呈痉挛状态，而持续性的腰肌痉挛也可造成软组织的积累性劳损，从而加重组织的病理改变。

通过近年来依照循证医学的原则对下腰痛的诊治方法进行分析与评估，运动疗法以其既有良好效果、又经济节省的特点，受到广泛重视。有研究证实，腰肌力量、耐力较强的人群腰痛发生少，这也反证了以肌力训练为重点的运动疗法的有效，应该把运动疗法作为治疗腰痛的基础及根本治疗方式。这一点对国人更应强调，由于传统文化的影响，国人对疾病的治疗仅片面认为只是服药、打针及手术等，不把运动疗法当做治疗方法之一，这是错误的观念。腰肌薄弱是腰痛的根源，只有通过运动治疗增强腰肌、腹肌的力量及耐力，提高脊柱的稳定性，才是治疗腰痛之本。

（一）临床表现与诊断

1. 症状　腰部酸痛或胀痛，部分刺痛或灼痛，劳累时加重，休息时减轻；适当活动和经常改变体位时减轻，活动过度又加重，不能坚持弯腰工作。常被迫伸腰或以拳头击腰部缓解疼痛。

2. 体征 腰部有压痛点，多在骶棘肌处、髂骨嵴后部、骶骨后骶棘肌止点处或腰椎横突处。腰部外形及活动多无异常，也无明显腰肌痉挛，少数患者腰部活动稍受限。

3. 影像学表现 X线检查一般无异常发现，少数或可有骨质增生或脊柱畸形。

（二）康复评定

包括：①症状；②体征；③疼痛与压痛点的测定；④影像学的评定；⑤ADL能力评定（见第五章）。

二、腰肌劳损的运动康复

注意纠正日常生活、工作中的姿势，正确站姿、正确搬运重物，在劳动中要注意尽可能变换姿势，纠正习惯性姿势不良。正常的日常坐姿应使腰肌放松，前凸回缩一点，这样腰椎的压力小，同时腰肌不用太费力；正确站姿是昂首挺胸，腰部轻度前凸，收腹，不要弯腰驼背，以防腰椎劳损；搬运重物时要靠近重物站立，双腿分开，屈膝屈髋至重物高度，不要弯腰，通过伸直膝、髋关节抬起重物，站直后移动足来转身，避免扭动下腰。

腰骶部慢性劳损患者有剧痛时可卧床休息，也可用围腰制动，或用宽腰带加以保护。工作时可配腰围，以减少腰肌牵拉，但每天必须解除腰围，做腰背肌及腰肌锻炼。

疼痛剧烈者应配合镇痛药物、物理因子治疗（热疗、蜡疗、红外线、超声波、激光局部照射）、推拿、封闭治疗等。

1. 急性疼痛期

（1）仰卧抱膝腰椎屈曲练习：保持10～30秒/次，间歇5秒，3～5次/组，1～2组/次（图24-4-1）。

（2）仰卧支撑腰椎伸展练习：仰卧，用肘关节撑起上身，使腰肌完全放松，于最大位置保持一定时间或完成动作为1次（图24-4-2）。在练习腰椎后伸活动度的同时，还有助于缓解腰痛。随角度增大，可逐渐增加强度改为俯卧伸肘支撑。持续5分钟/次，2～3次/日。

（3）坐位转体练习：坐位，上身正立，双手胸前握住一根橡皮筋，抗阻力向一侧转体拉紧皮筋，注意是使用腰部力量，而不是用手臂力量牵拉皮筋。保持10～30秒/次，间歇5秒，5～10次/组，2～3组/日（图24-4-3）。

（4）抗阻侧屈练习：站立位，手握哑铃，手臂下垂放于体侧，先缓慢有控制地弯向握哑铃一侧，再缓慢用力，使上身恢复至正直的中立位，左右两侧均练习。保持10～30秒/次，间歇5秒，5～10次/组，2～3组/日（图24-4-4）。

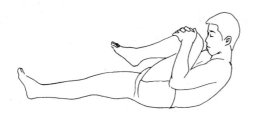
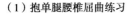
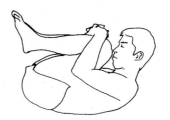

（1）抱单腿腰椎屈曲练习　（2）抱双腿腰椎屈曲练习

图24-4-1 仰卧抱膝腰椎屈曲练习

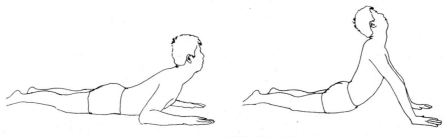

图24-4-2 仰卧支撑腰椎伸展练习

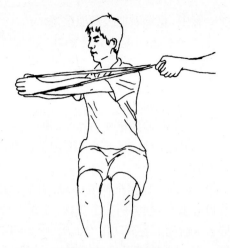

图 24-4-3　坐位转体练习

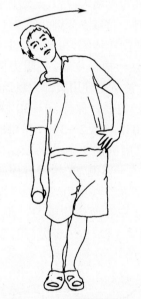

图 24-4-4　抗阻侧屈练习

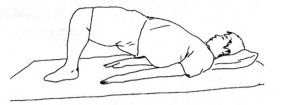

（1）双桥练习（五点支撑）

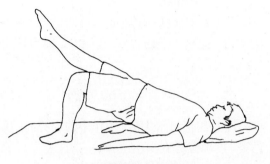

（2）单桥练习（四点支撑）

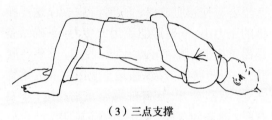

（3）三点支撑

图 24-4-5　双桥练习

2. 缓解期　急性疼痛缓解后应以肌力训练为主，提高腰背部周围肌肉的力量，使脊柱稳定性提高，有效地预防疼痛的复发。

（1）双桥练习：仰卧床上，双腿屈曲，以双足、双肘和后头部为支点（五点支撑）用力将臀部抬高，如拱桥状，保持 30 秒为 1 次，10次 / 组，2～3 组 / 日，早期练习可在他人的保护下进行［图 24-4-5（1）］。随肌力及腰部控制能力的加强，可进一步增加难度，改为单腿的单桥练习［图 24-4-5（2）］及将双臂放于胸前，仅以双足和头后部为支点进行（三点支撑）练习。

（2）腹肌仰卧举腿练习：仰卧位，双腿并拢伸直，通过抬腿的高度控制强度（抬腿越高，强度越小），腰部不离开床面，于最用力位置保持一定时间或完成动作为 1 次。通过腹肌收缩来控制骨盆，以达到练习腹肌的目的（图 21-1-1）。若患者因伤痛、长期卧床致腹肌力较差时无法进行此项运动时，可先行腹肌等长收缩练习。

（3）空中自行车练习：平卧，双腿抬起，在空中模拟骑自行车动作，动作要缓慢而有力，必要时可于踝关节处加沙袋等作为负荷，20～30 次 / 组，间歇 20 秒，3～5 组连续进行，2～3 次 / 日（图 21-1-2）。

（4）飞燕练习：俯卧床上，双臂放于身体两侧，双腿伸直，然后将头、上肢和下肢用力向上抬起，不要使肘和膝关节屈曲，要始终保持伸直，如飞燕状（图 21-1-3）。保持至力竭为 1 次，5～10 次 / 组，2～3 组 / 日。

（5）屈腿仰卧起练习：双腿屈髋屈膝，双足平踩于床面，双上肢伸直，上身抬起，使肩胛骨离开床面，上身抬起不可过高，以免增加腰椎负荷，于最用力位置保持一定时间（力竭），或完成上身抬起动作为 1 次 [图 21-1-4（1）]。若有一定力量基础的患者，可双手抱于胸前进行屈腿仰卧起练习 [图 21-1-4（2）]。

（6）俯卧四点支撑练习：俯卧于床上，双臂屈曲于胸前，用双肘部及双足尖将身体支撑抬起，至身体完全腾空为一条直线，保持 10～30 秒 / 次，间歇 5 秒，5～10 次 / 组，2～3 组 / 日。

3. 运动治疗的注意事项

（1）运动治疗是腰痛治疗的根本，但不能一蹴而就，持之以恒很重要，坚持数周才能达到治疗效果。要避免复发，必须持之以恒。

（2）平时保持正确的坐、立及工作姿势是防治腰痛之源。只有平日坚持正确姿势，避免错误姿势，才能使腰部减少劳损，避免腰痛复发。

（3）严重腰部疾病患者，如脊椎骨折、脱位、脊椎肿瘤、结核为运动疗法的禁忌证。

（4）对重症骨质疏松患者，运动疗法尤其是强化器械疗法要慎用。

第二十五章

常见退行性疾病的运动康复

第一节 颈椎病的运动康复

一、概述

颈椎病是由于人体颈椎间盘逐渐发生退行性变、颈椎骨质增生，颈椎正常生理曲线改变后刺激而引起的一组综合征状。又称颈椎综合征。它常见于中老年。这类患者轻则常常感到头、颈、肩及臂麻木，重则可导致肢体酸软无力，甚至出现尿便失禁及瘫痪等。

颈椎位于缺少活动的胸椎和重量较大的头颅之间，其活动度较大，又需支持头部使之保持平衡，故颈椎容易发生劳损，尤以下颈椎为甚，如 $C_{5\sim6}$。由于颈部长期劳损，其椎间盘组织和骨与关节逐渐发生退行性变，影响附近的神经、脊髓、椎动脉而出现各种临床症状。

（一）临床表现与诊断

颈椎病的临床表现根据病变部位、受压组织及压迫轻重的不同而有所不同。其症状可自行减轻或缓解，亦可反复发作；个别病例症状顽固，影响生活及工作。根据临床症状大致分为神经根型、脊髓型、椎动脉型及交感神经型。然而在临床上多为混合型颈椎病。

1. 神经根型颈椎病 主要症状有颈肩背疼痛及颈神经刺激或受压症状。其重要体征为：①颈部有不同程度的畸形及僵硬现象；②压痛点在受累颈脊神经的颈椎横突下方及其背支支配的区域；③椎间孔压缩试验阳性；④臂丛神经牵拉试验阳性或压头试验阳性（图25-1-1）；⑤颈神经受到刺激时，其远隔部位早期表现为疼痛过敏；当受到压迫较重或

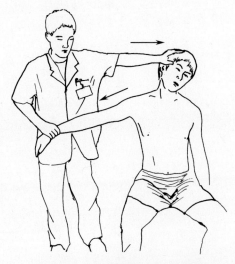
（1）臂丛神经牵拉试验（Eaton试验）

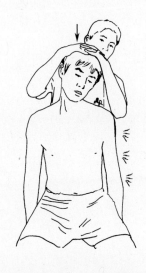
（2）压头试验（Spurling征）

图 25-1-1　颈椎病神经系统检查

时间较久时，其远隔部位表现为感觉减退；⑦支配肱二头肌及肱三头肌肌腱的主要神经受到兴奋时，腱反射活跃，反之，则腱反射减退或消失；⑧神经根受到压迫后，轻者其所支配的肌肉力量减弱，重者可以出现肌肉萎缩。

2.脊髓型颈椎病　①上肢症状：出现单侧上肢或双侧上肢单纯运动障碍、单纯感觉障碍或同时存在感觉和运动障碍；②下肢症状：出现单侧下肢或双侧下肢神经功能障碍；③偏侧症状：出现同侧上下肢感觉运动障碍；④交叉症状：出现一侧上肢和对侧下肢感觉或运动障碍；⑤四肢症状：出现四肢神经功能障碍；⑥头部症状：主要表现为头痛、头晕或头皮痛；⑦骶神经症状：表现为排尿或排便障碍。

3.椎动脉型颈椎病　①椎动脉供血不全的典型症状：发作性眩晕、复视伴有眼震，有时出现恶心、呕吐，甚至耳鸣、耳聋；②脑干症状：肢体麻木、感觉异常，持物落地；③枕部跳痛；④发作性昏迷。

4.交感型颈椎病

(1)交感神经兴奋症状：①头痛或偏头痛、头沉、头晕、枕部痛或颈后痛；②眼裂增大、视物模糊、瞳孔散大、眼窝胀痛、眼目干涩等；③心率加快、心律失常、心前区疼痛和血压升高等；④肢体怕凉怕冷、局部温度偏低或肢体遇冷时有刺痒感，继而出现红肿或疼痛加重；⑤发汗障碍。

(2)交感神经抑制症状：有头晕眼花、眼睑下垂、流泪、鼻塞、心动过缓、血压偏低、胃肠蠕动增加或嗳气等。

5.颈椎病的X线检查　正位片：观察有无寰枢关节脱位、齿状突骨折或缺失。第七颈椎横突有无过长，有无颈肋。钩椎关节及椎间隙有无增宽或变窄。侧位片：①曲度的改变：颈椎发直、生理前突消失或反弯曲；②异常活动度：在颈椎过伸过屈侧位X线片中，可以见到椎间盘的弹性有改变；③骨赘：椎体前后接近椎间盘的部位均可产生骨赘及韧带钙化；④椎间隙变窄：椎间盘可因髓核突出、椎间盘含水量减少发生纤维变性而变薄，表现

在X线片上为椎间隙变窄；⑤半脱位及椎间孔变小：椎间盘变性后，椎体间的稳定性低下，椎体往往发生半脱位（又滑椎）；⑥项韧带钙化：项韧带钙化是颈椎病的典型病变之一。

(二)康复评定

1.一般状况评定　①颈椎活动范围；②肌力的评定；③感觉和反射的测定；④疼痛与压痛点的测定；⑤肌电图和神经传导测定；⑥影像学的评定；⑦ADL能力评定（见第五章）。

2.专项评定　主要是脊髓型颈椎病的功能评定（附表1）。

二、颈椎病的运动康复

颈椎病患者应注意日常工作、生活体位。颈部屈伸体位与颈椎承受的压力关系密切，正常的颈椎姿势是颈部保持中立位，若颈部过度前伸或屈，下颈椎的压力会随之逐步加大。长时间低头或仰头可以造成颈椎周围的肌肉、韧带、关节囊的松弛和劳损，影响颈椎稳定。所以工作、生活时颈部要保持正确的姿势，电脑、电视应置于略低于平视位置。椎动脉型颈椎病应避免诱发疾病的体位及动作。睡眠时枕头的高度应以保持颈部的生理曲度为准，避免过高或过低造成颈椎过伸或过屈，枕头的硬度也要适中。

根据患者的病情情况可采用佩戴颈托和围领、颈椎牵引疗法，常用的是颌枕带牵引（适用于脊髓型以外的颈椎病），并采用物理因子（低中频电疗、超短波、温热疗法）治疗等。

颈椎病保守治疗康复方案为：

1.活动期　为维持颈部周围肌肉力量，应进行颈部抗阻等长肌力练习（图25-1-2）。在最用力处保持10秒为1次，10次/组，2～3组/日。最好对照镜子练习，确保练习时颈部肌肉用力，但头部不偏向任何方向，保持在中立位。

2.恢复期　急性期后应继续加强肌力练习，进一步提高颈部的稳定性，确保在逐渐恢复日常生活活动时颈部的安全，并且尽量避免复发。

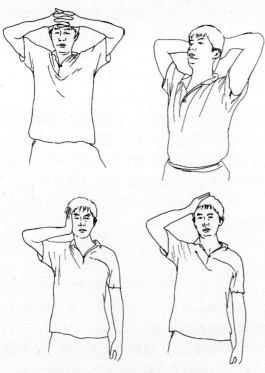

图 25-1-2　颈部抗阻等长肌力练习

伸直上举以增加难度，在最用力处保持 10 秒或保持此姿势至力竭为 1 次，10 次 / 组，2～3 组 / 日。

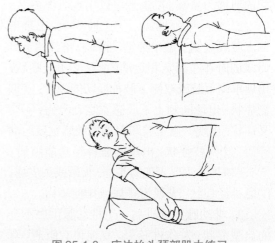

图 25-1-3　床边抬头颈部肌力练习

（1）床边抬头颈部肌力练习：仰卧位，胸部在床边，头和颈部在床外，保持头颈与身体呈一条直线（图 25-1-3）。可双手抱头或双臂

（2）颈部活动度训练：颈部医疗体操（图 25-1-4），在颈部有牵拉感或微痛处保持 10～15 秒，5 次 / 组，1～2 组连续练习，2 次 / 日。练习前必须由专业医生指导，了解哪些方向的活动可做，哪些则应尽量避免。

（3）肩部肌力训练：见图 9-2-11～9-2-17。

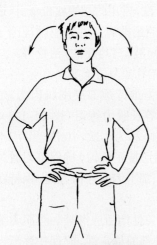

（1）第一节　先颈部向左侧屈，然后颈部向右侧屈。

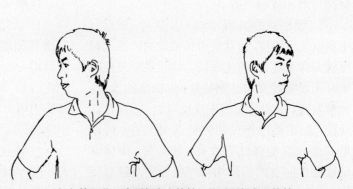

（2）第二节　先颈部向右旋转，然后颈部向左旋转。

图 25-1-4　颈部医疗体操

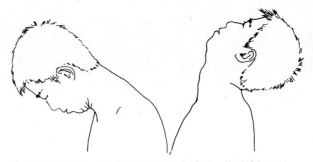

（3）第三节 先头顶用力向上下颌内收，然后放松还原。

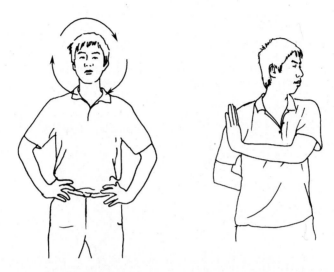

（4）第四节 先颈项向左，前，右绕环至还原，避免后仰。然后向相反方向绕环。

（5）第五节 头向左旋，左手经体前伸向右肩上方。还原，然后方向相反进行锻炼。

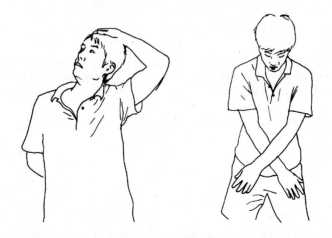

（6）第六节 颈项向左侧凸，左手经头顶上方触右耳。还原。然后方向相反进行锻炼。

（7）第七节 低头含胸，两臂在胸前交叉，尽量伸向对侧，左臂在上。

图 25-1-4 颈部医疗体操（续）

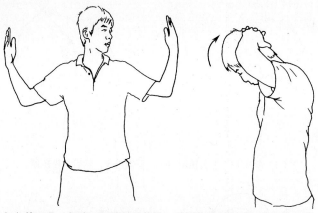

（8）第八节　挺胸，两臂尽量外旋，肘屈曲手与肩平，头左旋，眼看左手，反方向再做一次。

（9）第九节　两手抱头后，手指交叉。稍低头，两肘向两侧张开。用力抬头，两手向前用力，与头对抗，不使后仰。

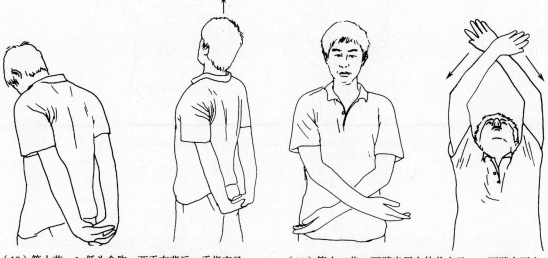

（10）第十节　1. 低头含胸，两手在背后，手指交叉，肘半屈，手心向上。挺胸，用力伸肘，同时翻掌向下。后顶部向上伸。2. 还原至准备姿势。

（11）第十二节　两臂半屈在体前交叉。1. 两臂在下交叉，上举到头上，抬头眼视双手。2. 两臂分开，经体侧下降回到准备姿势。

图 25-1-4　颈部医疗体操（续）

三、运动处方示例

简要病史：患者，男性，49 岁。颈项部僵硬伴四肢麻木、肌力减退 60 余天。

患者于 60 天前开始出现颈项部僵硬伴四肢麻木，逐渐加重；30 天前开始出现肌力减退。无明显外伤病史，局部无红肿、发热。

颈椎 X 线片及 MRI 示颈椎椎间盘突出，颈髓受压（图 25-1-5）。

临床诊断：颈椎病；颈椎退变。患者经口服药物治疗后症状无缓解，遂于全麻下行 $C_{5/6}$ 椎间盘切除 + 椎间植骨内固定术。术后给予颈椎支具辅助固定三个月（图 25-1-6）。

术后康复锻炼处方：

患者术后根据《骨科运动康复安全性评定表》（表 1-2-1）评分如下：

1. 骨性结构稳定性　由于骨结构未破坏、局部稳定性尚可，评 22～26 分。

2. 内固定的可靠性　颈椎前路植骨＋接骨板固定，术中固定牢固，无螺钉松动，评 25～29 分。

3. 软组织的完整性　由于采取前路手术基本是行组织间隙入路，故软组织损伤较小，但 $C_{6/7}$ 纤维环、椎间盘已切除及前后纵韧带均切断，故软组织存在损伤，评 10～14 分。

术后早期总评分为 57～69 分，运动康复应慎重，可在颈围保护下行颈项部肌肉的抗阻力训练、等长收缩锻炼、并可行四肢肌力及关节的活动度训练。

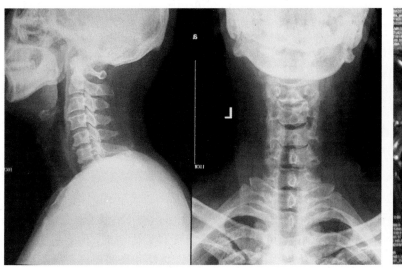
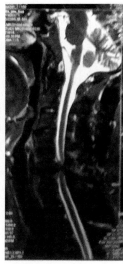

图 25-1-5　术前 X 线片 /MRI 示：$C_{5/6}$ 椎间盘向后侧突出，颈髓受压明显

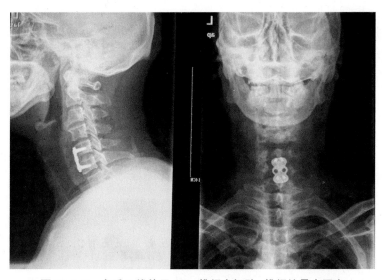

图 25-1-6　术后 X 线片示：$C_{5/6}$ 椎间盘切除，椎间植骨内固定

初期评定：术后 1～4 周，患者手术切口愈合良好，四肢麻木、肌力减退症状缓解；颈椎活动范围主动运动／被动运动：前屈 10°/15°，后伸 10°/15°，侧屈 10°/15°。

康复锻炼方法：为维持颈部周围肌肉力量，应进行颈部抗阻等长肌力练习（图 25-1-2）。在最用力处保持 10 秒为 1 次，10 次／组，2～3 组／日，最好对照镜子练习，确保练习时颈部肌肉用力，但头部不要偏向任何方向，保持在中立位。

目的和作用：锻炼颈部周围肌肉力量，预防术后神经根粘连，增进颈肩部前屈肌群肌力，更大程度改善颈肩部的屈曲功能。

注意事项：活动范围以颈肩部局部不产生明显疼痛为度。

中期评定：术后 5～8 周，颈肩部无压痛，局部僵硬感较前期已有明显改善，颈椎活动范围主动运动／被动运动：前屈 15°/20°，后伸 15°/20°，侧屈 15°/20°。

康复锻炼方法：床边抬头颈部肌力练习。仰卧位，胸部在床边，头和颈部在床外，保持头颈与身体呈一条直线（图 25-1-3）。可双手抱头或双臂伸直上举以增加难度，在最用力处保持 10 秒或保持此姿势至力竭为 1 次，10 次／组，2～3 组／日。

目的和作用：维持或改善颈椎活动范围，增进颈部前屈与后伸肌群肌力，更大程度改善颈肩部的屈曲功能。

注意事项：患者需在评估颈椎稳定性前提下开始训练，活动范围以颈部局部不产生明显疼痛为度。

末期评定：术后 9～12 周，腰骶部无压痛，局部僵硬感较前期已有明显改善，腰椎活动范围主动运动／被动运动：前屈 20°/25°，后伸 20°/25°，侧屈 20°/25°。

康复锻炼方法：颈部医疗体操。在颈部有牵拉感或微痛处保持 10～15 秒，5 次／组，1～2 组连续练习，2 次／日（图 25-1-4）。

目的和作用：主动活动颈肩部，更大程度改善颈肩部的屈伸功能。

第二节　腰椎间盘突出症的运动康复

一、概述

腰椎间盘突出症是下腰痛的主要生物原因。本病最基本的病因是腰椎间盘的退行性改变。正常椎间盘富有弹性和韧性，具有强大抗压能力，可承担 450kg 的压力而无损伤。但在 20 岁以后椎间盘即开始逐渐退变，髓核含水量逐渐减少，椎间盘的弹性和抗负荷能力也随之减退，在这种情况下，因各种负荷的作用，椎间盘易在受力最大处，即纤维环的后部，由里向外产生裂隙。在此基础上，某些因素可诱发纤维环的破裂，导致髓核组织突出或脱出。

比较常见的诱发因素有：①腹压增高，如剧烈咳嗽、便秘时用力排便等；②腰姿不当，当腰部处于屈曲位时，如突然加以旋转则易诱发髓核突出；③突然负重，在未充分准备时，突然使腰部负荷增加，易引起髓核突出；④腰部外伤，急性外伤时可波及纤维环、软骨板等结构，而促使已退变的髓核突出；⑤职业因素，如汽车驾驶员长期处于坐位和颠簸状态，易诱发椎间盘突出。

（一）临床表现与诊断

1. 症状

（1）腰部疼痛：大多数腰椎间盘突出症的患者都有腰痛，有些患者可在有明确的扭伤或外伤后出现，但有的患者却无明显的诱发因素。腰痛的范围比较广泛，但主要在下腰部及腰骶部，以时重时轻的钝痛为主，急性期可有撕裂样锐痛，平卧时疼痛可以减轻，久坐或弯腰活动时疼痛加重，疼痛可使腰部活动受限。

（2）一侧或双侧下肢放射痛：下肢放射痛可在腰痛发生前出现，也可在腰痛发生后或同时出现。疼痛主要沿臀部、大腿及小腿后侧至足跟或足背，呈放射性刺痛，严重者可呈电击样疼痛。为减轻疼痛，患者往往采取屈腰、屈髋、屈膝、脊柱侧凸的保护性姿势。放射痛一般多发生在一侧下肢，即髓核突出的一侧，少数中央型突出的患者可以出现双侧下肢放射痛，一般一侧轻，一侧重。下肢放射痛的直接原因是突出物及其代谢产物对神经根的刺激。

（3）下肢麻木及感觉异常：下肢麻木的发作一般在疼痛减轻后或相伴出现，其机制主要是突出物的机械性压迫神经根的本体感觉和触觉纤维，麻木或感觉减退区域与受累的神经根相对应，下肢的感觉异常主要是发凉、患肢温度降低，尤以足趾末端最为明显，这是椎旁的交感神经纤维受到刺激，引起下肢血管收缩的缘故。

（4）肌力减弱或瘫痪：突出的椎间盘严重压迫神经根时可产生神经麻痹而致肌肉力量减弱甚至瘫痪，这多为 $L_{4/5}$ 椎间盘突出，L_5 神经根受压麻痹所致，表现为伸拇力或屈拇力下降，重者表现为足下垂。

（5）间歇性跛行：患者行走时，随着行走距离增加，腰腿痛症状加重，休息一段时间后又可行走，在走相同的距离又出现相同的症状。这是腰椎间盘突出后继发的腰椎管狭窄所致。

（6）马尾神经症状：中央型的腰椎间盘突出症，若突出物较大或椎管骨性狭窄，可压迫马尾神经，出现会阴部麻木、刺痛、排尿排便无力，女性可有尿失禁，男性可出现阳痿。

2. 体征 直腿抬高试验和加强试验阳性，这是诊断本病的重要检查方法。直腿抬高试验的检查方法是将膝关节伸直，并在此伸直位将被检查的下肢抬高，尚未抬到90°即出现该侧坐骨神经牵拉痛时，即可认为阳性。加强试验的检查方法是在患肢直腿抬高到将痛未痛时，将足被动背伸，若出现坐骨神经痛即为阳性。椎间盘突出的椎间隙不同则压迫不同的腰神经根，因此造成神经功能障碍的症状也不相同。由于临床所见的腰椎间盘突出90%以上发生在第4～5腰椎间隙及第5腰椎和第1骶椎间隙，故临床常见小腿外侧、足外侧及姆趾皮肤感觉麻木，姆趾背伸肌力减弱，并有70%～80%患者膝腱反射或跟腱反射出现异常（亢进、减弱或消失）。

3. 影像学表现

（1）X线片表现：正位片上椎间隙左右不等，椎体呈侧凸，侧位片上椎体生理前凸，椎间隙变窄或后宽；Schmorl结节，椎间隙变窄的相邻椎体内出现半圆形阴影，其周边呈致密硬化影；椎体前缘磨角，侧位片表现为骨刺，呈水平方向突起，有别于临床常见的爪形骨刺、骨桥；椎体后缘增生后翘，上下关节硬化；椎体不稳、后移，脊突偏歪；椎小关节两侧不对称；椎间孔内骨片；椎间盘真空现象，在髓核处出现一透亮度略高于椎间盘的小区；后突髓核、纤维环钙化，正、侧位片均可见与椎间隙相关的钙化影；

（2）CT表现：①椎间盘向周围均均匀膨出，超出椎体边缘，此为椎间盘（纤维环）膨出的典型征象；②块影，椎间盘后缘正中或偏侧有局限性突出的软组织密度块影，突出物的 CT 值（60～120HU）高于硬膜囊的 CT 值（0～30HU），此块影使邻近的硬膜囊或神经根受压移位，是椎间盘突出的典型 CT 表现，其突出物的后缘平滑或不规则；③钙化，脱出髓核有钙化或髓核脱出久者可产生钙化，多与椎间盘相连；④碎块，可由脱出的髓核突破后纵韧带后形成，游离于椎管内硬膜外脂肪中，常嵌顿在侧隐窝内，其与突出的椎间盘之间有断离征象；⑤滑移，较大的髓核突出虽未形成碎块，但可向椎管上下方滑移，表现为逐层变小而保持突出髓核的原有形状；⑥神经根湮没，若椎管脂肪较少，且硬膜囊或神经根与髓核为等密度，则突出的髓核与硬膜囊或神经根难以区别，则为神经根的湮没。CT 有以下特殊征象：Schmorl结节；真空现象，椎间盘内含气的低密度影，且边缘整齐清晰、无硬化。此外在 CT 图像上还可清晰地显示椎体骨质赘生、椎管或侧隐窝狭窄、黄韧带肥厚、上下关节硬化等异常，CT 在这方面比 X 线片、造影的检出率要高。

4. 鉴别诊断

（1）腰椎管狭窄症：指腰椎管因某些因素发生骨性和纤维结构的异常，导致一处或多处管腔狭窄，压迫硬脊膜与神经根出现临床症状。本病是腰腿痛常见原因之一。

腰椎管狭窄症临床上以下腰痛、马尾神经或腰神经根受压及神经源性间歇性跛行为主要特点。过去认为，有无间歇性跛行是腰椎管狭窄症与椎间盘突出症的重要区别，实际上约 1/3 椎间盘突出症患者也发生间歇性跛行。两者主要鉴别需要 X 线摄片、造影、CT、MRI 来确定。

（2）腰椎滑脱症：腰椎滑脱可能出现下腰痛，滑脱程度较重时，还可发生神经根症状，且常诱发椎间盘退变、突出。腰骶部 X 线侧位片可了解有无椎体向前滑脱及滑脱程度。

（二）康复评定

包括：①症状；②体征；③疼痛与压痛点的测定；④影像学的评定；⑤ADL 能力评定（见第五章）。

二、腰椎间盘突出症的运动康复

（一）非手术治疗

非手术治疗是腰椎间盘突出症及椎管狭窄症的首选治疗。

适应证：①初次发病，病程短的患者；②病程虽长，但症状及体征较轻的患者；③经检查发现突出较小的患者；④由于全身性疾患或局部皮肤疾病，不能施行手术者；⑤不同意手术的患者。

根据患者的病情选择：卧硬板床休息、牵引治疗、非甾体抗炎药、物理因子、封闭治疗等。

1. 活动期　急性疼痛的发生阶段，必须改变生活习惯，减少活动量，停止体育活动及体力劳动，以卧床休息为主。并根据情况适当佩戴腰围保护，注意坐起翻身等动作的安全性。

（1）腹肌等长收缩练习：仰卧位，上身向前、向上方向抬起用力（腹部肌肉用力，不引起动作），下肢稍微屈曲可以更方便腹肌发力（图 25-2-1）。保持 30 秒为 1 次，10 次/组，2～3 组/日。

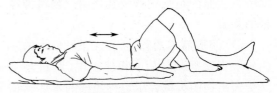

图 25-2-1　腹肌等长收缩

（2）腰背肌等长收缩练习：仰卧位，上身用力压床，只是腰部肌肉用力，不引起动作（图 25-2-2）。保持 30 秒为 1 次，10 次/组，2～3 组/日。

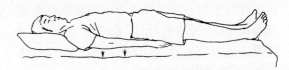

图 25-2-2　腰背肌等长收缩练习

（3）双桥练习［图 24-4-5（1）］。

以上肌力练习在不增加疼痛的前提下尽可能多做，以对抗卧床造成的肌力下降，同时应练习上肢和下肢的肌力，为恢复日常生活打下良好的体能基础。

（4）直抬腿练习：双下肢均可练习，以症状较重的一侧为主。练习时，仰卧位，用无弹性的带子等套在足部，用上肢力量将腿被动抬高，下肢伸直不得屈膝，尽量使腿与床面夹角在 70° 以上，抬到感觉微痛时停止进行持续牵伸，待机体适应后继续抬高（图 25-2-3）。5～10 次/组，2～3 组/日。

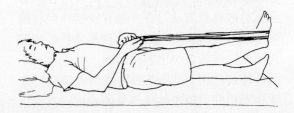

图 25-2-3　被动直抬腿练习

（5）俯卧支撑腰椎伸展练习：见图24-4-2。

2．恢复期　此阶段疼痛基本缓解，主要是强化腰腹部肌肉力量，稳定腰椎并改善腰椎活动度，逐步恢复正常和运动。①空中自行车练习（图21-1-2）；②飞燕练习（图21-1-3）；③屈腿仰卧起练习（图21-1-4）；④坐位转体练习（图24-4-3）；⑤俯卧四点支撑练习（图25-2-4）；⑥抗阻侧屈练习（图24-4-4）。

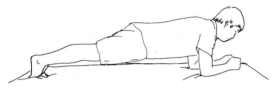

图 25-2-4　俯卧四点支撑练习

根据情况由专业医生决定是否可以进行腰椎屈曲练习（图24-4-1）。注意在上述功能练习的同时，还必须注意日常生活对腰椎的保护，才能巩固练习和治疗效果，避免复发。

（二）手术治疗

手术适应证：①非手术治疗失败；②有马尾综合征者；③合并椎管狭窄者；④神经根损伤症状重者。

腰椎间盘突出症常见的手术方法大体分为两类：一是单纯椎板间开窗髓核摘除术，此种手术创伤较小，术后恢复较快，早期可以活动，术后需坚持腰背肌力量练习；另一类为椎管扩大成形术，半椎板、全椎板切除减压术，椎弓根螺钉固定并植骨术。此种手术创伤较大，需在一段时间内限制腰部活动，术后运动康复也有所不同。

1．单纯椎板间开窗髓核摘除术后运动康复　此类患者术后应佩戴腰围保护，腰围一般需佩戴1～3个月，注意坐起翻身等动作的安全性。

（1）术后0～2周：术后麻醉清醒后，即可开始运动。

1）踝泵练习：清醒时尽可能多做，可促进循环，消退肿胀，防止深静脉血栓。

2）股四头肌等长练习：在不增加疼痛时尽量多做，大于500次/日。

3）腘绳肌等长练习（图20-1-2）：在不增加疼痛时尽量多做，大于500次/日。

4）被动直腿抬练习（图25-2-3）：5～10次/组，2～3组/日。此练习可以防止术后神经根粘连，为术后必做练习。

5）主动直腿抬练习（图20-1-3）：保持至力竭为1次，5～10次/组，2～3组/日。练习时疼痛为正常现象，应予以耐受。

术后一周经X线片复查后，由专业医生许可后，可佩戴腰围下地站立、行走，但不得过多行走，防止头晕、恶心、眼发黑等直立性低血压情况的发生，多次练习站立数次后即可消失。

6）负重和平衡练习：①左右向负重及平衡练习。保护下站立，双足左右分立与肩同宽，缓慢向右移动重心，下肢肌肉绷紧控制动作及身体平衡，逐渐增加患侧下肢的负重及用力程度，争取可达到患侧单腿完全负重站立。一般为5分钟/次，2次/组，2～3组/日。②前后向负重及平衡（图20-1-9）。双足前后分立1～2步长距离，缓慢向前移动中心，下肢肌肉绷紧控制动作及身体平衡，逐渐增加患侧下肢的负重及用力程度，争取可达到患侧单腿完全负重站立。一般为5分钟/次，2次/组，2～3组/日。

7）坐位练习：每天不超过30分钟。

（2）术后2～4周：继续早期各项练习，并加强其强度。

1）腹肌等长收缩（图25-2-1）。

2）腰背肌等长收缩练习（图25-2-2）。

3）双桥练习[图24-4-5（1）]。

以上肌力练习在不增加疼痛的前提下尽可能多做，以对抗卧床造成的肌力下降，同时应练习上肢和下肢的肌力，为恢复日常生活打下良好的体能基础。

（3）术后4周：开始脊柱的伸屈、左右旋转活动的训练。

1）空中自行车练习（图21-1-2）。

2）飞燕练习（图21-1-13）。

3）静蹲练习：上体正直，靠墙站立，双足与肩同宽，足尖及膝关节正向前方，左右腿均匀分配体重，缓慢下蹲至无痛角度，调整足离墙的距离，使膝一直垂直于足尖下蹲角度小于或等于90°，即下蹲角度小时距离墙近，下蹲角度大时距离墙远。膝屈至90°内，无痛及可控的最大角度保持一定时间为1次［图20-1-8（1）］。此练习主要加强大腿前侧肌群肌力，锻炼股四头肌，提高膝关节控制能力及稳定性。

力量增强后可抬起健侧腿，把重心完全移动至患腿单腿静蹲［图20-1-8（2）］。锻炼股四头肌，尽快纠正健腿、患腿之间力量的差异。

4）逐渐增加站立时间。

5）跨步练习：包括前后、左右各个方向跨步练习，通过重心转移为步行等日常生活的恢复做基础，10次／组，组间间隔30秒，2～4组连续进行，2次／日。

6）开始逐渐增加坐位时间。

7）俯卧四点支撑（图25-2-4）。

（4）术后8周：可逐步恢复正常站立、坐位时间，并根据复查结果由专业医生决定去除腰围。

1）坐位转体练习（图24-4-3）。

2）抗阻侧屈练习（图24-4-4）。

注意在功能练习的同时，还必须注意日常生活中对腰椎的保护，才能巩固练习和治疗效果，避免复发。

2. 椎管扩大成形术后运动康复 由于手术损伤较大，早期为保护患者脊柱的稳定性，康复治疗应稍缓。

（1）术后0～2周：术后麻醉清醒后，即可开始踝泵练习，股四头肌、腘绳肌等长练习，被动、主动直腿抬练习，腹肌、腰背肌等长收缩练习和双桥练习运动。

以上肌力练习在不增加疼痛的前提下尽可能多做，以对抗卧床造成的肌力下降，同时应练习上肢和下肢的肌力，为恢复日常生活打下良好的体能基础。

（2）术后3～4周：经X线片复查后，由专业医生许可后，佩带腰围方可下地站立行走，但不得过多行走，防止头晕、恶心、眼发黑等直立性低血压情况的发生，多次练习站立数次后即可消失。

1）负重和平衡练习（图20-1-9、图20-1-10）。

2）坐位训练，避免久坐，每次不超过10分钟。

（3）术后4～8周：①屈腿仰卧起（图21-1-4）；②空中自行车练习（图21-1-2）；③飞燕练习（图21-1-3）；④静蹲练习［图20-1-8（1）］；⑤逐渐增加站立时间；⑥跨步练习，包括向前跨步练习，向后跨步练习，左右侧向跨步练习，通过重心转移为步行等日常生活的恢复打下基础，10次／组，组间间隔30秒，2～4组连续进行，2次／日；⑦俯卧四点支撑（图25-2-4）；⑧开始脊柱伸屈、侧屈和旋转活动度训练。

（4）术后8周：逐步恢复正常站立、坐位时间，并根据复查结果由专业医生决定去除腰围保护。

1）坐位转体练习（图24-4-3）。

2）抗阻侧屈练习（图24-4-4）。

注意在功能练习的同时，还必须注意日常生活中对腰椎的保护，才能巩固练习和治疗效果，避免复发。

三、运动处方示例

简要病史：患者，男性，41岁。腰骶部疼痛伴左下肢麻木70余天。

患者于70天前开始出现腰骶部疼痛伴左下肢麻木；无明显外伤病史，局部无红肿、发热；劳累后疼痛加重，休息后症状稍有缓解；症状间断发作，但逐次加重；腰椎CT及MRI示：腰椎小关节退变，腰椎间盘突出（图25-2-5）。

临床诊断：腰椎间盘突出症；腰椎小关节炎。患者经口服药物治疗无效后，遂于全麻下行腰椎间盘突出后路左侧椎板切除减压＋椎间盘切除椎间植骨融合内固定术（图25-2-6），术后给予腰椎支具辅助固定3个月。

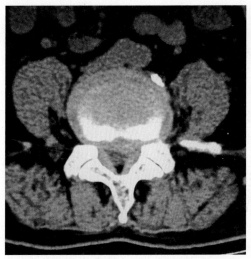
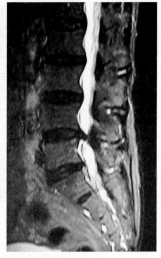

图 25-2-5　术前 CT/MRI 示：$L_{4/5}$ 椎间盘向左后侧突出，神经根受压

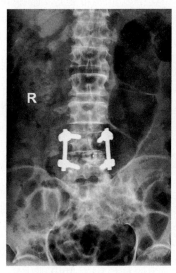
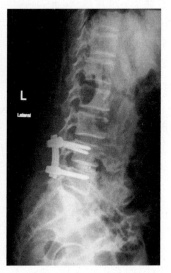

图 25-2-6　术后 X 线片：椎间盘切除椎间植骨融合内固定术

患者术后根据《骨科运动康复安全性评定表》（表 1-2-1）评分如下：

1. 骨性结构稳定性　由于骨结构未破坏，局部稳定性尚可，评为 22～26 分。

2. 内固定的可靠性　内固定使用钉棒系统固定，评为 25～29 分。

3. 软组织的完整性　由于采取后路手术基本是行组织间隙入路，故软组织损伤较小，椎间盘已切除，故软组织存在损伤，评为 10～14 分。

术后早期总评分 57～69 分，运动康复应慎重，可在腰围或腰部支具保护下行腰部肌肉的抗阻力训练，等长收缩锻炼，并可行四肢肌力及关节的活动度训练。

初期评定：术后 1～4 周，患者手术切口愈合良好，腰骶部无压痛，局部僵硬感明显，腰椎活动范围主动运动／被动运动：前屈 25°/35°，后伸 10°/20°，侧屈 10°/15°，左右旋转各 10°/15°。

康复锻炼方法：患者仰卧位，单侧下肢直腿抬高及双下肢踩单车式蹬腿运动；单次下肢抬高高度从30°开始，每天3~5组运动。

目的和作用：锻炼腰部肌群肌力，预防术后神经根粘连，增进腰部前屈肌群肌力，更大程度改善腰部的屈曲功能。

注意事项：患者需在评估腰椎稳定性前提下开始训练，活动范围以腰部局部不产生明显疼痛为度。

中期评定： 术后5~8周，腰骶部无压痛，局部僵硬感较前期已有明显改善，腰椎活动范围主动运动/被动运动：前屈40°/50°，后伸15°/25°，侧屈15°/20°，左右旋转各15°/20°。

康复锻炼方法：卧位腰椎前屈训练，患者取仰卧位，双手抱单侧或双侧膝关节，腰背部尽量屈曲往双下肢靠近，交替数次；卧位腰椎后伸训练，患者取俯卧位，头部抬起，双手趴于地面，双手逐渐撑起，腰背部随着往后伸，重复数次（图18-2-3）。

目的和作用：维持或改善腰椎活动范围，增进腰部前屈与后伸肌群肌力，更大程度改善腰部的屈曲功能。

注意事项：患者需在评估腰椎稳定性前提下开始训练，活动范围以腰部局部不产生明显疼痛为度。

末期评定： 术后9~12周，腰骶部无压痛，局部僵硬感较前期已有明显改善，腰椎活动范围主动运动/被动运动：前屈50°/70°，后伸20°/25°，侧屈20°/25°，左右旋转各20°/25°。

康复锻炼方法：①站立位腰椎前屈训练，身体直立双腿分开，两足同肩宽，身体尽量前倾，双手上肢自然下垂，使手向地面接近，重复数次；②站立位腰椎后伸训练，身体直立双腿分开，两足同肩宽，以髋关节位轴，身体尽量后伸，双手可以叉于腰两侧，也可自然下垂，使手向地面接近，重复数次。

目的和作用：主动活动腰背部，更大程度改善腰部的屈伸功能。

注意事项：患者需在评估腰椎稳定性前提下开始训练，活动范围以腰部局部不产生明显疼痛为适。

第三节 腰椎管狭窄症

一、概述

腰椎管狭窄症是指腰椎管因某些因素发生骨性和纤维结构的异常，导致一处或多处管腔狭窄，压迫硬脊膜与神经根出现的临床症状。本病是腰腿痛常见原因之一。先天的腰椎管狭窄症是指椎管先天发育较窄，在同样有组织退变增生的情况下，容易引起症状。后天因素是由于退变、损伤等原因引起黄韧带肥厚、椎体骨质增生、小关节骨赘、硬膜外粘连、腰椎间盘突出导致的腰椎管腔的狭窄。其中以黄韧带肥厚、腰椎间盘突出引起者最为多见。

由于患者在腰椎管已有狭窄的病理基础上，因直立时椎体及神经根的压力负荷进一步增大，再加上行走时下肢肌肉的收缩与舒张活动，进一步促使椎管内相应脊神经节的神经根部血管生理性充血，继而静脉淤血。同时，神经根受牵拉后相应部位的微循环受阻，出现缺血性神经根炎，从而产生腰腿痛、下肢麻木、无力等症状，患者蹲下、坐下或平躺后，由于消除了下肢肌肉活动时的刺激来源，脊髓及神经根的缺血状态得以改善，因此症状也得以减轻或消失。再行走时，又因为同样原因再度出现上述症状，同样休息后症状减轻或消失。如此反复就出现了间歇性跛行。

临床表现与诊断如下：

1. 症状 长期反复的下腰、骶、臀痛，单侧或双侧，可向下肢放射。上腰椎神经受损时，疼痛放射至腹股沟、大腿前外侧；下腰椎神经受损时，疼痛放射至大腿后侧、小腿后外侧及足部。神经血管性缺血可引起间歇性跛行。部分患者可有排尿不畅、男性性功能障碍及会阴部感觉异常。

2. 体征 检查见下腰椎棘突旁有压痛，腰部后伸时因椎管内有效间隙减小而疼痛加剧，使腰部后伸受限，直腿抬高试验可呈阳性，小腿外侧及足背感觉异常，胫前肌、趾伸肌肌力减弱，膝腱反射和跟腱反射异常。也有少数患者无明显体征。

3. 影像学表现　X线征象主要包括：①高度肥大的关节突及关节间隙的改变；②椎管中央矢状径小于 15mm 为可疑狭窄，10～14mm 为相对狭窄，小于 10mm 为绝对狭窄；③成人椎体横径正常大于 20mm，椎体横径与管体比值小于 1:5；④腰椎峡部不连崩裂；⑤椎间孔前后径应大于 3mm，若有拉长变窄提示有狭窄；⑥椎弓根变厚变短、椎板增厚、内聚，甚至两相邻椎板融合。

CT 征象主要包括：①与发育有关的骨性小椎管；②椎体后缘及脊椎小关节骨质增生、骨赘形成，软骨下硬化或囊腔形成；③黄韧带及后纵韧带肥厚及钙化；④马尾神经及神经根受压迹象；⑤硬膜外脂肪减少消失；⑥中央椎管矢状径小于 11.5mm，横径小于 16mm，关节突间距小于 12mm，横断面积小于 1.45mm^2，神经根管（侧隐窝）矢径小于 3mm，椎体面积与椎管面积之比大于 5，黄韧带肥厚大于或等于 4mm。

二、腰椎管狭窄症的运动康复

腰椎管狭窄症患者早期症状较轻者可以保守治疗，严重者应采用手术治疗。

1. 非手术治疗运动康复　见本章第二节腰椎间盘突出症非手术治疗康复方案。

2. 手术治疗后运动康复　见本章第二节腰椎间盘突出症椎管扩大成形术后康复方案。

三、运动处方示例

简要病史：患者，男性，58 岁。腰骶部疼痛伴双下肢麻木 2 年，加重 50 天。

患者于 2 年前开始出现腰骶部疼痛伴双下肢麻木，间断发作，劳累时加重，休息后好转；50 天前开始出现腰骶部疼痛伴双下肢麻木加重，持续不减；无明显外伤病史，局部无红肿、无发热；拍摄腰椎 X 线片、CT 及 MRI 示：腰椎退变，腰椎管狭窄（图 25-3-1）。

临床诊断：腰椎管狭窄症；腰椎退行性变。患者经口服药物治疗无效后，于全麻下行腰椎管狭窄后路全椎板切除减压＋椎间盘切除椎间植骨融合内固定术，术后给予腰椎支具辅助固定 3 个月。

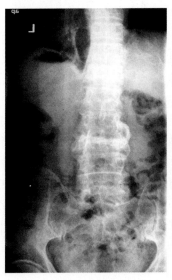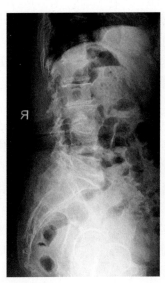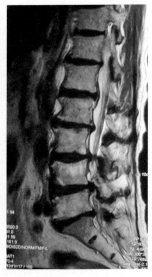

图 25-3-1　术前 X 线片、CT 及 MRI 示：L3/4、L4/5 节段腰椎管狭窄

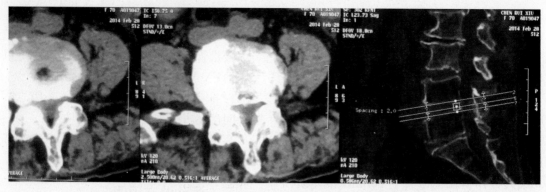

图 25-3-1 术前 X 线片、CT 及 MRI 示：L3/4、L4/5 节段腰椎管狭窄（续）

患者术后根据《骨科运动康复安全性评定表》（表 1-2-1）评分如下：

1. 骨性结构稳定性 由于骨结构未破坏，局部稳定性尚可，评 22~26 分。

2. 内固定的可靠性 内固定使用钉棒系统固定，评 25~29 分。

3. 软组织的完整性 由于采取后路手术基本是行组织间隙入路，故软组织损伤较小，椎间盘已切除，故软组织存在损伤，评 10~14 分。

术后早期总评分 57~69 分，运动康复应慎重，可在腰围或腰部支具保护下行腰部肌肉的抗阻力训练、等长收缩锻炼，并可行四肢肌力及关节的活动度训练。

初期评定： 术后 1~4 周，患者手术切口愈合良好，腰骶部无压痛，局部僵硬感明显，腰椎活动范围主动运动 / 被动运动：前屈 25°/35°，后伸 10°/20°，侧屈 10°/15°，左右旋转各 10°/15°。

中期评定： 术后 5~8 周，腰骶部无压痛，局部僵硬感较前期已有明显改善，腰椎活动范围主动运动 / 被动运动：前屈 40°/50°，后伸 15°/25°，侧屈 15°/20°，左右旋转各 15°/20°。

末期评定： 术后 9~12 周，腰骶部无压痛，局部僵硬感较前期已有明显改善，腰椎活动范围主动运动 / 被动运动：前屈 50°/70°，后伸 20°/25°，侧屈 20°/25°，左右旋转各 20°/25°。

注意事项：患者需在评估腰椎稳定性前提下开始训练，活动范围以腰部局部不产生明显疼痛为适。

第四节 脊柱退行性侧凸

一、概述

脊柱退行性侧凸（adult degenerative scoliosis，ADS）是指成年人继发于椎间盘及关节突关节退行性改变而出现的脊柱侧凸。脊柱退行性侧弯多发生于脊柱的腰段，常由于病变节段的退行性改变、椎管狭窄、椎体滑移、椎节失稳等问题，出现严重的腰背部疼痛、神经根性疼痛和间歇性跛行等症状。

临床表现与诊断如下：

1. 症状 成人脊柱退行性侧凸的临床表现主要为腰背部疼痛、神经根性疼痛、间歇性跛行及马尾神经综合征。由于此类患者的冠状面 Cobb 角通常较小，故以外观改变而就诊的患者少见。成人脊柱退行性侧凸累及脊柱及周围神经肌肉系统，不仅脊柱本身出现椎间盘突出、关节突关节脱位增生等改变，还会出现小神经卡压、肌肉痉挛疲劳等，这些因素均可能单独或共同造成腰背部的疼痛；此外，脊柱矢状面的失平衡或平背畸形亦容易引起患者的腰背部疼痛。这种疼痛可以局限在病变节段，也可以是整个腰背部的弥散性疼痛。明确疼痛来源对于确定治疗方法极为重要，如疼痛出现在脊柱的凸侧时，考虑脊柱畸形及肌力不平衡所导致肌肉劳损；当疼痛出现在凹侧时，应考虑关节突关节退行性改变、椎间盘退行性改变或脊柱不稳。

2. 体征 检查见下腰椎棘突旁有压痛，腰部后伸时因椎管内有效间隙减小而疼痛加剧，使腰部后伸受限，直腿抬高试验可呈阳性，小腿外侧及足背感觉异常，胫前肌、趾伸肌肌力减弱，膝腱反射和跟腱反射异常。也有少数患者无明显体征。

3. 影像学表现 X线征象主要包括：①腰椎冠状面 Cobb 角大于 10°；②关节突关节肥大增生及关节间隙不对称性改变。

二、脊柱退行性侧凸的运动康复

脊柱退行性侧弯患者早期症状较轻者可以非手术治疗，严重者应采用手术治疗。

（一）非手术治疗

根据患者的病情选择：卧硬板床休息、牵引治疗、非甾体抗炎药、物理因子等。

1. 活动期 急性疼痛的发生阶段，必须改变生活习惯，减少活动量，停止体育活动及体力劳动，以卧床休息为主。并根据情况适当佩戴腰围保护，注意坐起翻身等动作的安全性。

（1）腹肌等长收缩（图 25-2-1）：保持 30 秒为 1 次，10 次 / 组，2～3 组 / 日。

（2）腰背肌等长收缩练习（图 25-2-2）：保持 30 秒为 1 次，10 次 / 组，2～3 组 / 日。

（3）双桥练习（图 24-4-5）。

以上肌力练习在不增加疼痛的前提下尽可能多做，以对抗卧床造成的肌力下降，同时应练习上肢和下肢的肌力，为恢复日常生活打下良好的体能基础。

（4）直抬腿练习（图 25-2-3）：5～10 次 / 组，2～3 组 / 日。

（5）俯卧支撑腰椎伸展练习（图 24-4-2）。

2. 恢复期 此阶段疼痛基本缓解，主要以强化腰腹部肌肉力量，稳定腰椎并改善腰椎活动度，逐步恢复正常和运动。

根据情况由专业医生决定是否可以进行腰椎屈曲练习（图 24-4-1）。注意在上述功能练习的同时，还必须注意日常生活对腰椎的保护，才能巩固练习和治疗效果，避免复发。

（二）手术治疗

手术适应证：①非手术治疗失败；②有持续神经症状者；③合并椎管狭窄神经根损伤症状重者。

脊柱退行性侧弯常见的手术方法大体分为：椎管减压脊柱矫正椎弓根螺钉固定并植骨融合术。此种手术创伤较大，需在一段时间内限制腰部活动，术后运动康复也有所不同。

1. 椎管减压脊柱矫正椎弓根螺钉固定并植骨融合术后运动康复 由于手术损伤较大，早期为保护患者脊柱的稳定性，康复治疗应稍缓。

（1）术后 0～2 周：术后麻醉清醒后，即可开始踝泵练习，股四头肌、腘绳肌等长练习，被动、主动直腿抬练习，腹肌、腰背肌等长收缩练习，双桥练习运动，由专业医生许可后，佩戴腰围方可下地站立行走。

以上肌力练习在不增加疼痛的前提下尽可能多做，以对抗卧床造成的肌力下降，同时应练习上肢和下肢的肌力，为恢复日常生活打下良好的体能基础。

（2）术后 3～4 周：X线片复查、专业医生许可后，佩带腰围可下地站立行走。

1）负重和平衡练习（图 25-2-6、图 25-2-7）。

2）坐位训练，避免久坐，每次不超过 10 分钟。

（3）术后 4～8 周：逐渐增加站立时间。跨步练习：包括向前跨步练习、向后跨步练习、左右侧向跨步练习，通过重心转移为步行等日常生活的恢复打下基础，10 次 / 组，组间间隔 30 秒，2～4 组连续进行，2 次 / 日。开始脊柱伸屈、侧屈和旋转活动度训练。

（4）术后 8 周：逐步恢复正常站立、坐位时间，并根据复查结果由专业医生决定去除腰围保护。

1）坐位转体练习（图 24-4-3）。

2）抗阻侧屈练习（图 24-4-4）。

注意在功能练习的同时，还必须注意日常生活中对腰椎的保护，才能巩固练习和治疗效果，避免复发。

三、运动处方示例

简要病史：患者，女性，61 岁。腰骶部疼痛伴双下肢麻木 2 年，加重 20 天。

患者于 2 年前开始出现腰骶部疼痛伴双下肢麻木，间断发作，劳累时加重，休息后好转；20 天前开始出现腰骶部疼痛伴双下肢麻木加重，持续不减；无明显外伤病史，局部无红肿、无发热；拍摄腰椎 X 线片示：腰椎退变，腰椎侧弯畸形（图 25-4-1）。

临床诊断：腰椎退行性侧弯；腰椎退行性变。患者经口服药物治疗无效后，遂在全麻下行椎管扩大成形脊柱矫正椎弓根螺钉固定并植骨术，术后给予腰椎支具辅助固定 3 个月。

患者术后根据《骨科运动康复安全性评定表》（表 1-2-1）评分如下：

1. 骨性结构稳定性　由于骨结构未破坏，局部稳定性尚可，评为 22～26 分。

2. 内固定的可靠性　内固定使用钉棒系统固定，评为 25～29 分。

3. 软组织的完整性　由于采取后路手术基本是行组织间隙入路，故软组织损伤较小，椎间盘已切除，故软组织存在损伤，评为 10～14 分。

术后早期总评分为 57～69 分，运动康复应慎重。可在腰围或腰部支具保护下行腰部肌肉的抗阻力训练、等长收缩锻炼，并可行四肢肌力及关节的活动度训练。

早期评定：术后 1～4 周，患者手术切口愈合良好，腰骶部无压痛，但局部僵硬感明显。

康复锻炼方法：患者仰卧位，单侧下肢直腿抬高及双下肢踩单车式蹬腿运动；单次下肢抬高高度从 30° 开始，每天 3～5 组运动。

目的和作用：锻炼腰部肌群肌力，预防术后神经根粘连，增进腰部前屈肌群肌力，更大程度改善腰部的屈曲功能。

注意事项：患者需在评估腰椎稳定性前提下开始训练，活动范围以腰部局部不产生明显疼痛为度。

中期评定：术后 4 周以后，腰骶部无压痛，局部僵硬感较前期已有明显改善。

康复锻炼方法：逐渐增加站立时间。跨步练习：包括向前跨步练习、向后跨步练习、左右侧向跨步练习，通过重心转移为步行等日常生活的恢复打下基础，10 次 / 组，组间间隔 30 秒，2～4 组连续进行，2 次 / 日。开始脊柱伸屈、侧屈和旋转活动度训练。

后期评定：术后 8 周，逐步恢复正常站立、坐位时间，并根据复查结果由专业医生决定去除腰围保护。

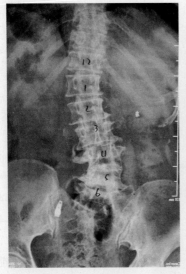
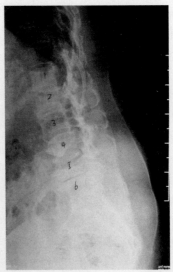

图 25-4-1　术前 X 线片示：腰椎退变，腰椎侧弯畸形

第五节　骨　关　节　炎

一、类风湿关节炎

类风湿关节炎（rheumatoidarthritis，RA）是一种以关节疼痛、肿胀、僵直、变形为主要临床表现的慢性全身性自身免疫性疾病。早期表现为关节游走性疼痛和功能障碍，晚期则表现为关节僵硬、畸形。本病任何年龄均可发病，以25～55岁最常见，女性发病高于男性。我国根据人群普查，成人的患病率约为0.3%。病因不明，目前认为除环境因素外，遗传因素也是不可忽略的因素。

（一）概述

1. 临床表现与诊断

（1）关节表现

1）关节疼痛和肿胀：关节痛往往是最早的关节症状，最常出现的部位为腕关节、掌指关节、近端指间关节，其次是膝、踝、肘、髋等关节。多呈对称性、持续性，但时轻时重。多由关节腔内积液或关节周围软组织炎症引起，病程较长者可因滑膜慢性炎症后的肥厚而引起肿胀。凡受累的关节均可肿胀，亦多对称。

2）晨僵现象：在早晨睡醒后，出现关节僵硬或全身发紧感，起床活动一段时间后症状即缓解或消失，多超过30分钟。

3）关节活动受限或畸形：多见于较晚期患者，因滑膜炎的绒毛破坏了软骨和软骨下的骨质，造成关节纤维性或骨性强直畸形，又因关节周围的肌腱、韧带受损使关节不能保持在正常位置，出现手指关节的半脱位，如尺侧偏斜、鹅颈样畸形等。关节周围肌肉萎缩、痉挛则使畸形更为严重。

（2）关节外表现：关节外表现多种多样，10%～30%的患者出现特异性的皮肤表现，称为类风湿结节，其大小不一，直径由数毫米至数厘米，质硬、无压痛、对称性分布。它的存在提示本病处于活动期。其他如心血管系统、呼吸系统、消化系统、血液系统的改变也较常见。

（3）诊断依据：主要根据临床表现、自身抗体及X线表现。诊断要点：①晨僵，晨起时关节及其周围僵硬感至少持续1小时（病程6周或6周以上）；②多区域关节炎，3个或3个以上区域（指间关节、掌指关节及腕、肘、膝、踝、跖趾关节等）出现关节炎，且同时有软组织肿胀、积液或疼痛；③手关节炎，腕、掌指或近端指间关节炎中，至少有一个关节肿胀及疼痛（6周或6周以上）；④对称性关节炎，两侧关节同时受累（双侧近端指间关节、掌指关节及跖趾关节受累时，不一定对称），病程6周或6周以上；⑤类风湿结节，体检时能观察到在骨突部位、伸肌表面或关节周围有皮下结节；⑥类风湿因子阳性，任何检测方法证明血清类风湿因子含量异常（正常人群中的阳性率小于5%）；⑦X线检查，早期关节炎X线表现为关节周围软组织肿胀，关节附近轻度骨质疏松；中后期可表现为关节间隙狭窄，关节破坏，关节脱位或融合，并有骨质侵蚀或病变关节有明确的骨质脱钙。

类风湿因子阳性只能作为参考，确定本病需具备4条或4条以上标准。

（4）实验室检查

1）一般检查：轻、中度贫血，活动期血沉加快。

2）免疫学检查：血清免疫球蛋白水平增高；抗核抗体10%～20%阳性；类风湿因子80%阳性；C反应蛋白水平增高。

3）滑液检查：半透明或不透明，黄色，黏度差，细胞数5万～10万/ml，中性粒细胞占50%～90%，类风湿因子阳性，有时可见类风湿细胞。

2. 康复评定

（1）疾病活动性评定：美国风湿病学会临床协作委员会制订的类风湿关节炎疾病活动性标准被广泛采用，可作为参考（表25-5-1）。

其他尚有Lansbury全身指数等。其方法主要是按表中项目的评分相加，以计算全身

表 25-5-1　类风湿关节炎疾病活动性标准

	轻度活动	中度活动	明显活动
晨僵时间（小时）	0	1.5	>5
关节疼痛数	<2	12	>34
关节肿胀数	0	7	>23
握力			
男 kPa（mmHg）	>33.33（250）	18.66（140）	<7.33（55）
女 kPa（mmHg）	>23.99（180）	13.33（100）	<5.99（45）
16.5m（50尺）步行秒数	<9	13	>27
血沉率（魏氏法）（mm/h）	<11	41	>92

指数。项目有晨僵（持续时间）、疲劳感、疼痛程度、肌力低下程度及血沉（1小时值）等。

（2）一般评定：关节活动度的评定、肌力评定、疼痛评定、ADL 能力评定、详见本书第四章相关内容。

（二）类风湿关节炎的运动康复治疗

RA 的运动疗法是运用运动或体育锻炼治疗疾病的一种自我疗法。运动疗法的目的是保持或改善病变关节的功能和运动范围，防止肌肉萎缩，使患者精神振奋，体力增强，唤起与疾病斗争的信心。它的适应证是：①患者的血沉低于 50mm/h；②体温在正常范围；③急性活动期关节炎症消退。

凡完全具备这 3 项的患者，无论关节疼痛程度如何，都应进行适当的运动疗法。

1. 急性期　治疗目的是减轻疾病症状和改善患者的全身健康状况。急性期患者常有全身体质功能的紊乱，若不治疗，病情会变得更坏。因此这时期减轻患者痛苦和予以舒适使其产生自信，比全力进行康复锻炼更为重要。急性期康复治疗的要素是休息、药物、夹板和受累关节的轻微运动。

（1）夹板治疗：夹板治疗可以消肿镇痛，其效果优于其他任何一种方法。夹板作用是保护及固定急性炎性组织，其最终目的是保存一个既可活动又具有功能的关节，夹板应每天卸去 1 次，各个关节夹板固定姿势见表 25-5-2。

（2）轻微的关节活动：当患者感到舒适、炎症关节用夹板固定时，就应该考虑关节功能的恢复。鼓励患者在极小的帮助下进行主动活动。具体运动方法见本书第七章至第十六章各部位相关运动方法。

这种主动加助动运动练习可减少发生拉伤的可能性，而促进了在被动运动时不能被激发的本体感受反射。治疗师及医生必须仔细地观察患者的耐受性，若在运动后疼痛和痉挛时间超过 1 小时，就意味着运动过度，在下次治疗时必须减少运动强度。对固定于夹板中的肢体应鼓励患者在白天每小时进行 2～3 分钟的肌肉等长收缩练习，防止肌萎缩。

表 25-5-2　夹板固定各个关节的姿势

病变关节	关节固定姿势	病变关节	关节固定姿势
手	掌指关节略屈曲呈 25°，防止手指尺偏	髋	屈曲 20°，轻度外展，不旋转
腕	伸腕 30°～45°	膝	伸直 0 位
肘	屈曲 100°，前臂中立位	踝	屈曲 90°位
肩	前屈 30°，外展 45°，外旋 15°	足	正常位，跖趾关节稍屈曲，趾间关节伸直位
脊柱	正常生理弧度		

2.亚急性期　此期的特点是关节情况似乎已经稳定，但过度的关节活动会引起关节炎症状的频繁发作。该期治疗重点是维持全身健康状况，防止疾病加剧及纠正畸形。

（1）适度休息和运动：患者仍需卧床休息，但其时间应逐渐减少。白天逐步减少夹板固定的时间，最后直至夹板仅在晚上使用。

当患者可以主动练习时，可按下列程序进行：①患者卧床进行肌肉等长收缩练习和主动、助动运动练习；②患者坐位继续锻炼并逐步增加锻炼时间；③站立位训练，重点是平衡练习；④在扶车或他人支持下进行走路练习，也可以使用轮椅代步；⑤使用拐杖练习行走。

（2）作业治疗：对日常生活自理能力较差的患者，鼓励其尽量完成日常生活活动训练，如进食、取物、倒水、饮水、步行、上下楼梯、出入浴池等训练。

为达到生活自理，有时需要改装某些生活用具结构。设计自制一些自助具，改善生活自理能力。

（3）矫形器：夹板、拐杖、轮椅等的应用能减轻关节畸形发展，缓解疼痛，消肿，防止由于关节不稳定而进一步受损。通常夹板用于腕关节、掌指关节及指间关节。固定夹板常用于急性期或手术后，应定期卸下做关节活动。

（4）物理因子治疗：在急性期和亚急性期，还可以使用紫外线、超短波、磁疗等物理因子治疗。

3.慢性期　若在关节炎急性期没有采取预防措施，大多数患者会产生关节和肢体的挛缩。慢性期治疗重点应采用物理因子治疗来缓解肌肉痉挛和疼痛，并以此改善关节及其周围组织的血液与淋巴循环，以减轻组织的退行性变，尽可能增加关节活动范围和肌力、耐力及身体协调平衡能力。

（1）增加关节活动度练习应该与控制这种运动的肌肉力量的练习同时进行。因为关节不稳定及肌肉力量不能控制会直接导致关节进一步的损伤。

（2）在患者练习前，可对其先进行热疗，以使肌肉等软组织松弛和增加患部的血液供应。热疗的方法有石蜡浴、漩涡浴及热透法等。

（3）患者每天反复多次的少量练习要比每周在治疗师指导下做1~2次长时间的练习效果好得多。患者每天对每个患侧关节重复做同一活动2~3次而不引起超负荷和炎症复发的话，一般是合适的。3~4天后，可每天练习2次，每次每个关节重复一个活动6~8次；两周后可每天练习2次，每次每个关节运动10次。对关节炎患者来说，控制运动量是非常重要的，如果患者在过度运动时产生疲劳而失去肌肉控制，关节会在活动范围的极限部位发生扭伤。若效果不明显时可考虑手术治疗。

二、骨性关节炎

骨性关节炎又称退行性关节炎，是一种常见的慢性关节炎。主要病变是关节软骨的退行性变和继发性骨质增生。多见于中老年人，好发于负重较大的膝关节、髋关节、脊柱及手指关节等部位。根据流行病学调查，55~64岁的人群中发病率达40%，随着世界老龄化人口的增加，骨性关节炎的发病率也呈逐年上升趋势。

（一）概述

1.临床表现与诊断

（1）症状

1）疼痛：疼痛位置不确定，有时因人而异，但最多见于膝关节前内侧或外侧部位。疼痛的程度与发作常与时间、疲劳及活动度过大有一定的关系。

2）僵硬：常出现在清晨起床后或白天在一段时间关节不活动后，但活动后关节疼痛减轻，活动度增加。一般不超过15分钟。

3）功能障碍：严重的髋、膝关节骨性关节炎出现屈曲、外旋和内收畸形。患者常感行走、上楼梯、由坐位站起困难。

（2）体征：本病的常见体征为关节肿大、触痛、活动响声、畸形和功能障碍。

（3）X 线检查可见骨关节炎具有特异性：关节软骨以增生为主，关节面粗糙，关节间隙变窄。实验室检查，骨性关节炎患者血清类风湿因子阴性，血沉不快，C 反应蛋白水平不升高。

2. 康复评定　骨性关节炎应针对关节的生物力学、功能障碍对邻近关节的影响及对患者的独立性和生活质量的影响程度进行评定。评定内容主要有：

（1）骨性关节炎的分类：目前常用的是美国风湿病学会诊断和治疗标准委员会制订的骨关节炎分类（1983），分为特发性和继发性两大类。

（2）X 线检查严重程度评定：对远端指间关节、近端指间关节、膝关节和髋关节的评定。

（3）一般评定：关节活动度评定、肌力评定、疼痛评定、ADL 评定（见本书第四章）。

（4）畸形分析：如 OA 患者的膝关节内翻畸形最常见，影响正常步态，也影响髋关节和踝关节的正常生物力线及负荷。

（5）关节炎影响评表（the arthritis impact measurement scale，AIMS）：见表 25-5-3。

表 25-5-3　关节炎影响评定表

内容和问题	评分
Ⅰ 活动度	
Ⅰ 你没有因为健康原因而整天或大部分时间都躺在床上吗	4
Ⅱ 你能用公共交通工具吗	3
Ⅲ 在社区内行走时没有因为健康原因而需他人帮助吗	2
Ⅴ 你没有由于健康原因而整天或大部分时间都停留在室内吗	1
Ⅳ 你一切都正常吗	0
Ⅱ 体力活动	
Ⅰ 你不需要他人或用手杖、拐杖、假肢或腰围帮助就能走路吗	5
Ⅱ 你走过一个街区或爬上一段楼梯都没有困难吗	4
Ⅲ 你走过几排房子或爬上几段楼梯都没有困难吗	3
Ⅴ 你弯腰、提物或弯腰站着没有困难吗	2
Ⅳ 你的健康没有限制你参加跑步、提重物和参加剧烈的体育活动吗	1
Ⅶ 你一切都正常吗	0
Ⅲ 灵巧度	
Ⅰ 你能容易地用笔或铅笔写字吗	5
Ⅱ 你能容易地在锁孔中拧转钥匙吗	4
Ⅲ 你能容易地扣衣扣吗	3
Ⅴ 你能容易地系鞋带吗	2
Ⅳ 你能容易地旋开广口瓶的盖子吗	1
Ⅶ 你一切都正常吗	0
Ⅳ 家务活动	
Ⅰ 若你有电话，你能用它吗	7
Ⅱ 若你必须服药，你能自己服完所有的药吗	6
Ⅲ 你能打理自己的金钱吗	5
Ⅴ 你若有厨房，能为自己准备饮食吗	4
Ⅵ 你若有洗烫设备，能为自己洗烫吗	3

续表

内容和问题	评分
Ⅶ 你若有交通工具,能用它去采购吗	2
Ⅷ 你若有拖把、吸尘器,能自己打扫卫生吗	1
Ⅸ 你一切正常吗	0
Ⅴ 社会活动	
Ⅰ 上一个月中,你和亲密的朋友、亲戚经常打电话吗	5
Ⅱ 上一个月中,你性生活的频度和质量无改变吗	4
Ⅲ 上一个月中,你经常让你的亲戚朋友到你家作客吗	3
Ⅴ 上一个月中,你和你的亲戚朋友经常参加社会活动吗	2
Ⅳ 上一个月中,你到你的亲戚朋友家去拜访过多次吗	1
Ⅶ 日常生活活动(ADL)能力	
Ⅰ 你用厕所时需要他人帮助吗	4
Ⅱ 你能很好地在家中来回走动吗	3
Ⅲ 你穿衣时不需要他人帮助吗	2
Ⅴ 你洗澡时不需要他人帮助吗	1
Ⅳ 你在 ADL 能力方面一切正常吗	0
Ⅷ 疼痛	
Ⅰ 上一个月中,你的关节炎没有发生严重的痛,对吗	4
Ⅱ 上一个月中,你的关节炎没有发生一般的痛,对吗	3
Ⅲ 上一个月中,你没有发生晨间僵直,对吗	2
Ⅳ 上一个月中,你没有发生过 2 个或 2 个以上的关节痛,对吗	1
Ⅴ 你毫无疼痛吗	0
Ⅸ 抑郁	
Ⅰ 上一个月中,你没有感到如果你死了别人会好过一些,对吗	6
Ⅱ 上一个月中,你没有沮丧到什么也不能让你感到高兴,对吗	5
Ⅲ 上一个月中,你没有感到闷闷不乐和情绪低落,对吗	4
Ⅳ 上一个月中,你没有感到事情并没有像你所希望的那样发展,对吗	3
Ⅴ 上一个月中,你没有感到情绪非常低落,对吗	2
Ⅵ 上一个月中,你没有做一会儿喜欢的事吗	1
Ⅶ 你情绪一切正常吗	0
Ⅹ 焦虑	
Ⅰ 上一个月中,你没有感到紧张或高度紧张,对吗	6
Ⅱ 上一个月中,你没有被神经过繁所困扰,对吗	5
Ⅲ 上一个月中,你没有感到使自己安静下来有困难,对吗	4
Ⅳ 上一个月中,你没有感到使自己放松而无困难,对吗	3
Ⅴ 上一个月中,你感到安静和平,对吗	2

注:评定时将每大项中的小问题由下向上逐题让患者回答,在用"是否"回答的问题中,分数最高的一题即为该项的评分。如在第Ⅱ项体力活动中,患者对Ⅳ、Ⅴ、Ⅵ、Ⅶ、Ⅷ题均用"否"回答时,在此 4 题中最高分为Ⅷ题(3 分),因此第Ⅱ项的评分即为 3,余类同。在Ⅰ~Ⅹ项均评完后,将分数相加得总分,总分越高,表示关节炎对患者的影响越严重,患者的生活质量越差

（二）骨性关节炎的运动康复治疗

在重症发作期，关节出现明显的疼痛、肿胀，应以休息为主。减轻关节的负载，避免引起关节疼痛加重的动作，如上下楼、爬山等，行走时应使用拐杖或手杖，以减轻关节负担。

1. 常用运动治疗训练

（1）等长收缩练习：①股四头肌练习，仰卧，伸直膝关节进行股四头肌静力收缩；②臀部肌肉练习，俯卧，外展后伸大腿进行臀肌收缩练习。每次收缩尽量用力并坚持尽量长的时间，重复数次以肌肉感觉有酸胀为宜。

（2）直抬腿练习：仰卧床上，伸直下肢上抬离床约 30°，坚持 10 分钟，每 10～20 次为一组，训练至肌肉有酸胀感为宜。

（3）静蹲练习：屈膝、髋关节，但不小于 90°，做半蹲位，坚持 10 秒钟，每 10～20 次为一组。

（4）股四头肌抗阻肌力训练：仰卧位，在小腿上缚适当重量的沙袋进行直抬腿训练，并随肌力增强逐渐增加沙袋的重量。

（5）等张、等速肌力训练：到医院或康复中心用特殊专用器械进行相应部位肌肉等张抗阻肌力训练，有条件时，可以进行等速肌力练习，可以更好更快地帮助恢复肌力。

（6）踝泵练习：胫前肌收缩尽力背伸踝关节，小腿三头肌尽力收缩跖屈踝关节，可以使小腿肌群得到锻炼，还可以起到肌泵作用，促使下肢血液循环。

（7）关节活动度练习：①主动锻炼，仰卧位，一侧下肢伸直，于训练侧屈膝屈髋，使大腿尽量靠近胸壁，交替练习另一侧下肢。由于骨性关节炎往往以屈曲受限为明显，所以屈曲训练更为重要；②被动锻炼，体位及动作同前，患者用自己双手或治疗师辅助屈膝、髋关节，增加关节活动度。还可以俯卧位进行被动屈膝训练。

（8）水中运动：水具有浮力，可以减轻体重对于关节的负荷。同时水具有阻力有利于肌肉的锻炼。可以进行水中步行训练及游泳，游泳也是一项极好的有氧运动，可以增强体质。

（9）慢走：缓慢步行是一项简单实用的运动形式，有利于关节软骨的代谢及防止肌肉失用性萎缩。

（10）颈、腰背部的运动锻炼见相关章节。

2. 运动治疗的注意事项 运动可以增加肌力及关节活动度，防止肌肉萎缩，维持关节稳定性。但另一方面，关节软骨的损坏程度与关节负重的活动有直接关系。所以运动和休息既是一对矛盾，又是困惑患者的一大问题。首先患者要爱惜、保护患病关节。我们认为，首先患者要有爱惜、保护患病关节的意识，肥胖者应减肥，在重症活动期应以休息为主，运动为辅，而且运动应以对关节无负载或较小负载的床上运动、水中运动为主，行走时扶拐以减轻关节的负担。在缓解期应加强肌力，增加关节活动度，多做有氧运动及增强体质，促进修复，改善关节功能，防止疾病发展。避免加大关节负载的运动，如爬山、爬楼梯等运动。各种运动以不引起关节疼痛、肿胀明显加重为宜。

三、常见运动处方示例

简要病史：患者，女性，59 岁。双髋关节疼痛 2 年，加重 1 个月。

患者于 2 年前开始出现双髋部疼痛，其中右侧较左侧重，间断发作，劳累时加重，休息后好转；1 个月前开始出现症状加重，持续不减；无明显外伤病史，局部无红肿、无发热；拍摄腰椎 X 线片示：双侧髋关节间隙变窄（右侧较左侧明显），双侧髋关节骨性关节炎（图 25-5-4）。

临床诊断：双髋关节骨性关节炎；双侧髋关节退变。患者口服药物同时行康复锻炼治疗。

早期评定： 患者术后根据《骨科运动康复安全性评定表》（表 1-2-1）评分如下：

1. 骨性结构稳定 相当于 AO 的 A 型，评 25～28 分。

2. 内固定的可靠性 患者未行手术治疗

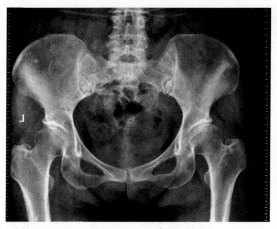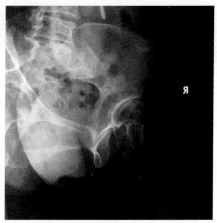

图 25-5-4 X 线片示：双侧髋关节间隙变窄，其中右侧较左侧明显，双侧髋关节骨性关节炎

及颈围外固定，评 40 分。

3. 软组织的完整性 患者因存在髋部肌痉挛，局部可有明确压痛点，评 20～25 分。

总分为 86～93 分，运动康复较安全。

处置：髋部肌痉挛，局部压痛明显，考虑髋部肌肉劳损，建议髋部后伸抗阻力功能锻炼，局部热敷同时配合物理治疗，并予局部按摩治疗；口服抗炎镇痛药物及肌松剂。

中期评定：患者髋部酸痛好转，局部压痛减轻。

处置：继续髋部功能锻炼，局部物理治疗；避免髋部肌肉长时间僵硬劳累；保持正确的工作生活姿势。

末期评定：髋部酸痛消失，髋区无压痛。

处置：平时注意髋部功能锻炼，避免长时间髋部僵直。

第二十六章

骨质疏松症运动康复

第一节 概　述

骨质疏松症（osteoporosis, OP）是一种以低骨量和骨组织微结构破坏为特征，导致骨脆性增加，易发生病理性、脆性骨折的全身性疾病（图26-1-1）。

随着人类社会的老龄化发展趋势，骨质疏松症越来越普遍地危及人类健康。统计结果显示，全球骨质疏松症患者约2亿，其中由于骨质疏松症而并发骨折的发生率为12.4%（男8.5%，女15.7%）。迈入21世纪，随着我国人民生活水平提高，我国人口已经超过13亿，60岁以上的人群达10%，这标志着我国开始进入老龄化社会，骨质疏松症的人也越来越多，我国已成为世界上拥有骨质疏松症患者最多的国家，约有9000万患者（占总人口的7%）。

（一）骨质疏松症分类

1. 原发性骨质疏松症　原发性骨质疏松症最常见，它是随着年龄的增长而发生的生理性、进行性病变。又称年龄相关性骨质疏松症。主要分为：①绝经后骨质疏松症（Ⅰ型）；②老年性骨质疏松症（Ⅱ型）。

2. 继发性骨质疏松症　是指由其他疾病、药物、营养障碍等引起的骨质疏松症。①内分泌紊乱：促肾上腺皮质激素（ACTH）水平升高、性激素下降、垂体功能下降、甲状旁腺功能亢进等；②骨髓病变：骨髓瘤、白血病、淋巴瘤等；③药物副作用：类固醇类药物、肝素、乙醇等；④营养不良：维生素C缺乏、维生素D缺乏等；⑤慢性疾病：慢性肾病、肝功能不全等；⑥先天性：骨形成不全症、Marfan综合征等；⑦失用性：长期卧床、肢体瘫痪、骨折后局部制动。

3. 特发性骨质疏松症　特发性骨质疏松

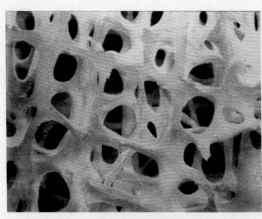

（1）正常骨显微结构

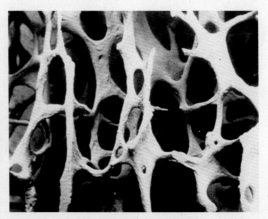

（2）骨质疏松症骨显微结构

图 26-1-1　骨质疏松症骨质与正常骨质比较

症多见于8～14岁青少年或成年人，多数有遗传史。女性妊娠及哺乳期所发生的骨质疏松症目前也暂列入特发性骨质疏松症。

本章节主要叙述原发性骨质疏松症的治疗与康复。

(二)临床表现

1. 疼痛　是原发性骨质疏松症最常见的症状，以腰背痛多见，占疼痛患者中的70%～80%。疼痛沿脊柱向两侧扩散，仰卧或坐位时疼痛减轻，直立时后伸或久立、久坐时疼痛加剧，日间疼痛轻，夜间和清晨醒来时加重，弯腰、肌肉运动、咳嗽、排便用力时加重。一般骨量丢失12%以上时即可出现骨痛。

2. 身高　身高缩短和驼背是骨质疏松症继腰背痛后出现的重要临床体征之一。

3. 骨折　这是原发性骨质疏松症最常见和最严重的并发症。

4. 呼吸功能下降　胸、腰椎压缩性骨折，脊椎后弯、胸廓畸形可使肺活量和最大换气量显著减少，患者往往可出现胸闷、气短、呼吸困难等症状。

(三)危险因素

低骨量、年老、有脆性(非暴力性)骨折史、家族史、身体瘦小、运动少是骨质疏松症性骨折的重要危险因素。其他危险因素还包括早绝经(45岁以前绝经)、双侧卵巢切除、绝经前的长期闭经、酗酒、嗜烟、咖啡因摄入过多、易跌跤史等。危险因素之间彼此相关，相互影响。

(四)诊断标准及临床检测方法

诊断阈值可参照世界卫生组织(WHO)诊断标准，骨密度值低于同性别、同种族健康人的骨峰值不足1个标准差属正常；-1～-2.5标准差之间为骨量低下(骨量减少)；-2.5标准差以下为骨质疏松症，伴有骨折时为严重骨质疏松症。

1. 骨量检查

(1)骨X线摄片法：通过肉眼观察X线片上的皮质厚度、骨小梁形态、数量、分布特点来判定有无骨质疏松。该方法的优点是费用低廉、辐射量小，尤其适用于团体普查，但对医师要求较高，需要有丰富的临床经验。但该方法也存在严重不足，即只有当矿物质丢失30%～50%时，肉眼才能识别出X线片上的密度改变，因此不能用于观测早期的骨密度变化，且该方法受主观因素影响较大，目前临床已停止使用。

(2)定量超声测定法(QUS)：QUS是近10年来发展起来的一种评价骨量的非侵入方法，它不仅能反映骨密度，而且它所测定的衰减系数(BUA)、声速(SOS)和骨硬度指数(STI)三项参数能综合反映出骨密度、骨强度和骨的结构特性，因而具备诊断骨质疏松症的价值和预测骨折危险性的能力，已逐渐被应用于临床诊断。

(3)光子吸收法：如单光子仪(SPA)、双光子仪(DPA)。它是利用放射性核素产生的γ射线在穿透人体不同组织时被吸收，使其强度不同程度下降的原理，由计算机将从检测器测得的衰减强度转换成骨羟基磷灰石骨密度。光子吸收法有费用低廉、辐射量小、安全等特点，故在我国应用仍较为普遍，但因其不能测躯干骨和分辨皮质骨、松质骨、软组织等限制，故在我国慢慢被冷落。

(4)X线吸收法：常用的有单能X线骨密度仪(SXA)、双能X线骨密度仪(DXA)、定量CT(QCT)和周围骨定量CT(PQCT)。X线吸收法的原理基于X线在穿透人体骨组织时，由于骨矿含量不同，对X线产生不同的吸收，使其强度有不同程度的下降，然后由计算机将骨组织的X线强度转换为骨矿含量数值。

(5)定量CT(QCT)：QCT是唯一一种可分别评估皮质骨及松质骨密度的定量方法，因松质骨的表面积和体积比值较高，故其代谢转化率比皮质骨高8倍，故选择性地测量松质骨的骨矿密度可较早地反映出体内骨矿含量的变化，但不足之处是放射量大，做1次QCT的患者受到的辐射剂量是光子吸收法的几十甚至一百多倍，这限制了它在临床的广泛应用。

（6）PET-CT 法：PET-CT 是将 PET 提供的组织细胞代谢显像、在大分子、蛋白质、核酸基础上进行的分子影像和 CT 提供的反映组织解剖结构、血流灌注的显像有机地结合在一起的最先进的影像设备，运用 18F-NaF 作为骨血流和代谢显像剂，对骨质疏松症的诊断具有较高的价值。

通过上述各种方法可测定骨矿密度（BMD），其中双能 X 线骨密度仪（DXA）是目前国际学术界公认的诊断骨质疏松症的金标准，其他骨密度检查方法根据具体条件也可用于骨质疏松症的诊断参考。

2. 实验室检查

（1）血尿常规、肝肾功能、血糖、钙、磷及碱性磷酸酶、性激素测定。

（2）血清钙、磷及 24 小时尿钙、磷含量测定。

（3）25（OH）D_3、1, 25（OH）$_2D_3$、甲状旁腺激素等测定。

（4）骨源性碱性磷酸酶（BALP）测定。

（5）血或骨的骨钙素（OC）测定。

（6）I 型前胶原蛋白 C 端肽（PICP）、氨基端前肽（PINP）测定。

（7）血浆抗酒石酸酸性磷酸酶（TPACP）测定。

（8）尿吡啶啉（Pry）和脱氧吡啶啉（D-Pyr）测定。

（9）尿 I 型胶原 C 端肽（U-CTX）和 N 端肽（U-NTX）等测定。

第二节　骨质疏松症的运动康复

一、骨质疏松症的运动康复原则

（一）运动对骨代谢的有益作用

1. 运动训练增强背肌肌力，有助于支持脊柱和防止脊柱椎体楔形改变，从而预防和矫正脊柱后凸畸形和减轻疼痛的症状。

2. 运动训练促进骨形成和重建，增加骨强度，减少因骨脆性增加而引起的骨折。

3. 运动增强肌力，提高关节的灵活性，增加耐力，改善运动器官的协调性，防止因跌倒发生的骨折。

运动训练对预防骨质疏松症，甚至有少量骨量丢失的人群，在促进骨健康的作用上是有价值的。对于骨密度不低的患者，可以训练易发生骨折的部位。

（二）骨质疏松症运动方式的选择

1. 有氧运动如慢跑、快走和登台阶等。有氧运动可直接起到刺激骨形成和抑制骨吸收的作用。

2. 肌力的训练推荐以较轻承重为主的综合运动方案，可增强附着骨骼上的肌肉群。患者做变换坐、起的动作，可影响骨表面曲度所施加的负荷，它与骨的重建有关，因此运动增加凸面面积能刺激成骨细胞活性，增强骨质疏松骨骼承受应激的能力。当然，这些运动要根据个体潜在能力，应从最小负荷开始并逐渐增加，以使患者有足够的时间来适应。

渐进抗阻运动能达到增强骨健康和改善功能的作用，但只适于无骨折的骨质疏松症患者。渐进抗阻运动对增强肌力和增加骨密度的作用，要比耐力运动产生的效果大。髋关节的抗阻运动可增加大转子的骨密度，但对股骨颈没有效果。

3. 平衡和灵活性训练是预防跌倒的重要运动方式，如体操、舞蹈、太极拳等。文献报道进行太极拳运动大约减少47%的跌倒发生率，尤其防止髋部骨折的发生率大约为25%。骨密度很低和有多发性骨折的患者，需要有肌肉对骨骼的保护作用，应进行增强肌力、提高平衡能力和灵活性的运动训练，但要避免脊柱屈曲的活动。对于骨密度明显降低，而且肌肉无力和有平衡障碍的患者，运动训练加强协调和平衡能力，使其骨密度升高和肌力增强，可预防跌倒。

（三）骨质疏松症的运动强度

运动强度因不同个体和骨质疏松的不同程度而有差异。运动强度逐渐增加才能使骨强壮。运动负荷应在骨能承受的机械应力范围之内。低水平运动有维持骨密度作用，高水平运动可增加骨量以适应新的环境。最小量的适宜运动类型，刺激成骨细胞的作用可达24～48小时。骨量与作用在骨骼上的肌肉量有密切关系，因此运动方案应针对增加肌力的运动，进而转变成增加肢体的骨量。中等强度运动可减少骨丢失，承重运动在维持骨量中是最有效的运动方式，运动引起的牵拉作用必须直接作用在骨骼部位上才有效。运动引起功能改善有其生物学的限度，达到此限度时，在增加运动强度将收效甚微。

（四）骨质疏松症的运动康复原则

运动治疗是骨质疏松症患者康复计划的主要部分，应考虑4个基本原则。①渐进性原则：为避免产生劳损或继发骨折，训练应循序渐进，逐渐增加负荷；②持续性原则：如果训练计划中断，运动刺激停止，已取得的效果不能继续巩固和改善，训练的效果将逐渐消失；③个性化原则：运动疗法的时间和强度应个人差异而定。如骨量基本正常的患者，应选择使易发生骨折的部位承受应力运动；骨量低下或伴有多发性骨折的患者，在进行运动治疗时，应避免涉及脊柱屈曲的运动；④减少回复原则：对训练所取得的功能改善有生物学的最高限度。当接近这一限度时，要再得到较小的改善就需要更大的努力。

二、骨质疏松症患者的运动康复

运动方案是骨质疏松症治疗的重要组成部分，应根据患者的骨质疏松程度和引起骨折的情况划分治疗组。以女性为例，依据骨量丢失的多少，将Ⅰ组（正常骨量）、Ⅱ组（骨量低下）、Ⅲ组（骨质疏松症），针对不同分组设计运动疗法方案。

常用运动方法有四种。①被动运动：借助外力使身体各部分进行被动活动，以维持或增强关节活动范围；②辅助主动运动：肌力较差者，在旁人或器械帮助下完成运动，以增强肌力和维持关节活动范围；③主动运动：肌力在Ⅲ级以上，自己进行抗重力运动，保持

关节活动能力，改善协调运动；④抗阻运动：包括徒手和器械抵抗增强肌力。

（一）Ⅰ组运动疗法

1. 牵伸练习（图26-2-1）　坐位，肩外展90°，手置头后维持30秒，重复15次；上述时间增至1分钟，头上伸展结合深呼吸。

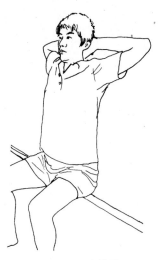

图26-2-1　牵伸练习

2. 背伸展强化练习（图26-2-2）　俯卧或坐于椅子上，逐步过渡到俯卧位由治疗师示范指导，在家治疗，每天1次或每周3～5次，进行抗阻运动训练。

3. 腹肌等长强化练习（图26-2-3）　仰卧，双膝屈曲，双腿抬高至髋，膝屈曲90°，然后降低，使背始终保持平坦。髋膝处于90°位，渐渐使腿完全伸直。

4. 上肢强化练习（图26-2-4）　戴1条1～1.8kg治疗带，中等阻力，做俯卧撑。

5. 负重下下肢强化练习（图26-2-5）　行走、慢走/跑、低有氧训练、阶梯有氧训练，每次30分钟，每周3～5次挤压小腿。

6. 平衡训练与转移技术　示范非支撑性站立平衡、非支撑性单腿站立>30秒（图26-2-6）、预防跌倒计划。

7. 预防骨质疏松症体操　根据实际身体情况可进行预防骨质疏松症体操（图26-2-7）。

8. 预防骨质疏松症抗阻运动（图26-2-8）可进行徒手抵抗增强肌力。

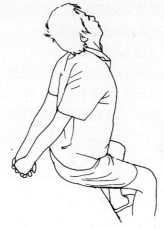

（1）坐位，双手交后叉伸，头后伸

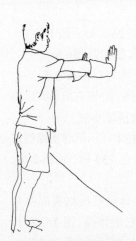

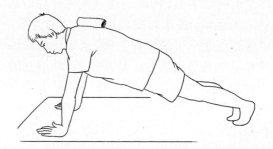

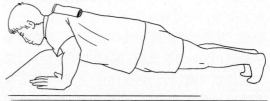

（2）腹下垫枕俯卧，四肢后伸；头、前胸和双脚和向
　　上翘，逐渐增加持续时间，练背肌。然后恢复
　　原位。

（3）俯卧撑抗阻训练

图 26-2-2　背伸展强化练习

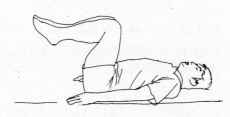

图 26-2-3　腹肌等长强化练习

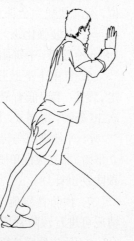

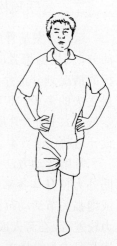

图 26-2-4　上肢强化练习

图 26-2-5　负重下下
肢强化练习

图 26-2-6　非支撑性
单腿站立

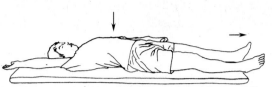

（1）仰卧，上肢上举，置于两侧，尽力上肢向上，下肢向下侧展动作。同时腹部内收背肌用力伸展。

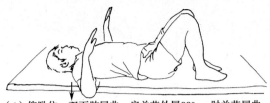

（4）仰卧位，双下肢屈曲，肩关节外展90°，肘关节屈曲90°，用上臂向床面用力压。

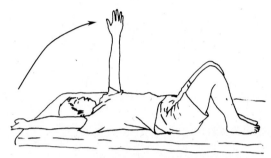

（2）双下肢屈曲，背肌伸展，一侧上肢摆动至与躯干呈垂直位置，然后向床面方向用力按压。

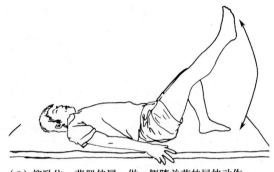

（5）仰卧位，背肌伸展，做一侧膝关节的屈伸动作。

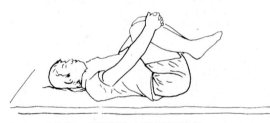

（3）双手抱膝，背肌伸展，双腿靠近胸部。

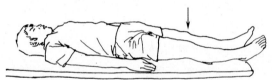

（6）仰卧位，背肌、腹肌、大腿肌肉收缩，然后背肌伸展，双手、两膝用力向床面按压。

图 26-2-7　预防骨质疏松症主动运动训练

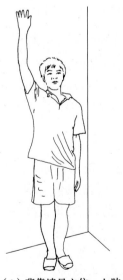

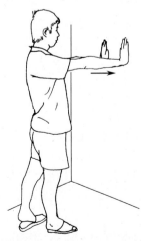

（1）背靠墙呈立位，上肢上举，尽力做背伸动作。

（2）面对墙呈立位，双脚前后分开，双上肢平举，与眉同高，背肌伸展，上肢用力推墙。

图 26-2-8　预防骨质疏松症抗阻运动

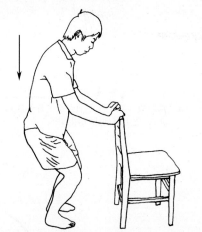

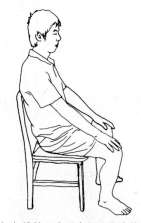

（3）双手扶木椅靠背，上身保持正直，背肌伸展，完成膝关节轻度屈曲动作。

（4）维持上身垂直的坐位姿势。

图 26-2-8　预防骨质疏松症抗阻运动（续）

（二）Ⅱ组运动疗法

1. 牵伸练习（图 26-2-1）。

2. 背伸展强化练习　开始坐于椅子上，逐步至俯卧位，在抗阻装置上持续练习，由治疗师监督，缓慢增加，每天 1 次或每周 3～5 次抗阻练习（图 26-2-2）。

3. 腹部等长强化练习　仰卧，一腿屈膝，另一腿伸直，直腿抬高 10cm，维持 10 秒，做 15 次，可坐或站并收缩腰肌和骨盆肌（图 26-2-9）。

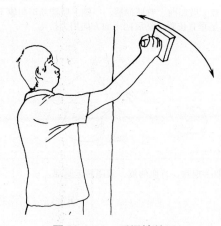

图 26-2-10　手泥墙练习

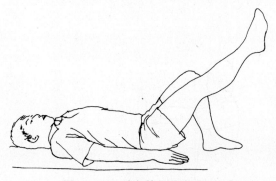

图 26-2-9　腹部等长强化练习

4. 上肢强化练习　用 0.5～1kg 治疗带，中等阻力，推离墙（图 26-2-4），手泥墙练习（图 26-2-10）。

5. 负重下下肢强化练习　步行、低影响有氧训练、阶梯有氧训练，每次 30 分钟，每周 3～5 次，股四头肌等长练习，同时行踝泵训练。

6. 平衡训练与转移技术　指导适当的转移活动，考虑髋保护。若需要可用适当的辅助器具，行步态训练（图 26-2-11）。

7. 姿势矫正　同Ⅰ组，用腰围或 PTS 可能有益。

8. 疼痛控制　休息、热裹法、冷裹法、经皮神经电刺激（TENS）、姿势训练支撑（PTS）可能有益，腰围或胸腰骶矫形器（TLSO）（图 26-2-12）、药物、心理支持。

（三）Ⅲ组运动疗法

1. 牵伸练习（图 26-2-1）。

2. 背伸展强化练习　由治疗师示范逐步至有监督的轻抗阻练习，缓慢增加，至家庭治疗练习（图 26-2-2）。

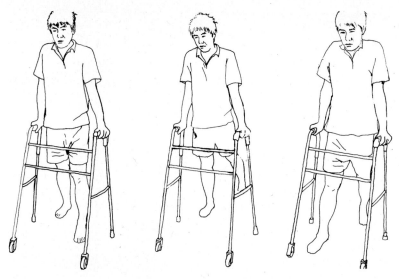

图 26-2-11 平衡训练与转移技术

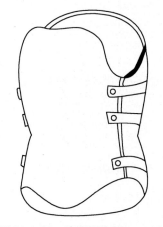

图 26-2-12 胸腰骶支具（TLSO）

3. 腹肌等长强化练习 坐或站，收缩腹肌与骨盆肌，维持30秒，重复15次，若条件许可，可仰卧做上述活动，骨盆倾斜（图26-2-9）。

4. 上肢强化练习 助力ROM练习，监护下抗阻拳棒练习，对姿势性低血压行手泥墙动作练习。

5. 负重下下肢强化练习 水浴治疗、步行、股四头肌等长练习、对等长性低血压行踝泵。

6. 平衡训练与转移技术 同Ⅰ组，目的为单腿站立15秒。若需要，用适当的辅助器具步态训练，监护下转移活动-床、椅、厕所等，考虑髋保护（图26-2-11）。

7. 姿势矫正 同Ⅰ组，但可需要TLSO（图26-2-12）。

8. 疼痛控制 同Ⅱ组，可能需要关节面和（或）肋间神经阻滞。

9. 在此基础上，合并骨折的运动康复主要分为急性期和慢性期。

（1）急性期：指急性腰背疼痛，伴有新的椎体压缩骨折。①开始1～2周内，主要是卧床休息（图26-2-13），并可根据病情的情况进行适当的四肢肌力训练。②四肢肌力训练：从急性发作开始，随症状缓解逐渐加量，包括上肢、下肢、腰背肌等长训练。③从3～4周开始，进行治疗性体操（图26-2-14）和平衡杠内步行训练，一般每天1组，每套各完成10次，疼痛加重时停止训练并进行复查。并可进行起立床训练，逐渐适应体位变化。先从斜床45°开始，每天3次，每天增加15°，每次15分钟，交替增加直至90°，维持30分钟，即可练习下地行走。

（2）慢性期：强调患者在日常生活中正确的躯体姿势和运动方法，禁止对椎体造成破坏的错误训练。长期卧床者，早期以被动运动为主，可做卧位等长收缩运动，每天2～4组，每组5～8次。扶拐后主动辅助训练，逐

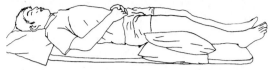

（1）仰卧时，膝关节下方垫软枕，膝关节保持轻度屈曲

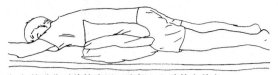

（2）俯卧位时将枕头置于腹部，上肢伸向前方

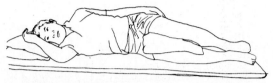

（3）侧卧位时，下方的肩关节屈曲90，肘关节屈曲，前
臂置于枕旁，髋关节屈曲，软枕置于双膝之间

图 26-2-13　急性期卧位姿势

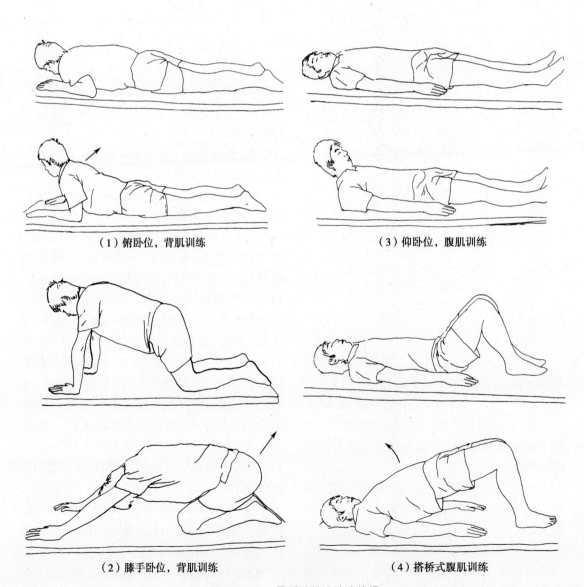

（1）俯卧位，背肌训练　　　　　　　　（3）仰卧位，腹肌训练

（2）膝手卧位，背肌训练　　　　　　　（4）搭桥式腹肌训练

图 26-2-14　骨质疏松症治疗体操

渐过渡到步行。大部分骨质疏松症患者，以主动步行为主，适当做抗阻运动。

（四）禁忌的运动

在进行运动的同时要注意一些禁忌的运动，应避免剪力作用运动引发骨折（图26-2-15）。

（五）生活注意事项

骨质疏松症的最严重后果是骨折，尤以髋部骨折为甚。根据临床观察，在生活细节上加以注意，可减少骨折的发生。如40岁以上者应避免从事太激烈、负重力太大的运动；尽量减少服用引起眩晕和定向障碍的药物；上下楼梯要手扶栏杆，逐级行走，勿在行走中谈话和看书报；厨房和浴室勿有水迹，要保持干燥；地毯要平整，地面要防滑。此外，应积极预防和治疗相关疾病如视觉器官和肌肉疾病。

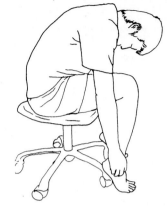

（1）不良的坐位姿势

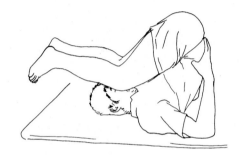

（2）躯干屈曲动作

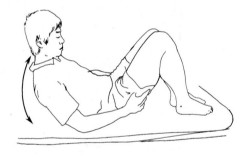

（3）为练腹肌而进行的仰卧起坐

图26-2-15　预防骨质疏松症体操禁忌运动

第二十七章

截瘫的运动康复

截瘫是由各种致病因素引起的脊髓横断性损害，造成损伤节段水平以下不同程度的肢体运动、感觉功能障碍。脊髓损伤（spine cord injury, SCI）治疗的目的是防止继发性损伤，减少并发症，促进患者瘫痪肢体的功能恢复，改善损伤预后效果。

第一节 截瘫后运动功能的评价

进行康复前，需做肌力、关节活动度测定及功能预后评定（表 27-1-1），以制订康复目标。①肌力测定：肌力测定通常使用零（0）、不能动（1）、能动（2）、良（3）、优（4）、正常（5）的六级分级徒手肌力检查法，并进一步将各级加上（+）、（-），以便更详细地评价。②关节活动度测定：关节制动，可使肌肉及肌腱短缩，关节周围软组织的柔韧性减少或消失，进

而导致关节挛缩，活动范围减少。关节活动范围受限将成为生活动作的极大障碍。对于脊髓损伤患者，维持并改善关节活动度是一个非常重要的问题。借助支具站立或坐轮椅到各个地方（床、厕所、浴池、汽车等），关节挛缩将成为最大的障碍。③功能预后评定：依据脊髓损伤残存功能的水平，从早期预测其功能预后及障碍程度，达到预期的目标。

第二节 截瘫的运动康复

一、脊髓损伤的早期康复

（一）急性不稳定期

急性不稳定期是指急性脊柱脊髓损伤后或脊柱脊髓手术后约 2～4 周之内。此时，脊

表 27-1-1 脊髓损伤平面与运动功能及预后的关系

损伤平面	代表性肌肉	运动	功能预后
$C_{1\sim3}$	头运动肌	转头运动	操纵电动轮椅（使用下颌）
C_4	膈肌、斜方肌	呼吸、耸肩	操纵电动轮椅（使用下颌）
C_5	三角肌、肱二头肌	外展上臂、屈肘	可以驱动轮椅（平地）
C_6	腕伸肌	伸腕	驱动轮椅（实用的）
C_7	肱三头肌	伸肘	驱动轮椅，可做移动动作（床 - 轮椅）
$C_8\sim T_1$	手指肌	握拳	驱动轮椅
L_2	髂腰肌	屈髋	轮椅较实用，借助长下肢支具，拐杖
L_3	股四头肌	伸膝	轮椅较实用，借助短下肢支具，拐杖
L_4	胫前肌	踝背屈	使用短下肢支具扶拐步行，可不需轮椅
L_5	踇长伸肌	伸踇	使用短下肢支具扶拐步行，可不需轮椅
S_1	腓肠肌	踝跖屈	使用足托、短下肢支具

柱稳定性因外伤而遭到破坏，经手术内固定或外固定制动但尚不完全稳定或刚刚稳定。同时，50%左右的患者因合并有胸腹部、颅脑及四肢等复合伤及脊髓损伤，特别是高位脊髓损伤造成多器官系统障碍，均可造成重要生命体征的不稳定。脊柱和病情的相对不稳定是这一时期的特点。但这一时期也是开展早期康复的重要时期。早期的康复训练如呼吸功能训练、膀胱功能训练，不仅对于预防早期严重并发症和稳定病情有重要意义，而且为今后的康复打下良好基础。在急性不稳定期，康复训练必须注意其脊柱与病情相对不稳定的特点。因此，要强调床旁康复训练，进行 ROM 训练和肌力增强训练（前面章节已列举），避免影响脊柱的稳定性。要控制肢体活动的范围与强度，并应循序渐进。治疗时应了解病情，慎重选择康复治疗方案及强度，并注意观察训练过程中病情的变化。

（二）急性稳定期

急性稳定期是指急性不稳定期后至伤后 8 周左右。此期患者经过内固定或外固定支架的应用，重建了脊柱稳定性。危及生命的复合伤得到处理或控制，脊髓损伤引起的病理生理改变进入相对稳定的阶段。脊髓休克期多已过，脊髓损伤的水平和类型均已基本确定。患者应逐步离床进入 PT 室或 OT 室进行评价与训练，防止肌肉萎缩、骨质疏松、关节挛缩等并发症，为今后恢复期康复治疗创造条件。定时变换体位，一般每 2 小时翻身一次，预防压疮形成。脊髓损伤者的翻身动作则常由上肢与头颈部的旋转开始，依次向尾部传递，最后旋转下肢而结束，故损伤水平越高，动力源能产生的部位越少，动作也越难完成。许多患者利用上肢的反作用力来加大上半身的旋转运动，抓住床挡和床单而使上半身强力旋转。四肢瘫的患者学会翻身动作需要很多时间，需要治疗师给予辅助力量。患者训练内容及强度应均有区别，同时注意监护心肺功能改变。在 PT、OT 训练室训练完成后，在病房自行训练；对需用上下肢支具

者，应佩戴以方便训练。

1. 截瘫的翻身训练　①为使翻身动作易于完成，事先交叉双下肢；②施行反作用，肘伸展双上肢向翻身相反方向水平旋转。而后肘伸展双上肢努力向翻身方向摆动、旋转（若上肢拿一轻哑铃更易完成旋转，适于早期开始训练）；③继上肢而旋转骨盆，达到侧卧位时用上侧上肢止住旋转；④变俯卧位时，先旋转上身，用双肘支撑，然后再旋转骨盆及下肢，完成到俯卧位的翻身（图 27-2-1）。

2. 关节活动度训练　对瘫痪肢体进行关节被动运动训练，每一关节在各轴向活动，以防止关节挛缩和畸形发生。选择卧位、半卧位或平卧时，双髋关节外展不超过 45°。预防内收肌痉挛和外展过度损伤内收肌，颈髓损伤须戴围领。肌肉、关节的活动早期进行功能锻炼，双肘撑床，向下移动身体，由半坐位到端坐位，给予双下肢肌肉按摩，关节囊敲打，被动屈髋、屈膝，踝关节背伸，每天 3～4 次。每次活动不少于 3 分钟，动作宜轻柔，有感觉障碍者给予快速的冷刺激（图 27-2-2）。

3. 直立适应性训练　脊髓损伤后，脊柱稳定性良好者应早期开始坐位训练。一般情况下，从平卧到直立位需一周的适应时间，适应时间长短与损伤平面有关。

（1）截瘫的起坐训练（用肘支撑的坐起方法）：①仰卧位将头抬起；②头颈部屈曲的同时肩部伸展与内收使肘呈支撑位；③用单侧肘移动体重并伸展对侧肘；④手撑在后方承重；⑤另一侧肘亦伸展，用两手支撑（图 27-2-3）。

（2）四肢瘫的起坐训练（不抓物体的起坐方法）：①按前述翻身动作的方法翻成侧卧位。②将在上面的左上肢转向背后，返回仰卧位，单肘支撑。③躯干向左倾斜，体重加在左肘上，然后对侧肘亦撑在背后。④双肘支撑的姿势，用单肘支撑体重。此时对侧肘抬起，肘伸展，手掌撑在后方。肱三头肌瘫痪肘不能伸展，利用反作用伸展肩，并将前臂向后摆使肘关节伸展。⑤用伸肘侧上肢，肩关节要尽可能伸展并水平内收，手掌移向躯干后方正中。

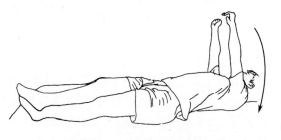

（1）双腿交叉好，双手及脸旋向相反方向

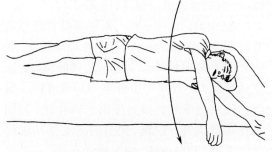

（2）双手及脸努力向翻身方向摆动

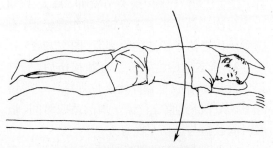

（3）运用运动惯性进行翻身

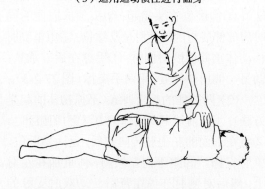

（4）由治疗师被动活动躯干使翻身易于完成

图 27-2-1　翻身训练

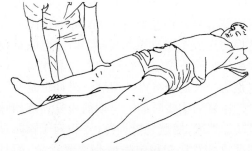

（1）髋关节外展

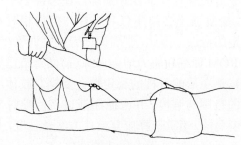

（2）髋关节屈曲

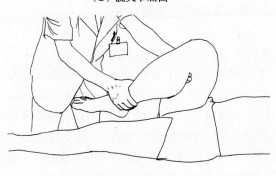

（3）屈髋屈膝

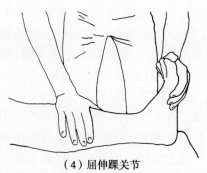

（4）屈伸踝关节

图 27-2-2　关节被动运动

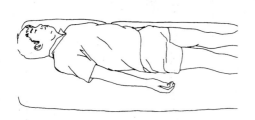
（1）仰卧位将头抬起

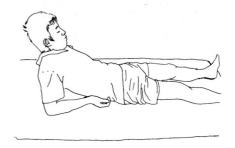
（2）头颈部屈曲的同时肩部伸展与内收使肘呈支撑位

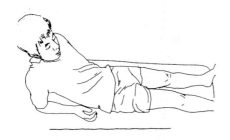
（3）用单侧肘移动体重并伸展对侧肘

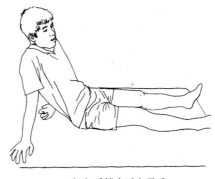
（4）手撑在后方承重

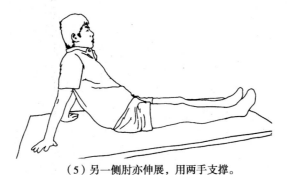
（5）另一侧肘亦伸展，用两手支撑。

图 27-2-3 截瘫患者用肘支撑的坐起方法

⑥利用头颈部屈曲的反作用，体重加在已伸展的上肢上，对侧屈曲的肘抬起并将肘伸开。

⑦左右两上肢交替移动以支撑体重，手掌向腰部靠近，使上半身接近直立位（图 27-2-4）。

（3）患者经过坐起训练后无体位性低血压等不良反应即可考虑进行站立训练。训练时应保持脊柱的稳定性，佩戴腰围训练起立和站立活动（图 27-2-5）。

（4）呼吸功能训练：对颈髓损伤呼吸肌麻痹的患者应训练其腹式呼吸运动，咳嗽、咳痰能力及进行体位排痰训练，以预防及治疗呼吸系统并发症，并促进呼吸功能恢复。

（5）膀胱和直肠训练

1）对于伴有膀胱功能障碍者，由于排尿肌松弛而造成膀胱过度充盈，常损伤膀胱壁，极易并发感染。另外，排尿肌痉挛可致不自觉排尿。恰当的康复方法可极大程度的减轻患者的苦恼。具体方法如下（图 27-2-6）：

腹部加压法：让患者深呼一口气，用力使膈肌下行，增加腹压，这样可以使膀胱收缩，促进排尿。让患者或家属学习将导尿管定时经尿道插入膀胱引出尿液，但注意的是，在夜间间歇的时间不宜过长，否则膀胱过度充盈可能损伤膀胱壁。

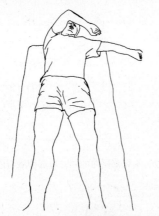

（1）双上肢从左至右用力摆动成右侧卧位

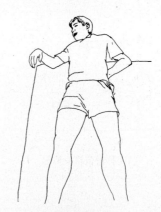

（2）将左上肢尽快转向背后，成仰卧位，
用单肘撑起

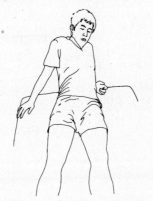

（3）身体左侧倾斜，左肘支撑，两肘支撑体重

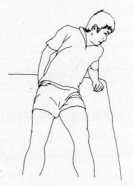

（4）重心加在左肘上，右肘伸展，
手掌撑在床上

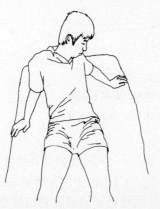

（5）右手掌移向后方正中侧，重心加上后左肘伸展

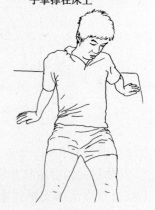

（6）长坐位

图 27-2-4 截瘫患者不抓物体的起坐方法

2）根据以前的排便习惯确定排便时间和地点。对于卧床患者或身体极度虚弱的患者，可以躺在床上进行排便刺激。使用药栓或灌肠剂，灌肠时应用的润滑剂能减少排便阻力，栓剂的选择视个人情况而定。可用手指刺激排便，在应用药栓或灌肠剂 12～20 分钟后，用温水洗净双手，示指带上指套在直肠内做环绕动作可以松弛肛门括约肌，促进排便。也可刺激直肠或肛门，洗净双手，剪好指甲，示指带上指套。如果上述方法皆不奏效，可用手取出粪便（图 27-2-7）。注意不要急于一次取出所有粪便。

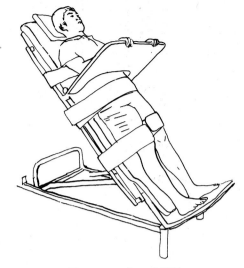

图 27-2-5　起立床训练

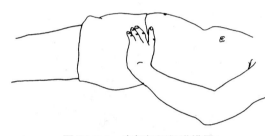

图 27-2-6　腹部加压促进排尿

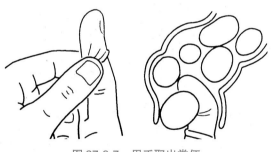

图 27-2-7　用手取出粪便

二、恢复期的康复治疗

（一）肌力训练

训练重点是肌力 2～3 级的残存肌肉的肌力训练。肌力 3 级时可以采用主动运动，肌力 2 级时可以采用助力运动或主动运动，肌力 1 级时只有采用功能性电刺激的方式进行训练。肌力训练的目标是使肌力达到 3 级

以上。可进行肌肉等长收缩、向心性收缩、拮抗运动、伸展运动、被动运动、主动运动，以维持和增强肌力，增加关节活动范围，还可进行趣味运动。

（二）关节活动度训练

选择性伸展对脊髓损伤患者完成特别功能性任务的某些肌群是重要的。腘绳肌的选择性伸展使患者直腿抬高近 120°。这可使患者能完成某些日常生活自理能力，如穿裤子、鞋袜及穿戴下肢矫形器等。因此，对脊髓损伤患者须加强关节活动度训练。

（三）转移训练

转移方法种类较多，可以根据脊髓损伤平面、残余肌力、关节活动范围等情况进行选择。转移动作除需具备平衡能力外，还需要有很强的上肢肌（如肱三头肌、伸腕肌等）肌力。四肢瘫患者只能完成转移平面高度一致的转移动作，而大多数截瘫患者经过训练后能够转移到任一高度的平面上。可进行床或轮椅转移（图 27-2-8）和轮椅或地面转移等训练（图 27-2-9）。

（四）站立训练及行走训练

在条件允许时，要鼓励所有患者站立、步行。站立对于患者的心理、生理、职业、休闲等均有益。站立的重要性在于：①防止体位性低血压，改善血管运动功能以促进血液循环；②防止下肢关节挛缩；③使长骨的骨质疏松减少到最低限度，以减少发生骨折的危险；④减轻痉挛；⑤防止泌尿系感染；⑥防止坠积性肺炎，促进肺功能恢复。具体方法如下：

1. 平行杠内站立　双下肢使用长下肢支具，膝关节锁住伸展，长下肢支具的踝关节达到跖屈 −5°～−10°，背伸无制动；平行杠内取站立，髋关节伸肌不起作用，骨盆后倾，髋关节伸展，由前方的韧带成分将髋关节伸展并锁住；同一姿势下放开双手或单手进行训练；握住平行杠，用支撑的方法抬起躯干，尽可能抬高臀部，躯干像折刀样反复训练（图 27-2-10）。

有研究表明，每天使用可动站立装置站立 30 分钟或更长时间的脊髓损伤患者与很

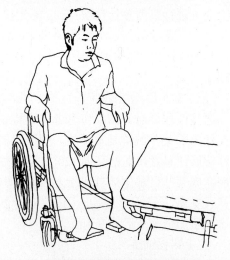

（1）轮椅与床斜对，由轮椅向前方的
坐位移动

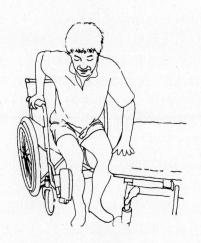

（2）上抬臀部

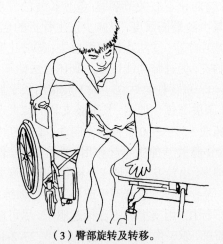

（3）臀部旋转及转移。

图 27-2-8　轮椅与床间转移

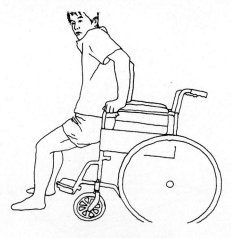

（1）边支撑边将臀部移至前方，
慢慢用双上肢支撑上半身，

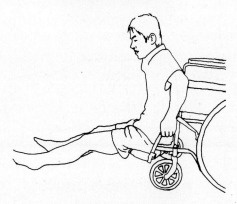

（2）臀部从座位上滑至脚踏板

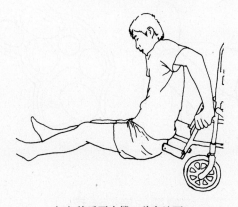

（3）然后再支撑，移向地面。

图 27-2-9　轮椅转移到地面

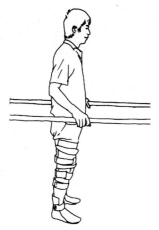

（1）平行杠内站立训练，
髋关节伸展位

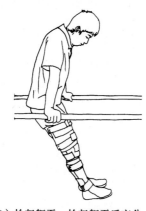

（2）抬起躯干，抬起躯干后充分
进行折刀样运动练习

图 27-2-10 平行杠内站立训练

少站立的患者比较，能显著改善其生活质量，减少压疮和泌尿系统感染的发生，并能改善肠道功能等。即使患者在受伤多年以后，仍能从站立中获得益处。对于刚离床的患者，可先从 30° 开始，每天 2 次，每次 30 分钟到 2 小时不等。每 3 天增加 15°，直到能直立为止。起立床站立训练适于颈$_5$～胸$_{12}$损伤的患者。为了用视觉代偿丧失了的姿势感觉，在平行杠的一端要放一面训练镜。控制髋关节运动的肌肉麻痹时，患者的抬腿动作要借助于背阔肌的作用及斜方肌和肩胛肌的协同作用来完成。姿势感觉主要是通过这些肌肉重建。脊髓损伤患者首先要掌握平行杠内的步行技巧，这是将来借助拐杖行走的基础。

2. 摆至步训练 摆至步是最简单、最安全及稳定的一种步法。胸$_{10}$以上损伤的患者通常要先掌握这一步法。患者双手沿平行杠向前伸出距足大约 15cm，身体前倾，使头和肩位于手的上方。然后提起双腿，向前摆动，使双腿正好落在手的后方（图 27-2-11）。

3. 摆过步训练 摆过步是一种最快、最实用的步法，需要较高的平衡技能。患者双手沿平行杠向前伸，身体前倾，双手持重。然后提起双腿并向前摆动，使双腿落在手支撑点的前方。当双足稳定持重后，双手沿平行杠前移，准备迈出下一步。需要强调的是，做

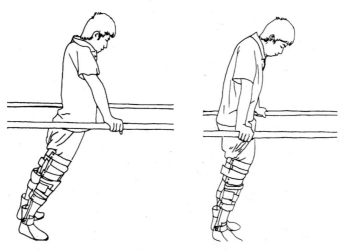

图 27-2-11 摆至步训练

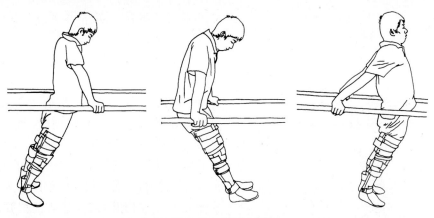

图 27-2-12　摆过步训练

支撑动作并向前摆下肢时，要保持髋关节过伸、头部伸展、双肩后缩，骨盆要有一个向前冲的动作。双手支撑向前移动时，肘关节要伸展，双肩内收（图27-2-12）。

4.四点步态训练　这种步法最稳定，动作也最复杂。四点步行有利于患者在有限的空间中完成转身和各种操作动作。只有具备一定步行能力的患者才能掌握拐杖四点步行。患者右手沿平行杠前移约 15cm（1 点）；重心随之移到右腿（2 点）；左手支撑平行杠并使左肩下降（3 点），将左下肢向上提起并向前摆；左下肢落地后将重心移至左腿（4 点），左手沿平行杠向前移动，准备迈出右腿（图27-2-13）。各种拐杖的步行方法，与平行杠内步行的方法基本相同，但需要更加纯熟的技巧。患者只有在平行杠内步行训练中掌握了步行技巧

并熟练到一定程度之后，才能开始进行拐杖步行训练。

5.上下阶梯训练　上下阶梯需要有良好的腹肌功能。胸 $_{12}$ 损伤患者有能力完成此动作。患者上下阶梯时，既可向前移动，又可向后退。训练时阶梯两侧都要有扶手，或一侧用扶手，另一侧用拐杖。此外，正确合理地应用步行矫治器可以改善患者的移动能力。

（五）助行器和轮椅训练

1.助行器训练　助行器主要包括各种拐杖和移动式助行架。对于不完全截瘫患者而言，其主要用途是辅助有下肢残存肌力者作为站立和行走的工具（图27-2-14）。

2.轮椅训练　脊髓损伤患者的轮椅是终生的代步工具，因此选择适合的轮椅是很重要的。对于高位脊髓损伤患者来说，C_5 以上

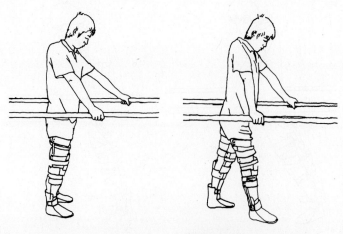

图 27-2-13　四点步态训练

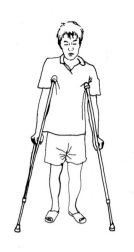
（1）正位扶双拐站立

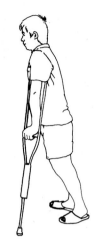
（2）侧位扶双拐站立

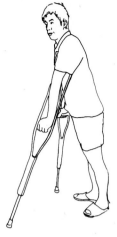
（3）先一侧拐前移，身体前倾

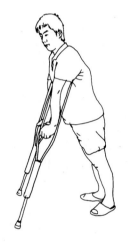
（4）前移另一侧拐

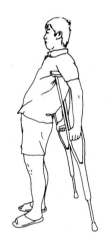
（5）双拐平行置于身后，保持身体平衡

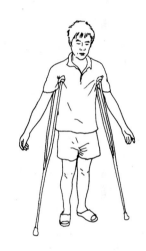
（6）松手，双拐置于腋下保持平衡

图 27-2-14　拐杖训练

脊髓损伤的患者由于手不能运动，因而需选择高靠、有胸部固定带的轮椅。这种轮椅由家属来推动，患者不能自行控制轮椅。C_6～T_1 脊髓损伤的患者，应在有条件时选用质量好、较轻巧的轮椅。双手下垂时，应与大轮轴心在一条垂线上，这样驱动时有摩擦力，并应配一副手掌半指手套，防止手磨破并容易驱动轮椅。前轮一定要灵活，足踏板要足够长。另外，足踏板应能向两侧分开，以便用滑板移向床边时，较为方便。如果患者体弱、年迈或体重大，用双手驱动轮椅困难，亦可选用电动轮椅（手动型），每天充电一次，即可驱动十几千米，活动范围可明显加大。对于中低位脊髓损伤或不全脊髓损伤患者，如果使用双下肢支具和拐杖可以站立移动，应加强这方面训练，防止下肢骨质疏松，全身情况、体能均会有改善，因而以少坐轮椅为佳。但较远的活动，仍需坐轮椅，否则体能消耗太大。是否能持久训练上肢的力量和耐力是使用轮椅的前提。训练上肢的力量和耐力是使用轮椅的前提。技术上包括前后轮操纵、左右转、进退操纵、前轮翘起行走和旋转操纵、上下楼梯训练等（图 27-2-15）。

（六）减重步态训练

随着康复治疗技术的发展，减重支持系统已越来越广泛地应用于临床上。国外一些

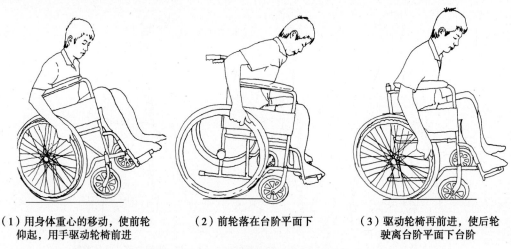

（1）用身体重心的移动，使前轮仰起，用手驱动轮椅前进　　（2）前轮落在台阶平面下　　（3）驱动轮椅再前进，使后轮驶离台阶平面下台阶

图 27-2-15　乘坐轮椅练习下台阶动作

学者进行了该训练的临床试验，发现大部分下肢瘫痪患者通过减重步行训练，步行能力有较好的恢复。它在恢复步行能力、纠正步态、改善平衡、减轻肌肉痉挛及减少心肺负荷等方面较传统治疗均有很大优势，也降低了康复治疗师的工作强度，提高了治疗安全性。减重步行器通过电动吊带将患者的身体吊起一定的幅度，从而减轻患者步行中身体的重量，使下肢负荷减小，矫正步态，保证行走安全。其主要优点是能让患者在早期下肢不能负重的情况下开始步态训练，使下肢肌肉获得全面的被动和主动训练，从而增强站立期对髋屈肌和踝屈肌的牵引，防止失用现象的发生。用于强化的踩车步行训练还可增强肌肉耐力和心血管功能，产生最大节段的感觉输入，并建立最佳的脊髓运动网络，帮助患者恢复正常步态。将这种训练方法与传统方法相结合，可最大限度地恢复和重建瘫痪肢体的功能，提高患者的生活质量，最终使其重新站立。在训练过程中，减重量要由重到轻（建议为体重的 20%～50%），步行时间由短到长（建议 4～25 分钟）（图 27-2-16）。

第三节　截瘫并发症的防治

一、压疮防治

压疮在脊髓损伤时最常见。截瘫患者由于肢体活动障碍，皮肤感觉丧失，没有正常皮肤的疼痛刺激信号，造成骨突处或肢体受应力集中部分压力增高，局部皮肤及皮肤下组织潮

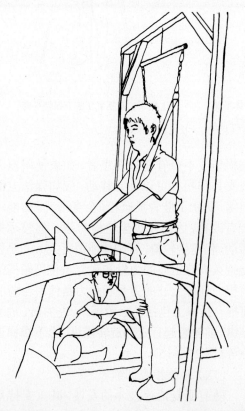

图 27-2-16　减重运动支持系统步态平衡功能训练

红，微循环障碍，从而产生压疮（图27-3-1）。为预防压疮要经常变换体位（图27-3-2），注意检查骨突起部，要多向患者做教育工作。保持骨突起部位清洁，清扫床单，高热量、高蛋白饮食。一旦发生压疮，就要增强全身体力，补充营养，解除压迫，防止组织损害进一步加重，同时根据不同分期采用不同的措施进行积极处理，促进局部尽快恢复。

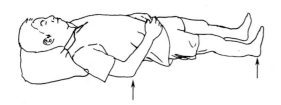

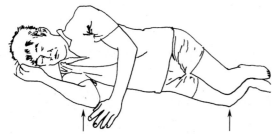

图27-3-1　常见压疮部位

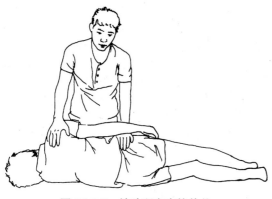

图27-3-2　被动翻身变换体位

二、排尿障碍防治

严格无菌操作，消除感染机会。对留置导尿管的患者，导尿管每周更换一次，引流袋每日更换一次，每日用0.1%安多福消毒液清洗尿道口2次，并用0.2%呋喃西林250ml冲洗膀胱，2次/日，每周复查尿常规2次，每隔4小时开放导尿管，以便逐渐建立反射性膀胱和自律性膀胱。在康复期，双下肢肌力为1~2级时，给予训练排尿，可用热水外敷膀胱区后，再用手轻轻按摩膀胱区，观察排尿情况（图27-3-3）。

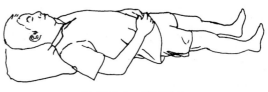

图27-3-3　排尿训练

三、坠积性肺炎防治

颈椎损伤部位因出血、水肿压迫脊髓或脊髓横断，使肋间肌等呼吸肌麻痹，不能主动清除呼吸道分泌物。因此，我们需指导患者进行呼吸训练，做深呼吸运动，强化呼吸辅助肌，按腹咳嗽，辅助排出呼吸道分泌物，或用吸引器吸出，并协助患者做扩胸运动，每2小时给予翻身拍背一次，拍背时注意力度，这样就能起到扩张肺的作用；及时吸痰，保持呼吸道通畅。

1. 腹式呼吸　颈髓损伤呼吸机麻痹，以膈肌为中心的腹式呼吸是功能更强的有效呼吸模式。通过对患者的指导，增强膈肌的收缩力，加强呼吸运动（图27-3-4）。

2. 呼吸辅助肌的强化　正常人呼吸65%靠膈肌活动，35%靠辅助呼吸肌和肋间肌作用。主要的辅助呼吸肌有斜角肌、胸锁乳突肌、胸大肌、上后锯肌和部分躯干肌。颈髓损伤时，患者由于利用颈部呼吸辅助肌行胸式呼吸，使肩、胸、颈部肌群处于过度紧张状态。治疗的重点是松弛处于过度紧张状态的肌肉，提高腹式呼吸效率（图27-3-5）。

3. 徒手胸廓扩张法　由于呼吸肌的麻痹或肌力低下，使胸廓伸缩运动消失，导致胸廓紧缩，失去弹性，为防止其发生，必须进行手法扩张，具体操作方法有五种。

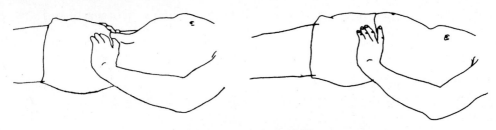

图 27-3-4　腹式呼吸训练

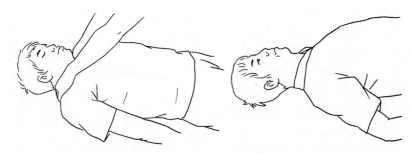

图 27-3-5　放松呼吸辅助肌

（1）肋骨捻转运动：治疗师把一只手伸到患者后背下方，指尖位于胸椎的横突部。另一只手置于胸部最高处，手掌根部正对着胸骨的侧缘，如同拧毛巾的动作使双手靠近。避免压力在胸骨或肋骨缘上，要平均分布在手的掌面。从下胸部开始，双手互相挪动的同时渐向上胸部移动（图 27-3-6）。

（2）胸廓捻转运动：治疗师把一只胳膊放患者双肩下方，直到手绕到对侧腋窝部，另一手固定胸廓下部。固定胸廓的手开始用力向上向后，同时下方的胳膊屈肘，使患者转向治疗师，但绝不是向上抬起患者，如图 27-3-7。

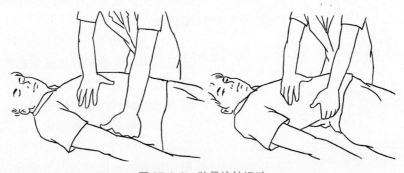

图 27-3-6　肋骨捻转运动

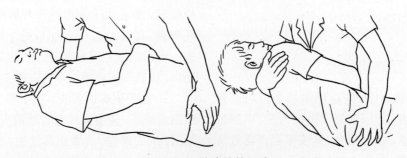

图 27-3-7　胸廓捻转运动

（3）胸廓侧屈运动：治疗师把一只胳膊伸到患者双肩下方，手绕到对侧腋窝部，另一手放在下胸部侧方。侧方的手向内向后用力的同时，另一只手把躯干上部拉到胸前。因伸张的目标是肋骨，并不是侧腹肌，所以最小限度的侧屈即可（图27-3-8）。

（4）背部过伸运动：治疗师把双手伸到患者两侧肩胛下，指端在胸椎横突部，手指与肩胛下角平行。手指放平摆齐后屈腕抬起上胸部，同时令患者深呼吸（图27-3-9）。

（5）SILVESTER呼吸法：治疗师把一只手和前臂放在患者肋弓上方，用力下压整个肋弓固定躯干，但不能在肋弓缘。嘱患者把双上肢举过头顶，同时进行深呼吸。如果不能主动上举，助手握住双前臂被动上举的同时，令患者深呼吸，防止下端肋骨的同时上移（图27-3-10）。

四、便秘防治

脊髓损伤后由于骶段脊髓（$S_{2\sim4}$）的副交感神经中枢与高级中枢的通路中断，影响胃结肠反射，结肠蠕动减缓，肠内容物水分过多

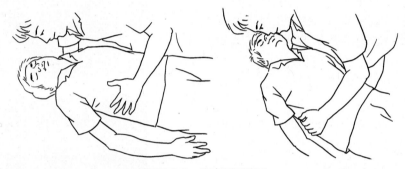

图27-3-8　胸廓侧屈运动

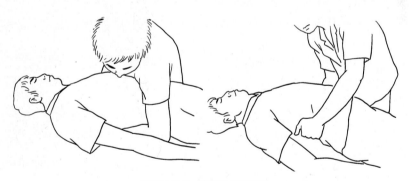

图27-3-9　背部过伸运动

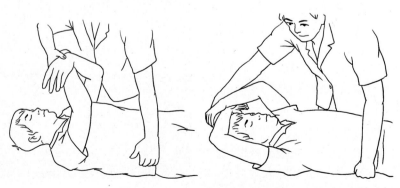

图27-3-10　SILVESTER呼吸法

吸收及肛门反射、排便协调性改变而引起严重便秘。要注意饮食结构,给予高蛋白、高热量、高维生素、含纤维多的易消化食物,多饮水。

康复训练:

1. 在病情允许的情况下,指导患者床上做提肛收腹运动功能锻炼;每日按摩腹部2～3次,每次15～20分钟。具体方法:仰卧位,双手重叠,以脐周为中心,按结肠走行方向,依次按摩升结肠、横结肠、降结肠、乙状结肠,按压时下压深度1～2cm为宜,顺时针方向进行环形按摩,促进肠蠕动。

2. 直肠感觉再训练,常用手指肛门、直肠刺激法。戴上乳胶手套用润滑手指轻柔地按摩肛周,或做360°环状肛管刺激,可有效刺激排便反射产生,松弛肛门括约肌,利于排便。手指刺激的信号等于大便对直肠壁的刺激,是最好的刺激排空方式,鼓励患者尝试。而且定时刺激、收缩肛门括约肌及盆底肌训练可在一定程度上促进低级排便中枢反射的形成。

患者在腹部按摩、手指肛门直肠刺激训练无效的情况下可采用甘油栓剂、缓泻剂栓剂、口服缓泻剂。便秘严重,可使用开塞露塞肛,必要时戴手套挖出干结粪便,以解除患者的痛苦,防止粪便中毒。大便失禁时可服收敛剂,并保持肛门皮肤清洁。

第四节　运动处方示例

简要病史:患者,女性,35岁。双下肢功能障碍30余天,行康复治疗。

患者由于不慎高处坠落致全身多处疼痛不适,双下肢活动障碍,外院X线示腰$_1$椎体压缩性骨折(图27-3-11),在全麻下行腰椎骨折后路切开复位椎管减压后外侧植骨融合内固定术(图27-3-12)。

早期评定:腰椎棘突压痛及叩击痛(+),活动受限。双下肢肌力0级,肌张力减退,会阴部皮肤感觉减退,双下肢皮肤感觉丧失,双侧膝反射、跟腱反射消失。双侧Hoffmann

征(−),双侧髌阵挛、踝阵挛(−),双侧Babinski征(−)。肛门括约肌松弛。

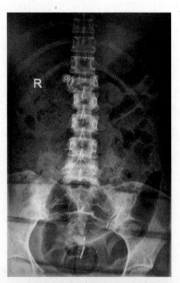

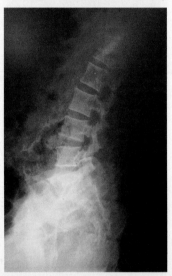

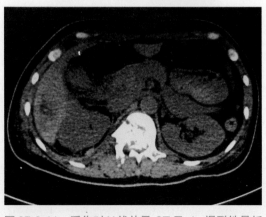

图27-3-11　受伤时X线片及CT示:L$_1$爆裂性骨折

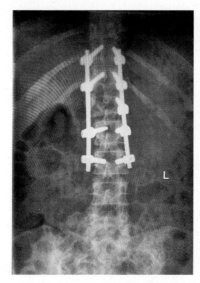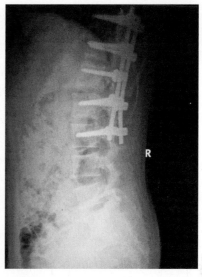

图 27-3-12　术后 X 线片：术后内固定位置良好

患者术后根据《骨科运动康复安全性评定表》（表 1-2-1）评分如下：

1. 骨折的稳定性　不稳定骨折（相当于 AO 的 C 型），评 5～10 分。

2. 固定的可靠性　为椎弓根钉固定，术后需维持对位，卧床休息，评 15～20 分。

3. 软组织的完整性　合理手术入路（创伤小）韧带解剖对合修复牢固，评 25～30 分。

术后 2～4 周：总分为 45～60 分，运动康复应慎重，早期进行双下肢关节（髋、膝、踝）的被动运动训练，预防截瘫造成关节挛缩、肌肉萎缩及骨质疏松等并发症。

术后 4～8 周：患者经过内固定或外固定支架的应用，重建了脊柱稳定性，《骨科运动康复安全性评定表》评分逐渐提高达到 80 分以上，适时加强截瘫平面下的关节活动度训练、直立适应性等训练。

恢复期评定：患者经过程序化的肌力、关节活动度、站立及行走等训练，《骨科运动康复安全性评定表》评分逐渐提高达到 85 分以上，运动康复安全，加强截瘫平面下关节被动活动度及主动训练。

截瘫患者的运动康复治疗是一个综合性治疗，在康复训练中应注意防止各种并发症的发生，通过综合、协调地应用各种训练措施，消除或减轻患者身心、社会功能障碍，达到和保持生理、感官、智力精神和（或）社会功能上的最佳水平，从而使其借助某种手段，改变其生活，增强自立能力，使病患能重返社会，提高生存质量。

第二十八章

截肢的运动康复

截肢后康复是康复医学的一个重要内容。截肢多由严重创伤、血管疾病、恶性肿瘤等原因所致。截肢后康复的主要目的是尽可能重建丧失的肢体功能，防止或减轻截肢对患者身体健康和心理活动造成的不良影响。截肢后康复由外科医师、康复医师、假肢师、康复治疗师、患者及患者家属共同合作完成，是手术、假肢装配和康复治疗密切结合的统一过程，其中康复治疗是贯穿整个康复过程的重要内容，不但影响着手术及假肢的效果，而且对患者的功能恢复起着重要作用。

第一节 截肢后运动功能的评价

一、全身状况

包括患者年龄、性别、截肢日期、原因、部位、截肢水平、术后伤口处理、精神状况、家庭及工作情况、经济情况等。目的是判断患者能否安装假肢，能否承受穿戴后康复训练及能否有终身穿戴假肢的能力。

二、残肢的评定

1. 区别理想残肢与非理想残肢 理想假肢是指残肢要有一定长度，残肢无畸形，关节活动度正常，皮肤软组织条件良好，皮肤感觉正常，肌力正常，无幻肢痛及残肢痛。非理想残肢是相对于理想残肢而言，其残肢不能完全满足理想残肢的条件，给假肢安装带来困难，一部分非理想残肢穿戴假肢后代偿功能发挥不理想，而且一部分非理想残肢影响

穿戴或根本不能穿戴。对于这些非理想残肢就需要采取各种康复手段创造穿戴假肢的条件，使之成为理想残肢。

2. 评定内容 残肢的状况对假肢的安装和佩戴假肢后的代偿功能有直接的影响，理想残肢穿戴假肢后，经过一段时间的康复训练会有很好的代偿功能，具体评定内容如下：

（1）残肢的外形：以圆柱形为最佳，而非圆锥形。残肢外形的不良会影响假肢接受腔的穿戴。

（2）关节活动度：上肢的肩、肘关节活动度受限直接影响上肢假肢的功能，下肢的髋、膝关节活动度受限，对下肢假肢的代偿功能也会产生不良影响，甚至不能穿戴假肢。

（3）残肢畸形：残肢畸形直接影响接受腔的适配，大腿截肢的髋关节屈曲外展畸形，小腿截肢的膝关节屈曲畸形是最常见的两种畸形，一般均与截肢手术后不良体位及未进行早期康复训练有关。

（4）皮肤情况：是否存在溃疡、瘘道、瘢痕等，注意皮肤松弛度，尤其是皮肤血运和皮肤的神经营养状况更为重要。

（5）肌力评定：肌肉力量强弱对假肢佩戴和功能发挥十分重要。对于上肢截肢、残存肌肉的多少及其产生的肌电信号，是判断能否佩戴肌电假手的重要依据。

（6）残肢长度：它对假肢种类选择、残肢对假肢的控制能力、悬吊能力、稳定性、步态和代偿功能等有着直接的影响。

（7）疼痛评定：包括残肢痛、幻肢痛的评定。

三、其他肢体的评定

其他肢体的状况直接影响截肢术后的康复过程。其他肢体的功能障碍程度和是否可以进一步改善，对另一肢体的假肢安装是非常重要的。

第二节　截肢平面与残肢运动功能

一、截肢所涉及的因素

截肢者的肢体修复和功能重建是骨科医生和假肢制作师的共同目标。由于长期以来在体制和观念上的问题，使得两个方面很少共同研究，造成了医院的截肢和假肢的装配之间的脱节和分歧。骨科医生、假肢制作师、患者往往是以不同的观点来看待截肢问题的，这是主要的障碍。假肢制作师看到的是他的患者及截肢的问题；患者往往被截肢所吓倒；外科医生把截肢只当作纯外科手术事情。

按照现代康复医生的观点，第一，某些截肢不仅仅是破坏性手术，同时又是一种建设性手术；第二，截肢手术不是医疗的结果，而是开始。手术后若要恢复功能，就是创造一个新的运动器官，这个器官（残肢）能带动科学制作的假肢，使保留的关节能活动自如，这就需要医生、假肢制作师、患者和家属的合作，把确保伤口Ⅰ期愈合作为唯一的目标。病理学不是确定截肢平面的唯一因素。应考虑其他因素，包括解剖学、外科学、假肢学及个体的年龄、性别、职业等社会学的因素。以上每种因素在决定截肢平面时都起一定的作用，但各个截肢者，重点因素有所不同。截肢部位（平面）对假肢装配、代偿功能发挥、患者生活自理、就业能力等直接相关。截肢部位的选择与传统观念相比有了显著的改变，在病情治疗允许的前提下尽可能保留较长的残肢，保证最大地发挥残肢功能。

从假肢装配的角度看，对截肢及残肢有以下要求：①残肢原则上应尽量保留长度，保证残肢有足够的杠杆力和良好的控制假肢能力。残肢过短，不但难以装配假肢、保持假肢稳定，而且会增加残肢的肌力负担，影响假肢发挥作用。②残肢关节功能良好，无挛缩畸形，截肢术后要注意肢体放置在正确位置上，尽可能保留关节的活动范围，避免产生关节的挛缩畸形或强直。由于操纵假肢主要是依靠残存关节的活动功能，因此必须进行残肢的功能训练，防止关节挛缩，增加肌力及关节活动范围。③残肢应无痛。如果残肢出现局部的敏感压痛，说明有骨刺或神经瘤等形成。④残肢的皮肤健康平整、耐磨，无大片的皮肤瘢痕，无窦道溃疡及其他皮肤疾病，这样就能保证残肢能够受各方面的压力和摩擦。

二、上肢截肢部位的选择

上肢截肢根据截肢平面不同，分为部分手截肢、腕关节离断、前臂截肢、肘关节离断、上臂截肢、肩关节离断或肩关节周围截肢术等（图28-2-1）。

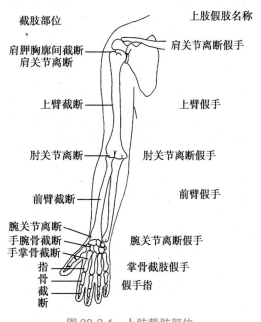

图 28-2-1　上肢截肢部位

1. 肩关节离断或肩关节周围截肢（图28-2-2）　肩部截肢，除肩关节离断外，还有整个肩部截除、肩胛带截肢，其肩胛骨、锁骨及附着其上的肌肉都被截除。由于假肢接受腔的支撑点均被破坏，肩部截肢佩戴假肢相当困难，应尽可能保留肱骨头，达到较好的外观形态，肩部圆的外形同时可增加假肢接受腔的适配范围，有助于肘与手部的活动。

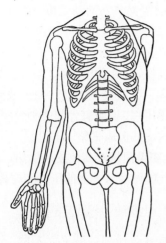

图 28-2-2 肩关节离断或肩关节周围截肢

2. 上臂截肢（图 28-2-3） 上臂截肢的功能取决于残肢的杠杆力臂长度、肌力和肩关节运动范围。长残肢对悬吊假肢和控制有利，要尽量保留长度。

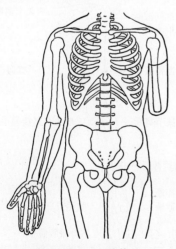

图 28-2-3 上臂截肢

3. 肘关节离断（图 28-2-4） 肘关节离断是理想的截肢部位，这是因为肱骨内外髁部突出，有利于假肢的悬吊及旋转控制。

4. 前臂截肢（图 28-2-5） 前臂残肢的长度相当于前臂全长 55% 以上者称为长残肢，

相当于前臂全长 35%～55% 者为短残肢，短于 35% 者为极度短残肢。前臂中下 1/3 处截肢时，前臂的旋转活动、肘关节的屈伸活动和力量都能基本保留。要尽量保留残肢长度，即使是很短的断端也要保留，残肢越长，杠杆力臂越大，旋转功能保留越多；前臂远端呈椭圆形，假手的旋转功能就可以发挥；保留了残肢肌肉，获得良好的肌电信号，对于装配肌电假手是非常有益的。

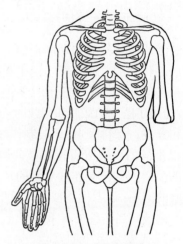

图 28-2-4 肘关节离断

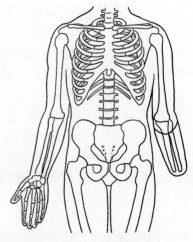

图 28-2-5 前臂截肢

5. 腕离断截肢（图 28-2-6） 腕关节离断，残肢相对长，其远端膨大。这些有利于桡骨的远端腕部悬吊假肢不需要包容到肘关节，不影响尺桡骨的旋转，安装假肢后可以自己悬腕，缺点是外形不好看。

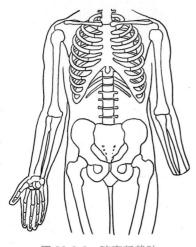

图 28-2-6　腕离断截肢

三、下肢截肢部位的选择

下肢截肢根据截肢平面不同,分为髋离断截肢、大腿截肢、膝离断截肢、小腿截肢、赛姆截肢及足、跟部截肢等(图 28-2-7)。

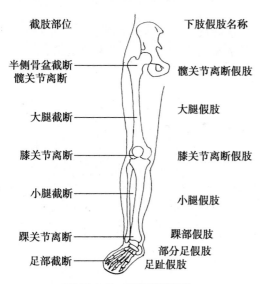

图 28-2-7　下肢截肢部位

1. 髋离断截肢或半骨盆截肢(图 28-2-8)髋离断截肢或半骨盆截肢是一个比较无奈的选择。髋离断截肢时,能保留股骨头尽量保留股骨头;部分骨盆截肢时,能保留坐骨支尽量保留坐骨支,这样有利于增加患者坐位和站立位的稳定性及保持假肢接受腔外形的对称性。股骨长度应短于坐骨结节平面,便利于安装假肢。

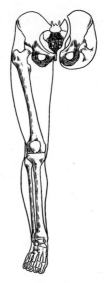

图 28-2-8　髋离断截肢或半骨盆截肢

2. 大腿截肢(图 28-2-9)　大腿截肢如果能保留膝离断截肢尽量保留,如果不能保留膝离断,最好在膝上 10cm 处截肢,便于安装假肢。因为选择在膝上 10cm 以内截肢,虽然残肢长利于发挥,但不利于假肢膝关节的安装。如果残肢极短(坐骨支以下 5cm),可能要按照髋离断技术制作假肢。

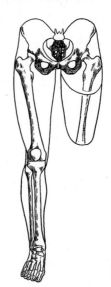

图 28-2-9　大腿截肢

3. 膝离断截肢(图 28-2-10)　膝离断截肢要保留股骨内、外髁。虽然比小腿截肢效差,但比大腿截肢好。因为末端有良好的承重能力，承重力线符合人体生物力线的要求，残肢长度好，能充分操控假肢和发挥原有肌肉功能，而且穿脱假肢也比较方便。缺点是假肢接受腔末端膨大，影响外观。

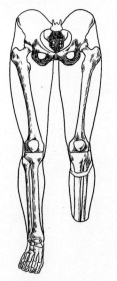 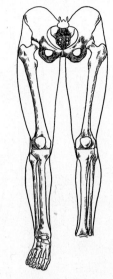

图 28-2-11　小腿截肢　　图 28-2-12　赛姆截肢

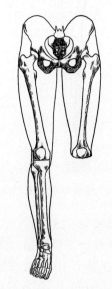

图 28-2-10　膝离断截肢

4. 小腿截肢（图 28-2-11）　小腿截肢应尽量保持长度，如果患者有特别的要求，选择非常先进的小腿假肢，残肢就不能留得过长。因为有一些运动型的假肢带有减震、扭力等装置，需要残肢离地面 22～25cm。如果残肢极短（膝关节间隙下 5cm）或者膝关节僵硬畸形者，选择膝离断为佳。

5. 赛姆截肢（图 28-2-12）　赛姆截肢要保留踝关节的内、外踝，术后残端距离地面 7cm以上。赛姆截肢比小腿截肢好，末端有良好的承重能力，残肢长度好，能充分操控假肢和发挥原有肌肉功能，不影响膝关节的发挥，穿脱假肢也比较方便。缺点是假肢接受腔末端膨大，影响外观。

6. 足、跟部截肢　足、跟部截肢术后因肌力不平衡易产生足下垂、内翻畸形。术时应充分考虑屈、伸肌腱的再缝合和移植处理，必要时还应采取部分关节的融合处理。对于足、跟部截肢还应考虑足部的承重能力、假肢的适配及对穿鞋的影响等问题（图 28-2-13）。

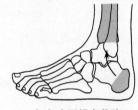 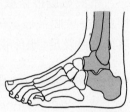

（1）皮罗果夫截肢　　（2）肖帕尔关节离断

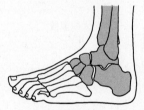 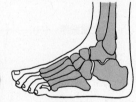

（3）利斯弗朗关节离断　　（4）跖骨截肢

图 28-2-13　足、跟部截肢

第三节　截肢后的运动康复

一、术后早期

由于手术切口组织尚未完全愈合，注意维持残肢端于伸展位，防止关节挛缩畸形，可使用支具、石膏托、皮肤牵引保持残端固定于功能位。残端可做适当的包扎以防止肿胀，并促进残端的收缩定型。当手术区疼痛缓解后，即可开始床上活动，包括健侧肢体的运动、腹背肌运动和呼吸运动，以防止全身性并发症。上肢术后1～2天可离床活动，下肢术后2～3天练习坐起。若全身情况好，术后5～6天可扶拐离床活动。组织基本愈合时（术后7～14天）应早期开始被动运动和助力运动，以改善残肢关节活动度。手术后当日，大腿截肢者戴着石膏或弹性绷带，坚持大腿加沙袋俯卧位训练，每天数次不等，至少2次，每次20分钟；小腿截肢者在轮椅上使用木板，禁止膝下垫放东西（如枕头等），或从床边将小腿垂下。大腿截肢者和小腿截肢者，分别做臀大肌和股四头肌的最大力量收缩，保持5～10秒，然后放松5秒，为一个动作单位，连续做10～20个动作单位为一组，每天2～4组。数日后能够下地，可进行肌肉强化训练，用双手按压残肢，令患者抬腿做肌肉抗阻运动训练。

近年来，国际上采用术后立刻安装假肢，即截肢手术结束后，麻醉尚未清醒，在手术台上给截肢者装上临时假肢。术后1～2天可下床练习走路或做其他功能训练，这种方法不仅对截肢者心理上有很大的鼓舞，对加速残肢定型、减少幻肢痛和其他痛苦的作用。另外，也有采取环境控制治疗法，即在手术后把没有任何敷料覆盖的残肢置入一个空气调节器相连的透明气囊中练习走路。容器内压力可以调整变化使残肢收缩定型，达到残肢早日定型的作用。

二、假肢前期

从切口愈合到安装好假肢这一段时间称为假肢前期。无论何种原因的截肢，都会造成患者全身体能的下降。对于截肢水平较高或双下肢截肢、年老体弱的患者，尽快恢复和增强患者的体能非常重要。单腿站立训练既增加肌力，又训练平衡，可让患者在平衡杠内面对镜子站立，骨盆保持水平，由双手扶杠到单手扶杠，再到双手离杠，延长单腿站立的时间，最后让患者练习单腿跳。在这一阶段，除进行保健性运动外，应强调关节活动度训练和肌力训练，保持正常姿势。肌力训练包括操纵假肢的动力肌、近端关节的固定肌及扶拐行走所必需的肩带肌和伸肘肌等。截肢后由于肢体失去平衡，如果忽略功能训练，往往会引起骨盆倾斜和脊柱侧凸。若变形一经固定，其安装假肢后的步态步行能力就会有很大程度的下降。上肢截肢后残肢尽量保持外展及上举的位置和能力。上肢截肢后进行的功能锻炼，以维持关节活动度和增强肌力为主（图28-3-1）。下肢截肢后进行的功能锻炼

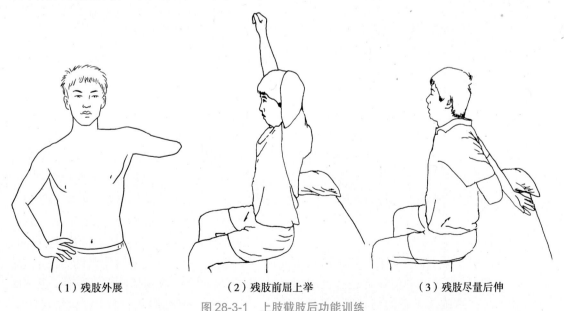

（1）残肢外展　　　　　　　（2）残肢前屈上举　　　　　　　（3）残肢尽量后伸

图28-3-1　上肢截肢后功能训练

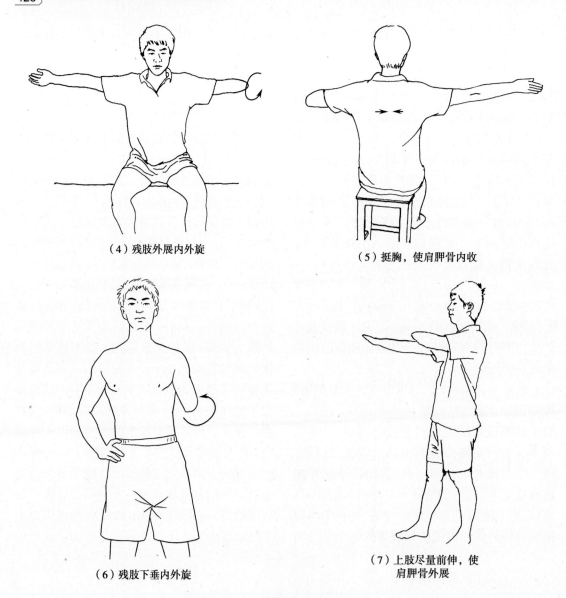

（4）残肢外展内外旋

（5）挺胸，使肩胛骨内收

（6）残肢下垂内外旋

（7）上肢尽量前伸，使
肩胛骨外展

图 28-3-1　上肢截肢后功能训练（续）

包括残肢后伸训练、残肢屈曲训练、残肢内收肌力训练、残肢外展肌力训练、残肢屈伸训练、残肢内/外旋动作训练、残肢膝关节屈伸训练。下肢截肢者还应尽早在步行器或平行杠内练习单腿步行和扶拐步行（图 28-3-2）。

三、假肢安装期

安装好假肢后，在康复医师和假肢技师的指导下，根据假肢的功能设计进行操纵假肢的训练。儿童截肢患者的训练，可采用游戏方式进行。由于儿童生长发育较快，故需经常调整及更换假肢。

1. 上肢假肢的训练　主要包括假肢的操纵和使用训练。操纵训练包括穿脱假肢、各关节的运动、前臂的旋转及机械手的开合等。使用训练是指在操纵训练的基础上练习日常生活活动动作。为使患者能尽快地独立生活，应教会患者拿住各种用具的方法，如拿住汤勺、牙刷等，取物体时接近物件，像玻璃杯、帽子等。训练用的物件，可采用模型或

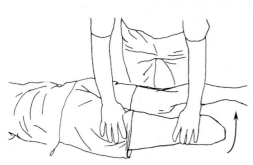

（1）残肢后伸训练

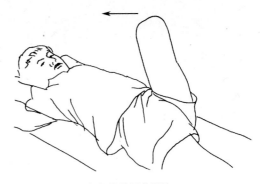

（2）残肢屈曲训练

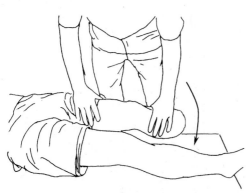

（3）残肢内收训练

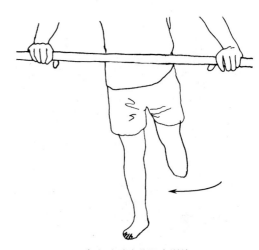

（4）残肢内收肌力训练

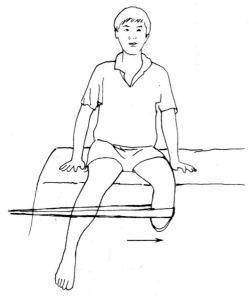

（5）残肢外展肌力训练

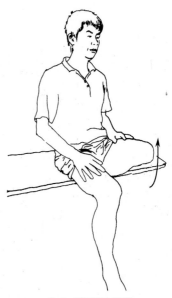

（6）残肢屈伸训练

图 28-3-2　下肢截肢后功能训练

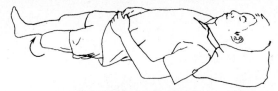

（7）残肢内、外旋动作训练

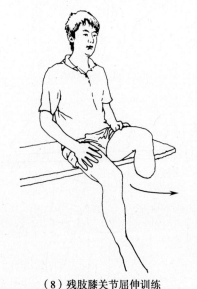

（8）残肢膝关节屈伸训练

图28-3-2　下肢截肢后功能训练（续）

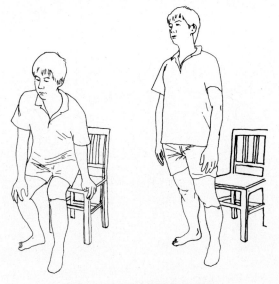

图28-3-3　下肢假肢起立训练

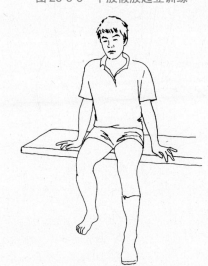

图28-3-4　下肢假肢坐下训练

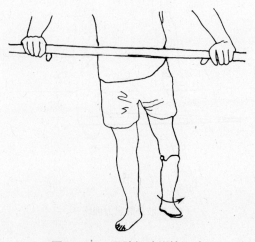

图28-3-5　下肢假肢旋转运动

实物来模拟日常生活。可在训练场安装水龙头、锁、开关等，学会做好每天会遇到的有关动作。学会假手辅助真手，建立起正确的使用习惯，以便更充分地利用假肢。

2. 下肢假肢的训练　下肢操纵训练包括穿脱假肢、逐步掌握站立、平衡、行走、起坐等功能训练。使用训练有迈进后退、行走节律、上下阶梯、过障碍物、搬运重物等动作训练（图28-3-3～28-3-11）。

四、常见并发症的运动康复

1. 幻肢痛　截肢术后仍存有已截除的手和足的幻觉，以远端肢体部分更为清晰，这种现象称为幻肢觉。发生在该幻肢的疼痛称为幻肢痛。幻肢痛的性质常有不同表现，如痒、针刺状、火灼感、冰冷感、蚂蚁蠕行感等。幻肢痛严重者可伴有同侧感觉过敏、出汗异常、自主神经系统功能不稳定等，可能在排尿或性

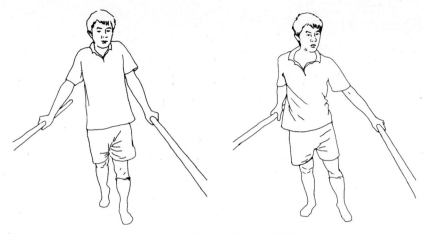

图 28-3-6　双下肢交替负重训练

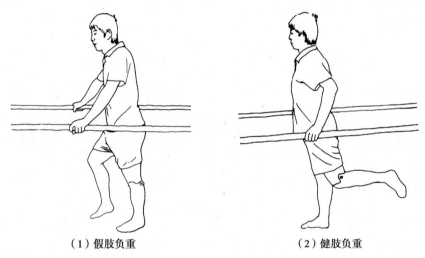

（1）假肢负重　　　　　　　　　　　（2）健肢负重

图 28-3-7　双下肢前后摆动训练

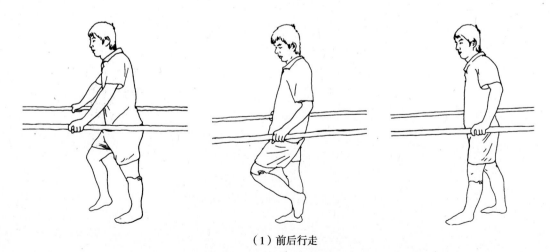

（1）前后行走

图 28-3-8　下肢行走训练（注意要保持正确姿势，躯干尽量不要弯曲）。

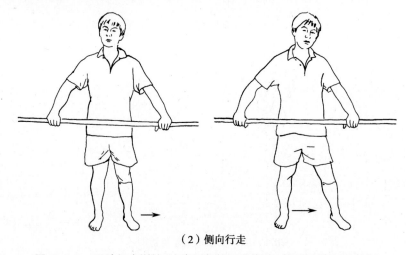

（2）侧向行走

图 28-3-8　下肢行走训练（注意要保持正确姿势，躯干尽量不要弯曲）

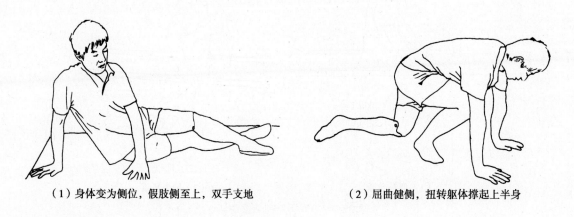

（1）身体变为侧位，假肢侧至上，双手支地　　　　（2）屈曲健侧，扭转躯体撑起上半身

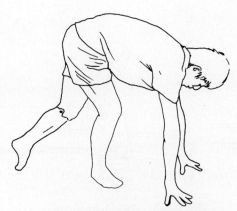

（3）双上肢及健侧下肢伸直，假肢前移起立

图 28-3-9　坐地站起训练

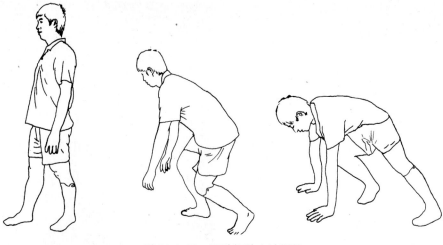

图 28-3-10　下肢假肢坐地训练

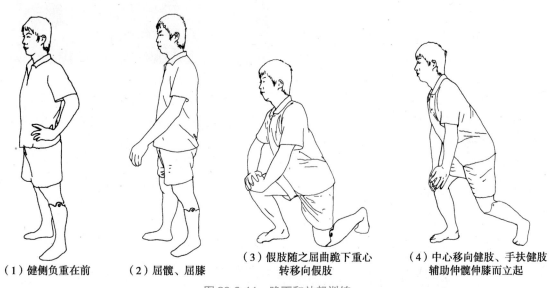

（1）健侧负重在前　　（2）屈髋、屈膝　　（3）假肢随之屈曲跪下重心　　（4）中心移向健肢、手扶健肢
　　　　　　　　　　　　　　　　　　　　　　转移向假肢　　　　　　　　辅助伸髋伸膝而立起

图 28-3-11　跪下和站起训练

交时引起幻肢痛加重。幻肢痛的原因很复杂，严重的顽固性幻肢痛直接影响假肢的穿戴。

目前对造成幻肢痛的机制仍然不十分清楚，可能与疼痛传导通路的各个水平均有关系，如周围神经机制、脊髓机制及脊髓上机制等。对严重的顽固性幻肢痛的治疗仍较困难，常用的方法有五种：①物理治疗，可进行经皮神经刺激治疗（TENS）、超声、低频脉冲电疗、干扰电、按摩、水疗等；②中枢性镇痛剂，一般性痛可用阿米替林、丙米嗪、奋乃静；较严重

性痛，可用卡马西平、丙戊酸钠、苯妥英钠、神经妥乐平，大剂量应用对治疗严重幻肢痛有较好的效果；③心理治疗，利用催眠、松弛、合理情绪疗法等；④针灸治疗；⑤穿戴假肢，截肢术后尽早穿戴假肢有减轻幻肢痛的效果。

2. 残端痛假肢　使用过程中出现残肢痛的原因有残肢本身和假肢两方面的原因。就残肢本身而言，常见的原因有五种。①炎症：最常见的是残肢软组织蜂窝织炎，残端皮下滑囊炎也可引起疼痛；②粘连：残肢皮下软组

织瘢痕粘连、神经粘连等；③骨端过长或骨刺压迫残端皮肤，造成血运不良引起疼痛；④残端神经瘤形成，穿戴假肢时受挤压产生疼痛；⑤血管病、糖尿病截肢者，残端血供差，缺血引起疼痛亦不少见。

判断疼痛的原因至关重要，若是假肢适配不良，须请相关技术人员协助排查处理；若是残肢本身的原因，则进行相应的治疗，详见前述并发症的预防与处理。

第四节 运动处方示例

简要病史：患者，女性，61 岁。车祸伤致全身多发伤术后 1 月行康复治疗。

患者不慎被车撞伤，当即有一过性昏迷，右下肢疼痛，流血，畸形，活动不能，当地医院摄 X 线片示：右股骨粉碎性骨折、右胫腓骨粉碎性骨折（图 28-3-12），行简单包扎及输血后转入我院，在全麻下行大腿截肢术。术后摄 X 线片（图 28-3-13）。

初期评定：右下肢自大腿上端大面积皮肤脱套，大腿内侧可见深部肌肉组织，渗血严重。右小腿畸形严重，局部可见深部肌肉及骨质外露，肌肉组织颜色呈黑色，右侧足部动脉搏动未及，末梢血运未见，肢体干瘪。

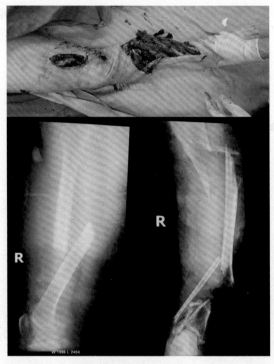

图 28-3-12 受伤时外观及 X 线片

患者术后根据《骨科运动康复安全性评定表》（表 1-2-1）评分如下：

1. 骨折的稳定性 不稳定骨折（相当于 AO 的 C 型），评 12～15 分。

2. 固定的可靠性 为接骨板固定及石膏外固定术中即能被动运动，评 20～25 分。

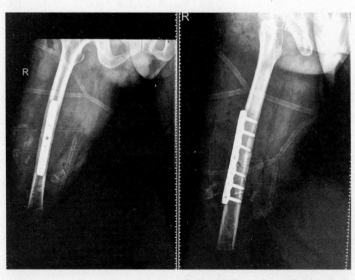

图 28-3-13 术后 X 线片

3. 软组织的完整性 合理手术入路(创伤小)韧带解剖对合修复牢固,评5～10分。

术后1～2周:总分为35～50分运动康复应小心慎重,截肢残端应用弹力绷带包扎,残肢定期清洁,观察残肢瘢痕情况,防止残肢体积增大。因残端血运及神经营养障碍、残端皮肤肌张力过高、机械摩擦易造成皮肤损伤,继发溃疡感染。

假肢前期:在手术切口愈合到假肢安装好这一时期中,尽快恢复和增强患者因截肢造成的体能下降情况。本例患者为老年病患,截肢水平较高且为下肢截肢,应更要加以重视。在佩戴假肢前练习单腿站立,残肢后伸训练,屈曲、内收肌力、外展肌力、屈伸、内旋、外旋等动作训练,在步行器或平行杠内练习单腿步行和扶拐步行。

假肢安装期:熟练掌握穿脱假肢,尽早逐步掌握站立、平衡、行走、起坐等功能。在平衡杆内站立训练中,先双腿负重,侧方训练,重心前后,足不离地,单侧负重,健压假肢,迈步训练。后期可使用迈进后退、行走节律、上下阶梯、过障碍物、搬运重物等动作。

第二十九章

人工关节置换术后的运动康复

关节置换术是指用人工关节替代和置换病伤关节。据统计,20世纪90年代美国的置换手术,以全膝关节置换术为例,与80年代相比增长速度达3倍。在中国,越来越多的患者接受了人工关节置换术。关节置换术后康复的目的是不但要最大限度地增加患者的活动及日常生活的功能,而且要减少术后并发症,使患者回到家庭中过正常人的生活,并最终回归社会,重返工作,其中人工关节置换术后的运动康复治疗就尤为重要。

第一节 全髋置换术后的运动康复

一、常见假体类型

1. 股骨假体 主要分为骨水泥固定型和非骨水泥固定型(图29-1-1)。

(1)骨水泥固定:近年来,随着骨水泥和骨水泥固定技术的不断发展和完善,采用现代骨水泥技术固定的股骨假体取得了较好的临床疗效。长期随诊显示,术后20年松动率仅占3%。

(2)非骨水泥固定:又称生物固定。其原理是让骨长入假体的粗糙面或假体表面微孔,以达到固定的目的。

2. 髋臼假体

(1)骨水泥固定:骨水泥固定型髋臼假体目前主要是由超高分子量聚乙烯组成。超高分子量聚乙烯髋臼假体与金属股骨头所组成的人工关节被认为是最佳优化组合,并且具有较小的摩擦系数。尽管假体设计和骨水泥

技术得以改进,骨水泥固定髋臼假体的长期使用寿命并未得到实质性的增加,开始倾向于在年轻、活动量大的患者中采用非骨水泥固定髋臼假体。

(2)非骨水泥固定:多数无骨水泥固定型髋臼假体整个外表均为多孔表面,以利于骨长入,但它们达到初始稳定的方法不同。①通过

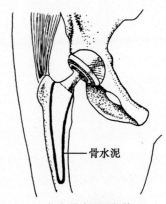

骨水泥

（1）骨水泥型假体

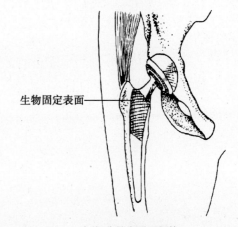

生物固定表面

（2）非骨水泥型假体

图29-1-1 股骨假体类型的选择

跨髋臼螺钉固定多孔表面髋臼壳比较常见，但存在损伤盆腔脏器、血管的危险；②也可将假体外表的栓或棘锤入备好的骨孔，可在一定程度上达到旋转固定性；③多孔表面的螺纹型髋臼假体尽管早期报告的效果良好，但其在初次置换和翻修后，出现较高的松动率。

（3）双极假体：这种类型的人工关节，仅进行表面置换，截骨量少。术后远期随访失败率较高。其优点是免做髋臼假体置换，减少了手术创伤；缺点是：①同半髋置换一样，临床常难选择完全匹配髋臼假体的尺寸，当有骨性关节炎等病变时，髋臼常变形，假体难匹配；②关节脱位后很难手法复位。

（4）髋臼加固网及翻修假体：多用于髋臼缺损严重、骨盆不连续、瘤性破坏及放射性坏死造成的骨质疏松等，加固网与骨移植结合使用可被看做是无骨水泥重建，同时应根据骨缺损的各种情况选择合适的髋臼翻修假体。

二、术前评定

1. 对患者围术期机体状况进行评定 ①住院患者要评测心、肺功能。除观察心率、血压、呼吸等一般生命体征外，还要了解心脏和呼吸功能在卧床和活动时的状况；②预计切口皮肤情况；③关节水肿；④关节疼痛；⑤关节活动度；⑥上、下肢肌力；⑦活动及转移的能力；⑧门诊随访情况；⑨步态分析等。

2. 术前应包括全身整体状况及单项的康复评定

（1）四肢肌力：可采用手法肌力评测法了解上、下肢肌肉的肌力，这对制定康复训练计划尤为重要。

（2）关节活动度：各关节尤其是手术关节的关节活动度，确定有无关节挛缩畸形。

（3）步态分析：评估步态功能，确定是否使用助行器。

（4）测定手术肢体长度：这对术中选择假体类型，特别对治疗先天性髋关节脱位引起的肢体短缩有重要的参考意义。

（5）X 线片检查：了解手术关节有无畸形、增生、短缩、脱位等。

3. 术前、术后 Harris 评定 可分别在术前、术后 1～2 天、术后 1 周、术后 2 周住院患者及术后 1 个月、术后 3 个月和术后半年门诊患者进行评测（见附表 6）。

三、术后运动康复

术后康复的目的是改善人工关节的活动范围，保证重建关节的良好功能；训练和加强关节周围肌群的肌力及耐力，重建关节功能的稳定性；恢复日常生活活动的自理能力；加强对置换关节的保护，延长使用寿命。

（一）康复评定

包括疼痛评定、关节活动度评定、Harris 评分、步行能力评定、步态评定、肌力及肌耐力评定、日常生活活动能力评定及生存质量评定（见本书第五章）。

（二）康复治疗

1. 术前康复

（1）术前教育：应贯穿于康复的始终，是康复计划顺利完成的必要准备。包括：手术内容、术后并发症、术后康复程序及意义、术后注意事项、术后复诊、拐杖的正确使用方法及关节保护技术等。

（2）呼吸训练：保持肺功能、帮助排痰、降低术后肺部感染机会（图 29-1-2）。

（3）肌力训练：包括患侧髋关节外展肌群、股四头肌、腘绳肌的等长和等张抗阻运动训练；患侧踝关节和足趾的主动运动训练；健侧下肢各关节的主动运动和肌力训练等。

（4）足踝运动：①目的是促进血液循环、减少足部血管栓塞的概率；②方法是足踝左右及足趾前后摆动，每小时 10～20 次（图 29-1-3）。

2. 术后康复 人工髋关节置换术后康复介入的时间对于患者髋关节功能的恢复非常重要，过早活动与负重可能导致假体的松动、移植骨移位等；过迟可导致功能恢复不良。因此，把握适当的康复时机则有利于患者的早期恢复，并使功能达到最佳的程度。对于

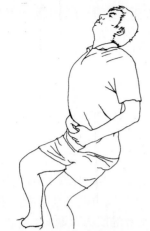

（1）双手交叉，放于腹部，用鼻深吸气后，屏气数秒

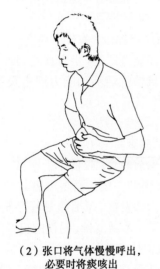

（2）张口将气体慢慢呼出，必要时将痰咳出

图 29-1-2　呼吸训练

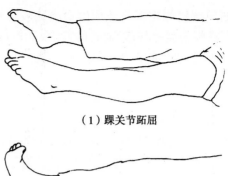

（1）踝关节跖屈

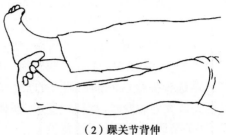

（2）踝关节背伸

图 29-1-3　足踝运动训练

可做半坐卧式，床头不可高于 30°；③肌力训练，临床上常发现患者术后的关节活动度很好，但步行时有明显的跛行，这与臀部肌肉肌力下降有关，故术后可进行患侧臀部肌肉、股四头肌、腘绳肌的等长收缩训练、患侧踝关节全范围的关节活动度训练。所有的肌力训练均以不引起疼痛为原则。

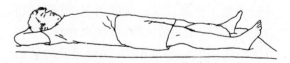

图 29-1-4　患肢外展中立位

特殊的全髋关节翻修患者的运动康复，由于骨量相对于初次全髋置换的患者来说其运动量的幅度应较小，下地负重的时间应推迟。康复训练介入时要综合考虑到术前患髋病损的程度、手术行全髋置换固定的牢固程度、软组织术中损伤及术后修复的程度。原则是由轻到重、由易到难、由被动到主动，并根据年龄、体质及耐受而制订个体化康复计划。

（1）运动疗法

1）术后第 1～2 天：①保持患肢外展中立位（图 29-1-4），避免手术部位屈曲、内收、内旋，避免人工股骨头脱位；②术后第 2 天可做半坐卧式，床头不可高于 30°；③肌力训练

2）术后第 3～6 天：①开始 CPM 练习，每日 2 次，每次 30 分钟，练习后即刻冰敷 30 分钟（角度在无或微痛情况下逐渐增大），有医务人员指导完成，整个动作过程中保持髋稍外展位；②逐步加大肌力训练，如俯卧位勾腿练习（图 29-1-5），并可进行床上活动训练（翻身、坐起、移动、坐到床边）；③体位转移训练，从坐到站的过程，从高椅或高床沿坐位站起，为下地行走做准备。

3）术后第 7～12 天：①术后 1 周，床头抬高 45°～60° 的半卧位，但切勿抬高床尾，

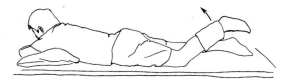

图 29-1-5　俯卧位勾腿练习

以免髋关节过度屈曲；②患肢的主动助力运动训练，侧卧位患肢髋关节外展、后伸 10°训练（注：外展不宜超过 60°）；坐位时髋关节屈伸训练；③尝试上下楼梯，尽可能用拐杖行走，达到部分负重（四脚拐→肘拐→手拐）；④可逐步增加髋周围肌肉渐进性肌力训练。

　　4）术后 2～3 周：①定时转换卧式，2 周后侧卧于健侧（两腿中间放 1～2 个海绵枕头，以保持患肢于外展位置）（图 29-1-6），可免手术部位受压引起痛觉；②可行固定自行车训练，主动锻炼膝关节的屈伸活动及股四头肌、小腿三头肌、腘绳肌肌力；③逐步增加髋关节周围肌肉渐进性肌力训练，如立位勾腿练习（图 19-1-5）。

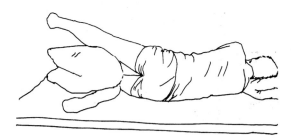

图 29-1-6　健侧卧位时，两腿间垫高

　　5）术后第 3 周：①患肢髋关节的屈、伸，外展肌的渐进抗阻运动训练。②负重训练。术后限制负重的时间尚无明确规定，一般认为骨水泥型人工髋关节置换术后 3 周可下地负重，生物型人工髋关节置换术后 6 周可下地负重。有的学者认为骨水泥固定术后即时稳定性较好，术后 7～10 天即可允许部分负重下地活动；而生物型固定由于早期下地负重存在微动，可能影响远期人工关节松动，故下地负重的时间可推迟到术后 2～3 周。临床上，术后负重一般为 6 周后，12 周可逐渐达到全负重状态。患肢负重训练通常采用渐进性，即由不负重、少负重、部分负重、完全负重逐渐过渡，同时进行重心转移训练及站位平衡功能训练及术后关节活动度训练及体操（图 29-1-7～图 29-1-11）。③步态训练。当患者获得了一定的步行能力后即可训练上、下楼梯。若为一侧关节炎手术，上楼时非手术侧肢体先上，下楼时手术肢体先下；④日常生活活动自理能力训练：包括体位转换（图 29-1-12）、自行穿衣、穿裤（图 29-1-13）、穿袜（图 29-1-14）、穿鞋（图 29-1-15）、如厕等。

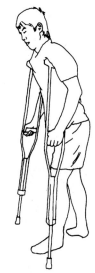

扶双拐，患肢（右）不落地；逐步过渡到患肢部分负重

图 29-1-7　扶双拐负重训练

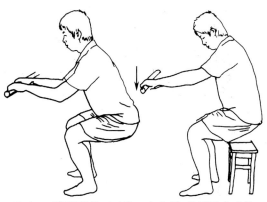

（1）双手握横档练习下蹲　（2）臀下置凳防备意外

图 29-1-8　扶栏杆下蹲练习

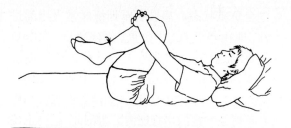

（1）双手抱膝增加屈髋角度

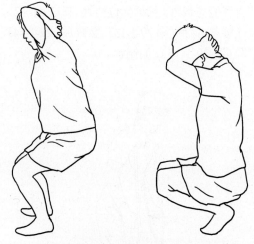

（2）站位屈髋训练（屈髋100°~120°即可满足日常
生活所需，不可过度屈髋）

图 29-1-9　屈髋训练

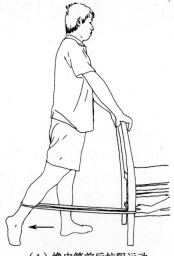

（1）橡皮筋前后抗阻运动

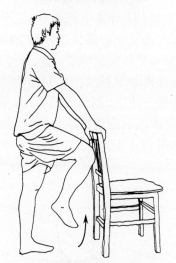

（2）站立位屈伸膝关节运动

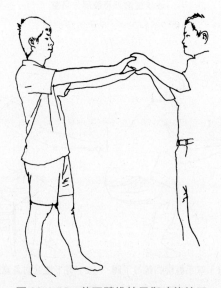

图 29-1-10　伸双臂维持平衡功能练习

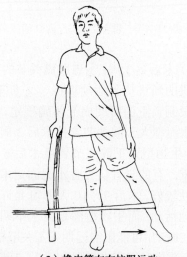

（3）橡皮筋左右抗阻运动

图 29-1-11　术后关节活动度体操

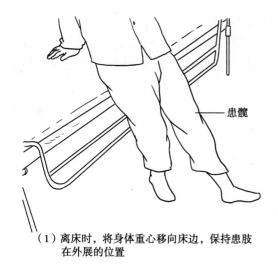

（1）离床时，将身体重心移向床边，保持患肢在外展的位置

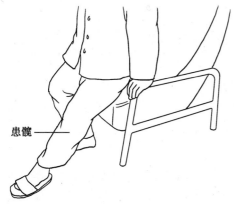

（2）起立时，应先将身体移到椅边，先伸出做手术的肢体，并利用椅柄把身体撑起。

图 29-1-12　转移训练：保护人工髋关节

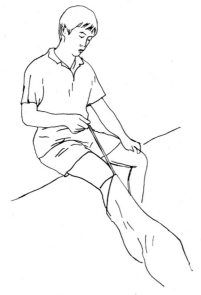

图 29-1-13　穿裤

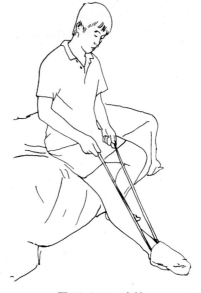

图 29-1-14　穿袜

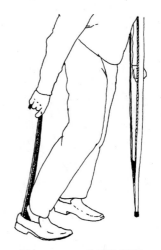

图 29-1-15　使用拔鞋器

髋关节保护技术：为防止髋关节脱位，注意髋关节屈曲＜90°，内收不超过中线，避免髋关节屈曲、内收、内旋位（图 29-1-16）。避免不良姿势：①上身不要向前弯腰超过 90°；②手术侧膝关节的抬高不要超过同侧的髋关节；③膝关节或踝关节不要交叉（图 29-1-17）。

（2）其他康复治疗：常用的有 8 种。①冰疗：术后早期可达到关节消肿，减轻疼痛的作用；②经皮神经电刺激疗法：采用疏密波进行镇痛；③脉冲磁场疗法：促进骨痂生长；④紫外线疗法：术区伤口感染者用，有红、肿、痛或

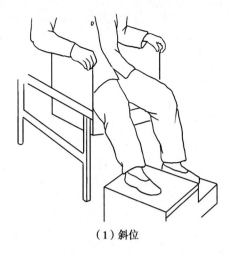

（1）斜位

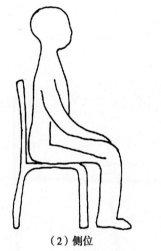

（2）侧位

图 29-1-16　坐立时正确姿势

伤口有脓性分泌物者采用红斑量或强红斑量；伤口肉芽新鲜者，采用红斑量或弱红斑照射，促进伤口愈合；⑤气压疗法：患肢渐进性气压循环治疗可改善血液及淋巴循环，消除肿胀，并预防深静脉血栓形成；⑥康复工程：术后正确选择和使用助行器及扶拐等（图 29-1-18）；⑦传统医学治疗：可进行按摩、针灸治疗，但按摩手法应轻柔，并注意按摩应由远端向近端方向进行；⑧心理康复：在进行康复治疗的同时，应使患者了解有关本病的一些基本概念及本病的发生、发展、转归，增强患者与疾病作斗争的信心，使患者积极主动配合参与治疗。

四、运动处方示例

简要病史：患者，男性，58 岁。因右髋疼痛伴活动受限 2 年入院。术前 X 线片（图 29-1-19），行右人工全髋关节置换术。术后复查 X 线片（图 29-1-20）。术前术后康复治疗处方如下：

根据《骨科运动康复安全性评定表》（表 1-2-1）评分如下：

1. 骨折的稳定性　该患者为非骨折患者，评 31-35 分。

2. 固定的可靠性　术中关节较稳定，关节为生物型假体，无骨质疏松等情况，术中即能被动运动，评 21-24 分。

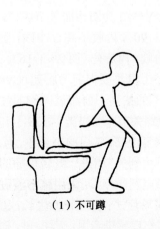

（1）不可蹲

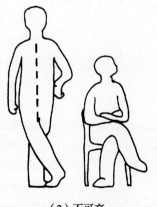

（2）不可交

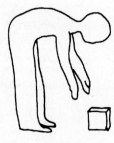

（3）不可弯腰拾物

图 29-1-17　术后避免错误姿势

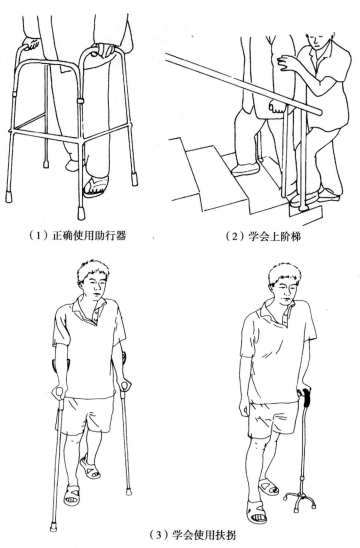

（1）正确使用助行器　　　　（2）学会上阶梯

（3）学会使用扶拐

图 29-1-18　术后正确使用助行器

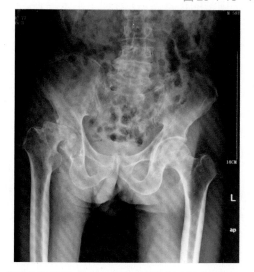

图 29-1-19　术前 X 线片：右股骨头缺血性坏死

3. 软组织的完整性　合理手术入路（创伤小）韧带解剖对合修复牢固，评 21-24 分。

初期评定及运动处方：右髋部局部肿胀，切口疼痛，保持下肢外展中立位，避免做内收、内旋活动。术后 1～2 周：总分为 73～83 分，运动康复较安全。早期可进行非骨折邻近关节（膝、踝）的主动关节活动度及部分抗阻运动训练。术后第 7～14 天：右下肢的主动助力运动训练，侧卧位右下肢髋关节外展、后伸 10° 训练；坐位时髋关节屈伸训练；尝试上下楼梯，尽可能用拐杖行走，达到部分负重（四脚拐→肘拐→手拐）；逐步增加髋周围肌肉渐进性肌力训练。

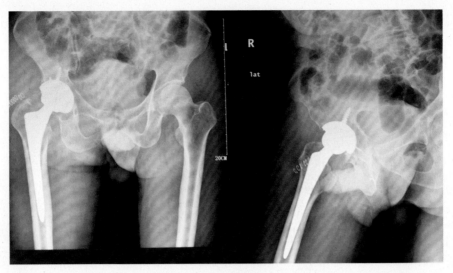

图 29-1-20　术后复查 X 线片

中期评定及运动处方：右髋部局部肿胀减轻，切口疼痛减轻，但应保持下肢外展中立位，避免做内收、内旋活动。根据《骨科运动康复安全性评定表》评分逐渐提高达到 85 分以上。

术后 2~3 周：行定时转换卧式，注意保持患肢于外展位置，可逐渐行固定自行车训练；逐步增加髋关节周围肌肉渐进性肌力训练。

术后第 3 周：加强右下肢髋关节的屈、伸，外展肌的渐进抗阻运动训练，渐进性负重训练，重心转移训练及站位平衡功能训练及术后关节活动度训练及体操，步态训练，加强日常生活活动如体位转换、自行穿衣、穿裤、穿袜、穿鞋、如厕等，自理能力训练。

第二节　全膝置换术的运动康复

一、概述

（一）假体类型

人工膝关节假体种类繁多。按置换范围可分为单髁、全髁型；按固定方式分为骨水泥型、非骨水泥型；按限制程度又分为限制型、非限制型；根据是否保留后交叉韧带分为后置稳定型和后叉保留型。根据不同的病情需要可以选择不同设计的假体类型。

（二）假体类型选择一般原则

1. 骨水泥型与非骨水泥型假体　膝关节和髋关节不同，髋关节以承重为主要目的，而膝关节以运动为主，全膝关节置换术后应即时功能锻炼，故对术后的稳定性要求较高，我们认为大多数患者，尤其是 60 岁以上患者可选用骨水泥固定的假体，手术医生经验不足者尽量选用骨水泥固定型假体。

2. 是否保留后交叉韧带　对是否切除后交叉韧带，目前争论较大。一般认为切除后交叉韧带的优点是：①有利于手术操作，假体固定确切，易清除及松解关节囊后部、股骨髁后方的骨赘、病变滑膜及残余骨水泥；②有利于纠正严重屈曲畸形。缺点是：①股胫关节面为轮 - 槽式接触，在遭受水平应力的情况下，易导致假体骨组织界面间剪切力；②在屈膝位时，胫骨平台后缘应力较大，易产生聚乙烯的磨损。

3. 是否行髌骨置换　髌骨置换的优点：人们发现含髌骨置换的人工全膝关节置换术在缓解疼痛、增加关节活动度及改善关节功能等方面均有明显提高。髌骨置换的缺点：出现诸如假体磨损、松动、关节不稳、髌骨脱位、残余髌骨骨折及髌韧带断裂等并发症。

吕厚山等认为髌骨置换的适应证是：①髌骨关节面已有严重破坏患者；②有类风湿关节炎患者。

4．术后持续被动运动（CPM）和主动功能锻炼　大量的动物实验和临床实践均证实，CPM具有促进人工全膝关节置换术后关节功能的恢复。目前CPM已广泛应用于人工全膝关节置换术后的康复，普遍反映效果良好。然而，CPM有两个对关节功能恢复不利且容易被忽略的问题：①目前用于下肢的CPM机是以产生屈膝运动为主，而伸膝运动不足，常导致一定程度的伸膝运动受限，应注意通过主动运动予以矫正；②一部分患者因过分依赖CPM机而忽视了主动运动，这非常不利于术后膝关节功能恢复。至于术后主、被动功能锻炼的时间，目前国外大多学者主张术后应尽早进行，以便尽快增强患者恢复的信心，减少卧床所致各种并发症的发生及促进关节功能的早日恢复。

（三）适应证与禁忌证

1．适应证　人工膝关节置换术的主要适应证是解除因严重关节炎而引起的疼痛，无论其是否合并有明显的畸形。X线片上的表现必须与膝关节炎的典型临床表现相吻合。

下列疾病引起下肢及膝关节疼痛除外：①脊柱疾病的根性痛；②同侧髋关节的牵涉痛；③外周血管疾病；④半月板病变及膝关节滑囊炎等。

2．禁忌证　①不久前有或现在有膝关节化脓性感染；②远处有未愈合的感染；③伸膝装置不适应或严重功能丧失；④继发于肌无力的反屈曲畸形及无痛功能良好的膝关节融合术。

3．相对禁忌证　①不能耐受麻醉；②不能满足手术及伤口愈合的代谢需要；③不能康复达到术后疗效的疾患；④年轻患者的单关节病变；⑤术肢有明显的动脉硬化；⑥术区有银屑病等皮肤病变；⑦神经性关节炎；⑧病态肥胖；⑨手术预后有不良影响的疾病均可被认为是相对禁忌证。

二、术前评定

目的在于收集患者的有关情况，逐项分析其意义，作为设计康复目标及制订康复计划的原始判定资料。见本章第一节全髋置换术前评定，内容如下：

1．疾病的临床症状、病程及经过，X线片分期、化验检查、既往治疗手段及效果。

2．膝关节局部情况　如受累膝关节的活动度、股四头肌和腘绳肌肌力、膝关节评分、KSS术后TKA评分（见附表7）、膝关节X线片表现等。

3．全身状态　评估心、肺、肝、肾等系统的功能，有无糖尿病、高血压、凝血功能障碍等。

三、术后运动康复

（一）康复评定

包括疼痛评定、关节活动度评定、KSS评分、步行能力评定、步态评定、肌力及耐力评定、日常生活活动能力评定及生存质量的评定（见本节术前评定）。

（二）康复治疗

1．术前康复

（1）一般准备：术前对患者进行严格全面检查，排除身体重要脏器系统疾病，身体重要器官安全标准同全髋置换术患者。

（2）患者的心理准备：明确告诉患者，手术只能缓解部分或大部分疼痛，术后的康复治疗是漫长而有难度的。置换后的关节需要悉心爱护，并非一劳永逸，降低患者的期望值，并让患者了解锻炼的目的、方法、结果，增加患者术后康复的信心。

（3）术前教育：应贯穿于康复的始终，是康复计划顺利完成的必要准备。包括：手术内容、术后并发症、术后康复程序及意义、术后注意事项、术后复诊及使用拐杖、助行器的正确方法及关节保护技术等。

（4）术前训练：包括全身的肌肉、关节活动度、心功能、肺功能等。主要训练肱二头肌、肱三头肌、股四头肌、背肌、腹肌肌力及耐力，简单的方法有引体向上、支撑起坐、仰卧起坐等；膝关节训练：主要训练股四头肌、腘绳肌肌力及关节活动度等（图29-2-1）。

2. 术后康复　若将手术成功完成寄托在手术技术上，而不进行术后康复训练，则不能达到手术应有的疗效。康复治疗的目的是使患者更好的恢复功能，重新获得劳动的能力。应遵循：①个性化的原则；②循序渐进的原则；③全身训练的原则。下面以右膝关节为例说明，具体方法是：

（1）运动疗法：关节主动运动及相关肌肉等长收缩运动。

1）手术当天：麻醉清醒后取膝关节过伸体位，也可使用膝关节支具来使膝关节保持过伸位（图29-2-2），在治疗师进行肢体按摩，完成足趾、足踝关节的背伸、跖曲、旋转运动

（图29-2-3、图29-2-4），每个动作保持5秒，再放松，重复训练。适当抬高患肢或抬高床尾，注意有无腓总神经受伤的表现，及时处理。

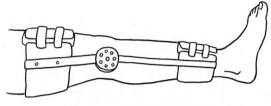

图29-2-2　保护性膝关节支具

2）术后第1天：行股四头肌及臀部肌肉的等长收缩，每次5～10秒，重复20次，每天1～5次，图29-1-12（1）。

3）术后第2天：开始包括膝关节在内的相关关节及肌肉运动，被动抱大腿屈膝运动（图29-2-5），注意开始练习时动作的幅度不要

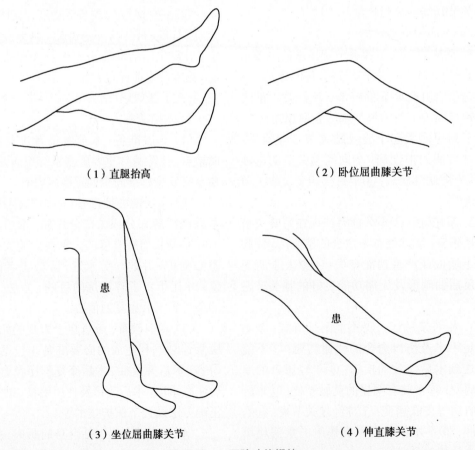

（1）直腿抬高　　　　　　　　　　　（2）卧位屈曲膝关节

（3）坐位屈曲膝关节　　　　　　　　（4）伸直膝关节

图29-2-1　下肢功能锻炼

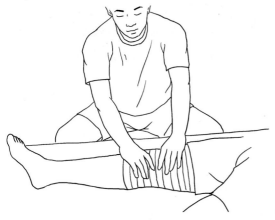

图 29-2-3　肢体按摩

在这个阶段，除继续前三天的锻炼内容外，增加以下练习：①主动抱大腿屈膝运动。②悬小腿练习，患者仰卧于床上，利用双肘及健侧肢体的力量将身体移向床边，注意安全。将手术侧小腿悬于床沿下，通过自我调节髋关

过大，每隔 2 小时做 5～10 次。当 24 小时引流量小于 50ml 拔除引流管后或当日即使用CPM 机训练（图 29-2-6），初起始角为 0，膝关节屈曲为 20°；次日其始角为 10°，膝关节屈曲 30°，每次 30～60 分钟，每天 1～3 次。以后每天增加 5°～10°，使膝关节屈曲达 90°。

　　4）术后第 3～4 天：患者平卧位，主动练习膝关节压床练习。患者平卧在床上，踝关节下方垫一个枕头，绷紧大腿前侧肌肉，膝关节尽量伸直，并将膝关节用力向下压床，保持这种姿势 5～10 秒，然后放松 5～10 秒（图 29-2-7）。直腿抬高练习：平卧位保持膝关节伸直位，可用健侧下肢帮助患侧肢体，或借助绷带进行直腿抬高，离床面约 20cm，保持 5 秒（图 29-2-8）。屈伸踝关节练习，内外旋踝关节练，坐位抱腿屈膝练习（图 20-1-6）。

　　5）术后第 4～7 天：此时康复的重点是恢复关节的活动范围，加强肌肉力量的练习。

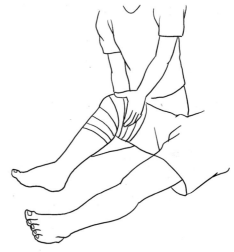

图 29-2-5　被动抱大腿屈膝运动

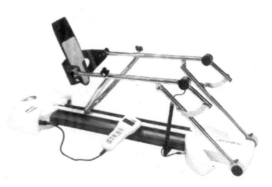

图 29-2-6　下肢 CPM 训练

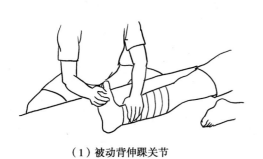

（1）被动背伸踝关节　　　　　（2）被动跖屈踝关节

图 29-2-4　踝关节被动运动

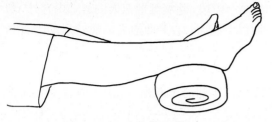

图 29-2-7　膝关节压床练习

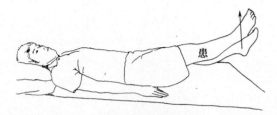

（1）健侧帮助下直腿抬高

（2）绷带帮助下直腿抬高

图 29-2-8　直腿抬高练习

肢小腿帮助屈膝关节（图 29-2-11），在最大弯曲位置保持 5～10 秒钟。④坐位屈伸膝关节练习，患者坐床边，双下肢自然下垂，将健侧足勾于患侧足跟部，协助患侧小腿做向上抬的动作，在最大上抬角度时保持 5～10 秒钟，或用绷带进行伸膝关节练习（图 29-2-12）。⑤卧位足跟滑动（图 29-2-13）。

6）术后第 2 周：此阶段，除继续增加下肢肌力的练习外，还需要做以下练习：①重点开始

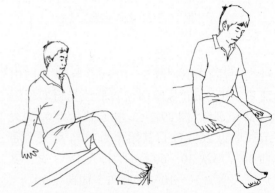

图 29-2-10　坐位悬小腿练习

节的位置及外展角度来调整膝关节的屈曲度，以完成膝关节自我控制下的主动屈曲，也可将足放于床边的凳子上，通过凳子的高度来调整膝关节的屈曲角度（图 29-2-9），每隔 2 小时悬小腿 10 分钟。也可在医护人员帮助下行坐位悬小腿练习，方法是坐位，床边放一凳子，将双足放于凳子上，或是坐于床边上，双下肢、足并拢悬小腿练习（图 29-2-10）。③坐位屈膝关节练习，患者坐床边，双下肢自然下垂，将正常肢体放于患肢之上，压患

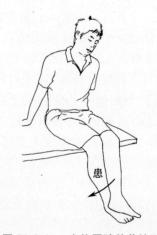

图 29-2-11　坐位屈膝关节练习

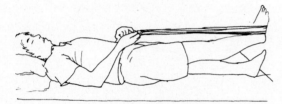

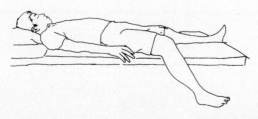

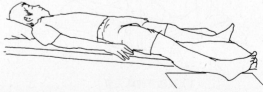

图 29-2-9　卧位悬小腿练习

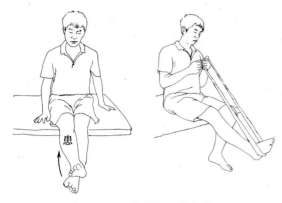

图 29-2-12　坐位伸膝关节练习

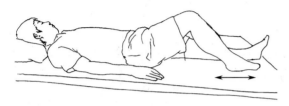

图 29-2-13　卧位足跟滑动练习

利用助行器从坐位到站位的转移（图 29-2-14），利用拐杖从坐位到站位的转移（图 29-2-15）。利用助行器、双拐从站位到坐位的转移则反之进行，注意安全。②适应性站立练习（前半周练习时，身体重心在健侧，患侧下肢不负重；后半周时，重心逐渐向患侧过渡。每日站立训练的时间依照患者的身体状况决定），可在保护性膝矫形器下进行（图 29-2-2）。③扶栏杆下蹲练习，使膝关节的主动屈曲角度达到 90° 以上（图 29-1-8）。在使用 CPM 锻炼的间隙期，辅助主动膝关节屈伸活动、抗阻运动，以锻炼股四头肌和腘绳肌的肌力。初次运动量限制在最小限度，根据运动后及次日的反应（全身状态、疲劳、局部肿胀、疼痛等）予以增减运动量；逐渐增量，并让患者看到每天锻炼后的进步，有助于增强康复信心；每天短时间运动比隔日长时间运动更有效。

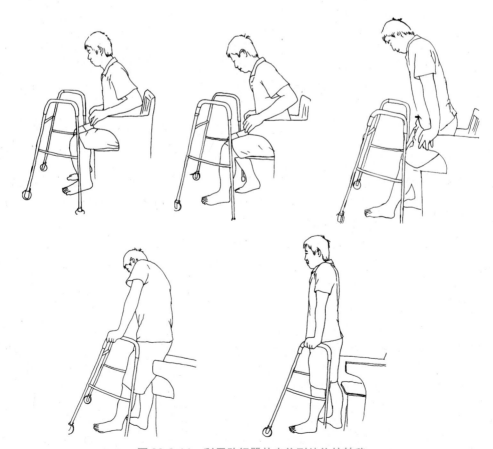

图 29-2-14　利用助行器从坐位到站位的转移

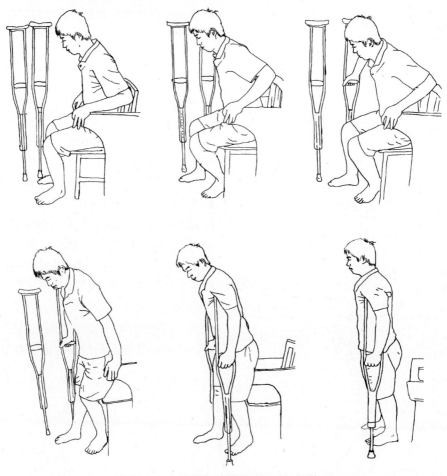

图 29-2-15 利用拐杖从坐位到站位的转移

7）术后第 3～4 周：此阶段的主要任务是增加肌肉力量的练习和增加膝关节屈、伸活动范围，使膝关节屈曲角度主动达到 120° 以上。①坐位直腿抬高抗阻运动训练（图 20-1-7），重物的重量从 1kg 开始，直至 5kg 左右，每日练习 3 组，每组 50 次；②平卧位屈膝练习，患者平卧位，主动屈曲膝关节至不能屈曲为止，在最大屈曲位置上保持 10 秒（图 29-2-16），整个过程中，不要抬起足尖，也不要抬起足跟，每日 3 组，每次 30～50 次；③俯卧位屈膝练习（图 29-2-17）；站立位屈膝练习（图 29-2-18）；靠墙屈膝练习（图 29-2-19）；④弓步压腿练习，两腿前后分开交替弓步压膝，练习过程中，后腿保持伸直，足底不离地，每日 3 组，每组约 30 次（图 29-2-20）；⑤利用门框练习（图 29-2-21）；

⑥站立平衡练习；⑦行走练习；⑧上、下楼梯练习（上楼时非手术侧肢体先上，下楼时手术侧肢体先下）。

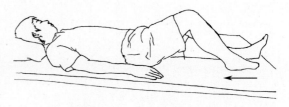

图 29-2-16 平卧位屈膝练习

8）术后第 5～6 周，此阶段患者能够平稳站立或行走超过 10 分钟，可逐渐放弃双拐练习平地行走。在最初阶段，应有陪伴人员在旁边保护以防止跌倒。加强步行、上下楼梯、沐浴等日常生活能力的训练；垫高弓步练习，

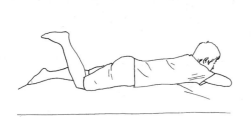
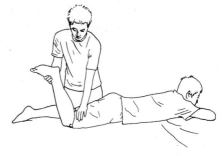

图 29-2-17　俯卧位屈膝练习

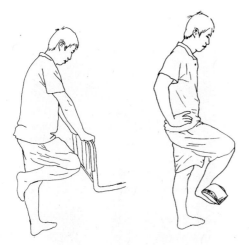

图 29-2-18　站立位屈膝练习

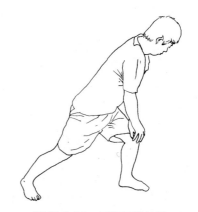

图 29-2-20　弓步压腿练习

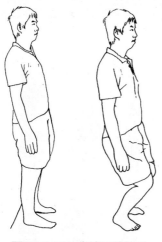

图 29-2-19　靠墙屈膝练习

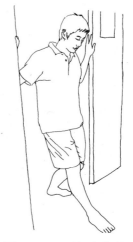

图 29-2-21　利用门框练习

将患侧下肢搁置在 30cm 台阶上，做弓步压腿练习，患者适应后，逐步增加高度，一般垫高不超过 50cm（图 29-2-22），每日 3 组，每组 30 次；跪坐压膝练习，患者健侧站立，患侧跪于床头或靠背椅上做屈膝压膝动作（图 29-2-23），每日 3 组，每组 30 次。

（2）其他康复治疗：有五种。①物理因子治疗：如冰疗、经皮神经电刺激、脉冲电磁

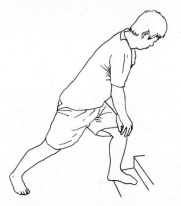

图 29-2-22　垫高弓步练习

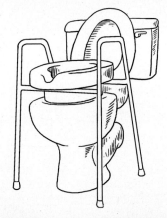

图 29-2-24　带安全扶手的马桶

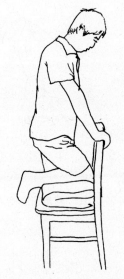

图 29-2-23　跪坐压膝练习

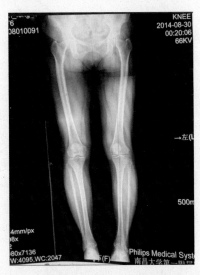

图 29-2-25　术前 X 线片示：左膝关节间隙狭窄，周围骨质增生，硬化，轻度内翻畸形

场、超声波疗法等；②作业治疗：在患者术后7～12天，根据患者恢复的情况，开始进行日常生活活动训练；术后三周逐步增加沐浴、如厕、乘车等（图 29-2-24）；③康复工程；④传统康复方法；⑤心理治疗等。

四、运动处方示例

简要病史：患者，女性，71岁。因左膝疼痛伴活动受限5年入院。

术前摄 X 线片（图 29-2-25），诊断：左膝关节骨性关节炎。行左人工膝关节表面置换术，术后复查 X 线片（图 29-2-26）。术前术后康复治疗处方如下：

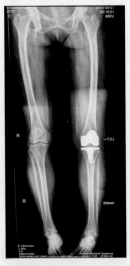

图 29-2-26　术后复查 X 线片示：左下肢力线良好，膝关节间隙平衡，膝关节假体大小合适

早期评定: 根据《骨科运动康复安全性评定表》(表 1-2-1)评分如下:

1. 骨折的稳定性 该患者为非骨折患者,评为 31～35 分。

2. 固定的可靠性 术中关节较稳定,关节为水泥型假体,无骨质疏松等情况,术中即能被动运动,评为 31～34 分。

3. 软组织的完整性 关节韧带缝合,术中部分能对抗张力,韧带解剖对合修复牢固,评为 15～19 分。

术后 1～2 周:总分为 77～88 分,运动康复较安全。

处置:膝部肌痉挛,局部肿胀明显,考虑术后膝部水肿导致,建议膝部伸直及屈曲功能锻炼,局部热敷同时配合物理治疗,并予局部按摩治疗;口服抗炎镇痛药及肌松药。

中期评定: 患者膝部肿胀好转,软组织水肿减轻。

处置:继续膝部功能锻炼,局部物理治疗;避免膝部肌肉长时间僵硬劳累;保持正确的工作、生活姿势。

末期评定: 膝部酸痛消失,膝部水肿无压痛。

处置:平时注意膝部功能锻炼,避免长时间膝部僵直。

第三节 人工肩关节置换术后的运动康复

一、常见假体类型

1. 第一代为整体型(Monoblock) 开始于 1951 年,由 Neer 设计和倡导,主要产品为 Neer I 型。第一代肩关节假体仅能提供一个单一固定的假体柄,肱骨头的方向是固定不变的,个体适应性非常有限。临床效果较差,手术难以满足患者的治疗需要,目前已无人继续使用。

2. 第二代为模型化型(Modular)假体 人们对肱骨近端形态学的不断研究,假体设计

思路不断改进,第二代模型化型假体手术定型、方法相对简单,北美的许多医生还在广泛使用,目前处于淘汰与改进阶段。

3. 第三代为解剖型(Anatomical)假体 第三代假体继承了第二代模型化设计的思路。假体尽可能地复制患者发病前或手术前的解剖形态,期望最大限度地减轻疼痛和恢复肩关节的活动范围;假体完全为模型化设计,不同的个体可以选择不同大小、长度和角度的假体,假体对解剖的适应性较强。目前,欧美人工肩关节市场主要为第三代解剖型肩关节假体。

4. 第四代假体 第四代肩关节假体除具备第三代假体重建解剖结构的优点,还增加了假体个体适应性的特点,不但考虑到适合肩关节解剖特点的颈干角、头的偏心性设计,还考虑到影响肱骨头与关节盂对应关系的前后扭转角设计,因此,人们把它称为"三维"肩关节假体。代表产品为德国海德堡的 Habermeyer 医生设计及推广的三维通用肩关节假体——"UNIVERS 3-D"假体。

二、术前评定

1. 对患者围术期机体状况进行评定 ①住院患者要评测其心、肺功能。除观察心率、血压、呼吸等一般生命体征外,还要了解心脏和呼吸功能在卧床和活动时的状况;②预计切口皮肤情况;③关节水肿;④关节疼痛;⑤关节活动度;⑥上、下肢肌力;⑦活动及转移的能力;⑧门诊随访情况。

2. 术前应包括全身整体状况及单项的康复评定

(1)四肢肌力:可采用手法肌力评测法了解上、下肢肌肉的肌力,这对制订康复训练计划尤为重要。

(2)关节活动度:各关节尤其是手术关节的关节活动度,确定有无关节挛缩畸形。

(3)X 线片及 CT 检查:了解手术关节有无畸形、增生、短缩及髓腔大小等。

3. 术前、术后 Neer 评定 可分别在术

前、术后 1～2 天、术后 1 周、术后 2 周住院患者及术后 1 个月、3 个月和半年门诊患者进行评测（表 29-3-1）。

表 29-3-1　Neer 人工肩关节功能评分标准
（满分 100 分）

评价内容	评分（分）
1. 疼痛（35 分）	
a. 无疼痛，或疼痛可被忽略	35
b. 轻微疼痛，偶尔出现，不影响活动	30
c. 轻微疼痛，不影响日常活动	25
d. 中度疼痛，能忍受，活动能力有减退，需服镇痛药	15
e. 疼痛严重影响活动	5
f. 疼痛导致完全不能活动	0
2. 功能（30 分）	
a. 力量	
正常	10
良	8
中	6
差	4
仅有肌肉收缩	2
0 级肌力	0
b. 手能触及的范围	
头顶	2
口	2
腰部	2
对侧腋窝	2
胸罩扣搭	2
c. 稳定性	
搬运	2
敲击	2
投掷	2
推	2
举东西过头顶	2
3. 运动范围（25 分）	
前屈（矢状面）	
180°	6
170°	5
130°	4
100°	2

续表

评价内容	评分（分）
80°	1
<80°	0
后伸（矢状面）	
45°	3
30°	2
15°	1
0	0
外展（冠状面）	
180°	6
170°	5
140°	4
100°	2
80°	1
<80°	0
外旋（从标准解剖学姿势开始，肘关节屈曲）	
60°	5
30°	3
10°	1
<10°	0
内旋（从标准解剖学姿势开始，肘关节屈曲）	
90°（触及 T6）	5
70°（触及 T12）	4
50°（触及 L5）	3
30°（触及背部）	2
<30°	0
4. 解剖（10 分）（包括旋转、成角、关节吻合不佳、大结节上移、内固定断裂、肌炎、骨不连、缺血性坏死）	
无	10
轻度	8
中度	4
重度	0～2
总分（100 分）	
>90 分为优	
80～89 分为良	
71～79 为中	
≤70 分为差	

三、术后运动康复

术后康复的目的是改善人工关节的活动范围，保证重建关节的良好功能；训练和加强关节周围肌群的肌力及耐力，重建关节功能的稳定性；恢复日常生活活动的自理能力；加强对置换关节的保护，延长使用寿命。

（一）康复评定

包括疼痛评定、关节活动度评定、肌力及肌耐力评定、日常生活活动能力评定及生存质量的评定（见第五章）。

（二）康复治疗

1. 术前康复处方

（1）术前教育：告知患者手术内容、术后并发症、术后康复程序及意义、术后注意事项、术后复诊、悬吊带的正确使用方法等。

表 29-3-2　术后第一阶段（0～4 周）

目标
控制水肿及疼痛
关节活动范围，上举达 120°，外旋达 30°
独立进行家庭锻炼
独立进行较轻日常生活活动
注意事项
避免超过日常活动范围的不必要上举动作
避免超过医生指示的活动范围
治疗措施
吊臂固定，较轻日常活动及治疗锻炼
Codman 锻炼
被动活动
主动辅助关节活动
外旋
前屈：仰卧位，健侧辅助患侧（图 19-1-7）
肩胸活动
强化肩胛骨锻炼
侧卧位主动活动→主动手法抗阻加强
肩胛骨回缩（坐位）
肢体远端主动活动锻炼（肘腕手）
冷疗或 TENS
提高标准
疼痛控制
关节活动范围，上举达 120°，外旋达 30°
独立进行较轻日常活动
独立家庭锻炼

（2）呼吸训练：按图 29-1-2 行呼吸锻炼，保持肺功能、帮助排痰、降低术后肺部感染机会。

2. 术后康复

（1）第一阶段：4 周保守期，包括控制软组织肿胀，吊臂，进行日常活动（表 29-3-2）。

（2）第二阶段：缓慢提高关节活动范围，第二阶段在术后 4～10 周进行（表 29-3-3）。

表 29-3-3　术后第二阶段（4～10 周）

目标
进行 ADL 无疼痛
被动 ROM
关节活动范围，上举达 150°，外旋达 45°
独立 HEP
注意事项
ADL 中避免疼痛
避免超过医生指示的活动范围
治疗措施
被动 ROM 锻炼
主动辅助 ROM 锻炼
外旋
中立旋转位使用棍棒前屈活动
滑轮锻炼（ROM＞120°）
主动 ROM
前屈（仰卧位）
内旋（递毛巾）
肱骨头控制锻炼
外旋／内旋（仰卧位／肩胛骨平面）
上举到 100°
水疗
泳池锻炼：前屈（肩胛骨平面）、水平外展、内收
等长运动
三角肌中立位
ER＞30°，IR 锻炼达 6 周
闭链运动
稳定球，重量转移
使用橡皮带回缩肩胛运动
橡皮带伸展运动
上肢握力
改进家庭锻炼项目至合适
提高标准
日常活动无疼痛
ROM（上举达 150°，外旋达 45°）
控制住肱骨头
独立进行家庭锻炼
ROM 关节活动范围

（3）第三阶段：进行强化锻炼。第三阶段第10～16周（表29-3-4）。

（4）第四阶段：术后16周开始，此阶段微调关节活动范围，力量，灵活性及功能（表29-3-5）。

表29-3-4 术后第三阶段（10～16周）

目标
强化ADL锻炼无疼痛
被动活动范围，上举达160°，外旋达60°
内旋达到T_{12}
上举90°内恢复肩肱节律
肌力提升到4级
独立HEP

注意事项
ADL中避免疼痛活动
避免生物力学不稳的运动

治疗措施
进行疼痛可忍受范围内活动
灵活性练习：牵拉后部关节囊
水疗锻炼
等长运动
　三角肌远离中立位
肩胛骨稳定锻炼
节律性稳定锻炼
肩肘进行抗阻锻炼（肱二头肌、肱三头肌）
前屈活动（肩胛骨平面）（图29-3-1）
握力训练
进行性抗阻锻炼：划船，胸部推举活动（轻量）
改善HEP

提高标准
强度更大的ADL无疼痛
被动活动范围，上举达160°，外旋达60°
内旋达T_{12}
上举90°内恢复肩肱节律
肌力提升到4级
独立HEP

表29-3-5 术后第四阶段（16～22周）

目标
ROM最大化
获取适当力量及灵活性以满足日常生活活动需要
患侧上肢具备功能肌力
上举超过100°时肩肱节律正常
家里或体育馆独立进行治疗性锻炼项目

注意事项
ADL中避免疼痛活动
避免上举过重物体

治疗措施
评估和解决ROM、灵活性及力量尚存的缺陷
主动运动，主动辅助运动，被动ROM
灵活性项目
　牵拉后部关节囊
　拧毛巾
积极抗阻运动训练
　哑铃
　抗阻器械
橡皮筋带
　节律性稳定锻炼
本体感觉神经肌肉易化技术（图29-3-2）
改进家庭锻炼项目
个体化项目以满足患者特定运动训练需求
出院计划以维持和提高康复阶段所获疗效

出院标准
ROM最大化
ADL中完全独立
患侧上肢具备功能性肌力
上举超过100°时肩肱节律正常

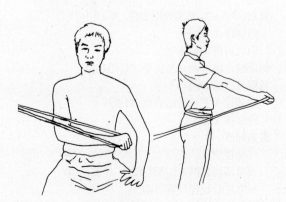

图29-3-1 肩胛骨平面内前屈活动　　图29-3-2 弹性带进行本体感觉神经肌肉易化训练

四、运动处方示例

简要病史：患者，女性，82 岁。因外伤致右肩疼痛伴活动受限 3 天入院。术前摄 X 线片（图 29-3-3）及 CT（图 29-3-4），行右人工肱骨头置换术，术后复查 X 线片（图 29-3-5）。术前术后康复治疗处方如下：

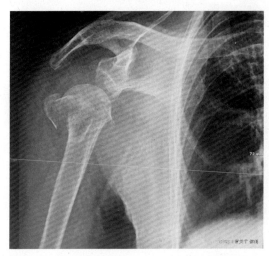

图 29-3-3　X 线片示：右肱骨近端四部分骨折（Neer 分型）

根据《骨科运动康复安全性评定表》（表 1-2-1）评分如下：

1. 骨折的稳定性　较稳定骨折（相当于 AO 的 C 型），评为 15～18 分。

2. 固定的可靠性位　术中即能被动运动，评为 20～24 分。

3. 软组织的完整性　合理手术入路，因外伤容易导致肩袖破裂，术中肩袖韧带难以达到解剖对合修复牢固，评为 16～19 分。

术后 1～2 周：总分为 51～61 分，运动康复应慎重。早期进行非骨折邻近关节（肘、腕）的主动关节活动度及部分抗阻运动训练，防止制动造成关节僵硬及肌肉萎缩。

初期评定： 右肩部局部肿胀明显，切口疼痛，因肩关节周围肌肉力量较差，人工肩关节呈半脱位状态。

术后 0～4 周：①吊臂固定，较轻日常活动及治疗锻炼；②被动活动；③主动辅助关节活动（外旋、前屈）；④侧卧位主动活动→主动手法抗阻加强；⑤肩胛骨回缩（坐位）。

中期评定： 随着骨折周围血肿机化，周围软组织修复，《骨科运动康复安全性评定表》评分逐渐提高达到 70 分以上，运动康复较安全，行肩关节周围被动轻度无痛范围内关节活动度训练。

术后 4～10 周：①被动 ROM 锻炼；②主动辅助 ROM 锻炼：外旋，中立旋转位使用棍棒前屈活动，滑轮锻炼（ROM > 120°）；③肱骨头控制锻炼：外旋／内旋（仰卧位／肩胛骨平面）；④泳池锻炼：前屈（肩胛骨平面），水平外展、内收；⑤等长运动：三角肌中立位；⑤闭链运动：稳定球，重量转移；⑥使用橡皮筋带回缩及伸展肩胛运动。

术后 10～16 周：①灵活性练习。牵拉后

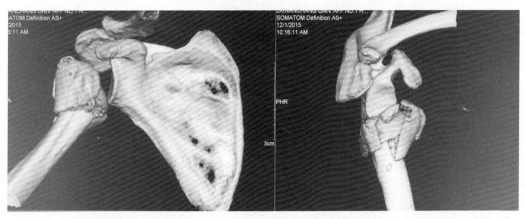

图 29-3-4　CT 三维重建更直观显示：右肱骨近端四部分骨折（Neer 分型）

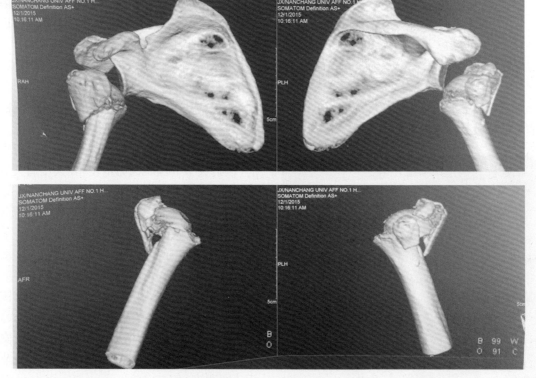

图 29-3-4　CT 三维重建更直观显示：右肱骨近端四部分骨折（Neer 分型）（续）

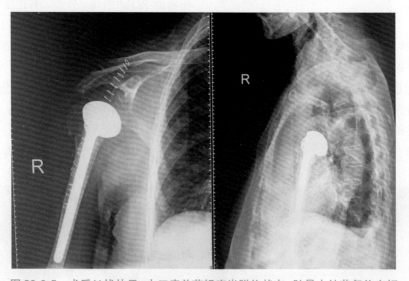

图 29-3-5　术后 X 线片示：人工肩关节轻度半脱位状态，肱骨大结节复位良好

部关节囊。②水疗锻炼。③等长运动。三角肌远离中立位。④肩胛骨稳定锻炼。⑤握力训练。进行性抗阻锻炼，划船，胸部推举活动（轻量）。

术后 16～22 周：①灵活性项目。牵拉后部关节囊、拧毛巾。②积极抗阻运动训练。哑铃、抗阻器械、橡皮筋带。③节律性稳定锻炼。

第四节　肿瘤假体术后的运动康复

一、肿瘤假体置换术手术目的及特点

20世纪50年代初开始进行恶性骨肿瘤保肢手术,最初的收益只是患者及家属心理上的安慰。随着恶性肿瘤综合治疗水平的提高,不但要求保肢手术具有不高于截肢术的肿瘤局部复发率,而且要具有优于假肢的肢体功能。在肿瘤完整切除及内科治疗的基础上,如何选择合理的手术方式和术后康复训练程序应是骨肿瘤医师与康复医师重点研究的内容。

恶性骨肿瘤患者一般生存期较短,因此保肢手术应使患者在术后尽早负重和进行肢体功能锻炼,这就需要选择合适的手术及内固定方式。一般认为只有满足以下8项条件的恶性骨肿瘤患者才可施行保肢手术:①骨生长成熟或已成熟(14岁);②Enneking分期为ⅠA、ⅠB、ⅡA和对化疗反应较好的ⅡB及主要神经血管未受累的恶性肿瘤;③全身情况和局部软组织条件良好、能按最佳手术边界根治性或广泛性切除肿瘤、预计局部复发率不高于截肢者;④有良好的重建技术和重建条件,重建肢体的功能优于或至少不低于截肢后安装的假肢者;⑤无转移灶或单发转移灶、经全身化疗后可广泛切除治愈者;⑥单纯放、化疗效果不佳,需手术广泛切除者;⑦患者要求保肢、经济上有条件并能积极配合综合治疗者;⑧患者心理上能接受保肢手术者。保肢手术禁忌证:①肿瘤局部或其他部位尚有活动性感染存在者;②肿瘤范围广、无法边缘性切除者;③因放疗或反复手术,局部皮肤、软组织和血供差,术后可导致伤口闭合困难或皮肤软组织坏死者;④全身情况差或有并发症、难以耐受较大手术者;⑤已有多处转移,预计存活不足6个月者;⑥保肢后的膝关节功能不及假肢功能良好者。

骨缺损的重建有异体骨移植、自体骨移植、瘤骨灭活再植术、人工假体置换及复合重

建等方法,有各自的优缺点,其中最主要的是耐用性问题。一般来说,建议选择坚强的内固定(如内锁髓内钉)、金属人工肿瘤关节置换、应用骨水泥固定等可使患者在手术2～3周后进行关节功能锻炼和肢体负重。影响肢体功能康复的术后并发症,如异体骨骨折、内固定断裂及异体关节退变和不稳等,与手术方式的选择有关。膝关节不稳、异常动度、异体骨髁部骨折塌陷是异体半关节移植不可避免的并发症。而金属人工肿瘤关节置换、保留自体髁部关节面的异体骨段移植优于异体半关节移植,应优先选择,可使术后可早期康复并获得满意的肢体功能。

软组织修复及功能重建的好坏在肢体的康复中也是非常重要的。如长管骨瘤段连同周围软组织切除后,如何重建肌群附着,稳定重建的关节并良好地发挥肌力,是应用移植骨和关节假体修复骨肿瘤截除后骨与软组织缺损手术的重要问题。假体的稳定性中,局部软组织重建非常重要。尤其是韧带、肌腱与假体的直接附着或假体植骨复合结构的直接附着,不但保证肢体与关节功能活动的动力,而且对平衡和减少假体的负荷,降低植入物的松动下沉和折断也很重要。如果没有良好的软组织修复,不管用什么保肢治疗策略所保留的肢体都无法具备功能,保肢治疗的失败率会明显增加。骨肿瘤专业的手术医师会根据病变部位的不同,精心地做软组织的修复和功能重建。①肱骨上段切除重建术:把胸小肌缝在肩胛下肌上盖住神经血管束,避免神经血管束与假体直接接触。用胸大肌盖住假体,通过钻孔用非吸收缝线把肌肉缝合在肩胛骨的截骨边缘。斜方肌、冈上肌、冈下肌和小圆肌与胸大肌的上缘和外侧缘缝合,大圆肌和背阔肌与胸大肌的下缘缝合。肱二头肌短头的腱性部分缝合在锁骨上。肱二头肌长头和肱肌缝合在肱二头肌短头上。剩余的肱三头肌与肱二头肌的外缘缝合,覆盖假体的后外侧部。②股骨上段切除重建术:用非吸收缝线把剩余的髋关节囊缝合在

假体颈上，在假体颈的周围做一个裤。大转子连在肿瘤标本上被整块切除时，用非吸收缝线把剩余的外展肌固定在假体上段的金属裤上。剩余一部分大转子，用钢丝把臀中肌止点固定在假体上面。股外侧肌向近侧旋转覆盖外展肌的固定点。剩余的肌肉前面与股外侧肌缝合，后面与腘绳肌缝合。③股骨下段切除重建术后，残留的软组织不能完全覆盖假体的病例，把剩余的股内侧肌缝合在股直肌上，缝匠肌向前转移闭合小的缺损，转移腓肠肌内侧头覆盖大的缺损，外侧的缺损用腓肠肌外侧头转移覆盖。④胫骨上段切除重建术：制备带血管蒂的腓肠肌内侧头肌瓣覆盖胫骨假体或移植骨表面，腓肠肌内侧头的肌筋膜与髌腱缝合重建伸膝装置，同时将关节囊、内侧副韧带、绳肌腱止点近端与肌瓣近端缝合，肌瓣远端与胫骨前肌筋膜缝合。精心的软组织重建是保肢术后肢体功能恢复恢复的良好保障。

虽然恶性骨肿瘤保肢手术后肢体功能康复应尽早进行，但与一般的骨折及人工全膝关节置换术相比，恶性骨肿瘤保肢手术造成大块骨与软组织缺损，创口内渗血面积大等因素，若术后未经康复评定而患者过早功能锻炼，可能造成血肿形成、伤口破溃、假体周围感染等并发症。因此术后伤口应适度加压包扎、术后2~3周后再开始康复训练还是有益的。患者术后若能得到专业康复医师的长期指导，帮助其对术后康复锻炼的理解和掌握还是非常重要的。

二、运动处方示例

简要病史：患者，女性，37岁。肩关节疼痛并功能障碍30余天入院。

患者无明显诱因出现左肩关节疼痛，疼痛持续，夜间明显，肩关节上举困难。X线示左肱骨头骨破坏（图29-4-1），入院后行穿刺活检诊断为：多形性未分化肉瘤。行肱骨上段肿瘤瘤段切除并肿瘤假体重建术（图29-4-2）。术后摄X线片（图29-4-3）。

初期评定：左肩关节局部肿胀，左肩关节活动障碍，肩关节前屈活动度范围主动运动/被动运动0°~75°/0°~80°，肩关节外展主动运动/被动运动0°~10°/0°~15°。

患者术后根据《骨科运动康复安全性评定表》（表1-2-1）评分如下：

1. 骨折的稳定性　较稳定骨折（相当于AO的C型），评为14~18分。

2. 固定的可靠性　肿瘤假条置换术术中即能被动运动，评为21~24分。

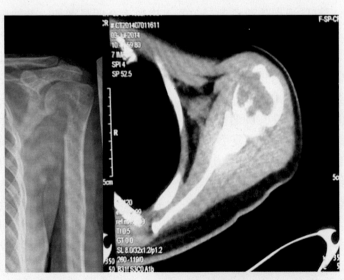

图29-4-1　术前X线及CT片

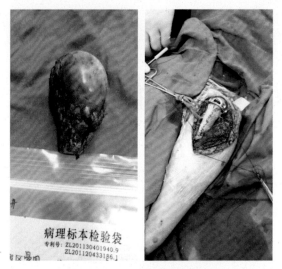

图 29-4-2　术中情况,肩周肌肉软组织重建在假体上

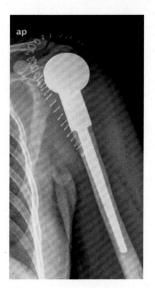

图 29-4-3　术后X线片

3. 软组织的完整性　肿瘤组织侵犯周围软组织,需行扩大切除,故术后关节韧带缝合,术中不能对抗张力,评为5~10分。

术后1~2周:总分为40~52分,运动康复应慎重。早期进行非骨折邻近关节(肩、腕)的主动关节活动度及部分抗阻运动训练,耸肩运动,防止制动造成关节僵硬及肌肉萎缩,肘关节周围肌群行等长肌肉收缩训练。

术后3~4周:随着骨折周围血肿机化,周围软组织修复,《骨科运动康复安全性评定表》评分逐渐提高达到70分以上,运动康复较安全,可对肩关节周围被动轻度无痛范围内关节活动度训练;加强肩关节周围肌群的等张训练。

术后5~8周:随着假体周围肌肉及肌腱瘢痕粘连,《骨科运动康复安全性评定表》评分逐渐提高达到75分以上,运动康复安全,逐渐加强肘关节周围被动、主动轻度无痛范围内关节活动度及松动术训练;逐步加强肩关节周围肌群的抗阻运动训练(运动治疗后行冷疗)。

中期评定: 左肩关节局部肿胀,左肩关节活动障碍,肩关节前屈主动运动/被动运动40°~75°/30°~85°,肩关节外展主动运动/被动运动0°~20°/0°~20°。

随着肌肉粘连假体强度进一步增强,《骨科运动康复安全性评定表》评分逐渐提高达到85分以上,运动康复安全,加强肩关节周围主动轻度无痛范围内关节活动度及松动术训练;逐步加强肩关节周围肌群的抗阻运动训练(运动治疗后行冷疗)。

末期评定: 左肩关节前屈关节活动度范围主动运动/被动运动0°~80°/0°~90°,肩关节外展主动运动/被动运动0°~35°/0°~40°。

建议行运动康复治疗前行物理因子治疗(温热治疗、音频)等,成年人可加选超声波治疗,软化、松解手术区软组织瘢痕,注意避免暴力行关节活动度及松动术训练,防止造成二次损伤,骨化性肌炎及关节僵硬,运动康复处方骨折骨骼-固定物复合体所能承受的负荷则是逐渐增加的。运动治疗应遵循"循序渐进"的原则,动态评价骨折不同愈合时期的运动治疗安全性后,适时地调整运动治疗计划。

附录：骨科运动康复常用的功能评定量表

【脊髓型颈椎病JOA评分】

附表 1　日本脊柱外科 JOA 关于脊髓型颈椎病的评分　（17分法）

指标	分数
1. 运动功能（上肢：自行用筷子或羹匙）	
完全无功能——不能自行进餐	0
严重功能障碍——不能用筷子，但能用羹匙餐	1
中度用筷子进餐功能障碍	2
轻度用筷子进餐功能障碍	3
正常	4
2. 运动功能（下肢：步行）	
完全无功能——不能行走	0
严重功能障碍——平地行走要帮助	1
中度功能障碍——上楼梯时要帮助	2
轻度功能障碍——上楼梯时不要帮助，但是不稳	3
正常	4
3. 感觉功能（上下肢及躯干）	
上肢	
明显感觉缺损或麻木	0
轻度感觉缺损或麻木	1
正常	2
下肢	
明显感觉缺损或麻木	0
轻度感觉缺损或麻木	1
正常	2
躯干	
明显感觉缺损或麻木	0
轻度感觉缺损或麻木	1
正常	2
4. 膀胱功能	
完全功能障碍——完全尿失禁或尿闭	0

续表

指标	分数
严重功能障碍——不全尿失禁、尿闭或尿费力	1
中度功能障碍——尿频或尿费力	2
正常	3

　　JOA 此法评价的项目比较全面，包括了上肢功能、下肢功能、感觉障碍及膀胱功能，并分别进行计分，便于进行简单的统计学分析。该方法基本上能客观地对脊髓型颈椎病的脊髓功能做出评价。根据术前与术后的评分可以计算出改善率，进行疗效评价并便于研究和交流。

　　术后改善率（Hirabashi 公式）＝（术后评分－术前评分）×100%/（17分－术前评分）

【肩关节功能评分】

附表2　肩关节疾患治疗成绩判定标准　（满分100分）

指标	分数
1．疼痛	（30分）
无	30
压痛或仅在运动、重体力劳动时出现疼痛	25
日常生活轻微疼痛	20～15
中等程度可以忍受的疼痛（使用镇痛剂，有时夜间痛）	10
高度疼痛（活动受限，夜间经常痛）	5
因为疼痛而完全不能活动	0
2．功能	（20分）
（1）综合功能	（10分）
1）外展肌力的强度	
正常	5
优	4
良	3
可	2
差	1
零	0
2）耐久力（在肘伸展内旋位举起1kg哑铃保持水平的时间）	
10秒以上	5
3秒以上	3
2秒以上	1
不能	0
（2）日常生活动作	（10分）
梳头发	1
系带子	1
手摸嘴	1

续表

指标	分数
睡眠时压着患处	1
取上衣侧面口袋的东西	1
用手摸对侧眼	1
能关或拉开门	1
用手取头上的东西	1
能排尿便	1
穿上衣	1
（如果有其他不能做的动作各减1分）	
3. 活动度（主动运动，坐位进行）	（30分）
（1）上举	（15分）
150°以上	15
120°以上	12
90°以上	9
60°以上	6
30°以上	3
0	0
（2）外旋	（9分）
60°以上	9
30°以上	6
0以上	3
−20°以上	1
−20°以下	0
（3）内旋	（6分）
Th_{12}以上	6
L_5以上	4
臀部	2
其余以下	0
4. X线评价	（5分）
正常	5
中度变化或半脱位	3
重度变化或脱位	1
5. 关节稳定性	（15分）
正常	15
轻度不稳定或有要脱臼的不稳定感	10
重度不稳定或既往有半脱位状态	5
既往有脱臼	0

【肩关节 ASES 评分】

附表3　美国肩肘外科协会肩关节评分（ASES 评分）（满分 100 分）

指标	分数
1. 肩部疼痛程度	
无疼痛	5
轻微疼痛	4
一般活动后疼痛	3
中度疼痛	2
明显疼痛	1
肩关节由于疼痛功能完全丧失	0
2. 肩关节功能情况（4 分＝正常；3 分＝轻度影响；2 分＝困难；1 分＝需要帮助下才能完成；0 分＝不能完成）	
男性患者手插后裤兜，女性患者戴胸罩；	
会阴部清洁卫生	
洗澡时洗对侧肩头	
用餐具进餐	
梳头发	
手和上臂能够在肩部水平活动	
手提 5kg 重物	
穿衣	
睡向患肩	
推门	
超过头顶手的动作	
投掷	
搬重物	
做日常工作	
日常体育活动	
3. 肌力测定（5 分＝正常；4 分＝良好；3 分＝可以；2 分＝差；1 分＝肌束颤动；0 分＝瘫痪）	
三角肌前群	
三角肌中群	
外施肌群	
内旋肌群	
4. 稳定性（5 分＝正常；4 分＝痛苦试验阳性；3 分＝偶尔半脱位；2 分＝复发脱位一次；1 分＝反复脱位；0 分＝脱位状态）	
前方稳定性	
后方稳定性	
下方稳定性	

　　ASES 评分是近年来为统一标准化评分系统而制订的一套评分，包括患者自我主观评估和医师客观评估 2 个部分。疼痛和稳定度按 100 分级进行自我评定，功能评分通过 10 个日常生活活动的完成情况进行评定。医师客观评估包括活动度、肌力、稳定性及是否存在各种体征（如局部压痛、撞击等），最后评分仅由自我主观评估部分的得分计算得出（疼痛 50%、功能 50%）

【肘关节功能评分】

附表 4　Mayo 肘关节功能评分
（满分 100 分）

指标	得分
疼痛（满分 45 分）	
无疼痛	45
轻度疼痛	30～44
中度疼痛	15～29
重度疼痛	0～14
活动范围（满分 20 分）	
≥100°	20
50°～100°	10～19
<50°	5～9
稳定性（满分 10 分）	
稳定	10
中度不稳定	5～9
完全不稳定	0～4
ADL 能力（满分 25 分）	
梳发发	0～5
能自己喂饭	0～5
个人卫生	0～5
穿衣	0～5
穿鞋	0～5

Mayo 肘关节功能评分从患者的关节疼痛、活动度、稳定性及 ADL 能力等方面进行综合分析。该评分系统满分为 100 分。患者总分≥90 分为优，75～89 分为良，60～74 分为可，总分 <60 分为差。疼痛采用目测类比评分法进行临床疼痛测定，0 分代表无疼痛，10 分代表疼痛剧烈、难以忍受，让患者根据自己的实际疼痛情况打分

【肘关节 HSS 评分】

附表 5　美国特种外科医院（HSS）肘关节评分表
（满分 100 分）

指标	得分
疼痛（50 分）	
无或可被忽视	50
轻微疼痛，偶尔需服镇痛药	45
中度疼痛，每日需服镇痛药	35
中度疼痛，休息或夜间痛	15
严重疼痛，影响日常生活	0
功能（50 分）	
活动（30 分）	
不受限	30
轻微受限，但不影响日常生活	25
不能举起超过 4.5kg 物体	20
日常生活中度受限	10
不能梳头发或触摸头部	5
不能自己进食	0
持久性（8 分）	
使用超过 30 分钟	8
使用超过 15 分钟	6
使用超过 5 分钟	4
不能使用肘关节	0
整体使用情况（12 分）	
使用不受限	12
娱乐时受限	10
家务及工作受限	8
生活自理受限	6
不能使用	0

评价标准：90～100 分为优；80～89 分为良；70～79 分为一般；60～69 分为较差；<60 分为最差

【全髋置换术后 Harris 评分】

附表 6　Harris 人工全髋疗效评分标准　（满分 100 分）

指标		评分
疼痛程度		得分 44
无		44
弱	偶痛或稍痛，不影响功能	40
轻度	一般活动不受限，过量活动后偶有中度疼痛	30
中度	可忍受，日常活动稍受限，但能正常工作，偶服阿司匹林强的镇痛剂	20
剧烈	有时剧烈，但不必卧床；活动严重受限；经常服阿司匹林强的镇痛剂	10
病废	因疼痛被迫卧床；卧床也有剧烈疼痛；因疼痛跛行，病废	0
功能	日常活动	得分 14
楼梯	一步一阶，不用扶手	4
	一步一阶，用扶手	2
	用某种方法能上楼	1
	不能上楼	0
交通	有能力进入公共交通工具	1
坐	在任何椅子上坐 1 小时而无不适	5
	在高椅子上坐 1.5 小时而无不适	3
	坐任何椅子均舒服	0
鞋袜	穿袜、系鞋带方便	4
	穿袜、系鞋带困难	2
	不能穿袜、系鞋带	0
步态		得分 11
	无跛行	11
	稍有跛行	8
	中等跛行	5
	严重跛行	0
行走辅助器（平稳舒适行走）		得分 11
	不需	11
	单手杖长距离	7
	多数时间用单手杖	5
	单拐	3
	双手杖	2
	双拐	0
	完全不能走（必须说明原因）	0
行走距离		得分 11
	不受限	11
	六个街区	8

指标	评分
	续表
两三个街区	5
室内活动	2
卧床或坐椅（轮椅）	0

畸形 得分 4

无下列畸形	4

A. 固定的屈曲痉挛畸形＜30°；B. 固定的内收畸形＜10°；
C. 固定的伸展内收畸形＜10°；D. 肢体短缩＜3.2cm

活动范围（指数值由活动度数与相应的指数相乘而得。） 得分 5

前屈 0～45°	5
（45°～90°）×0.6	
（90°～110°）×0.3	
外展（0～15°）×0.8	
（15°～20°）×0.3	
＞20°×0	
伸展外旋（0～15°）×0.4	
＞15°×0	
内收（0～15°）×0.2	
活动范围的总分为指数的和乘 0.05	

Harris 评分强调疼痛和功能的重要性，考评的内容和范围全面合理，总分 100 分，其中 90～100 分为优，80～90 分为良，70～80 分为中，低于 70 为差

【全膝置换术后 KSS 评分】

附表 7　人工全膝关节置换术评分表（KSS 评分）

指标	评分
A. 单侧或对侧（对侧膝关节已成功置换）；B. 单侧，对侧膝关节有症状；C. 多关节或身体虚弱	

一、膝评分

疼痛（50 分）

不痛	50
偶尔轻微疼痛	45
上楼时有点痛	40
上楼和走路时有点痛	30
偶尔痛时比较厉害	20
经常痛得比较厉害	10
疼得特别厉害，须服药	0

活动度（25 分）＿＿＿（屈）＿＿＿（伸）　（每 5°得 1 分）

＿＿＿分

指标	评分
	续表
稳定性（25 分）	
A. 前后：＜5mm	10
5～10mm	5
＞10mm	0
B. 侧方：＜5°	15
6°～9°	10
10°～14°	5
＞15°	0
减分：	
A. 屈曲挛缩：5°～10°	−2
10°～15°	−5
16°～20°	−10
＞20°	−15
B. 伸展滞缺：＜10°	−5
10°～20°	−10
＞20°	−15

续表

指标	评分
C. 对线：5°～10°	0
内翻 0～4°	（每1°减3分）
外翻 11°～15°	（每1°减3分）
其他	−20
二、功能评分	
A. 行走能力	
不受限制	50
1km 以上	40
不到 500m	30
50～100m	20
只能在户内活动	10
不能行走	0
B. 上下楼的能力	
经常上下楼	50
上楼正常、下楼须扶栏杆	40
上下楼都须扶栏杆	30
上楼须扶栏杆、下楼困难	15
根本无法上下楼	0
C. 行走时辅助（减分）	
出门用手杖	−5
不离开	−10
用双手杖、双拐、步行架	−20

KSS 评分通过评测者面谈和体格检查，根据关节置换手术本身的特殊性，分别对患者的膝关节及其功能进行两大方面的评估，既获得关节解剖、生物力学等方面的信息，又了解患者的功能恢复情况

【膝关节功能评分】

附表 8　Lysholm 膝关节评分标准　（满分 100 分）

指标	评分
跛行	
无	5
轻和（或）同期性	3
重和（或）持续性	0
支撑	
不需要	5
手杖或拐	2
不能负重	0

续表

指标	评分
交锁	
无交锁或别卡感	15
别卡感但无交锁	10
偶有交锁	6
经常交锁	2
体检时交锁	0
不稳定	
无打软腿	25
运动或重劳动偶现	20
运动或重劳动常现（或不能参加）	15
日常活动偶见	10
日常活动常见	5
步步皆现	0
疼痛	
无	25
重劳动偶有轻痛	20
重劳动明显痛	15
步行超过 2000m 或走后明显痛	10
步行不足 2000m 或走后明显痛	5
持续	0
肿胀	
无	10
重劳动后	6
正常活动后	2
持续	0
上楼梯	
无困难	10
略感吃力	6
跟步	2
不能	0
下蹲	
无困难	5
略感困难	4
不能超过 90°	2
不能	0

Lysholm 膝关节评分标准是一个问卷形式的评分系统，为百分制。包括跛行5分，挂拐5分，绞锁15分，不稳定25分，疼痛25分，肿胀10分，上楼梯10分和下蹲5分，共8项，其中不稳定和疼痛各25分，占去总分的一半。由于使用方便，是一个应用很广的评分系统

【踝关节功能评分】

附表 9　Phillips、Olerud、Mast、Jeipner 及 AOFAS 踝与后足评分系统
（美国足外科协会评分系统）

踝关节功能恢复主观评分表　（满分 60 分）

指标	评分
疼痛	
无	40
轻度，偶见	20
中度，常见，与天气有关	10
重度，持续	0
自主活动、支撑情况	
不受限，不需支撑	12
日常活动不限，娱乐活动（如跳舞活动、运动）受限	8
日常活动和娱乐活动皆受限，需扶手杖	4
日常活动和娱乐活动严重受限，需扶拐、支架等	0
地面步行距离	
走不平地面、任何地面无困难	8
楼梯、斜坡时有困难	4
走不平地面、楼梯、斜坡时很困难，需帮助	0

客观检查评分表　（满分 40 分）

指标	评分
反常步态	
无、轻微	8
明显	4
显著	0
关节活动屈曲＋伸展（前后活动）	
正常或轻度受限（≥30°）	8
中度受限（15°～29°）	4
重度受限（<15°）	0
后足活动（内翻＋外翻）（与健侧对比）	
正常或轻度受限（75%～100% 正常）	6
中度受限（25%～75% 正常）	3
重度受限（<25% 正常）	0
踝关节 - 后足稳定性（前后、内外翻）	
稳定	8
肯定不稳定	0
对线	
良好，跖倾足，踝关节 - 后足对线好	10
可，跖倾足，可见一定程度踝关节 - 后足对线不良，但无症状	5
差，非跖倾足，严重对线不良，有症状	0

满分为 100 分的综合评分系统，85 分以上为优，75～85 分为良，60～75 分为一般，60 分以下为差